人兽共患病毒病

主　编：严延生　张拥军　陈爱平
副主编：万康林　王环宇

RENSHOUGONGHUAN
BINGDUBING

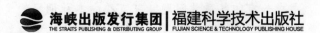

海峡出版发行集团　福建科学技术出版社
THE STRAITS PUBLISHING & DISTRIBUTING GROUP　FUJIAN SCIENCE & TECHNOLOGY PUBLISHING HOUSE

图书在版编目（CIP）数据

人兽共患病毒病/严延生　张拥军　陈爱平主编.
—福州：福建科学技术出版社，2021.9
ISBN 978-7-5335-6456-8

Ⅰ.①人…　Ⅱ.①严…　Ⅲ.①人畜共患病－病毒病－
研究　Ⅳ.①R535②S855.99

中国版本图书馆CIP数据核字（2021）第066935号

书　　名	人兽共患病毒病
主　　编	严延生　张拥军　陈爱平
出版发行	福建科学技术出版社
社　　址	福州市东水路76号（邮编350001）
网　　址	www.fjstp.com
经　　销	福建新华发行（集团）有限责任公司
印　　刷	福建新华联合印务集团有限公司
开　　本	787毫米×1092毫米　1/16
印　　张	31
字　　数	655千字
版　　次	2021年9月第1版
印　　次	2021年9月第1次印刷
书　　号	ISBN 978-7-5335-6456-8
定　　价	138.00元

书中如有印装质量问题，可直接向本社调换

《人兽共患病毒病》编委会

主　　编: 严延生　张拥军　陈爱平

副 主 编: 万康林　王环宇

编　　委（按姓氏笔划）

武汉大学健康学院	于学杰
中国疾病预防控制中心传染病控制所	万康林
美国马萨诸塞州医学院	王世霞
中国疾病预防控制中心病毒病控制所	王环宇
福建省疾病预防控制中心	王金章
福建省疾病预防控制中心	王晓芳
福建省疾病预防控制中心	邓艳琴
山东潍坊医学院	刘志军
上海科华生物股份有限公司	刘剑芳
福建省疾病预防控制中心	陈　亮
重庆医药高等专科学校	陈爱平
福建省疾病预防控制中心	叶　莺
福建省卫生职业技术学院	李　宏
福建省疾病预防控制中心	吴守丽
福建医科大学公共卫生学院	余芳琳
福建省疾病预防控制中心	严延生
福建省疾病预防控制中心	林　仲
福建省疾病预防控制中心	林志龙

厦门大学公共卫生学院	郑子峥
武汉大学健康学院	周传敏
福建省疾病预防控制中心	杨秀惠
厦门大学公共卫生学院	张 军
泉州市第一医院	张志姗
泉州市第一医院	张健民
中国疾病预防控制中心病毒病控制所	张晓光
重庆医药高等专科学校	张拥军
福建省疾病预防控制中心	张智芳
重庆市疾病预防控制中心	赵 华
中国疾病预防控制中心病毒病控制所	唐 青
福建省疾病预防控制中心	翁育伟
福州市传染病医院	高 敏
福建省疾病预防控制中心	梁小洁
重庆市疾病预防控制中心	黄 为
重庆市疾病预防控制中心	彭靖尧
福建省疾病预防控制中心	谢美榕
福建省疾病预防控制中心	颜苹苹

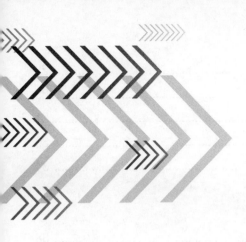

目 录

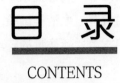

CONTENTS

第二篇 WHO 要求优先研发的 10 +X（未知）病种

第三篇　对人类健康有重大影响的人兽共患病毒病

编著者的话

人兽共患病占传染病整体的 70%~80%。近 20 年来出现了大规模疫情暴发事件。除了 2010 年发生的海地霍乱、德国 2011 年的出血性大肠埃希菌（O104：H4）和 2017 年印度洋岛国马达加斯加发生 1000 多例鼠疫病例属于细菌性疾病外，大部分有影响的疫情都属于人兽共患病毒病。世界卫生组织（WHO）于 2015 年及 2018 年分别两次邀请有关专家用目前最新及可接受的方法，列出 11 种（包括 1 种未知传染病 X）可优先研究和发展（research and development，R&D）的传染病，这些病种均为人兽共患病毒病。

人兽共患病范围广、病种多，包括病毒、细菌、立克次体、支原体、衣原体、真菌和寄生虫病等，其病种多达 200 多种。而本书则以几十年来对社会及人类影响较大的新发、再发病毒病为主，尽可能收集这些传染病的最新研究进展及成果。出版时配电子书，使同仁们用手机或电脑即可知晓 WHO 提议的人兽共患病毒病研发进展及国内外常见的人兽共患病毒病最新研究概况，可供活跃在一线的教学、科研和专业技术人员学习、参考。

如需拷贝有关章节，应与本书有关章节作者取得联系，否则有关章节作者有权起诉非法拷贝者。不周之处，敬请谅解。

二〇二〇年七月

第一篇

总论

DIYIPIAN

第一章
人兽共患病毒病概述

这个星球从产生开始,从无机物入水成有机物,再从有机物到高分子而形成最低等生物,到各种各样生物直至人类的出现。考古学家用同位素鉴定化石,最多也就是把这个星球的历史往前推了几亿年,但应该肯定的是,病毒早于细菌出现在地球上。人类从猿猴中诞生,所以继人类有记载以来,就一定有疾病伴随,最重要就是传染病的存在,特别是人兽共患病毒病。

人类的历史有其独特性,人类的兴旺和衰败是一部与疾病的斗争史。我国最早的中医是诞生于原始社会时期,而且在春秋战国的时候就已经形成了最基本的中医理念,以后又经过了历代的总结和发展。在中医学中,最有影响的医药话题是神农氏尝百草而始有中草药的传说故事,流传久远。《中国医学史》作者陈邦贤说:中国医药之起源,历来有尊伏羲、神农、黄帝为医神者。

因此,历朝历代,中医功不可没。皇族有御医,民间有郎中存在,一部中草药治疗疾病史引出《本草纲目》这部巨作。远的不提,就是在当下,武汉方舱医院中医治疗新冠肺炎(COVID-19),可算是中医武功长久。不可否认,这是历史的缘续。

18世纪由德国学者界定了zoonosis作为人兽共患病的专有名词,可见绝大多数传染病的源头就是就是动物传给人。1979年,世界卫生组织(World Health Organization, WHO)和联合国粮农组织(Food and Agriculture Organization of the United Nations, FAO)联合成立了zoonosis专家委员会,对人畜共患病下的定义是:"人与脊椎动物由共同病原体引起的,又在流行病学上有关联的疾病"。此后国内有关专家将"人畜共患病"改为"人兽共患病",从本质上扩大了人兽共患病的内涵;其次,也将虫媒传染病统规为人兽共患病,并且也得到认可并长期延续下来。

由于动物物种繁多,其传播疾病的途径也多种多样。从古至今,动物传染给人类的疾病约有250种,其中重要的人兽共患病有90种左右,常见的也就是30~40种(从流行强度和病患严重程度)。从1981年发现的艾滋病(acquired immune deficiency syndrome, AIDS),到2015年出现的寨卡病毒病,多数新发和再发的人兽共患病病原多为病毒病,而且其遗传物质主要是RNA。

人兽共患病毒病的储存宿主及或中间传播宿主完全被消灭的可能性极低,其病原仍然存在于自然界或某种动物中。如长期以来,已不见有SARS疫情报告,但SARS-CoV长期存于某些蝙蝠之中,而蚊、蜱、螨可经卵传递病原,因此,只要有动物界存在人兽共患病就不可能被消灭。

第二节　人兽共患病的发展史

作为首个被认识的古代人兽共患病，狂犬病病原体的发现和记载最早存在于公元前2300多年美索不达米亚（古王国，在今伊拉克境内）的埃什努纳（Ehsnunna）法典中，那时人类就已经认识到患狂犬病犬的唾液腺中具有传染因子，可引起"疯狗"咬死主人和奴隶。其次，最为惊人的惨剧发生在近代"1918年西班牙大流感"，据报道，当时死亡数达到4000万~5000万人，甚至比第一次世界大战死亡的人数还多。1990年代从美国阿拉斯加冻土带下死于1918年流感的尸体肺组织中检出当年大流行H1N1流感病毒，并于2005年重建了完整的大流行流感病毒。再次，具有典型意义的是1976年韩国科学家发现并分离到了现称为肾综合征出血热（原称为流行性出血热）的病毒，这种由家鼠、野鼠携带的出血热病毒分布在世界各地，最普遍的是家鼠中的褐家鼠（*Rattus norvigicas*）在世界各地中广泛分布存在，因此，该病也是世界性的。

2015年12月8日，WHO邀请了部分病毒学、微生物学、公共卫生和临床学等领域权威专家，遵循One Health（同一个世界，同一个健康）的原则，列出5~10种在诊断、药物和疫苗等应急应对方面需要优先研发（research and development，R&D）的传染病，这些优先研发的传染病基本上都是人兽共患病毒病，但不包括已成为全球公共卫生重要问题的HIV/AIDS、结核病和疟疾等传染病。此次评选，使克里米亚刚果出血热（Crimean-Congo haemorrhagic fever，CCHF）、埃博拉病毒病（Ebola virus disease，EVD）、马尔堡病毒病（Marburg virus disease，MVD）、拉沙热（Lassa fever，LF）、严重急性呼吸综合征（Severe acute respiratory syndrome，SARS）、中东呼吸综合征（Middle East respiratory syndrome，MERS）、尼帕病毒病（Nipah virus diseases，NVD）、发热伴血小板减少综合征（Severe Fever with Thrombocytopenia Syndrome，SFTS）、裂谷热（Rift valley fever，RVF）成为优先研发的病种。

2018年2月6~7日，世界卫生组织第2次召集有关专家，采用德尔菲、问卷调查和多准则决策分析（multi - criteria decision analysis，MCDA）法，再次评出需优先研发应对的传染病。CCHF、EVD、MVD、LF、SARS、MERS、NVD、RVF再次入选，并增添了亨德拉病毒病（Hendra virus diseases，HVD）、寨卡病毒病（Zika virus diseadse，ZVD）二类。把同为丝状病毒病的EVD和MVD的病原体归为一属，并合并主要在南亚和澳大利亚传播的NVD和HVD病原体为亨帕病毒属，SARS和MERS冠状病原体自然归为一属，使已流行的传染病病原体增为7属10种。而这些病均是人兽共患病毒病。2019年底，在我国中部的武汉市发现了新型冠状病毒病（COVID-19），我国于2020年1月12日将该病的全基因组交给世界卫生组织（WHO），2020年2月11日，该病病原被世界病毒分类委员会

（ICTV）命名为SARS-CoV-2，据认为，SARS-CoV-2也是一种人兽共患病毒病。由于该病还需一段时间才能有比较完整的认识，因此，本书的主要构成是人类对人兽共患病毒病的总体认识、WHO要求优先研发的10种病毒病及其他在国内外造成较大危害的病毒病。

第三节 自然疫源性疾病与人兽共患病的关系

人兽共患病的一个重要特征，即是其动物源性。不管动物是野生的还是畜养的，是动物就离不开其栖息场所，因此动物是构成一个地域生态环境的一部分，有动物则必有疾病存在。顾名思义，自然疫源性疾病是人或动物进入自然疫源地被携带病原的蚊、蜱、螨等昆虫媒介通过吸血感染或与染疫动物密切接触而发生的疾病，因此自然疫源性疾病也是人兽共患病的重要组成部分，存在自然疫源地也是人兽共患病的特征之一，是人兽共患病需要了解的一部分。

要了解自然疫源地的状况，就必须对自然疫源地内的地理景观、生态环境以及动、植物区系的分布有所了解，应组成包括地质学家、生物学家、生物信息学家、兽医学家、预防医学和临床医学专家在内的科考队，了解自然疫源地的有关特征；另外还需要到相关机构调用地理信息系统（GIS）的数据。在此基础上，才可以推测疫源地内可能存在的自然疫源性疾病及其发展趋势。

第四节 人兽共患病毒病的传播

人兽共患病毒病是传染病学的一个重要组成部分，离不开传染病传播的描述。但人兽共患病毒病与其他传染病比较有其独特的特征，它的传染源最初可能是非人灵长类、啮齿类、其他脊椎动物或虫媒动物，经过非人灵长类的传播、啮齿类和其他脊椎动物的外溢传播，以及虫媒动物的叮咬传播，最后，患病人群才具有常见传染病所具有的流行方式。特别是外溢传播，一般认为这是一种跨种属的传播，需要有一定的人体适应期，这个适应期的长短，与病原的毒力、人体的免疫力、人群的密度、特定的场所有密切的关系。

一、病原体的储存库或传染源

由非人灵长类、啮齿类或其他脊椎、虫媒动物作为病原体的储存库。这种动物的储存库，首先对同类动物或同类不同种动物只发生一过性的传播，这种在同种动物间的传播可能是轻症或者是无症状的传播，需要扩大储存库的数量才能引起人类的感染；其次，这种储存库也可直接作为传染源，引起人类的感染。目前已证明，猪是大流行流感病原的混合器，引起人类经呼吸道感染流感病毒，再经人类的扩增传播，引起大流行流感的发生。如2009年发生的南美猪流感的传播，WHO曾因为这种混合流感病毒传播扩散迅速，而把其所引起的疫情定为最高级别（6级）的传染病。所谓的一过性传播，以携带肾综合征出血热（HRFS）的褐家鼠最为典型。在鼠肾中携带这种病原，褐家鼠可以不断经尿排出汉坦病毒，风干后，在通风不畅的场所引起局部气溶胶存在，人类进入这种场所有可能被传染；其次携带病原的褐家鼠可通过唾液污染食品，人类吃了该污染的食品后被感染。它也是家鼠类中唯一可和户外野鼠交流而进一步扩大传染源的家鼠。

无症状病原体的储存库，在现实中是比较常见、也比较复杂。从某种意义上来说，很多物种的无症状感染一般是有条件的引起人类感染性疾病的传播流行。较为典型的例子是传播SARS-CoV的菊头蝠（*Rhinolophus luctus*）。根据推测报道，携带类SARS-CoV（SARS-CoV-like）病毒的菊头蝠，将类SARS-CoV病毒传给SARS的中间宿主果子狸（*Paguma larvata*），由带毒果子狸感染人类造成SARS的发生。而发生在孟加拉及印度的NVD，主要是经食用污染了尼帕病毒的枣棕榈汁或其酿造物的人感染尼帕病毒，携带病原的果蝠（*Rousettus leschenaulti*）在晚上污染了枣棕榈汁才引起食用者的感染，从2001年发现NVD开始，孟加拉及印度人一直认为是携带尼帕病毒的蝙蝠经某种不明原因的途径感染了患者，接着通过护理患者等人与人密切接触的方式感染该病，从而引起人类患该病的传播流行。直到2007年，科学家用红外摄像机拍下带毒蝙蝠污染枣棕榈汁，而后人服用这种污染的枣棕榈汁才致使人感染发生。

直接由蝙蝠吸血，引起狂犬病的例子大多发生在南美洲。而在亚洲，这种致命性的感染，一般发生在流浪犬的传播。携带病原而又无症状感染的脊椎动物大多是蝙蝠，它可以直接或间接传染人类。至于蝙蝠为何携带这些致命性病原而本身却不至感染得病的因素，主要是由于蝙蝠的自身免疫系统所决定的。

蚊虫、蜱、螨等无脊椎动物传播疾病通过2种途径。第一是直接叮咬人类或其他动物的传播；第二是经卵传播病原，子代经过叮咬后才传播疾病。

作为病原的储存库，只能在不威胁自身生命的情况下携带病原体，保存了病原体在自然界的存在，对敏感动物才有传播的意义。

二、人兽共患病病毒病的主要传播途径

主要存在5种传播途径：

1. 经飞沫传播。如流感、SARS和MERS的传播。

2. 经密切接触的传播。丝状病毒尤其是近几年在非洲流行的扎伊尔埃博拉病毒的传播，到目前为止，其原始传染源仍不清楚。其大流行的产生主要是与患者（或死者）密切接触的传播而引起的。前者对患者的传播主要分为三类。首先是医护人员在医疗救治、护理方面因安全防护不足而引起的感染；其次患者亲属在照料病人的过程中引起的感染；第三是宗教信仰（如对死者亲吻或抚摸死者的肌肤）而引起的感染。

3. 经污染食物、果蔬的感染。

4. 经吸血蚊、蜱的叮咬或动物直接的撕咬传播。

5. 经性传播。艾滋病等经异性或同性的性接触传播。

第五节   人兽共患病毒病传播的影响因素

作为一种传染病，人兽共患病病毒病的流行同样受自然因素和社会因素的影响。认识这些影响，才能够有效提出对某一病种的防治。

一、自然因素

其中包括气象、地理、土壤、植被等，最明显的自然因素应是气候和地理因素。

气候因素不仅对人类活动、动物宿主和媒介昆虫的孳生、繁殖有明显影响，而且与环境中的病原体的存活时间密切相关。具有流行病学意义的气候因素包括温度、湿度、降水量、风速与风向等。气候因素对消化道传染病、虫媒传染病及动物源性传染病的影响最大。干旱时水系明显枯竭减少，不利于宿主的活动与病原体的繁殖；温、湿度大的闷热天，不利于人类及动物的活动，但却有利于病原体的繁殖，大多数 H7N9 的感染者是在通风透气不畅、潮湿的活禽市场被感染；CCHF 则易在干旱的畜群里发生。

二、社会因素

影响最大的社会因素是社会动荡和不稳定的社会制度。刚果民主共和国的 EVD 流行自 2018 年 8 月到现在为止 WHO 还未宣布终止，近来，在这一国家又有新的疫情出现，死亡不少人，其很大一部分原因是由于地方武装割据，致使社会发生动荡造成的。2010 年；美国在巴基斯坦免疫预防接种医生的协助下，出动了海豹突击队打死了"911"事件制造者本·拉登，引发了巴基斯坦社会对免疫预防接种医生的仇视，导致巴基斯坦未能实现无脊灰免疫规划的要求，引发脊灰野毒株的产生和流行。脊灰野毒株流行经跨国航班传到我国新疆境内，使我国新疆和田出现脊灰野毒株，这也是社会动荡造成传染病流行的恶例。社会制度不同的国家，其疫情发生的状况也有很大的差别，中美两国在新冠肺炎疫情防控上的差距也可见一斑。

第六节   监测与疫情报告

监测分为主动监测和被动监测两种。传染病的现场监测为主动监测，疫情报告为被动监测。

传染病监测是指持续地、系统地收集、分析、解释与传染病预防控制有关的资料。它既是传染病防治工作的手段，也是传染病防治工作的重要内容。传染病监测作为传染病防治工作的中心地位，不但明确了国家建立传染病监测制度，而且明确了国家级传染病监测规划和方案，对传染病的发生、流行以及影响进行监测；省级卫生行政部门则制定地方性传染病的监测规划。

自 SARS 流行后，我国加强了对疾病监测的力度，但对不同疾病，其监测要求也不一样。由于人兽共患病是动物源性的缘故，因此对重要疾病的防控，不仅对人，还要对作为主要宿主的动物进行监测。由于人和动物存在着明显的区别，因此在对人和动物监测方面的要求、方式方法也有明显的区别。对动物的监测（如鼠疫），则主要在于对自然疫源地的宿主、主要媒介的占比是否发生变化，以此推测疾病可能发生的程度，使专业部门能够做好应对措施；其他对人的监测（如艾滋病）主要是针对各类高危人群，从全国对某类高危人群感染的综合监测，可知此类高危人群的感染率及危险性。通过监测，才能了解该病在此类高危人群中的发展趋势。

疫情报告是在被动监测的基础上做出的。疫情报告主要是乡（镇）卫生院（街道卫生服务中心）、县、市、省和部级等临床机构进行的，其他部门和个人按照法律规定也有报告的义务；各级疾控机构主要是按权限对疫情进行管理以及作为辖区突发公共卫生事件的主要处置机构，当然也有报告疫情的责任。我国现阶段规定了甲、乙、丙三大类40种传染病的法定报告，并规定了每一类别传染病的报告时限。从2004年1月1日起，全国统一用互联网报告的方式进行，这有利于疫情的报告和管理，也有利于对突发公共卫生事件的及时处置。

一、动物和人类疫情的监测

1. 动物疫情的监测

动物疫情监测主要是病原宿主对象的监测选择。要看监测是否有效，选择病原体储存宿主至关重要，只有在维系疫源地存在的主要储存宿主被消灭的情况下，才能考虑对人类感染有关的次要宿主进行监测。在没有确切证据的情况下，我们不能推测病原体的主要储存宿主，这样，对于动物的监测既不理想也达不到目的。因此对动物的监测，涵盖了以下几方面的内容，一是对主要储存宿主种类、数量的监测；二是对相关病原体的检测。但这种检测必须考虑动物传播疾病的可能性，应符合实验室生物安全的要求。

2. 人类疫情的监测

对人类的监测，主要包括了对高危人群的监测。既有数量的要求，也有对男女性别、职业、年龄等方面的要求；除了要考虑监测人群与相关疾病的关系，还要考虑监测人群与疫源地（场所）性质的关系；最后得出的结果涉及疫情流行病学的内容，主要包括高危人群的行为因素、感染数量、病原学或免疫学等方面的内容。

二、疫情报告

2004年1月1日始，在精心的准备下（包括对基层人员的培训和设备的统一购置），我国全面开展网上疫情直报。按照要求，农村乡（镇）卫生院及城市街道的卫生服务中心及以上的医疗卫生机构必须对法定报告的传染病逐级进行网络疫情直报，并且不考虑临床机构的级别，一律实行属地管理、监督与报告。当年12月修订的法定报告传染病有37种〔现40种，增3种，其中包括2008年丙类手足口病、2013年乙类人感染致病性禽流感（H7N9）和2020年1月新型冠状病毒病〕按甲、乙、丙三类疫情规定报告。在此之前，手写的疫情报告卡并采用落后的邮寄方式报告疫情到县级卫生防疫部门平均要5 d时间，到国家卫生行政部门要30 d时间，而用网络直报，紧急疫情只要几个小时就可到达国家卫生行政部门。这样的疫情报告首先有利于对突发公共卫生的应急处置和指导，其次，有利于对全国疫情的实时了解与控制，真正达到了对疾病预防控制的要求。多年来，我国对疫情报告及质量非常关注，每年均组织人员检查指导，使疫情报告真正起到作用。同样，促使各级政府不断地完善辖区疫报质量，这就需要不断投入硬件设施和保障工作。通过对这些举措的实施和落实，我国的疫情报告的时限及质量得到不断的提高，有力加强了我们对传染病的预防和控制。

三、国境疫情报告

准确的国境疫情报告，将使 WHO 能确保为会员国有效预防传染病突发事件或控制暴发流行提供技术合作。为了促进和方便 WHO 和会员国之间的信息共享，以及对发展中事件的进一步了解，处置可能发生的国际关注的突发公共卫生事件，WHO 出台了《国际卫生条例（2005）》，该条例有 66 条，明确规定了各会员国报告公共卫生的权利和义务。其中有：①要求各会员国通报国际卫生条例规定的内容，并且由归口单位向国际卫生条例联络点传送，二者均应每天 24 h 运转；②要求每个国家利用现有的国家资源（如防备流感大流行的国家计划）保持和加强监测、应对核心公共卫生能力，会员国应为此目的指定有关国际机场、港口和陆地过境点发展关键的公共卫生服务及设施；③ WHO 可明确建议发生突发公共卫生事件的相关国家采取应对措施，发布国际旅行和国际运输的限制规定；④当事国应建立突发事件委员会，制定针对特定的公共卫生风险而采取的适宜措施，包括对人员、行李、货物、集装箱、船舶、航空器、公路车辆、物品或邮包的输送。这些措施的实施，可优先保证发现突发公共卫生事件，而使其他国家有充分的时间采取应对措施。

四、疫苗研制

通过监测和疫情报告，特别是症状监测报告，可以有效地发现新发传染病。如果是对人类和社会危害大的传染病，如新冠肺炎（COVID-19）疫情，政府就可以对疫情进行封城隔离管理措施，其目的就是为了有效地控制疫情。同时，为消除 COVID-19 疫情对人类社会的威胁，我国和一些国家积极研发灭活、腺病毒载体和脂纳米颗粒等的疫苗，也进入Ⅲ期临床试验，期望这些疫苗能够产生有效的保护力。

═══════ **第七节 新发和再发人兽共患病毒病的预测** ═══════

人兽共患病毒病常引起传染病控制的应急事件，近 40 年来最为典型的是 AIDS、SARS、MERS、EVD 和当前的 COVID-19，这些人兽共患病毒病的流行不仅给人类生命造成损失，而且给经济社会的发展带来巨大的影响。因此，有效的预警、预测新发人兽共患病，对病原体进行快速准确的鉴定，是防控新发人兽共患病毒病的根本所在，对于我国这样的人口大国尤为重要。

中国疾病预防控制中心徐建国院士对我国 O157：H7 菌病、猪链球菌感染和无形体等病的发现和防控方面做出了巨大的贡献，他的团队新近发现了可致人感染的、从啮齿动物分离的类沙粒温州病毒（Wenzhou virus）和从蜱分离的荆门病毒（Jingmen virus）等，这些都是新发人兽共患病的病原体。徐院士在监测研究中使用了反向病原学技术，目的在于预警预测新发人兽共患病，并预言在 20 年内人类必定会发现 20 种可致人感染的病原体，这些预言预测已经引起了我国医学界的极大震动和关注。这些前期的工作以及立足于我国广袤大地上对各类新发动物源性传染病的科学预测并非不可能，但这是项很大的、艰辛的工程，需要大团队为之努力奋斗的项目。

预警预测新发人兽共患病，其目的在于预防和控制，在于保护人类生命的健康和社会经济的发展，是需要各级政府的强力作为和各有关部门的全力配合和协作。

第八节　人兽共患病毒病与 One Health 的关系

2003 年，在越南和我国香港特别行政区、内地等一些国家和地区发生了高致病性禽流感（H5N1）的流行。2013 年 3 月在我国东南沿海和中部一些省份发生了致病性 H7N9 禽流感流行，截至 2017 年底，我国累计有 1500 多人感染，600 多人死亡。致病性禽流感传播不仅给人的生命健康造成损害，同时也影响了社会经济的发展。它的发生，与养殖业的迅猛发展有关，而抗生素在养殖业中的大量使用又造成了环境的污染，使畜源性耐药株进入食物链，引起人类耐药感染的发生而进入临床机构；此外饲养宠物热的兴起，也造成严重的环境和人类健康问题。与发达国家比较，我国狂犬病疫苗用于"打人"多于打宠物犬。这就是典型的例证。

2007 年 12 月，在印度新德里召开的禽流感及流感大流行部长级国际会议上，与会代表建议国际社会总结高致病性禽流感的防控经验，制订应对流行病的中期战略，在被广泛接受的 One Health，即"同一个世界，同一个健康"原则下，进一步了解人兽共患病的出现与传播的原因和机制。会上，四大国际组织和全球一些相关机构，如联合国粮农组织（FAO）、世界动物卫生组织（OIE）、世界卫生组织（WHO）、联合国儿童基金会（UNICEF）、世界银行（WB）和联合国流感协调组织（UNSIC）也积极响应，制订了"实现动物 – 人类 – 生态共同健康的 One Health 方案和倡导的核心内容。要求政府要更有力的作为，有效协调多部门对环境的共同保护，在对环境保护这一大策略下促进人、兽（畜）的共同健康，维护社会的健康发展。

在我国政府的统一部署下，针对这一方案，卫生行政部门早期即提出了合理的防治意见，要求农业、畜牧兽医和交通等多部门积极协调配合。2017 年 9 月底，H7 和 H5 动物两用重组苗的研发成功并推广使用，使致病性禽流感在人和动物的发病率降到了最低点，有效保护了人和动物的健康。在环境保护方面，响应习近平总书记提出"绿水青山就是金山银山"的号召，推行严格的环境保护制度，坚决取缔不符合条件的企、事业单位，使整体环境有了明显的好转。此外，我国卫生部门也积极行动起来，有效限制抗生素的用量；近期我国政府又强力推进城市垃圾的分类处理，进一步改善、美化了环境，凸显了多部门协作处理的效果，体现了我国落实 One Health 方案的成效。

（严延生）

参考文献

［1］Shakespeare M, BPharm R, MRPharm S, et al. Zoonoses［M］. (second edition) zed RNR Pharmacist, UK. 2009.

［2］FAO. Contributing to One World. One Health: A Stratetric Framework for Reducing of Risk Infectious Diseases at the Animal-Human-Ecosystems Interface［EB/OL］. (2008-10-14). http: www. prevention. net /English/professional/publications/v. phpid=8627.

［3］Barbara HA. Global patterns of zoonotic disease in mammals［J］. Trends Parasitol, 2016, 32(7): 565－577.

［4］Plowright RK, Parrish CR, McCallum H, et al. Pathways to zoonotic spillover［J］. Nat Rev Microbiol, 2017, 15(8): 502-510.

［5］McArthur DB. Emerging Infectious Diseases［J］. Nurs Clin North Am, 2019, 54(2): 297-311.

［6］李立明，曹务春，段广才，等. 流行病学［M］.3版.北京：人民卫生出版社,2015.

［7］俞东征，梁国栋. 人兽共患传染病学［M］.北京：科学出版社,2009.

［8］WHO. The International Health Regulations (IHR)－ 10 years of global public health security［J］. Wkly Epidemiol Rec, 2017, 92(23): 321-323.

［9］Mehand MS, Al-Shorbaji F, Millett P, et al. The WHO R&D Blueprint: 2018 review of emerging infectious diseases requiring urgent research and development efforts［J］. Antiviral Res, 2018, 159: 63-67.

［10］中华人民共和国卫生部. 卫生部关于印发《人间传染的病原微生物名录》的通知［EB/OL］. (2006-1-11)［2020-1-17］. http: //www.nhc.gov.cn/wjw/gfxwj/201304/64601962 954745c1929e814462d0746c. shtml.

［11］中华人民共和国中央人民政府. 病原微生物实验室生物安全管理条例.［EB/OL］. (2004-11-12)［2020-1-17］. http: //www. gov. cn/zhengce/content/2008-03/28/content_6264. htm.

［12］田克恭，吴佳俊，王立林. 我国人兽共患病防控存在的问题与对策［J］. 传染病信息, 2015, 28(1): 9-14.

［13］徐建国. 反向病原学［J］. 疾病监测 . 2019, 34(7): 593-598.

第二章
病毒分类

第一节 病毒的发现

人类对于前期以细菌病原构成为主的认识到病毒性病原的认识的过程，走过了100多年的历史。首先是德国研究发酵和植物营养的科学家麦尔（Adolph Meyer），在1886年将有病害的烟草花叶病叶片加水榨汁，然后把上清注入烟草的叶脉，随后发现烟草发生相似的病害，证明是烟草花叶病。1892年，俄国科学家伊万诺夫斯基（Dmitri Ivanowski）重复了麦尔的研究，发现所谓的感染因子可以通过细菌滤器，用该滤液涂抹在烟草健康的叶片上能发生花叶病害，于是提出非感染细菌而是某种感染因子使其发病。1898年，荷兰科学家贝杰林克（Martinus Willem Beijerinck）在重复前二位的实验中，把得出的感染因子称为"感染流质"，进一步把感染流质提升论为"virus"，这是首次用病毒说法论述烟草花叶病由virus引起的，也是病毒由来的先河。同时，德国细菌学家莱夫勒（Friedrich Loeffler）和菲罗施（Paul Frosch）也发现了牛口蹄疫病毒，这是首次发现脊椎动物特别是牛这类大型畜养动物存在着病毒病。从此，引发了病毒在多种生命体的发现研究。

第二节 病毒学的发展

病毒的发现从细菌滤器的过滤液而来，需要直观的观察进行论证，但用普通的光学显微镜通常只能看到细菌。随着电磁学理论及电子光学的发展，20世纪30年代中后期研制出电子显微镜，以后不断地从技术方法改进到今天高分辨率冷冻电子显微镜的应用，也走过了80多年的历程。这使人们不仅能够直观地观察病毒颗粒，而且从形态结构的研究中发现了多种病毒的存在。通过技术方法上的不断创新，陆续发现了植物、昆虫、脊椎和无脊椎动物、海洋生物等宿主动物普遍存在大量的病毒，发展到能够对宿主或细胞受体及修饰系统的分析，同时对病毒从形态结构的观察以及开展病毒－宿主相互作用的研究。从目前已发现的生命体中都发现了病毒，虽然初期用形态结构、血清学方法进行分类，从有关病毒的学科研究中带动了整个临床医学和生物界的大发展，但对不断发现的各种病毒来说，这种分类方法是有限的，因此国际上就诞生了病毒分类法，并且有专门的国际机构来进行分类的管理。

第三节 病毒分类的思考

从 20 世纪 60 年代起，就有了病毒分类学，至今已有 60 年的历史。最初以病毒的形态特征作为依据，寻找同一形态学关系的同类，再根据能否在特定原代细胞中繁殖来区分，逐渐发展到根据病毒核酸的相似性进行分类，这些分类的依据都是病毒本身的特征。作为外在因素，病毒的生物学特征，引起人类的感染、流行传播与流行特征的分析、临床表现等也是分类学要求不可缺少的依据。

20 世纪 70 年代初，美国科学家巴尔的摩（David Baltimore）发展了病毒层次分类。除嵌合病毒外，根据病毒的基因组类型（双股 DNA、单股 DNA、双股 RNA、单股正链 RNA、单股负链 RNA、反向转录 RNA 和反向转录 DNA）将病毒分为七类，其共同点在于不论何种核酸物质，都要转换产生 mRNA 核酸分子的形式。也就是说，这种分类模式依赖于"结构－功能"模式的发展，结果对病原体的分析只能以这种"微观进化"的方式展开。历经几十年发展，这种模式已无法更多地解释病毒在宿主调控、自然维持以及在正常健康组织中存在的"宏观进化"的发展。它的多样性被一种单系病毒圈死，失去了包容性、动态性的分类方式，无法将不同病毒间的进化关系和顺序考虑在内，使遥远的、时空隔离的但可能存在某个物种间关系的病毒无法用已有的分类方法来解决其分类地位。2018 年经这种分类法，产生了约 100 个超家族（supergroup、superfamily）群的分类单元，这些超家族群的分类单元的存在其实有部分来源于不同的宿主、不同的基因组以及复制机制，应属于不同家族的病毒。但现有的分类模式无法解决这个问题，只好以超家族的方式存在。

进入 21 世纪以来，随着生物技术的发展和不同学科之间交叉转化，从一代 Sanger 核苷酸序列测序催生了基于不同原理的更快、更高通量测序技术（二代测序），这种高通量测序技术能够从各种新发、再发病毒病样品中迅速获得病原的全基因组；另外一方面，新技术及互联网的快速发展使得对新老病毒的形态学特征、流行病学及临床诊疗等方面的认识很快为人类所知。在线可比对的病毒基因组核酸多达几千条，很容易通过全基因组的比对判断新病毒的分类地位。因此，对于病毒的分类只要求有基因组序列即可，其他有关分类的指标可以从现刊获得，也可以从病毒全基因组序列的推测获得。在筹划并试运行了几年之后，国际病毒分类委员会（International Committee on Taxonomy of Viruses，ICTV）决定从 2020 年始，使用 15 阶分类法，其一是解决没有电镜的实验室无法报告病毒形态学问题；其次是解决存在时空距离，但可能在发育进化方面又有联系的相关病毒之间的关系，使病毒分类更为快捷与准确。

第四节 病毒的国际分类命名管理

一、国际病毒分类委员会的运作和管理

随着病毒的研究发展，人们不断创新发展了新的技术方法，使整个生命医学界都得到了巨大的收益，因此也对病毒分类管理提出了变革的要求。

1966 年，诞生了国际微生物联合会（the International Union of Microbiological Societies，IUMS）病毒学委员会，后改为 ICTV，但行政上受执行委员会（Executive Committee，EC）的管理。ICTV 一共有 150 个不同国籍的成员，EC 下辖 6 个分委会 100 个专业研究小组，小组长人选为 ICTV 成员，由小组长在全球挑选专家就任研究小组成员，这就意味着EC 在病毒分类方面也有发言权。

ICTV 初创时，每届主席、副主席和秘书长任期 5 年。在任期两届后，改为 3 年任期制，现在已经经历了 17 届主席、副主席和秘书长的轮换。ICTV 定期将病毒分类以报告的形式出版，前 3 次报告是出版有关书籍进行分类报告，从第 4 次报告（1995 年）开始，改为在线报告，但也有专刊及书籍出版。至 2011 年止，已经有第 9 次正式报告，第 10 次正式报告已于 2018 年出台。除正式报告外，各年份也出示分类报告。从 1990~2017 年均为 5 阶报告（目、科、亚科、属、种）；到 2019 年年底为止，共对 5560 种病毒进行了在线分类报告。随着病毒报告种属的增多，2020 年 3 月，ICTV 发表共识声明，改为从域开始到种的 15 阶分类法，即域（realm）、亚域（subrealm）、界（kingdom）、亚界（subkingdom）、门（phylum）、亚门（subphylum）、纲（class）、亚纲（subclass）、目（order）、亚目（suborder）、科（family）、亚科（subfamily）、属（genus）、亚属（subgenus）、种（species）；所分类的病毒采用林奈分类系统的双名制法。主要目的在于观察分析全球不同区域的病毒分离株的内在联系。

二、病毒的最初分类方式

对病毒的分类最初主要包括三个方面的内容：

1. 生物学特征，主要包括：形态、大小、结构对称形式以及是否有包膜等。

2. 病毒的核酸形式、免疫方式及关键蛋白的基因特征。

3. 宿主的认定、传播和流行病特征、致病机制及临床学特点等。一般认为病毒是无生命形式，其大小不一，从最小的圆环病毒 ~17 nm 到最大的痘病毒 ~300 nm，相差 17~18 倍，不少小病毒存在重叠蛋白，而痘病毒则有数百个蛋白。形态方面，存在圆型、方型、弹状型及丝状型等。关键蛋白一般是糖蛋白、脂蛋白、核衣壳或是复制酶类等，糖蛋白存在意味可能存在包膜蛋白，核衣壳的形状则决定了包裹核酸的结构特征，病毒的免疫方式与致病力关系密切，病毒对宿主细胞的嗜性与传播流行有关，临床症状及表现也是病毒的重要

分类特征。序列的测定一般在 20 世纪 70 年代后期才得以实现，而是否有包膜存在，是病毒分类学的一个重要特征。宿主的认定是生物学特征、流行病学特点的一个重要指标，临床症状也是分类学上的重点。

三、1971 年以来的病毒分类

随着科学技术的发展，病毒分类学从 1971 年起以病毒的遗传物质为基础进行分类。其依据为：不论病毒的遗传物质是 DNA 还是 RNA，所有的子代病毒蛋白都要转录成 mRNA 的中间体方式后进行翻译合成。因此除极少数嵌合 DNA 和 RNA 的遗传方式以及无法按核酸分类法分类的极少部分病毒外，绝大多数的病毒都由其遗传物质进行分类。20世纪 70 年代中期，英国科学家 Sanger 发明了核苷酸测序技术，通过测序明确了病毒的遗传物质是 DNA 还是 RNA 以及组成病毒的序列，从核苷酸序列可以推测蛋白序列并推测蛋白的功能，这种方法已经持续了 50 多年。自 2005 年首个商业化高通量测序平台问世，即能够在短时间内测定病毒的全基因组序列，并用比较基因组法确定所测病毒的目、科、属、种进行分类，这种分类法至目前仍在使用（见图 1-2-1）。由于全基因组及宏基因组测序可直接从基因组序列推测蛋白的构成及与细胞的关系，经过多年的试验，ICTV 如上声明，2020 年起全面实行病毒的 15 阶分类法（图 1-2-1、图 1-2-2 和表 1-2-1）。

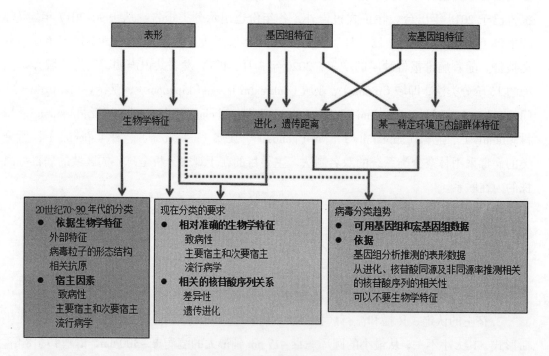

图 1-2-1　原来和目前的病毒分类方式

蓝线及蓝框表示 20 世纪 70~90 年代所使用的分类，要求所被分类的病毒有明确的包括形态和相关抗原在内的生物学特征，另外还需要宿主有关的情况介绍；绿线和绿色方框要求的分类内容从 1991 年延续至今仍在使用；红线和粉红色方框要求的分类内容从 2019 后可以使用（引自 ICTV，2020）。

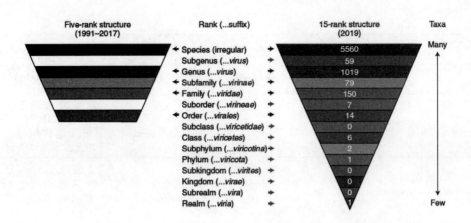

图 1-2-2　ICTV 示 1991—2017 和 2019 分类模式方面的比较

左示 5 阶分类结构，右示 2019 年后 15 阶的分类结构。中黑色箭头表示原 5 阶分类方式，括弧内表示各分类单元的拉丁语后缀。至 2019 年为止，可称呼种名的病毒约有 5560 种，分类层级越低，数量也就越多，反之，则少（引自 ICTV，2020）。

表 1-2-1　两种人兽共患 RNA 病毒 15 阶分类示例

层级 Rank	扎伊尔埃博拉病毒		严重急性呼吸综合征相关冠状病毒	
	分类	分级标准	分类	分级标准
种（species）	扎伊尔埃博拉病毒（*Zaire ebolavirusa*）	包括人类病原 EBOV 在内的所有种	严重急性呼吸综合征相关冠状病毒（*SARS-CoVb*）	包括 SARS-CoV 在内的人类病原，复制酶蛋白 3CLpro，NiRAN，RdRp，ZBD，HEL1 结构域差异小于 7.6%
亚属（subgenus）	未赋值		*Sarbecovirus*	复制酶蛋白 3CLpro，NiRAN，RdRp，ZBD，HEL1 结构域差异小于 14.7%
属（genus）	埃博拉病毒属（*Ebolavirusa*）	该属成员共转录表达 G（GP）ORF 多种蛋白，并用单顺反子基因编码其他蛋白	β-冠状病毒属 *Betacoronavirus*	复制酶蛋白 3CLpro，NiRAN，RdRp，ZBD，HEL1 结构域差异小于 36.0%
亚科（subfamily）	未赋值		正冠状病毒亚科 *Orthocoronavirinae*	复制酶蛋白 3CLpro，NiRAN，RdRp，ZBD，HEL1 结构域差异小于 51.9%
科（family）	丝状病毒科	该科病毒感染脊椎动物，产生丝状病毒粒子并编码两种与其他病毒无同源性蛋白（VP30 与 VP24）	冠状病毒科 *Coronaviridae*	复制酶蛋白 3CLpro，NiRAN，RdRp，ZBD，HEL1 结构域差异小于 68.3%

层级 Rank	扎伊尔埃博拉病毒		严重急性呼吸综合征相关冠状病毒	
	分类	分级标准	分类	分级标准
亚目 （suborder）	未赋值		冠状病毒亚目 *Cornidovirineae*	复制酶蛋白 3CLpro，NiRAN，RdRp，ZBD，HEL1 结构域差异小于 73.4%
目（order）	*Mononegavirales*	有共同、线状（3'-N-P-M-G-L-5'）ORF 核心组件	套式病毒目 *Nidovirales*	该域成员共有复制酶蛋白结构域 3CLpro，NiRAN，RdRp，ZBD，HEL1
亚纲 （subclass）	未赋值		未赋值	
纲 （class）	*Monjiviricetes*	*Haploviricotina* 成员均分类为（*Monjiviricetes*）纲成员	未赋值	
亚门 （subphylum）	*Haploviricotina*	具有编码各种加帽酶非节段基因组	未赋值	
门 （phylum）	*Negarnaviricota*	该域病毒均具有 ss(-)RNA 基因组	未赋值	
亚界 （subkingdom）	未赋值		未赋值	
界 （kingdom）	未赋值		未赋值	
亚域 （subrealm）	未赋值		未赋值	
域 （realm）	*Riboviria*	病毒具有编码 RdRp RNA 基因	*Riboviria*	病毒具有编码 RdRp RNA 基因

注：a. 一般来说，不同扎伊尔种的病毒基因组核苷酸序列的符合率≥25%，不同属病毒的基因组序列差异≥55%；b. SARS-CoV 相应冠状病毒在"目"的分类中，有相对比较保守的复制酶蛋白结构域 3CLpro，NiRAN，RdRp，ZBD，HEL1 可作比较，将它们编码的氨基酸连接起来进行发育进化的比较分析。虽然按层级分类也可分为 7 阶，但其只能在 *Sarbecovirus* 亚属中进行比较，这也标志着分类的差异。其次，在 15 阶分类中未分类的层级用"未赋值"说明（引自 ICTV，2020）。

四、2019 年后的病毒分类

传统上，病毒分类学家的分类一直集中在相对密切相关的病毒的分组上。但在过去几年中，ICTV 意识到，目前的分类法可以有效地扩展到时空间隔遥远的病毒之间的进化的研究，从中得出所间隔病毒之间是否具有相关性的结果。

从 1991 年到 2017 年的 26 年时间里，病毒分类技术随着分子生物学技术的发展有了进一步的拓展。2005 年之后出现的高通量测序能很快获得病原的全基因组序列，并用生物信息学技术从全基因组序列上推测蛋白的构成及与宿主细胞的关系，从全基因组序列上推测有关病毒分类的蛋白及相关的构成和关系。因此，ICTV 认为从 2020 年起，可逐步把病毒学的 5 阶分类法拓展为 15 阶分类法。这 15 阶病毒分类法，分别由 8 个主要等级（域、界、门、纲、目、科、属、种）和 7 个衍生等级（亚域、亚界、亚门、亚纲、亚目、亚科和亚属）构成。

ICTV 主要从三个方面考虑 15 阶病毒分类法实施的益处。第一，全球性病毒的相关性。即不管在全球任何地方发现的病毒，都有可能与分布在全球某一地区的病毒，存在着分类学上发育进化的关系，这种关系可以在任一层次分类等级中表现出来，如目前已知在 Sarbecovirus 亚属中可找到绝大多数引起人呼吸道疾病的冠状病毒，虽然不同病毒的分离在时间和地域上表现出时空差异，但这些病毒分离株本身是致病性病毒，它们又在同一个分类单元的出现，从分类角度分析这是很有意义的；第二，这种基因组的分类法更为直观，在获悉全基因组的基础上，基本就知道该病毒的生物学特征、宿主、流行病学及致病性等；第三，采用双名制命名病毒，与林奈生物分类系统更为接近，这样的病毒分类学对使用者来说，整个系统显得更细、更广和更灵活。

此外，ICTV 在上述两种病毒比对分析的基础上，添加了人单纯疱疹 I 型病毒（HSV-1）的 15 阶病毒分类作为对照进行比较分析。因为 HSV-1 是双链 DNA 病毒，无法与属于 RNA 病毒域（ribovinia）的 Zaire ebolavirus 和 SARS-CoV 进行比较，所以只能按传统的 5 阶分类法进行分类。这也就是为什么还保留 1990 年后的分类法的一个重要因素。

第五节　病毒新分类方法的适用性

15 阶的病毒分类法，对今后的病毒分类产生更灵活的作用。新型冠状病毒肺炎疫情出现之后，2020 年 1 月 12 日我国国家卫生健康委员会向世界卫生组织（WHO）提交了新型冠状病毒肺炎病毒的全基因组序列，相关序列发布在全球共享流感数据倡议组织（GISAID）网站上。2020 年 2 月 11 日（日内瓦时间），WHO 把该病定名为 2019 年冠状病毒病（coronavirus disease 2019，COVID-19），同时 ICTV 下属的冠状病毒研究小组（CSG）通过基因组序列的进化分析以及其与 SARS-CoV-1 共用相同细胞受体血管紧张素转换酶 2（ACE-2），按照新出台的 15 阶病毒分类法定名病原为 SARS-CoV-2，但该分类命名引起了争议。几位国内外知名专家在当月 18 日认为该分类命名与 WHO 命名该病为 COVID-19 不协调，并有误导之嫌，把病毒分类命名为 SARS-CoV-2 易使人们恐惧，建议应按宿主 - 类群 - 时间这样经典的命名方式重新命名新冠病毒为 h-CoV-19。ICTV 在咨询过 CSG 后回答的结果如下。

一、在网站上提取两种命名法的比较

同时在各类刊物以学术、新闻、咨询和辩论等方式在互联网上流传。2020 年 5 月 9 日，研究人员在谷歌网站以学术研究为名，提取了这两种命名法的使用情况，其中 SARS-

CoV-2 检索结果有 91400 条，而 h-CoV-19 仅 268 条，可见在各类刊物中，使用 SARS-CoV-2 命名比用 h-CoV-19 命名高出许多倍。从使用结果证实 SARS-CoV-2 不会对公众产生错误的认识；也不能证明由于命名缘故，可能造成社会的恐慌影响。

二、保守复制酶结构域发育进化比较

从目（order）开始至亚属（Sarbecovirus），连接结构较为保守的 3CLpro、RdRp、NiRAN、ZBD、HEL1 复制酶结构域进行比较分类，而这些结构域在 SARS-CoV 的某些分类层次中都存在，可以与同在该亚属的 MERS-CoV、SARS-CoV- 2 和其他蝙蝠分离株进行比较，结果证实 MERS-CoV、SARS-CoV- 2 都有差异存在，而 SARS-CoV-2 与 SARS-CoV 在这些结构域中平均有不到 14.7% 差异存在，这些复制酶结构域的比较分析证明它们都可以作为冠状病毒 Sarbecovirus 亚属分类层级中单独存在。

三、共用 ACE-2 受体

用全基因组的序列及用 3CLpro、NiRAN、RdRp、ZBD、HEL1 这些保守的复制酶结构域所作的遗传进化分析表明 SARS-CoV-2 是 SARS-CoV 的姊妹病毒，而共用 ACE-2 受体也证明它们之间遗传的相似性。这进一步证明了 15 阶病毒分类法的适用性。

（严延生　张拥军）

参考文献

［1］International Committee on Taxonomy of Viruses Executive Committee. The new scope of virus taxonomy: partitioning the virosphere into 15 hierarchical ranks［J］. Nat Microbiol，2020，5(5): 668-674. DOI: 10.1038/s41564-020-0709-x.

［2］Simmonds P, Adams MJ, Benkö M, et al. Consensus statement: Virus taxonomy in the age of metagenomics［J］. Nat Rev Microbiol, 2017, 15(3): 161-168. DOI: 10.1038/nrmicro.2016.177.

［3］Lefkowitz EJ, Dempsey DM, Hendrickson RC, et al. Virus taxonomy: the database of the International Committee on Taxonomy of Viruses (ICTV). Nucleic Acids Res, 2018, 46 (D1) : D708-D717. doi: 10.1093/nar/gkx932.

［4］张忠信，王瑶. 病毒分类学［M］. 北京：高等教育出版社, 2006.

［5］Simmonds P, Adams M J, Benko M, et al.　Consensus statement: Virus taxonomy in the age of metagenomics［J］.　Nat Rev Microbiol, 2017, 15: 161-168.

［6］ICTV. The ICTV Report-Virus Taxonomy: The Classification and Nomenclature of Viruses［OL］. http://ictv.global/report/, 2019.

［7］Gorbalenya AE, Baker SC, Baric RS, et al. Severe acute respiratory syndrome-related coronavirus: The species and its viruses － a statement of the Coronavirus Study Group［J］. Preprint.bioRxiv. 2020, 2020.02.07.937862. Published 2020, February 11. DOI：

10.1101/2020.02.07.937862.

［8］Coronaviridae Study Group of the International Committee on Taxonomy of Viruses. The species Severe acute respiratory syndrome-related coronavirus: classifying 2019-nCoV and naming it SARS-CoV-2 ［J］.*Nat Microbiol.* 2020, 5(4): 536-544. DOI: 10.1038/s41564-020-0695-z.

［9］GSIAID. Genomic epidemiology of hCoV-19 ［OL］. https://www.gisaid.org/epiflu-applications/next-hcov-19-app/. 2020.

［10］Chan JF, Yuan S, Kok KH, et al. A familial cluster of pneumonia associated with the 2019 novel coronavirus indicating person-to-person transmission: a study of a family cluster ［J］. *Lancet.* 2020, 395(10223): 514-523. DOI: 10.1016/S0140-6736(20)30154-9.

［11］Lefkowitz EJ, Dempsey DM, Hendrickson RC, Orton RJ, Siddell SG, Smith DB. Virus taxonomy: the database of the International Committee on Taxonomy of Viruses (ICTV) ［J］. Nucleic Acids Res, 2018, 46 (D1): D708-D717. DOI: 10.1093/nar/gkx932. PMID: 29040670; PMCID: PMC5753373.

［12］Simmonds P, Adams MJ, Benkö M, et al. Consensus statement: Virus taxonomy in the age of metagenomics ［J］. Nat Rev Microbiol. 2017 Mar;15(3): 161-168. DOI: 10.1038/nrmicro.2016.177.

［13］普洛特金.疫苗学［M］.梁晓峰,罗凤基,封多佳主译.北京:人民卫生出版社,2011.

第三章
病毒感染的实验室诊断

病毒感染的检测方法分为直接检测临床样品中病毒病原学特征（如病毒颗粒、病毒特异抗原、病毒基因组核酸）、间接检测（病毒分离培养及鉴定）和血清学检测病毒特异性抗体3种途径。对患者样品、中间宿主或媒介样品进行病毒分离培养，是判定病毒感染的金标准，但部分病毒尚无合适的体外培养模型。血清学方法检测病毒相关抗体，操作简单，不需要特殊仪器设备，通常需要比较急性期和恢复期双份血清结果才能确诊。近30年来核酸检测技术的兴起与普及，促进了病毒性传染疾病的快速分子诊断，成为目前应用最广泛的实验室诊断方法。高通量测序技术和宏基因组测序的出现和应用，将推动更多未知致病性病毒的发现和鉴定。

病毒是已知最小的无细胞结构的微生物，能够感染细菌、动物、植物、原虫等多种生物，特别是能够引起多种人类疾病，给人类健康、社会、经济带来严重影响。自从19世纪末Dmitri Iwanowski发现植物烟草花叶病病毒以来，病毒检测技术经历了从诞生、发展、成熟的过程，先后出现了动物接种、细胞培养、血凝试验、电子显微镜技术、血清学试验、分子诊断、病毒组学等手段证明病毒感染的存在。

病毒感染的诊断有多种方式，通常需要几种方法联合运用，包括：①在适当部位采集样品中检测到病毒颗粒。②在血液或其他体液中检测到病毒抗原。③血清学方法检测病毒特异性抗体（出现IgM抗体，抗体滴度升高，或检测到细胞介导的免疫反应）。④从患者血液或身体细胞中检测到病毒核酸。⑤从适当的临床样品中培养分离到感染性病毒。⑥病毒感染产生特征性细胞病变效应（CPE），对感染部位进行细胞学或组织学检查确认感染。⑦从适当的临床样品中检测到病毒基因组片段序列或全长序列，且相关病毒感染与特定的临床表现存在联系。

归纳起来，通常临床病毒实验室通过以下3种途径开展疑似病毒感染的诊断（表1-3-1）。

表 1-3-1　临床实验室常见病毒感染诊断方法汇总

检测策略	病毒颗粒/形态结构	病毒抗原	病毒核酸	病毒特异抗体
直接检测临床样品	光学显微镜 荧光显微镜 电子显微镜 免疫电镜	快速层析试纸 免疫荧光 ELISA	核酸杂交（基因芯片） 核酸扩增 核酸序列	

续表

检测策略	病毒颗粒/形态结构	病毒抗原	病毒核酸	病毒特异抗体
间接检测（病毒分离）	光学显微镜 荧光显微镜 电子显微镜 免疫电镜	免疫荧光 ELISA	核酸杂交（基因芯片） 核酸扩增 核酸序列	
血清学	–	–	–	补体结合试验 血凝抑制试验 中和试验 放射免疫试验 蛋白印迹 快速金标条 ELISA 免疫化学发光法 免疫荧光法

（1）直接检测，即直接从临床样品中检测病毒颗粒、病毒抗原或病毒核酸。

（2）间接检测，通过将样品接种到细胞、鸡胚或动物进行病毒分离培养，随后鉴定分离培养产物中病毒颗粒、病毒抗原或病毒核酸，观察动物发病或死亡。

（3）血清学试验。主要检测患者感染急性期和恢复期血清中抗体滴度是否升高或出现病毒特异性 IgM 抗体。

样品采集后应该尽快送检。标本送检前应在 4~8℃保存，24 h 内能进行检测的可置于 4℃短时间保存，24 h 内不能进行检测的则应置于 –70℃或以下冰箱保存，应避免反复冻融。需要长期保存的样品，可以在收到样品后，按需要将样品分装，置 –70℃或以下低温冰箱保存。

以上各种病毒学诊断技术中，病毒分离是经典病毒感染实验室诊断的金标准，近几十年来变化不大，一直沿用至今。相对来说，新的分子诊断技术不断涌现并转化到临床实验室应用，能够快速诊断急性病毒感染，提示新出现的暴发疫情、毒株对抗病毒药物敏感性，以及病毒在人体内的动态变化，逐渐成为目前一些病毒病早期感染诊断的"金标准"。

第一节 临床病毒实验室诊断样品类型及要求

合适、高质量的临床样品对于获得正确的病毒学诊断至关重要，需要根据临床表现，由临床医生与病毒实验室沟通，确定送检样品的类型和检测策略。每一例疑似病毒感染患者的诊断，都可能受到样品种类、采集时间、采集样品的质量与数量、保存与运送条件等因素的影响。不正确或低质量的样品可能导致假阴性结果。

常见的病毒检测样品包括血液、拭子、体液、组织和粪便共 5 种类型。在感染急性期根据病毒感染方式、发病部位、排放途径及持续时间等选择合适的样品类型检测病毒颗粒和核酸的存在，并根据临床特征和病程的不同阶段采集相应标本，血清学试验则需要采集急性期和恢复期血清检测病毒特异性抗体。血液样品通常采集静脉血 5~8 mL，使用加入抗凝剂的采血管采集全血、白细胞和血浆，使用无抗凝剂采血管采集患者血清。部分病毒急性感染存在一定阶段的病毒血症期，采集这个时段的血液样品可进行病毒分离、病毒抗原检测和分子诊断。拭子包括呼吸道感染中常见的鼻/咽拭子、胃肠道感染中常见的肛拭子，部分病毒能够通过结膜感染人体，偶尔使用结膜拭子检测病毒核酸。临床送检的各种体液样品，与呼吸道感染相关的可以选择唾液、痰液、鼻咽抽吸物、支气管肺泡灌洗液及胸腔穿刺液等，疑似病毒性脑膜脑炎患者通常采集脑脊液，其他体液如疱疹液、尿液、乳汁等也可能检测到被感染组织排放出来的病毒。组织样品通常是病理活检组织、手术切除组织或尸检组织，长期保存的石蜡包埋切片也可以用于病毒检测。病毒性腹泻患者的样品首先选择粪便，一些病毒如禽流感病毒、埃博拉病毒、冠状病毒等感染人体虽然不是以胃肠道症状为主要临床表现，但有报道在患者粪便样品中检出了上述病毒。

第二节 直接检测

一、电子显微镜

电子显微镜诞生于 20 世纪 30 年代末期。由于能够将目标放大 50 000 倍以上，可以从样品中直接检测到病毒颗粒，观察到病毒形态特征，电镜技术被认为是直接从临床样品中检测病毒最经典的诊断方法。组织培养分离出来的病毒也可以利用电镜技术确认病毒形态，从而鉴定分离毒株。

病毒颗粒可以预先通过超速离心、过硫酸铵沉淀等方式浓缩，随后将样品进行负染，或者采用超薄切片，直接观察病毒颗粒和形态，做出诊断。临床上，电镜技术常用于病毒性胃肠炎诊断，检测粪便样品中轮状病毒、腺病毒、星状病毒、杯状病毒、诺如病毒等。电镜技术根据病毒的形态特征检测和鉴定病毒，优点在于能够直接观察到病毒颗粒，不需要预先知道病原学背景，也不需要特异性病毒探针。同时能够在收到样品之后数分钟内可完成样品处理和观察，也属于快速诊断方法之一。电镜技术的缺点表现在购买和维护电镜设备价格较高，每毫升样品中需要至少有 10^5~10^6 颗粒才能观察到，敏感性稍差，不能同时检测多个样品，同时需要技术熟练的操作人员，也不能准确区分形态相似的病毒。免疫电镜技术，即利用病毒特异性抗体凝集样品中病毒颗粒，使病毒更容易识别或被电镜网格捕获，可以提高检测特异性和敏感性。当样品中病毒颗粒数目较少，或同时涉及不同形态多种病毒，或暴发相关病原体已经确定，对先前阴性样品进行回顾性检测，这些情形下免疫电镜方法特别适用。目前临床上较少依赖电镜技术进行病毒学诊断，电镜技术通常局限于中心实验室或研究机构使用。

二、光学显微镜

大多数病毒大小在 20~300 nm，普通光学显微镜不具备足够的分辨力直接观察到病毒颗粒和形态特征。但正在复制的病毒可能给感染细胞中带来一些特征性或非特异的组织学改变，由复制状态的病毒颗粒在细胞核或胞浆中聚集形成病毒包涵体，例如狂犬病病毒形成的内基体（negri bodies），巨细胞病毒形成的巨细胞包涵体。这类改变可以通过组织染色等手段，并在光学显微镜下观察到。虽然特异性和敏感性不高，容易受到样品取材部位的影响，光学显微镜具有成本低、快速、操作简单的特点，利用光学显微镜观察组织学改变可作为一些病毒感染的辅助诊断手段。

第三节　间接检测

病毒需要严格细胞内寄生，只能在活的细胞中生长和繁殖。选择合适的组织细胞类型、鸡胚或敏感动物接种临床样品进行病毒分离和鉴定，一直被认为是经典病毒学诊断的金标准。由于维持鸡胚和实验动物操作难度大，多数病毒诊断实验室仅采用细胞培养分离病毒。细胞培养常见有 3 种类型细胞：①原代细胞，如猴肾细胞、地鼠肾细胞，这类细胞来源于新鲜处死的动物组织，仅能传代 1~2 代，经过传代的细胞以一定速度持续复制，最后细胞进入衰老期失去传代能力，不容易控制不同批次细胞质量。②半连续细胞或人二倍体细胞：如人胚肾细胞、皮肤成纤维细胞，来源于胚胎组织，能够最多传代 50 代，50 次以后生长速度下降。③连续细胞系：如 HeLa、Vero、Hep2、LLC-MK2、BGM 细胞，这些细胞系为肿瘤细胞，已经永生化，具有无限生命，能够无限传代。

普遍认为原代细胞培养因为支持多种病毒生长，因此是最好的细胞培养体系。但原代细胞价格昂贵，不容易获得稳定的可靠来源。连续细胞系容易操作，但通常只支持有限的病毒种类生长。病毒在细胞内增殖，可以通过以下方法判断病毒的存在：①细胞病变效应（cytopathic effect，CPE）：部分病毒在敏感细胞内增殖引起特有细胞病变，出现细胞变圆、细胞融合、细胞聚集、形成包涵体等，在低倍显微镜下可见。例如，单纯疱疹病毒（HSV）和巨细胞病毒（CMV）通常产生特异性 CPE，肠道病毒则产生非特异 CPE。②红细胞吸附（haemadsorption）：病毒在细胞内增殖以后，细胞膜出现血凝素，获得了黏附哺乳动物（豚鼠、鸡、猴、鸽等）红细胞的能力，这一性质主要用于检测流感病毒和副流感病毒。③通过中和试验、红细胞吸附－抑制、免疫荧光或分子检测同样可以确认病毒的存在及种类。

细胞培养分离病毒的最大缺点是太长的实验周期，有的病毒培养需要高达 4 周才能获得结果，灵敏度较差，还受到多种因素影响（样品状态、细胞状态、细菌污染、样品中毒性成分），更重要的是，目前很多病毒尚无合适的细胞培养模型。尽管病毒分离培养在病毒学历史上占有重要地位，毋庸置疑，细胞培养在病毒感染诊断方面的作用正在受到来自快速诊断方法（如抗原检测、分子诊断）的挑战，未来细胞培养的应用可能将减少，仅限于大型中心实验室开展。但是，对于新发、再发病毒性疾病初期病例的诊断，病毒减毒活疫苗监测和病毒学基础研究，细胞培养仍然是不可或缺的重要步骤。

第四节　病毒抗原（核酸）检测

直接检测临床样品中病毒抗原成分也能够快速获得病毒感染证据。病毒感染过程中，病毒颗粒或部分抗原可能出现在细胞内、血液或组织液中，通过不同检测手段确认病毒的存在。例如免疫荧光检测鼻咽抽吸物可以检测呼吸道病毒，如甲型流感病毒、乙型流感病毒、腺病毒、呼吸道合胞病毒的病毒抗原，快速胶体金试纸条可以检测血液中登革病毒 NS1 抗原，ELISA 检测粪便样品中诺如病毒、轮状病毒抗原。抗原检测的优势在于快速，一般数小时内能够获得结果，但可能操作繁琐，耗时长，结果不容易解释，敏感性、特异性差，同时样品质量以及采样时机对于检测结果至关重要。

通常情况下，适合建立一种病毒的抗原检测体系需要满足以下条件：①一种病毒抗原能够稳定表达并出现在容易获得的临床样品（如血液、唾液、尿液、粪便等）；②具有合适的对应抗体来源（通常是单克隆抗体，有的多克隆抗体也可以）；③不同毒株的抗原性变异不妨碍免疫试剂的识别；④被检测的抗原足够稳定，即使在样品转运过程和样品处理中也不会轻易降解。检测病毒抗原的方法包括免疫荧光、免疫组织化学、免疫层析、酶免疫分析等。

免疫荧光分析的独特之处在于使用标记了荧光素的抗体和荧光显微镜。首先将涂片、切片固定在载玻片上，加入荧光素标记抗体与细胞或组织上病毒抗原结合，然后放置到荧光显微镜下观察，此方法称为直接免疫荧光法。与此相似的间接免疫荧光法，则是与抗原直接反应的抗体不带有任何标记，待抗原－抗体结合之后，另外加入荧光标记的第二抗体，第二抗体能够识别初级抗体动物种属来源的免疫球蛋白，使检测信号得到放大，提高了检测敏感性。免疫荧光法具有快速、灵敏的优点，不足之处是荧光显微镜在临床实验室不够普及，结果判定不够客观，同时需要有经验的操作人员。

免疫组织化学法与免疫荧光法相似，只是标记物不是荧光素，而是辣根过氧化物酶。抗原－抗体结合之后，通过生色底物显示病毒抗原的存在。观察结果也不需要荧光显微镜，在普通光学显微镜下观察即可得到结果。

免疫层析法又称为侧向流动免疫层析（lateral flow immunochromatographic assay，LFIA），该法检测病毒抗原属于即时检测（point-of-care testing，POCT），一般有商品化的检测试剂盒供应。检测时将样品滴加在位于检测装置一侧的加样孔，加入缓冲液之后，样品中的抗原向另一侧开始纸层析，遇到预先包埋在预期位置的带有金颗粒标记的抗体，即可形成一条肉眼可见条带。免疫层析法具有操作简便、检测快速、便于携带且价格便宜等优点，作为现场即时检测技术被广泛应用于流感病毒、登革病毒等快速诊断。

酶免疫分析又称为酶联免疫吸附试验，诞生于 20 世纪 70 年代。该法检测病毒抗原通常采用双抗体夹心法，预先将针对病毒抗原的捕获抗体包被到微量滴定板上，加入样品后，其中的病毒抗原与包被抗体发生结合，随后抗原被酶标记的检测抗体识别，并与生色底物发生颜色反应，通过酶标仪检测不同反应孔中吸光度，对样品中病毒抗原进行定性或半定量检测。酶免疫分析操作简单，不需要特殊仪器设备，是临床病毒实验室应用最广泛的病毒抗原检测方法，常见多种商品化试剂盒用于临床样品中乙型肝炎病毒、轮状病毒、诺如病毒、登革病毒等抗原检测。

病毒的遗传物质为 DNA 或 RNA，每一株病毒都存在其独有的基因组 DNA 或 RNA 序列，与其他毒株区分开来。分子生物学技术应用于临床病毒学诊断，能够直接检测样品中病毒基因组成分，又称为分子诊断。相对于传统病毒分离培养技术和血清学技术，病毒分子诊断技术近几十年发展较快，以其敏感、快速、准确逐渐成为临床病毒诊断的主要手段。先后出现了核酸杂交、传统聚合酶链反应（PCR）、实时荧光定量 PCRqPCR、分支 DNA（bDNA）分析、DNA 芯片（DNA chip）、高通量测序（NGS）等方法能够直接从样品中检测病毒核酸成分，进而做出诊断。概括起来，病毒分子诊断方法分为以核酸杂交为基础（无基因扩增步骤）、以基因扩增为基础、以核酸序列为基础共 3 种类型。

一、核酸杂交和 DNA 芯片

按照碱基配对原则，互补的核苷酸序列（DNA 与 DNA、DNA 与 RNA、RNA 与 RNA 等）之间通过变性、复性形成非共价键，得到稳定的同源或异源双链分子的过程，称为核酸分子杂交或核酸杂交。常见的核酸杂交方式有打点杂交（dot-blot hybridization）、原位杂交（In situ hybridization）、DNA-DNA 杂交（Southern-blot hybridization）、Northern 杂交等，共同点是需要一段特异 DNA/RNA 探针，从而对样品中 DNA/RNA 成分进行定性定量检测。核酸探针就是 DNA 或 RNA 片段标记了酶、抗原底物、化学发光成分或核素，能够以高度特异性结合与之互补的核酸序列，探针的长度可以低至 20 个碱基的寡核苷酸，也可以长达数千个碱基，通过化学合成、PCR 扩增、基因克隆得到的寡核苷酸链或基因片段都可以标记同位素或酶成为核酸探针。核酸杂交的敏感性和特异性受到杂交反应条件（包括温度、离子强度、反应液 pH 值等）的影响，反应条件越严谨，发生错配的可能性越低，特异性越高。杂交反应中使用低浓度盐和高温度下洗涤可以提高反应的严谨性。

杂交反应可以完全在液体中进行，以便目标核酸片段与探针在混合液中自由结合，称为液相杂交。也可以将目标核酸片段固定在固相表面，即固相杂交，虽然其灵敏度可能低于液相杂交，但可以方便地同时检测多个样品。对于临床样品，提取样品总 DNA/RNA，进行打点杂交或夹心法杂交均可检测其中病毒靶基因成分。利用细胞涂片或组织切片进行原位杂交，还可以对病毒在细胞或组织内进行准确定位。病毒核酸杂交的方法虽然问世多年，但临床病毒实验室较少开展杂交检测，其主要原因是杂交过程操作较繁琐，不如病毒抗原检测、核酸扩增方法快速简便，其敏感性与传统病毒分离培养方法相差无几。

上述传统核酸杂交技术主要针对单个基因进行分析，后来出现的 DNA 芯片（DNA chip）或 DNA 微阵列（DNA Microarrays）技术是同样基于碱基互补结合的特性而研发的高通量检测模式。通过微加工技术，将数以万计、乃至百万计的特定序列 DNA 片段作为探针，有规律地排列固定在硅片、玻璃片、聚丙烯膜、硝酸纤维素膜、尼龙膜等固相支持物上，构成的一个类似计算机的电子芯片的二维 DNA 探针阵列，称为 DNA 芯片。DNA 芯片能够同时对大量的核酸分子实现高效、快速、低成本的检测和分析，应用于临床病毒学诊断，可以将目前已知能够感染人类的致病性病毒特征片段固定在芯片上，一次反应即可检测所有可能病原体。也可以将常见病毒（如禽流感病毒）的核酸片段逐一固定在芯片上，通过 DNA 芯片开展病毒基因重测序（resequencing）。

二、核酸扩增法

20 世纪 80 年代，Kary Mulllis 发明了聚合酶链反应（PCR），由此开启了核酸体外扩增的先河。PCR 技术能够在数小时内实现靶基因片段由几个拷贝扩增到数百万个特异性的核酸片段，为病毒分子诊断带来革命性突破。经过几十年的发展和改进，出现了传统 PCR、实时荧光 PCR、数字 PCR、连接酶链式反应（ligase chain reaction，LCR）、依赖核酸序列扩增（nucleic acid sequence-based amplification，NASBA）、依赖解旋酶等温 DNA 扩增（helicase-dependent isothermal DNA amplification，HDA）、重组酶聚合酶扩增（recombinase polymerase amplification，RPA）、环介导等温扩增技术（loop-mediated isothermal amplification，LAMP）等技术，大致可分为变温扩增和等温扩增两种类型。前者通常在热循环仪上进行，需要经过在变性、退火、延伸 3 个温度下 25~35 个循环，耗时数小时；后者仅需要在一个恒定温度下持续数分钟到 1 h，对仪器要求不高。以下简要介绍传统 PCR、实时荧光 PCR、数字 PCR 和核酸等温扩增。

传统 PCR 反应体系由引物、模板、Taq DNA 聚合酶、4 种三磷酸脱氧核苷（dNTP）组成，需要在一台可以程序调控的热循环仪上设置变性、退火、延伸 3 个温度。基本反应过程如下：首先模板 DNA 双链经过热变性解链成为单链；在退火温度环境下，引物与单链 DNA 分子按照碱基配对原理结合；在引物延伸温度环境中，通过 Taq DNA 聚合酶的作用下按 5' 到 3' 方向将相应 dNTP 添加到引物下游，体外合成一条新的 DNA 单链。如此循环 25~35 次，每次循环延伸的模板 DNA 数目增加一倍。引物的序列特异性决定了 PCR 反应的特异性，上下游引物序列在靶基因上的相对位置决定了扩增产物的大小。PCR 扩增产物，可以通过琼脂糖凝胶电泳、核酸杂交、序列测定方式观察结果。对于 RNA 病毒基因组片段的扩增，则需要在反应体系中增加逆转录酶，预先将病毒 RNA 模板逆转录为互补 DNA（cDNA），再进行常规 PCR 扩增，相应的方法称为逆转录 PCR（reverse transcription PCR，RT-PCR）。传统 PCR 技术具有特异性高、敏感性高、快速、低成本等优点。其不足之处，包括容易被污染产生假阳性结果、不能定量、需要技术熟练的操作人员等。

（一）实时荧光 PCR 技术

实时荧光 PCR 技术是在传统 PCR 基础上发展起来的，通过在 PCR 反应体系中加入荧光基团（荧光探针或荧光染料），利用荧光信号的积累实时监测整个 PCR 过程，对模板 DNA 进行定性、定量分析。实时荧光 PCR 结果判定的依据是每一份样品的对应的 Ct 值，即在 PCR 扩增过程中，扩增产物（荧光信号）到达设定阈值时所经过的扩增循环次数。Ct 值与模板 DNA 浓度有关，模板浓度越高，Ct 值越小。相似条件下，同一样品得到的 Ct 值具有极好的重现性。

根据荧光基团来源不同，实时荧光 PCR 分为探针法和染料法两种类型。探针法就是在传统 PCR 体系中，还要加入荧光探针。该探针根据上下游引物之间序列设计，两端分别标记一个荧光基团和一个淬灭基团。在实时荧光 PCR 反应体系中，游离的完整探针，其报告基团发射的荧光信号被淬灭基团吸收，仪器检测不到荧光信号；在 PCR 扩增的引物延伸阶段，Taq 酶的 5'→3' 外切酶活性将探针上的荧光基团切割下来，使报告荧光基团和淬灭荧光基团分离，仪器信号处理系统接收到游离荧光基团发出的荧光信号。因此，每扩增得到一条新的 DNA 链，就有一个荧光分子产生，荧光信号的累积与 PCR 产物是完全同步的。探针法的优点是荧光背景低、敏感性高、分辨率高，能够快速定量模板 DNA，探针的使用进一步增加了检测的特异性，选择标记不同荧光基团的探针则促进了多重实时荧光 PCR 检测的开展，一次反应中同时检测多个靶基因。不足之处是需要化学合成荧光探针，增加了检测成本。染料法技术在传统 PCR 反应体系中，加入过量荧光染料如 SYBR Green Ⅰ、EvaGreen 等，扩增过程中荧光染料掺入 DNA 双链，发射荧光信号，而游离的染料分子不会发射任何荧光信号，这样就保证了荧光信号的增加与 PCR 产物的增加完全同步。扩增反应完成后，另外增加一步熔解曲线分析，根据扩增产物特征性的熔解温度（Tm 值）对扩增产物定性，对应的荧光强度进行定量。因此，染料法具有使用方便、成本低，适合所有 PCR 产物的优点，也存在不能区分不同的双链 DNA、非特异性产物甚至引物二聚体都可能影响结果，无法开展多重 PCR 检测等不足。基于以上特点，实时荧光 PCR 技术逐渐成为临床病毒实验室最常见的常规分子诊断手段，多数常见病毒都有商品化诊断试剂盒供应，新发病毒性传染疾病诊断试剂盒的研发也首选实时荧光 PCR。

（二）数字 PCR（digital PCR，dPCR）

dPCR 是近年来迅速发展起来的一种定量分析技术，又称为第三代 PCR 技术。dPCR 集中了传统 PCR 特异性扩增的理念、实时荧光定量 PCR 荧光探针高度敏感性以及稳定高效的样品分散系统这三方面的优势，将实时荧光 PCR 反应体系在扩增之前进行有限分散或分配到数万个反应单元，每个反应单元含有一个或不含待检核酸分子。分别在每个反应单元中对靶基因片段进行扩增，扩增结束后分析每个反应单元的荧光信号，进行有或无的判断，按照泊松分布的原理，通过计算靶标和内参核酸的阳性单元个数以及比例，得到靶分子的起始拷贝数及浓度。目前 dPCR 平台按照样品分散模式分为芯片式和微滴式两种类型。芯片式将样品的制备、反应、分离和检测等集成到一块芯片上完成；微滴式需要利用微滴发生器将一个待分析的PCR反应体系进行微滴化处理，形成约20 000个油包水小微滴，每一个微滴代表一个PCR反应管，然后在普通PCR仪进行扩增，在微滴分析仪上逐个对每个微滴进行检测。dPCR对靶基因定量过程不需要标准品，也不必制作标准曲线，并有效避免了反应抑制剂的影响，是更灵敏、更准确的绝对定量。但目前数字PCR系统还存在成本高、通量有限、操作繁琐等缺陷，没有得到普及推广。在病毒分子诊断方面，数字PCR不适合作为常规检测手段，更适合检测那些低病毒载量或低频率突变的样品，尤其是实时荧光PCR结果处于临界值的样品，充分发挥其高敏感性的优势。

上述核酸扩增体系均需要在不同温度之间循环，通过程序化的温度控制，依次进行变性、退火、延伸，仪器为了达到设定不同温度需要不断对反应模块进行加热或冷却。需要装备价格不菲的成套设备包括PCR仪、凝胶电泳和凝胶成像系统或者实时荧光PCR仪，在仪器上运行时间往往超过2 h，同时还需要有经验的操作人员，因此一般局限在中心实验室才能完成。近年来，核酸等温扩增技术的出现给病毒性疾病的实验室分子诊断带来新的选择。核酸等温扩增，顾名思义，其扩增过程维持在恒定的温度，只要有个恒温装置，没有升降温的温度循环过程，节省反应时间，扩增快速高效，适合现场、基层开展病原快速检测，相关技术一直备受关注。包括以下类型：依赖核酸序列的扩增（nucleic acid sequence-based amplification，NASBA）、滚环扩增技术（rolling circle amplification，RCA）、环介导等温扩增（loop-mediated isothermal amplification，LAMP）、单引物等温扩增技术（single primer isothermal amplification，SPIA）、依赖解旋酶DNA等温扩增（helicase-dependent isothermal DNA amplification，HDA）、重组酶聚合酶扩增（recombinase polymerase amplification，）等，目前临床病毒实验室应用较多的有LAMP和RPA。

（三）环介导等温扩增

LAMP是2000年Tsugunori Notomi等发明的一种新的核酸扩增技术，其原理基于DNA在65℃左右处于动态平衡状态，任何一个引物向双链DNA的互补部位进行碱基配对延伸时，另一条链就会解离变成单链。LAMP反应中需要4~6个引物，这些引物特异性的识别模板DNA的6~8个DNA区间。在每一套LAMP的引物中，包括两个外部引物（F3和B3），两个内部引物（FIP和BIP）以及两个环导引物（loop F和loop B）。3种特异引物依靠链置换Bst DNA聚合酶，使得链置换DNA合成不停地自我循环，可在15~60min内实现10^9~10^{10}倍的扩增。结果判定可以根据扩增副产物焦磷酸镁沉淀形成的浊度或者在反应体系中加入的荧光染料进行判断。LAMP具有扩增效率高、反应时间短、特异性强、不需要特殊的设备等优点，其缺点在于对引物的要求高、扩增产物不能用于克隆测序、容易形成气溶胶造成假阳性结果。

（四）重组酶扩增

RPA是2006年Olaf Piepenburg等发明并通过TwistDx公司商业化。其原理是根据T4噬菌体体内核酸复制机制，以多种蛋白及酶（重组酶、单链结合蛋白和具有链置换活性的

DNA 聚合酶）参与的新型核酸等温扩增技术，可在 37~42℃条件下，3~10min 内生成结果，具有反应快速、灵敏度高、特异性好、稳定性高、适合多重检测等优点，被称为是可以替代 PCR 的核酸检测技术。在 RPA 基础上研制出改良的重组酶介导的核酸等温扩增（Recombinase Aided Amplification，RAA）技术，采用与 TwistDx 公司不一样的重组酶和蛋白，5~30min 之内就可以将目的基因扩增放大几百万倍，达到仪器可以检测到的水平。同样，RAA 具有灵敏度高、特异性好、试剂成本低、操作简单的优点，同时对设备和操作人员要求低，可以检测 RNA 和 DNA 片段，适合基层实验室推广。对于 RAA 扩增产物的检测，可通过凝胶电泳、荧光检测系统或侧流层析试纸条（RAA-LFD）肉眼检测，后者更适合现场快速检测。

三、序列测定

DNA 序列测定技术诞生于 20 世纪 70 年代，经典 DNA 测序技术包括 Maxam‐Gilbert 等提出的化学降解法测序，以及 Frederick Sanger 发明了双脱氧链法测序。后者通过引入 4 种荧光标记的 ddNTP 技术，整合了毛细管电泳技术，极大地提高了测序通量并沿用至今。以毛细管电泳为代表的自动化 Sanger 测序又称为第一代测序技术，曾经耗时近 10 年完成了人类基因组计划草图。毛细管测序对象通常为 PCR 扩增产物，需要特定测序引物。

高通量测序（high throughput sequencing，HTS）又称为下一代测序（next generation sequencing，NGS）。20 世纪末，一些生物科技公司就纷纷投入到 NGS 研发浪潮中，研制出多个风格各异的 NGS 平台。2005 年，Jonathan M. Rothberg 推出商业化的 454 测序仪，标志着划时代的下一代测序的到来。已经商品化的 NGS 平台包括 Roche 公司的 454‐FLX、ABI 公司的 SOLiD 系列、Illumina 公司系列产品（Genome Analyzer II、HiSeq1000、HiSeq2000、MiSeq、NextSeq500、MiniSeq、iSeq、HiSeq X Ten）和 Life Technologies 公司的产品（Ion Torrent、Ion Proton、S5）等。Pacific BioSciences 公司的 PacBio RS、Sequel 以及英国 Oxford Nanopore Technologies 公司的 GridION、MinION 测序仪因为具有较长的读长，被认为是第三代测序仪的代表。还有 Helicos BioSciences 公司曾经致力于 Helicos 遗传分析系统研发，ZS Genetics 公司拟开发直接电子显微镜测序等平台。虽然这些 NGS 平台采用的测序原理各有千秋，它们的共同之处在于：随机打断模板 DNA/RNA，建立基因组文库，测序过程都不依赖基因组序列背景，能够高通量地同时进行成千上万个测序反应，在短时间得到海量序列信息，并一次性完成整个基因组序列组装。NGS 技术运用于病毒实验室诊断，可通过全基因组测序、宏基因组学（metagenomics）、目标序列再测序（resequencing）、从头测序（de novo sequencing）等方式，解析临床样品中已知和未知病毒部分或全长基因组序列，提供病毒感染的直接证据。目前常见的高通量测序平台性能汇总见表 1-3-2，10 多年来，2009 年全球大流行甲型 H1N1 流感、2014 年非洲埃博拉疫情、2016 年寨卡病毒疫情、2019 年全球大流行冠状病毒病等，高通量测序平台在病原体鉴定过程中发挥了重要作用。由于高通量测序单次运行成本普遍较高，不适合进行常见病毒感染的日常诊断，最适合开展不明原因大规模疾病暴发调查和基因组流行病学研究。

表 1-3-2　常见高通量测序平台性能比较

平台\仪器型号	上市时间	通量 (Gb)	读长 (bp)	运行时间	优点	缺点
毛细管测序 – ABI 3500/3730	2002	0.0003	1 kb	20min~48 h	准确、读长较长	成本高、通量低
Illumina MiniSeq	2016	1.7~7.5	1X75 to X150	7~24 h	初期投入低	耗时长、读长短
iSeq–100	2018	0.1~1.2	1X36 to 2 × 150	9~17.5 h	初期投入低	耗时长、读长短
MiSeq	2011	0.3~15	1X36 to 2X300	4~55 h	读长长, 扩展性好	耗时长
NextSeq	2015	10~120	1X75 to 2X150	12~30 h	通量高	耗时长、读长短
HiSeq （2500）	2012	10~1 000	X50 to X250	29 h~6 d	准确、通量高	初期投入高、耗时长
NovaSeq 5 000/6 000	2017	2 000~6 000	2X50 to X150	13~44 h	准确、通量高	初期投入高、耗时长
IonTorrent–PGM	2010	0.08~2	Up to 400	4~7h （chip）	读长长、速度快	通量低、连续相同碱基易出错
–S5	2015	0.6~15	Up to 400	2.5~4 h	读长长、速度快	连续相同碱基易出错
–Proton	2014	10~15	Up to 200	2~4 h	速度快、通量高	连续相同碱基易出错
Pacific BioSciences– PacBio RSII	2010	0.5~1	Up to 60 kb	0.5~4 h	读长长、快速	错误率高、初期投入大
–Sequel	2016	5~10	Up to 60 kb	30 min~20 h	读长长、快速	错误率高
Oxford Nanopore– MinION	2014	0.1~1	Up to 100 kb	1 min~48 h	读长长、可携带性	错误率高、耗时长
–PromethION	2018	75~150	Up to 100 kb	up to 64 h	读长长	错误率高、耗时长

第五节　血清学试验

过去数十年里，临床病毒学诊断的主流是血清学方法，检测病毒抗体依然是目前病毒诊断的重要工具。血清学方法可以诊断急性病毒感染或针对特定病毒的免疫状态。初次感染时，人体对病毒抗原产生体液免疫应答，最新出现的抗体是 IgM 抗体，随后是更高滴度的在感染初期 IgG 抗体。再次感染时，IgM 抗体水平保持不变或轻度增高，但 IgG 抗体滴度急剧升高，较初次感染更早出现。血清学检测方法有多种方式，酶免疫分析（EIA）、放射免疫分析（RIA）等可以检测特异性 IgM 或 IgG 抗体，其他检测方法如补体结合试验（CFT）、血凝抑制试验（HAI）等检测的是总抗体，主要由 IgG 抗体构成。不同血清学检测方法灵敏度存在差异，EIA、RIA 最敏感，CFT、HAI 敏感性稍差。总的说来，相对于传统 CFT、HAI 等方法，EIA、化学发光法等具有更好的敏感性、特异性、可重复性。血清学检测方法的敏感性、特异性取决于所使用抗原成分，使用重组蛋白或合成多肽抗原，其特异性优于使用全病毒颗粒或裂解病毒颗粒。

开展病毒血清学诊断，值得注意的一点是，不同病毒感染产生抗体的规律不一致。例如，对于风疹病毒和甲肝病毒来说，出现临床症状时间与抗体形成时间一致，血清中检测到 IgM 抗体或 IgG 抗体滴度升高都表示患者处于活动疾病期。但是其他很多病毒如呼吸道病毒、肠道病毒，在抗体产生之前出现临床疾病，此类病毒的血清学试验结果只能作为回顾性流行病学调查，其临床诊断价值不大。而有的病毒在血清抗体阳转数月或数年以后才出现临床表现，如 HIV、狂犬病病毒感染，此类病毒仅仅根据抗体出现即可做出诊断。

在血清学检测过程中可能遇到以下问题：①通常需要急性期和恢复期双份血清才能做出诊断，耗时太长，得到结果时患者可能已经痊愈。②一些轻微的局部感染，如 HSV 感染，不一定产生可检测到的体液免疫应答。③相似病毒之间，如 HSV 与 VZV 之间，流行性乙型脑炎病毒与登革病毒之间，其抗原存在交叉反应，可能导致假阳性结果。④免疫受损的患者体液免疫应答通常较低或缺失，导致假阴性结果。⑤传染性单核细胞增多症和结缔组织疾病如系统性红斑狼疮患者可能发生非特异性反应，导致假阳性结果。⑥患者捐血或血制品，相关抗体进入受血者，也导致出现假阳性结果。

根据血清学试验结果，病毒初次感染诊断标准如下：①恢复期血清 IgG 抗体 / 总抗体滴度较急性期显著升高。②出现 IgM 抗体：EIA、RIA、免疫荧光（IF）等都能够检测 IgM 抗体，可作为快速诊断指标。IgM 抗体检测也存在一些影响因素如风湿因子、病毒再次感染等可能导致结果异常。③血清阳转：由早期抗体阴性结果发展为抗体阳性的状态。④对于单份血清出现高滴度 IgG 或总抗体，由于无法确定临界值，这类检测结果不宜用于血清学诊断。

不同于初次感染，病毒再次感染 / 再次激活时可见抗体滴度急剧上升，而 IgM 抗体通常短暂低水平出现或完全缺失。因此，血清学结果通常难以区分再次感染 / 再次激活及初次感染，并且多数情形下区分再次感染和初次感染并不重要。

几十年来病毒血清学诊断方法不断推陈出新，出现了补体结合试验（CFT）、血凝抑制试验（HAI）、放射免疫分析（RIA）、免疫荧光分析（IFA）、酶免疫分析（EIA）、免疫化学发光分析（CLIA）等不同技术。这些血清学试验方法简介如下。

一、补体结合试验

补体结合试验（complement fixation test，CFT）是以免疫溶血机制作为指示系统，来检测另一反应系统抗原或抗体的试验。反应体系中有 5 种成分参与反应，分属反应系统（抗原与抗体）、补体系统和指示系统（绵羊红细胞与溶血素）3 个部分。补体结合试验对仪器和试剂要求不高，容易操作、快速，曾经应用于多种病毒诊断。由于需要对抗原、抗体、补体进行滴定确定最佳浓度，试验参与反应的成分多，影响因素复杂，操作步骤繁琐，反应条件要求十分严格，敏感性不够，耗时长，经常遇到非特异性交叉反应。目前基本上被更直接、快速、敏感的检测方法如 RIA、EIA 取代。

二、 血凝抑制试验

多种病毒（流感病毒、副流感病毒、腺病毒、风疹病毒、甲病毒、布尼亚病毒、黄病毒和一些小 RNA 病毒等）具有与哺乳动物或鸟类红细胞凝集的能力，不同病毒能够凝集的红细胞种属范围也不同，而针对病毒血凝相关蛋白的抗体能够阻止红细胞凝集的发生，这个特性成为血凝抑制试验（haemagglutination inhibition Test，HAI）的基础。HAI 操作简单，不需要昂贵的仪器和试剂。患者血清连续稀释后，与固定剂量的病毒血凝素反应，随后加入可凝集红细胞。有抗体存在时，病毒凝集红细胞的能力受到抑制。一些非特异性抑制因子的存在和红细胞发生自然凝集可能干扰 HAI 结果，需要对血清进行预处理，否则会出现假阳性和假阴性结果。

甲型流感病毒的红细胞凝集抗原与病毒吸附、中和抗原相同，因此不同毒株的 HAI 结果具有较高特异性。其他病毒的 HAI 结果特异性不高，如黄病毒 HAI 抗体能够与其他相关黄病毒抗体发生交叉反应。总体来说，HAI 敏感性超过 CFT。HAI 的优点在于操作简单、成本低，缺点是不如 EIAs or RIAs 灵敏，结果判定存在主观性，试剂必须新鲜，否则出现不正常凝集模式，影响结果判定和解释。

三、 免疫荧光分析

免疫荧光分析（immuno fluorescence assay，IFA）是标记免疫分析中出现最早的技术，它结合了抗原 - 抗体反应的特异性和荧光色素高度敏感的优点，需要使用荧光显微镜。检测病毒抗体通常采用间接免疫荧光法，需要在玻片固定感染了病毒的细胞，与待检患者血清反应，洗去未结合抗体，加入荧光标记的第二抗体（如羊抗人 IgG、兔抗人 IgG），形成抗原 - 抗体 - 抗体复合物，置荧光显微镜下观察结果。免疫荧光分析具有特异性强、敏感性高、速度快的优点，但也存在结果判定的客观性不够、非特异性染色干扰、需要有经验的操作人员等不足。

四、 放射免疫分析

放射免疫分析（radioimmunoassay，RIA）将核素测量的高度灵敏性、精确性和抗原抗体反应的特异性结合起来，利用核素标记抗原或抗体，检测样品中抗原或抗体含量，分为竞争性 RIA 和非竞争性 RIA 两种方式。RIA 具有灵敏、特异、简便易行等优点，缺点是需要使用核素，因此逐渐被非核素标记免疫分析方法取代。

五、 酶免疫分析

酶免疫分析（enzyme immunoassay，EIA）又称为酶联免疫吸附试验（enzyme-linked immuno sorbent assay，ELISA），始于 1970 年代初，此法整合了抗原－抗体反应的特异性和酶－底物高效催化作用和专一性，通过标记在抗体上的酶与生色底物反应，发生颜色变化来判断试验结果，可经酶标仪测定反应孔中吸光度进行定性定量分析，可以检测抗原或抗体。常用于标记酶有辣根过氧化物酶（horseradish peroxidase，HRP）、碱性磷酸酶（alkaline phosphatase，ALP）等。在 ELISA 体系中使用单克隆抗体，降低反应背景，敏感性和特异性都得到显著提高。由于 ELISA 检测快速、敏感、特异，且不需要特殊仪器设备，临床实验室广泛开展 ELISA 检测相应抗体，作为疑似病毒感染的辅助诊断依据。过去几十年中，大多数常见病毒抗体检测，均有商品化诊断试剂盒供应。常见 ELISA 方法有竞争 ELISA、夹心 ELISA 和抗体捕获 ELISA 3 种方式。

竞争 ELISA 是将免疫反应中一种成分固定在 ELISA 基质（微量反应板、硝酸纤维膜等）上，另外一种成分标记酶，依据测试物阻止固化成分和标记成分形成抗原抗体复合物的能力进行定量，优点是只需要一步孵育步骤，不容易因为测试物浓度过高出现前带效应。缺点是未稀释样品能够定量的浓度范围较窄，抗原或抗体均能产生类似反应，不能通过一步法区分。夹心（间接）法 ELISA 试验过程中，固定到 ELISA 基质上的免疫反应成分和酶标记成分相同，需要另外的组分（即样品中的测试物）在两种试剂之间形成桥梁；或者一种反应组分（通常为抗原）固定到 ELISA 基质上，与样品中测试物（抗体）结合，再加入酶标记第二抗体或金黄色葡萄球菌蛋白 A。通过对样品和标记物采用顺序孵育步骤，以及采用特异性更高的单克隆抗体的措施，避免发生前带效应，被测试物检测浓度范围更宽。抗体捕获 ELISA 主要用于检测特定免疫球蛋白亚类抗体。首先让样品与固化在基质上的抗人 IgM 抗体结合，随后与酶标记抗原、酶连接抗体反应。该方法广泛用于急性病毒感染中 IgM 抗体检测，也适合 IgG、IgA 抗体。

六、 免疫化学发光分析

免疫化学发光分析（chemiluminescent immunoassay，CLIA）也是诞生于 1970 年代，该法结合了化学发光与抗原抗体免疫反应的优势，使抗原/抗体检测更灵敏，便于自动化。常见的 CLIA 方法有直接化学发光免疫分析和酶促化学发光免疫分析两种。直接化学发光免疫分析用吖啶酯直接标记抗体，与待测标本中对应抗原发生免疫反应后，形成固相包被抗体－待测抗原－吖啶酯标记抗体复合物，随后加入氧化剂（H_2O_2）和 NaOH 形成碱性环境，吖啶酯随即分解、发光，被化学发光免疫分析仪检测发光强度。酶促化学发光免疫分析是以酶（HRP 或 ALP）标记抗原或抗体，免疫反应复合物上的酶随后作用于发光底物（鲁米诺或 AMPPD），产生化学发光，酶的浓度决定了化学发光的强度。总的说来，CLIA 具有特异性强、灵敏度高、准确、操作简单、快速、自动化等优点。

第六节　新病毒的发现与鉴定

　　自从 100 多年前首次证实能够感染人体的病毒——黄热病毒以来，不断有新的致病性病毒被发现。早期发现的病毒都是通过传统病毒学试验方法获得病原学证据，如接种实验动物、细胞培养分离、电子显微镜观察等。经过多年来病毒学理论和实践经验表明，依靠传统病毒学方法去挖掘、发现新的未知病毒，存在诸多局限。选择接种的实验动物是否敏感决定了病毒能否在动物体内存活、增殖，直接影响动物接种结果。目前很多已知的病毒都没有合适的细胞培养模型，因此即使同时接种多种细胞系，培养阴性也不能完全排除病毒的存在。采用电子显微镜观察病毒，样品中病毒颗粒数必须达到一定数量（>10^6 颗粒 / mL）才有可能观察到。而近年来，随着宏基因组、病毒组研究的持续深入，大量病毒样基因组序列源源不断地被发掘、鉴定，给新病毒的发现带来挑战。

　　过去的几十年里，分子生物学技术的发展为发现新病毒带来新的策略和思路，借助这些工具，陆续发现了多种重要的人类病毒（表 1-5-3）。比较这些年来新病毒发现所使用的技术平台，一个明显的趋势就是随着高通量测序技术的飞速发展及测序成本的急剧下降，直接采用高通量测序将成为发现新病毒的重要手段。目前有多种型号和通量的商品化高通量测序平台，选择使用哪一种平台进行病毒基因组分析鉴定，需要综合考虑单次测序成本、测序试验周期、测序读长、测序深度、准确率等多种因素。无论是鉴定分离纯化的未知病毒，还是采用宏基因组、病毒组检测疑似临床样品，直接高通量测序鉴定新病毒需要考虑以下几点。

　　（1）纯化样品，减少非病毒成分。由于相对于宿主细胞来说，病毒基因组普遍较小，如果不能在测序文库中有效去除来自宿主细胞或其他来源的非病毒成分，实际有效的序列数据仅占非常小的比例。准备核酸样品之前，通过超速离心富集病毒颗粒、DNase 处理病毒颗粒去除游离核酸、DNA 芯片富集病毒相关核酸片段等手段将大大降低无关核酸序列数据量。

　　（2）设立多个对照，避免污染。由于高通量测序十分敏感，稍微疏忽就可能引入不易察觉的污染，导致错误的结果。曾经报道过的案例有实验室细胞污染导致患者样品中检出异嗜性小鼠白血病病毒相关病毒（XMRV），核酸提取离心柱污染导致误认为发现了新的细小病毒。为了避免遇到类似污染问题，一方面是实验区域严格划分清洁区和污染区等级，尽可能在无污染区域小心操作制备样品文库；另一方面是设立多个对照，以便及时发现可能的污染来源。

　　（3）生物信息学分析能力。由于不同种属病毒之间遗传背景差异较大，没有一套类似细菌 16S 或真菌内部转录间隔区(ITS)的通用种属鉴定流程，因此要开展新型病毒的鉴定，研究团队中不能缺少生物信息学分析人员。不仅要配备足够的计算机分析资源，还需要准备标准化的生物信息学分析流程。

　　（4）正确解读病毒相关序列与疾病之间的联系。新发现的病毒相关序列，是否与特定疾病存在联系，必须遵从科赫法则（Koch's postulates）。有的疱疹病毒，可能部分人群本身存在潜伏感染，宏基因组检出这些病毒的序列，即使具有高的丰度，不一定是引起疾病的主要原因。而一些低丰度的片段，由于病毒载量低，可能正是疾病的元凶。另外一些病毒如指环病毒，经常大量出现在宏基因组结果中，至今尚未发现与人类疾病的联系。因此，需要结合临床表现，综合判断致病因子。

（5）传统病毒学手段仍然不能忽视。尽管高通量测序解析未知病原体基因组序列具有得天独厚的优势，在确认一种新的人类致病性病毒时，传统病毒学研究方法如分离培养、电子显微镜等手段能够获得病毒毒株，观察到病毒形态，是高通量测序技术的重要辅助工具，仍然具有不可替代的重要地位。

表 1-3-3　依靠不同分子生物学技术平台发现的新病毒

年代	发现的新病毒名称	技术平台
1989	丙型肝炎病毒（HCV）	文库免疫筛选（library immunoscreening）
1993	卡波西肉瘤疱疹病毒（KSHV，即人疱疹病毒 8）	简并引物 PCR（degenerate PCR）
1993	汉坦病毒肺综合征的辛诺柏病毒（SNV）	代表性差异显示分析（representational difference analysis）
2001	人偏肺病毒（HMPV）	随机指定引物结合 PCR（random arbitrary primer binding PCR，RAP-PCR）
2003	严重急性呼吸综合征（SARS）冠状病毒	2002 年问世的高通量 DNA 芯片，每张芯片可以预制数十万条不同病原体的 70 个碱基寡核苷酸探针
2004	冠状病毒 NL63	基于 cDNA 扩增片段长度多样性的病毒发现平台（VIDISCA）
2005	细小病毒 4（parvovirus 4）和两种 TTV 样指环病毒（TTV-like anelloviruses）	不依赖序列的单一引物扩增（sequence-independent single primer amplification，SISPA）
2005	人博卡病毒 (HBoV)	直接高通量 Sanger 测序
2007	KI 多瘤病毒、WU 多瘤病毒	直接 Sanger 测序
2008	鸟类博尔纳病毒（Avian bornavirus）	
2008	Merkel 细胞多瘤病毒	454 高通量测序
2012	Bas-Congo virus	Illumina 高通量测序
2012-2014	中东呼吸综合征冠状病毒（MERS-CoV），Heartland virus, Lloviu virus, Rosavirus 2	
2013	Theiler's disease-associated virus	

（张拥军　陈爱平）

参考文献

[1] Dimmock NJ, Easton AJ, Leppard KN. Introduction to modern virology [M]. 7th ed. West Sussex, UK: John Wiley & Sons, 2016.

[2] Mahon CR, Lehman DC. Textbook of diagnostic microbiology [M]. 6th ed. St. Louis, Missouri: Elsevier Saunders, 2019.

[3] Knipe DM, Howley PM. Fields virology [M]. 6th ed. Philadelphia, PA: LIPPINCOTT WILLIAMS & WILKINS, 2013.

[4] Riedel S, Morse SA, Mietzner TA, Miller S. Jawetz, Melnick, & Adelberg's Medical Microbiology [M]. 28th ed, New York: McGraw-Hill, 2019.

[5] Richert-Pggeler KR, Franzke K, Hipp K, et al. (2019) Electron microscopy methods for virus diagnosis and high resolution analysis of viruses [J]. Front Microbiol, 9: 3255. DOI: 10.3389/fmicb.2018.03255.

[6] Roingeard P, Raynal PI, Eymieux S, et al. Virus detection by transmission electron microscopy: Still useful for diagnosis and a plus for biosafety [J]. Rev Med Virol, 2019, 29(1): e2019. DOI: 10.1002/rmv.2019.

[7] Gentile M, Gelderblom HR. Electron microscopy in rapid viral diagnosis: an update [J]. New Microbiol, 2014, 37(4): 403-422.

[8] Tang YW, Stratton CW. Advanced techniques in diagnostic microbiology [M]. Switzerland: Springer Nature, 2018.

[9] Tille PM. Bailey & Scott's diagnostic microbiology [M]. 4th ed. St. Louis, Missouri: Elsevier, 2017.

[10] Besser J, Carleton HA, Gerner-Smidt P, et al. Next-generation sequencing technologies and their application to the study and control of bacterial infections [J]. Clin Microbiol Infect, 2018, 24(4): 335-341. DOI: 10.1016/j.cmi.2017.10.013.

[11] Maljkovic Berry I, Melendrez MC, Bishop-Lilly KA, et al. Next generation sequencing and bioinformatics methodologies for infectious disease research and public health: approaches, applications, and considerations for development of laboratory capacity [J]. J infect Dis, 2020, 221(Supplement_3): S292-S307. DOI: 10.1093/infdis/jiz286.

[12] Persing DH, Tenover FC, Hayden RT, et al. Molecular microbiology: diagnostic principles and practice [M]. 3rd ed. Washington, DC: ASM Press, 2016.

第四章
全球病毒组

病毒组（virome）由特定生态环境下病毒样颗粒所包含的核酸物质（单链 DNA、双链 DNA、单链 RNA、双链 RNA）构成，又称为病毒宏基因组（viral metagenome）。由于人兽共患病毒具有跨属种传播的能力，被认为是导致下一个全球大流行的首选候选致病因子。但人类目前对于病毒的认识十分有限，2018 年发起的全球病毒组计划（Global Virome Project，GVP）以提高易感人群中检测、诊断和发现新病毒的能力为目标，旨在发现未知人兽共患病毒，阻止未来全球大流行。因此了解目前有关人类和常见重要宿主动物或媒介动物（啮齿动物、蝙蝠、禽类、蚊、蜱）病毒组研究进展，有利于充分认识潜在的人兽共患病毒，提前制定可能出现的全球大流行应急预防措施。

病毒作为一种能够自我复制、专性在细胞内寄生的非细胞生物，能够感染各种动物、植物、藻类、真菌和细菌等多种生物群体。病毒的多样性表现为自然界中存在多种类型的病毒。按照寄主类型，病毒分为动物病毒、植物病毒、细菌病毒（噬菌体）；按照病毒核酸类型，病毒分为 DNA 病毒（单链 DNA 病毒、双链 DNA 病毒）和 RNA 病毒（单链 RNA 病毒、双链 RNA 病毒）；按照病毒形态，有球状、杆状、弹状、丝状、砖型、冠状等。据估计，地球上的病毒颗粒有 1 031 个。根据 2011 年国际病毒命名委员会（ICTV）发布的第九版报告，总共收录了 6 个目、87 个科、19 个亚科、349 个属共 2 285 种病毒。尽管在微生物引起的人类疾病中，约 75% 疾病与病毒感染有关。但是自从 1901 年发现第一个能够感染人类的病毒——黄热病毒以来，已知明确鉴定能够感染人类的病毒仅 25 个科约 263 种病毒，不及预计全球病毒种类的 0.1%，可见人类对于自然界中病毒的认识远远不够。

近 20 年来，随着生物技术的发展和各种组学（omics）研究的兴起，诞生了病毒组的概念。鉴于近年来一些新发病毒性传染疾病暴发的全球易感性和造成巨大的健康、经济影响，特别是几乎所有引起全球大流行的病毒都起源于动物，这些人兽共患病毒又具备跨种属传播的能力，病毒性人兽共患病无疑会成为下一次全球大流行暴发的首要候选因素。2018 年，来自世界各地的政府机构、非政府组织、学术界、工业界和私人机构人员倡议开启全球病毒组计划（global virome project，GVP），拟在 10 年内调查地球上所有天然存在的、潜在的人兽共患病毒，目的是将新发传染病研究转化为不同生态环境下前所未有的全球病毒分布地图。这项计划由全球不同专业的顶尖专家设计，将连接下一代科学家，促进病毒暴发热点地区能力建设，推动平等接触病毒组数据和共享疫情预防策略。研究人员将通过国际合作，调查鸟类和哺乳动物所携带的病毒，以确定哪些可能是人畜共患或能够感染人类的病毒。根据前期预测，在接受调查的 25 个病毒科中仍存在约 167 万个未知病毒没有被发现，其中有 63.1 万 ~ 82.7 万种病毒可能感染人类。

由于几乎所有人兽共患病都起源于哺乳动物或禽类宿主，相对于已知的 263 种人类病毒，其余 99.9% 的未知病毒都可能引起人兽共患病。借鉴全球病毒组计划"通过扩展发现新病毒来降低新发传染病的危害"的策略，有必要了解一下目前有关人类病毒组、常见重要宿主动物或媒介动物（啮齿动物、蝙蝠、禽类、蚊、蜱）病毒组的研究进展，特别是国内研究团队在这一领域已经取得的研究结果，还存在哪些不足，以便尽快摸清本底资料，为未来可能出现的暴发提供预警。

第一节 人类病毒组

人类病毒组（human virome）是人类微生物组的病毒成分，被定义为"人体内部或表面所有病毒的集合，包括引起急性感染、持续感染或潜伏感染的病毒，以及整合在人类基因组上的病毒"。人类病毒组分为真核病毒和原核病毒（噬菌体），能够直接或间接影响人类健康与疾病。其中真核病毒引起急性或持续感染，同时与免疫系统、其他病原体相互作用；原核病毒则通过影响细菌群体结构和代谢功能，或携带潜在毒素或耐药基因，间接影响人类健康与疾病。

人体内部及表面栖居着各种生物特性不同的病毒群体，包括真核病毒和大量的噬菌体，它们通过感染人体细胞及调节人类微生物组，对平衡宿主的健康和疾病状态至关重要。影响人类病毒组的因素很多，例如每个人的生活方式、年龄、地理位置、季节等差异，均可导致个体接触各种病毒的机会也不同，因此每个人都有自己特有的病毒组。而每个人对病毒的易感性与个体免疫力、病毒与人类遗传特征等也存在联系。同时，人类病毒组随着病毒进化也可能不断发生改变。根据病毒来源，人类病毒组既包括引起暂时急性感染的各种动物病毒，作为细菌、古细菌天敌的噬菌体，各种内源性逆转录病毒（human endogenous retroviruses，HERVs），还包括一些人体持续感染和潜伏感染相关的病毒。其中 HERVs 估计占人类基因组约 8%，但大多数基因被截断和（或）产生突变，不能编码功能性蛋白，仅少数可以产生相关蛋白或完整的病毒颗粒。

健康人体的各种组织系统存在不同生态环境，其病毒组成分也有差异。据报道，对102 名研究对象 706 份样品（来自人体鼻、皮肤、口腔、阴道、粪便等 5 种生态环境）进行 DNA 病毒检测，结果显示平均每人检出 5.5 个病毒属，92% 的个体样品中能够检出至少一种病毒，包括疱疹病毒（HSV）、人乳头瘤病毒（HPV）、多瘤病毒（HPyV）、腺病毒、指环病毒、细小病毒和圆环病毒等。同时，按样品采集部位，无症状健康人群粪便样品只有 7 类真核双链 DNA 病毒，其他部位则存在 10~13 类，而且各类病毒在不同部位的构成比也有差异。虽然以上数据还缺少单链 DNA 病毒、RNA 病毒、噬菌体及前病毒序列信息，但至少证明了不同生态环境病毒组的差异，也充分显示个体之间病毒组的多样性。不同系统组织中人类病毒组分布总结见表 1-4-1。

表 1-4-1　人类病毒组在各种系统及组织中分布概况

系统/组织	病毒科/属/种	数量
口腔/唾液	噬菌体（肌尾噬菌体科、短尾噬菌体科、长尾噬菌体科）、TTV、圆环病毒、HSV、EBV、轮状病毒、诺如病毒、HIV、CMV、HSV-1、HSV-2、流感病毒等	10^8 个病毒样颗粒/毫升唾液 10^7 个病毒样颗粒/毫升牙菌斑
皮肤	噬菌体、乳头瘤病毒科、多瘤病毒科、圆环病毒科、腺病毒科、指环病毒科、疱疹病毒科、痘病毒科，以乳头瘤病毒科最多	
呼吸道	巨细胞病毒、淋巴滤泡病毒、玫瑰疱疹病毒、哺乳动物腺病毒、依赖病毒属、HSV、HPyV、甲、乙、丙型 HPV 及未分型 HPV、甲型细环病毒、未分型指环病毒	
血液	血源传播病毒（HBV、HCV、HIV、HTLV）、TTV、Human pegivirus、指环病毒、疱疹病毒、多瘤病毒、有尾噬菌体目、腺病毒、痘病毒、逆转录病毒	
神经系统	HIV-1、弹状病毒、黄病毒、HSV、流感病毒、副流感病毒、呼肠孤病毒、淋巴细胞脉络丛脑膜炎病毒、虫媒病毒、CMV、腮腺炎病毒、细小病毒 B19、麻疹病毒、HTLV、肠道病毒、亨尼帕病毒、布尼亚病毒、披膜病毒	
胃肠道	噬菌体（肌尾病毒科、短尾噬菌体科、长尾噬菌体、微小噬菌体科），DNA 病毒（双生病毒科、疱疹病毒科、矮缩病毒科、乳头瘤病毒科、痘病毒科、细小病毒科、多瘤病毒科、腺病毒科、圆环病毒科），RNA 病毒（杯状病毒科、小双节 RNA 病毒科、小 RNA 病毒科、呼肠孤病毒科）	$10^8 \sim 10^9$ 病毒样颗粒/克 粪便
泌尿生殖系统	多种型别 HPV、疱疹病毒（HSV、CMV）和多瘤病毒（BK 多瘤病毒）、与尿道感染细菌相关的特异噬菌体	约 10^7 病毒样颗粒/毫升尿液
肿瘤组织	7 种肿瘤病毒（EBV、HBV、HPV、HHV-8、MCPyV、HCV、HTLV-1）	

注：病毒名称缩写。TTV，细环病毒；HSV，疱疹病毒；EBV，Epstein-Barr 病毒；HIV，人类免疫缺陷病毒；CMV，巨细胞病毒；HSV-1，1 型单纯疱疹病毒；HSV-2，2 型单纯疱疹病毒；HPyV，多瘤病毒；HPV，人乳头瘤病毒；HBV，乙肝病毒；HCV，丙肝病毒；HTLV，人类嗜 T 淋巴细胞病毒；HHV-8，人疱疹病毒 8 型；MCPyV，Merkel 细胞多瘤病毒

第二节　啮齿动物病毒组

啮齿目（Rodentia）动物分类上属于脊椎动物亚门、哺乳纲、真兽亚纲，啮齿目，是哺乳动物中种类最多、数量最大、分布范围最广的一个类群。根据最新的分类，啮齿目被

分为松鼠亚目（Sciuromorpha）、鼠形亚目（Myomorpha）、豪猪亚目（Hystricomorpha）、河狸亚目（Castorimorpha）和鳞尾松鼠亚目（Anomaluromorpha），占所有哺乳动物的43%，共有2277个物种。啮齿目动物与人类密切接触，通过直接传播和间接传播两种途径传播传染性疾病。直接传播途径是啮齿目动物通过抓咬人、人摄入被啮齿目动物粪便污染的食物或水，以及吸入其粪便、尿等污染物形成的气溶胶颗粒等方式传播给人类。间接传播是啮齿目动物充当储存宿主，通过体外寄生的节肢动物如蜱、蚤、螨等媒介交叉叮咬进行传播。研究表明，鼠类可携带200多种病原体，其中可使人致病的有57种，其中包括31种病毒。中国存在12个科约200种啮齿动物，曾经从黑线姬鼠（*Apodemus agrarius*）、褐家鼠（*Rattus norvegicus*）、黑家鼠（*Rattus rattus*）和小家鼠（*Mus musculus*）等鼠种检出过汉坦病毒。

北京协和医学院病原生物学研究所团队在2013—2016年采集了国内20个省3055只小型哺乳动物咽拭子和肛拭子样品，涉及啮齿目鼠科（Muridae）、仓鼠科（Cricetidae）、松鼠科（Sciuridae）、跳鼠科（Dipodidae）、绒鼠科（Chinchillidae）、睡鼠科（Gliridae）和兔形目鼠兔科（Ochotonidae）、鼩形目鼩鼱科（Soricidae）共50个种。高通量测序所得病毒相关片段涉及23个哺乳动物病毒科，包括疱疹病毒科（Herpesviridae）、小双节RNA病毒科（Picobirnaviridae）、指环病毒科（Anelloviridae）、圆环病毒科（Circoviridae）、逆转录病毒科（Retroviridae）、星状病毒科（Astroviridae）、冠状病毒科（Coronaviridae）、小RNA病毒科（Picornaviridae）、细小病毒亚科（Parvovirinae）广泛分布于国内不同地区不同动物种，仅少数动物种鉴定出腺病毒科（Adenoviridae）、痘病毒科（Poxviridae）、乳头瘤病毒科（Papillomaviridae）、呼肠孤病毒科（Reoviridae）、沙粒病毒科（Arenaviridae）、动脉炎病毒科（Arteriviridae）、汉坦病毒科（Hantaviridae）、杯状病毒科（Caliciviridae）、黄病毒科（Flaviviridae）、戊肝病毒科（Hepeviridae）、弹状病毒科（Rhabdoviridae）、副黏病毒科（Paramyxoviridae）。发现很多与哺乳动物病毒相关序列片段与已知病毒的核苷酸、氨基酸序列同源性较低，进一步分析这些序列确定属于至少7个新的属、160个新种。同时观察到不同宿主病毒组成和丰度存在较大差异，鼠科和仓鼠科动物是国内不同哺乳动物病毒的主要贮存宿主。虽然在部分鼠科、仓鼠科、跳鼠科、鼩鼱科动物中检测到汉坦病毒，相对于其他RNA病毒，多数汉坦病毒的丰度较低。以上结果加深了对中国啮齿动物和食虫动物病毒组的认识，说明这些亚洲物种存在高度多样性的病毒亟待发现。

军事医学科学院团队在2012—2016期间，采集了新疆314只啮齿动物样品（肾、肝、肺、直肠），动物包括3个科（鼠科、仓鼠科、松鼠科）7个属7个种。病毒相关序列显示共发现来自24个病毒科及一些不能分类的病毒，已知病毒包括细小病毒、双顺反子病毒（dicistroviruses）、沙粒病毒、副黏病毒、细小病毒科、布尼亚病毒目（Bunyavirales）。特别是从新疆察布查尔县的一只褐家鼠鉴定出温州病毒（Wenzhou virus，WENV），一种哺乳动物沙粒病毒属（*mammarenaviruses*）病毒，并从肺组织中获得该病毒全基因组，命名为察布查尔褐家鼠1（*Qapqal Rattus norvegicus* 1，QARn1）。定量RT-PCR（qRT-PCR）

结果显示该病毒在 4 种组织中滴度相似,约每克组织含 10^8 病毒 cDNA 拷贝。因此,将温州病毒的地理分布扩展到亚洲中部,进一步证明褐家鼠是该病毒的天然宿主。

第三节　蝙蝠病毒组

蝙蝠是除啮齿动物外的第二大类哺乳动物,分类上属于翼手目(Chiroptera),包含食果实的巨蝙蝠亚目(Megachiroptera)和食昆虫的微蝙蝠亚目(Microchiroptera)。全球共发现有 18 个科超过 1 240 种蝙蝠,我国报告 8 个科 140 余种,分布于我国各个省(自治区、直辖市),但主要集中在长江以南气候温热、物产和物种丰富的地区。蝙蝠被认为是重要的人兽共患病毒自然宿主(如马尔堡病毒、亨德拉病毒、尼帕病毒等),具有长途飞行迁徙的能力,以及高密度和多种群的群居特性,适合病毒在种群内迅速传播。蝙蝠偶尔叮咬、吸食可造成人类的直接感染,也可通过污染物抓伤感染中间宿主继而向人群扩散,进食受到污染的蝙蝠肉也可以获得感染。目前已经发现至少 28 个不同病毒科数千种蝙蝠相关病毒,一些新发病毒病,如埃博拉病毒、严重急性呼吸综合征冠状病毒(SARS-CoV)、中东呼吸综合征冠状病毒(MERS-CoV)、严重急性呼吸综合征冠状病毒 2(SARS-CoV-2)可能都起源于蝙蝠。

北京协和医学院病原生物学研究所团队在 2010—2013 年进行了大规模调查,他们从全国 29 个省市区采集了 4 440 只蝙蝠咽拭子和肛拭子,动物分类包括 6 个科 17 个属 40 种。宏基因组研究发现病毒相关片段来自 79 个病毒科,在剔除了非哺乳动物病毒(如昆虫病毒、真菌病毒、噬菌体、植物病毒)之后,有 19 个科哺乳动物病毒,分布最广的是疱疹病毒科、乳头瘤病毒科、逆转录病毒科、腺病毒科、星状病毒科,另外部分片段与其他病毒科相关,如圆环病毒科、副黏病毒科、冠状病毒科、杯状病毒科、多瘤病毒科、弹状病毒科、戊肝病毒科、布尼亚病毒目、呼肠孤病毒科、黄病毒科、小 RNA 病毒科和细小病毒亚科,其核苷酸和氨基酸序列与已知病毒序列同源性较低。尤其是在 15 个省 9 个属 12 种蝙蝠中鉴定出 30 种新的蝙蝠冠状病毒(BtCoVs),其中 7 种蝙蝠首次发现冠状病毒。此外还鉴定了 6 种蝙蝠杯状病毒(BtCalVs)、4 种蝙蝠多瘤病毒、1 种蝙蝠戊肝病毒、1 种蝙蝠弹状病毒、1 种蝙蝠布尼亚病毒、1 种蝙蝠正呼肠孤病毒、1 种蝙蝠轮状病毒。以上结果为调查一些病毒如冠状病毒、诺如病毒的动物来源和进化模式提供了遗传学证据,也为预测和追踪野生动物来源的新发传染病提供了丰富的基线资料。

其他团队的研究缩小了样品采集范围。南方医科大学团队在 2011—2014 年采集了 4 个南方城市(惠州、广州、云浮、海口)500 只蝙蝠的粪便样品。来自 6 个种的蝙蝠病毒宏基因组数据显示,病毒相关序列属于 54 个病毒科 219 个属。其中脊椎动物病毒成员来自以下病毒科:鱼疱疹病毒科(Alloherpesviridae)、疱疹病毒科、腺病毒科、正黏病毒科、乳头瘤病毒科、逆转录病毒科、嗜肝 DNA 病毒科(Hepadnaviridae)、黄病毒科、多瘤病毒科、副黏病毒科、弹状病毒科、冠状病毒科、小 RNA 病毒科、沙粒病毒科、星状病毒科、布尼亚病毒科、虹彩病毒科（Iridoviridae）、痘病毒科、圆环病毒科。同时鉴定了一些蝙蝠逆转录病毒（Bat ReVs）、蝙蝠腺病毒（Bat AdVs）、蝙蝠乳头瘤病毒（Bat PVs）、蝙蝠轮状病毒 A（Bat RVA）。

陆军军医大学团队在 2015 年采集了浙江、福建 235 只蝙蝠，分别属于马铁菊头蝠（*Rhinolophus ferrumequinum*）、渡濑式鼠耳蝠（*Myotis formosus*）、小黄蝠（*Scotophilus kuhlii*）、大卫鼠耳蝠（*Myotis davidii*）、菲菊头蝠（*Rhinolophus pusillus*）共 5 个种，利用肠和肺组织样品进行宏基因组测序。所得病毒相关片段划分为 25 个病毒科，其中 16 个为哺乳动物病毒，分别是：疱疹病毒科、冠状病毒科、痘病毒科、小 RNA 病毒科、腺病毒科、非洲猪瘟病毒科（Asfarviridae）、星状病毒科、杯状病毒科、圆环病毒科、戊肝病毒科、乳头瘤病毒科、呼肠孤病毒科、逆转录病毒科、黄病毒科、细小病毒科、披膜病毒科（Togaviridae）。其中细小病毒科所占比例最大，达到脊椎动物病毒总数的 88.16%，其次为冠状病毒科（2.67%）。划分为腺病毒科、圆环病毒科、非洲猪瘟病毒科、杯状病毒科的序列片段，数目较少，且与已知病毒的核苷酸、氨基酸序列同源性较低。

第四节　鸟类病毒组

鸟类（Aves）分为古鸟亚纲（Archaeornithes）和今鸟亚纲（Neornithes）2 个亚纲。全世界现生鸟类约 35 个目近 10 000 种。我国有 1 400 余种，分为 3 个总目约 28 个目，经常划分为游禽、涉禽、攀禽、陆禽、猛禽、鸣禽六大生态类群。

鸟类独特的生物学、免疫学、生态学特性决定了它在新发病毒出现、跨种传播中具有举足轻重的地位。鸟类的全球分布、每年长途迁徙、习惯性与其他动物共同栖息，更容易与其他物种互相混合、播散病毒。鸟类可以是传播媒介载体，鸟 – 媒介 – 鸟传播循环中的扩增宿主，也可以是新发病毒跨种传播的基因来源。候鸟携带感染了病毒的硬蜱属、璃眼蜱属、血蜱属蜱虫，有助于传播蜱传病毒如克里米亚刚果出血热病毒、蜱传脑炎病毒、跳跃症病毒（louping ill virus），鸟身上的螨虫如鸡皮刺螨（*Dermanyssus gallinae*）能够传播多种人、禽病原体如马脑炎病毒、鸡痘病毒（Fowlpox virus）、新城疫病毒（Newcastle disease virus）和汉坦病毒。多种黄病毒如西尼罗病毒、流行性乙型脑炎病毒、圣路易斯脑炎病毒（St. Louis encephalitis virus）经过鸟 – 蚊 – 鸟的循环，病毒在鸟类身体中扩增，再传播给包括人在内的多种终末宿主。而各种禽流感病毒则是不同病毒基因节段在鸟类发生重配，产生新病毒的经典样板。除了野鸟，人类饲养的家禽（鸡、鸭）也是包括甲型流感病毒在内的一些人兽共患病毒的重要扩增器。

人类与鸟类联系如此紧密，但对于鸟类病毒多样性了解甚少，相关研究或专注于特定病毒如西尼罗病毒、禽流感病毒，或局限于具有经济价值的家禽胃肠道、粪便或呼吸道病毒组，很少涉及野鸟。根据仅有的为数不多的报道，健康无症状鸟类包含多种能够感染鸟类的病毒，鸟类肠道和粪便中常见细小病毒科、小RNA病毒科、圆环病毒科、呼肠孤病毒科、杯状病毒科、腺病毒科、小双节RNA病毒科、星状病毒科成员，仅1/3研究发现疱疹病毒科、正黏病毒科、冠状病毒科、痘病毒科、指环病毒科、副黏病毒科成员，偶尔报道其他病毒科成员如黄病毒科、弹状病毒科、嗜肝DNA病毒科、多瘤病毒科、乳头瘤病毒科、双节段RNA病毒科（Birnaviridae）、戊肝病毒科、动脉炎病毒科和博尔纳病毒科（Bornaviridae）。按照感染鸟类的丰度，小RNA病毒科和细小病毒科成员约占30%，正黏病毒科、疱疹病毒科、呼肠孤病毒科、星状病毒科、痘病毒科成员合起来占50%。几乎所有鸟类病毒组研究都发现了新的病毒种，多数为小RNA病毒科、细小病毒科、圆环病毒科、杯状病毒科和呼肠孤病毒科成员，部分病毒可能属于新的属，具有潜在感染鸟类的能力。总的说来，对于能够感染禽类的病毒范围和多样性不够清晰，需要进一步研究鸟类病毒的多样性，特别是需要多学科联合深入了解病毒生态学和进化，促进家禽健康，预防并降低未来人兽共患病对人类的影响。

第五节　蚊类病毒组

按照动物分类，蚊属于双翅目蚊科（Diptera：Culicidae）。蚊科包括3个亚科，即按蚊亚科（Anophelinae）、库蚊亚科（Culicinae）、巨蚊亚科（Toxorhynchitinae），目前共有41个属，全球目前大约发现3 500个种（亚种）。蚊可以携带多种病毒，大致分为蚊媒病毒（mosquito-borne viruses）和蚊特异病毒（mosquito-specific viruses）两个大类。前者属于虫媒病毒，能够在蚊体内复制并传播给脊椎动物和感染脊椎动物细胞。后者为昆虫病毒，能够天然感染各种蚊并在蚊细胞复制，但不能在脊椎动物细胞复制，也不能感染人和其他脊椎动物。大多数蚊媒病毒都有致病性，引起人和动物群体大规模暴发，如登革病毒（DENV）、基孔肯雅病毒（CHIKV）、黄热病毒（YFV）、寨卡病毒（ZIKV）、Akabane virus（AKV）、流行性乙型脑炎病毒（JEV）等。比较重要的能够传播病毒的蚊媒有埃及伊蚊（*Aedes aegypti*）、白纹伊蚊（*Aedes albopictus*）、三带喙库蚊（*Culex tritaeniorhynchus*）、尖音库蚊（*Culex Pipiens*）、致倦库蚊（*Culex quinquefasciatus*）等。

我国幅员辽阔，蚊虫种类繁多，分布广泛，目前记录约有18属390余种（亚种）。近几十年来，我国加强了蚊媒相关病毒的监测，采用传统方法从不同蚊种分离出多种蚊媒病毒，包括黄病毒科的登革病毒、流行性乙型脑炎病毒、寨卡病毒、坦布苏病毒（Tembusu virus，TMUV）、西尼罗病毒、泛布尼亚病毒科（Peribunyaviridae）的巴泰病毒（Batai virus，BATV）、Tahyna病毒（TAHV），呼肠孤病毒科的版纳病毒（Banna virus，BAV）、辽宁病毒（Liaoning virus，LNV）、云南环状病毒（Yunnan orbivirus，YNOV）、西藏环状病毒（Tibet orbivirus，TIBOV），披膜病毒科的基孔肯雅病毒、盖塔病毒（Getah virus、GETV）、辛德毕斯病毒（Sindbis virus，SINV）。另外还分离鉴定了一批蚊特异病毒，如黄病毒科的朝阳病毒（Chaoyang virus，CHAOV）、库蚊黄病毒（Culex flavivirus，CxFV）、Mesoniviridae 病毒科的 Nam Dinh virus（NDiV）、宜昌病毒（Yichang virus，YCV）、细小病毒科的淡色库蚊浓核病毒（Culex pipiens pallens densovirus，CppDNV）、呼肠孤病毒科 Kadipiro virus（KDV）、芒市病毒（Mangshi virus，MSV）等种类。

高通量测序平台的出现和宏基因组方法的广泛应用，为调查我国蚊群中病毒组带来便利。北京协和医学院病原生物学研究所团队在 2005—2015 年间从国内 15 个省采集了 110960 只蚊，属于库蚊、伊蚊、按蚊、阿蚊属共 13 个蚊种，其中库蚊属占 54.29%。宏基因组结果显示，每一份混合样品都存在哺乳动物病毒、昆虫病毒和植物病毒成分，病毒相关片段来自 16 个病毒科、无法分类病毒以及一个亚科。在昆虫病毒中，双顺反子病毒科（0.15%~78.99%）和浓核病毒科（0.56%~63.33%）所占百分比最高。按 4 个属的蚊虫分类比较病毒分布，每个属均发现共同存在 8 个病毒科和一个无法分类的病毒属，但库蚊属发现 17 个病毒科，高于其他属蚊虫的 13~14 个病毒科。根据主要的虫媒病毒类型黄病毒科（以西尼罗病毒、流行性乙型脑炎病毒为代表）、披膜病毒科（以盖塔病毒为代表）和呼肠孤病毒科（以辽宁病毒、Kadipiro virus 为代表）计算病毒丰度，最高病毒丰度为黄病毒科占 0.72%，该样品来自湖南省的骚扰阿蚊（*Armigeres obturbans*）。总的说来，蚊虫的病毒组数据存在大量昆虫病毒，至少新发现了 13 个种和 7 个属的昆虫病毒。而主要的对人类和哺乳动物致病的虫媒病毒如西尼罗病毒、流行性乙型脑炎病毒、寨卡病毒等，普遍丰度极低且仅占非常低的比例。流行性乙型脑炎病毒相关片段仅占不足 0.72% 的病毒组数据，依然是我国分布最广、丰度最高的虫媒病毒。西尼罗病毒序列仅在新疆样品发现，寨卡病毒序列仅在贵州省样品中检测到。

武汉病毒所团队在 2014 年从湖北宜昌采集了中华按蚊（*Anopheles sinensis*）、骚扰阿蚊（*Armigeres subalbatus*）、致倦库蚊、三带喙库蚊这 4 种常见蚊种共 2222 只。宏基因组结果显示，致倦库蚊中病毒序列成分最高，所有病毒相关序列来自 26 个病毒科和一个无法分类的病毒群体。4 个蚊种中，10 个病毒科为指环病毒科、圆环病毒科、Genomoviridae、虹彩病毒科、Mesoniviridae、微小噬菌体科（Microviridae）、肌尾噬菌体科（Myoviridae）、细小病毒科、白纤病毒科（Phenuiviridae）、短尾噬菌体科（Podoviridae）。进一步分析发现 4 个蚊种的病毒组具有种特异性，同时还首次发现了一些可能属于新病毒的序列片段。

军事医学科学院团队在 2017 年从云南省采集了 8700 只蚊，包括三带喙库蚊、骚扰阿蚊、白纹伊蚊、中华按蚊、多斑按蚊（*Anopheles maculatus*）、微小按蚊（*Anopheles mininus*）、致倦库蚊等蚊种。将样品分为 3 批混合样品进行宏基因组测序，结果显示，病毒相关序列涉及 50 个病毒科，所有混合样品均含有 38 个病毒科的代表序列。经过 PCR 验证，确定这些样品含有登革病毒、乙脑病毒、武汉蚊媒病毒（Wuhan Mosquito Virus，WMV）、蚊浓核病毒（Mosquito Densovirus）、蚊圆环病毒科（Mosquito Circovirus，

MCCV）并通过细胞培养分离出一株流行性乙型脑炎病毒。

<h2 style="text-align:center">第六节　蜱病毒组</h2>

　　蜱（Tick）是仅次于蚊子的第二大传染病媒介生物，在动物分类上属于节肢动物门（Arthropoda）蛛形纲（Arachnida）蜱螨亚纲（Acari）寄螨总目（Parasitiformes）蜱目（Ixodida），包括硬蜱科（Ixodidae）、软蜱科（Argasidae）和纳蜱科（Nuttalliellidae）3个科。蜱在世界范围广泛分布，目前共发现约900种，我国共报告2科9属130种蜱。蜱的生活史包括卵、幼蜱、若蜱和成蜱四个阶段，大多数蜱在后三个阶段（幼蜱、若蜱和成蜱）都需寻找合适的宿主吸血。蜱可以叮咬各种啮齿类动物、野生动物、家养动物、鸟类、两栖动物和人类等生物，专性吸血，且吸血时间长、吸血量大、生活史复杂。这些特征使蜱能够在生命周期的任何阶段被感染并在不同发育阶段持续感染，从而有机会将病原体传播给哺乳动物宿主。如果能够附着在宿主身上多日并吸血，还有足够的机会通过蜱的唾液传播给宿主。一些病毒还能够引起不同蜱之间发生水平传播和垂直传播。

　　蜱能够传播多种病原体，引起的疾病统称为蜱传疾病（tick-borne diseases，TBDs），包括细菌、病毒、原虫。蜱媒传播的病毒被称为蜱传病毒（Tick-borne viruses，TBVs），如非洲猪瘟病毒（African Swine Fever virus，ASFV）、克里米亚刚果出血热病毒（Crimean-Congo hemorrhabic fever virus，CCHFV）、蜱传森林脑炎病毒（Tick-borne encephalitis virus，TBEV）等。特别是近10年来，蜱传病毒增加了一些新成员，2011年中国报告了引起发热伴血小板减少综合征的布尼亚病毒（Severe Fever with Thrombocytopenia Syndrome Virus，SFTSV），随后在韩国、日本相继发现SFTSV；2012年美国发现鉴定了新的布尼亚病毒Heartland病毒（Heartland virus，HRTV）；2014年美国又发现了正黏病毒科Thogotovirus病毒属Bourbon病毒（Bourbon virus，BRBV）。这些病毒经过证实都通过蜱传播，能够引起严重人类感染疾病。2014年，在中国发现了新的蜱传病毒——荆门蜱病毒（Jingmen tick virus，JMTV），其基因组由4个节段的正链RNA组成，其中的两个RNA节段没有已知的同源序列，而另外两个节段则与黄病毒的核苷酸序列相关。JMTV的RNA节段1和节段3编码的是非结构蛋白，与黄病毒属的NS5和NS3蛋白存在明显关系。随后经过调查发现，全球多个地区存在类似分节段的黄病毒，构成黄病毒科一个独特的单系类群（monophyletic group）。2019年，研究人员从中国内蒙古地区发热患者样品中，分离鉴定出一种新的病毒，命名为阿龙山病毒（Alongshan virus，ALSV），同样证实为蜱传病毒，属于黄病毒科的JMTV组。

　　国内外从蜱媒中陆续发现的这些病原体引起了研究人员的普遍关注，国内不同研究机构开展了规模不等的蜱病毒组调查。武汉病毒所团队在2011—2013年从云南采集了387只蜱，经形态学和分子生物学鉴定，均为当地常见的扇头蜱属（*Rhipicephalus*），包括微小扇头蜱（R. microplus）、镰形扇头蜱（R. haemaphysaloides）、血红扇头蜱（R. sanguineus）3 种。样品分 3 个批次（NY-11、NY-13、MM-13）进行宏基因组测序，病毒相关序列分别属于 24 个病毒科，指环病毒科、微小噬菌体科、Virgaviridae、Bidnaviridae 仅发现于 NY-11，泡囊病毒科（Ascoviridae）、杆状病毒科（Baculoviridae）、多分体 DNA 病毒科（Polydnaviridae）、花椰菜花叶病毒科（Caulimoviridae）、逆转录病毒科、矮缩病毒科（Nanoviridae）、弹状病毒科仅见于 NY-13，而虹彩病毒科仅见于 MM-13 这个批次。在 NY-11、NY-13 批次发现了布尼亚病毒科和小 RNA 病毒科片段，NY-11 和 MM-13 批次有圆环病毒科和细小病毒科。3 个批次共同的病毒组有肌尾噬菌体科、短尾噬菌体科（Podoviridae）、长尾噬菌体科（Siphoviridae）、拟态病毒科（Mimiviridae）和藻类 DNA 病毒科（Phycodnaviridae）。其中的动物和人类病毒片段有布尼亚病毒科的内罗病毒（Nairovirus）、指环病毒科的辛型细环病毒（Thetatorquevirus）、弹状病毒科弹状病毒，后者命名为弹状病毒科一个新的种，纳云蜱弹状病毒（Nayun tick rhabdovirus，NTRV）。

上海兽医研究所团队在 2017 年调查了家养动物狗、羊、牛身上蜱的病毒组。他们采集了上海、河北、河南、湖北 4 省 573 只蜱，经鉴定为扇头蜱和血蜱属（Haemaphysalis），分作 6 个批次进行宏基因组测序。结果显示，13 640 个片段与病毒有关，82% 为昆虫病毒，16% 为动物病毒，植物病毒和噬菌体各占 1%。涉及 19 个病毒科，其中 37.74% 片段为 RNA 病毒序列。其中白纤病毒科/白蛉病毒属（Phlebovirus）、逆转录病毒科、泡囊病毒科在所有批次均检出，弹状病毒科、杆状病毒科、虹彩病毒科在 6 个批次中有 5 次检出。多个批次都检出负链 RNA 病毒 1（negative-sense RNA virus 1，NSRV1）并构成上海、河北 3 个批次样品大多数病毒序列，说明两地蜱媒群体中存在一些病毒的持续感染。同时分析显示，不同宿主来源的蜱，其病毒组存在差异，狗身上的蜱含有病毒数多于羊、牛身上的蜱。两个属的蜱之间，不同地理位置之间，病毒组也存在差异。

广西大学团队在 2015—2016 年选择大兴安岭 4 个地点采集蜱样品，包括以下 5 种：全沟硬蜱（Ixodes persulcatus）、草原革蜱（Dermacentor nuttalli）、森林革蜱（Dermacentor silvarum）、长角血蜱（Haemaphysalis longicornis）、嗜群血蜱（Haemaphysalis concinna）。总计 1102 只蜱分作 9 个批次构建测序文库，脊椎动物病毒相关序列数据涉及 12 个病毒科，分别是白纤病毒科、内罗病毒科（Nairoviridae）、弹状病毒科、逆转录病毒科、泛布尼亚病毒科（Peribunyaviridae）、鱼疱疹病毒科（Alloherpesviridae）、疱疹病毒科、黄病毒科、野田村病毒科（Nodaviridae）、小 RNA 病毒科、乳头瘤病毒科，以及包含荆门蜱病毒（JMTV）、鹿蜱单股负链病毒目样病毒（deer tick Mononegavirales-like virus，DTMV）、肩突硬蜱相关病毒（Ixodes scapularis-associated virus）、潘多拉病毒（Pandoravirus）、武汉虱蝇病毒（Wuhan louse fly virus）、南方菜豆花叶病毒（Sobemovirus）、猪粪便相关 RNA 病毒（Posavirus）和蜱传四病毒样病毒（tick-borne tetravirus-like virus）在内的一些未分类病毒。注释到这些未分类病毒的片段分布如下：JMTV（75.92%）、South Bay virus（SBV，12.03%）、blacklegged tick phlebovirus（BTPV，4.96%）、DTMV（3.62%）。

研究团队还根据高通量测序结果，采用套式 PCR 方法，对相关结果进行了验证：从阳性样品中扩增得到 12 708 bp 长度的 L 基因和 1 092 bp 的 S 基因片段，可能是正内罗病毒属（*Orthonairovirus*）一个新种，命名为 Beiji nairovirus；扩增得到 2 003 bp 长的白蛉病毒 L 片段，可能为蜱传白蛉病毒的一个新种；扩增到 3 985 bp 的 DTMV 病毒 L 片段（命名为 DTMV HLJ）；扩增到 1 298 bp 的 JMTV 病毒 S1 片段和 1 865 bp 的 S3 片段。

第七节 小结与展望

为了满足更好地预测、预防和应对未来病毒性全球大流行疫情威胁的需求，全球病毒组计划通过多学科合作，在新发病毒性疾病研究领域引入大数据，重点调查全球人兽共患病毒的种类、宿主范围、地理分布、流行病学等，以保障人类健康和食品安全，阻止未来全球大流行。无论是否参与，全球病毒组计划的策略在我国新发、再发人兽共患病研究领域值得借鉴。"知己知彼百战百胜"，国内众多研究机构还需要继续开展病毒组研究工作，才能早日摸清我国人兽共患病毒的本底，从容应对未来可能出现的疫情暴发。

1. 目前国内相关研究存在一些不足：①国内现有报道的病毒组研究，样品来源比较分散，不具备全面性和系统性。大部分为局部省市样品的分析，罕见在全国范围内统一组织采样统一检测的数据。②鸟类病毒组研究相对来说开展较少。除了在禽流感相关研究中对家禽、候鸟检测过流感病毒，很少有报道涉及鸟类与人兽共患病毒的关系，因此鸟类在我国多数人兽共患疾病中的作用不明。③缺少重要家禽（鸡、鸭、鹅等）和家畜（猪、马、牛、羊、骆驼等）数据，家禽、家畜与人类关系密切，具有潜在跨种属传播的条件。④缺少宠物（狗、猫等）病毒组数据。⑤缺少灵长类动物病毒组数据，灵长类动物与其他野生动物、媒介昆虫接触更加频繁，是人兽共患病毒发生跨种传播的重要前哨。

2. 尽可能保证检测到所有病毒：尽管目前高通量测序具有足够的深度，如何富集所有病毒相关成分一直备受关注。相对于宿主染色体而言，病毒基因组显得渺小，一个宿主细胞的污染相对于成千上万个病毒基因组。因此需要对样品进行预处理（过滤、聚乙二醇沉淀、超速离心等方法富集病毒颗粒，或 DNA 酶处理病毒颗粒去除游离的宿主 DNA），或者构建测序文库前对提取的总核酸进行预处理，减少宿主核酸成分的影响。同时构建 DNA 病毒测序文库和 RNA 病毒测序文库，避免二者出现偏倚。并准备准确的实验和生物信息学分析步骤，以免出现结果不定或不正确结论。

3. 正确解读序列与病毒的关系：由于病毒组研究普遍采用高通量测序，通过测序所得片段序列推测样品中可能存在的病毒种类。病毒组数据主要提供总体的病毒样序列的组成及分布，不一定代表样品中存在活病毒。特别是对于高丰度病毒组成分，或者疑似未知的可能具有高致病性的病毒，需要通过进一步开展病毒特异性扩增，获得全长基因组序列，以此确定是否为新的毒种。如果有条件，将样品接种适当的细胞系，然后对分离毒株进行鉴定。

4. 正确理解病毒组与疾病的关系：从不同物种获得病毒组结果之后，如何研判一种新出现病毒是否对人类致病，需要依据科赫法则（Koch's postulates）进行评判。这些病毒可能对贮存宿主和传播媒介不致病或症状轻微，跨种传播到人类就引发严重疾病。需要通过感染合适的敏感动物模型，结合人群流行病学资料，综合进行评估。

（陈爱平 张拥军）

参考文献

［1］King AMQ, Adams MJ, Carstens EB, et al. Virus taxonomy: classification and nomenclature of viruses: ninth report of the international committee on taxonomy of viruses ［M］. San Diego: Elsevier, 2012.

［2］Carroll D, Daszak P, Wolfe ND, et al. The global virome project ［J］. Science, 2018, 359(6378): 872-874. DOI: 10.1126/science.aap7463.

［3］Moya A, Brocal VP. The human virome, methods and protocols. methods in molecular biology ［M］. New York: Humana Press, 2018.

［4］Carroll D, Watson B, Togami E, et al. Building a global atlas of zoonotic viruses ［J］. Bull World Health Organ, 2018, 96(4): 292-294. DOI: 10.2471/BLT.17.205005.

［5］Wylie KM, Weinstock GM, Storch GA. Emerging view of the human virome ［J］. Trans Res, 2012, 160: 283 - 290.

［6］张拥军, 严延生. 人类病毒组及研究进展 ［J］. 中国人兽共患病学报, 2018, 34(7): 653-659. DOI: 10.3969/j.issn.1002-2694.2018.00.114.

［7］李玉晖. 我国啮齿目动物携带的指环病毒基因组学特征分析 ［D］. 北京协和医学院中国医学科学院, 2018.

［8］Wu Z, Lu L, Du J, et al. Comparative analysis of rodent and small mammal viromes to better understand the wildlife origin of emerging infectious diseases ［J］. Microbiome, 2018, 6(1): 178. DOI: 10.1186/s40168-018-0554-9.

［9］Tan Z, Yu H, Xu L, et al. Virome profiling of rodents in Xinjiang Uygur Autonomous Region, China: Isolation and characterization of a new strain of Wenzhou virus ［J］. Virology, 2019,529: 122-134. DOI: 10.1016/j.virol.2019.01.010.

［10］严延生. 蝙蝠作为我国人兽共患病病原储存宿主的意义 ［J］. 中国人兽共患病学报, 2019, 35(8): 677-682. DOI: 10.3969/j.issn.1002-2694.2019.00.126.

［11］Letko M, Seifert SN, Olival KJ, Plowright RK, Munster VJ. Bat-borne virus diversity, spillover and emergence ［J］. Nat Rev Microbiol, 2020, 18(8): 461-471. DOI: 10.1038/s41579-020-0394-z.

［12］Hayman DT. Bats as viral reservoirs［J］. Annu Rev Virol, 2016, 3(1): 77-99. DOI: 10.1146/annurev-virology-110615-042203.

［13］Wu Z, Yang L, Ren X, et al. Deciphering the bat virome catalog to better understand the ecological diversity of bat viruses and the bat origin of emerging infectious diseases［J］. ISME J, 2016, 10(3): 609-620. DOI: 10.1038/ismej.2015.138.

［14］Zheng XY, Qiu M, Guan WJ, et al. Viral metagenomics of six bat species in close contact with humans in southern China［J］. Arch Virol, 2018, 163(1): 73-88. DOI: 10.1007/s00705-017-3570-3.

［15］Hu D, Zhu C, Wang Y, et al. Virome analysis for identification of novel mammalian viruses in bats from Southeast China［J］. Sci Rep, 2017, 7(1): 10917. DOI: 10.1038/s41598-017-11384-w.

［16］Chan JF, To KK, Chen H, Yuen KY. Cross-species transmission and emergence of novel viruses from birds［J］. Curr Opin Virol, 2015, 10: 63-69. DOI: 10.1016/j.coviro.2015.01.006.

［17］Wille M, Holmes EC. Wild birds as reservoirs for diverse and abundant gamma- and deltacoronaviruses［J］. FEMS Microbiol Rev, 2020: fuaa026. DOI: 10.1093/femsre/fuaa026.

［18］Franois S, Pybus OG. Towards an understanding of the avian virome［J］. J Gen Virol, 2020, 101(8): 785-790. DOI: 10.1099/jgv.0.001447.

［19］Mike Service. Medical Entomology for Students, 5th edition［M］. New York: Cambridge University Press, 2012.

［20］Xia H, Wang Y, Atoni E, et al. Mosquito-associated viruses in China［J］. Virol Sin, 2018, 33(1): 5-20. DOI: 10.1007/s12250-018-0002-9.

［21］樊正伟. 中国库蚊及其传播疾病的地理分布研究［D］. 北京: 军事医学科学院, 2018.

［22］Du J, Li F, Han Y. et al. Characterization of viromes within mosquito species in China［J］. Sci China Life Sci, 2020, 63(7): 1089-1092. DOI: 10.1007/s11427-019-1583-9.

［23］Xia H, Wang Y, Shi C, et al. Comparative metagenomic profiling of viromes associated with four common mosquito species in China［J］. Virol Sin, 2018, 33(1): 59-66. DOI: 10.1007/s12250-018-0015-4.

［24］Xiao P, Li C, Zhang Y, et al. Metagenomic sequencing from mosquitoes in China reveals a variety of insect and human viruses［J］. Front Cell Infect Microbiol, 2018, 8: 364. DOI: 10.3389/fcimb.2018.00364.

［25］Sonenshine DE, Roe RM. Biology of ticks. 2nd ed［M］. New York: Oxford University Press, 2014.

［26］Mansfield KL, Jizhou L, Phipps LP, et al. Emerging tick-borne viruses in the twenty-first century［J］. Front Cell Infect Microbiol, 2017, 7: 298. DOI: 10.3389/fcimb.2017.00298.

［27］Qin XC, Shi M, Tian JH, et al. A tick-borne segmented RNA virus contains genome segments derived from unsegmented viral ancestors［J］. Proc Natl Acad Sci U S A, 2014, 111: 6744－6749.

［28］Wang ZD, Wang B, Wei F, et al. A new segmented virus associated with Human Febrile Illness in China［J］. N Engl J Med, 2019, 380(22): 2116-2125. DOI: 10.1056/ NEJMoa1805068.

［29］Xia H, Hu C, Zhang D, et al. Metagenomic profile of the viral communities in Rhipicephalus spp. ticks from Yunnan, China［J］. PLoS One, 2015, 10(3): e0121609. DOI: 10.1371/journal.pone.0121609.

［30］Zhao T, Gong H, Shen X, et al. Comparison of viromes in ticks from different domestic animals in China［J］. Virol Sin, 2020, 35(4): 398-406.DOI: 10.1007/s12250-020-00197-3.

［31］Meng F, Ding M, Tan Z, et al. Virome analysis of tick-borne viruses in Heilongjiang Province, China［J］. Ticks Tick Borne Dis, 2019, 10(2): 412-420. DOI: 10.1016/ j.ttbdis.2018.12.002.

第五章
病毒进化和生物信息学

通过文字和图形的历史记载，发现人类对于病毒性疾病的记录可以追溯到几千年前。正如人类最想知道"我是从哪里来的？"开始了找寻之旅。例如：1974年在埃塞俄比亚的阿法尔地区发现了最古老、最完整的古人类骨骼化石，属于阿法种南方古猿，命名为"露西"，发现她很可能是从树上坠落导致死亡。但病毒没有"化石"可以找寻，并且，病毒非常微小，常规的生物学方法难以完成病毒进化研究。因此，通过现存的和新分离的病毒，以其基因组序列角度对病毒的起源和进化历程开展研究。依赖于基因测序技术、结构生物学分析技术的快速发展、结合先进的计算机技术、显微技术和分子生物学方法，病毒的进化和分子流行病学才开展起来，并且发展迅速，呈日新月异的变化。尽管病毒进化分析在学科中应用较晚，但病毒进化的研究已成为现代微生物学中增长最快、最成功的方面之一。

人类希望通过对病毒进化的研究，掌握与人类疾病相关病毒在未来随着环境因素的变化，可能会出现怎样的变异，相应的变异在自然界能否稳定存在、进化的速度、选择压力等多方面的分析，从而能够预测病毒的变异和进化的趋势，为有效地预防和控制病毒引起的人类和动物的疾病暴发提供科学依据。

病毒的进化和分子流行病学研究属于一门新兴的、多学科交叉的科学，需要研究者不仅要了解并掌握病毒学的原理、技术和方法，同时要与生物标志检测技术、计算机技术、信息技术、统计学和流行病学等学科专业人员共同合作，才能真正将整体的研究应用于疾病的预防控制，造福人类。

第一节 病毒进化

一、病毒进化的含义及过程

病毒，需要依赖于活细胞完成其复制和繁殖。因此，病毒进化必然受到宿主细胞和生物体的生物学限制，往往呈现出共同进化的特征。病毒虽然体积微小，结构简单，但是具有遗传、变异、进化的能力。病毒进化研究不是针对于病毒个体，而是水平的研究。因此，首先要明确病毒的定义，这里的病毒为病毒种，即构成一个繁殖系具有特定的生态位的一个多态性病毒群。

进化，是一个时间过程，针对群体而言，个体繁殖和传代过程中基因改变遗传表型的结果。进化过程包括：自然变异、自然选择。达尔文的进化论中涉及3个基本原则，变异：

在任何一个群体中的不同个体都存在形态、生理和行为上的差异；遗传：后代与亲本的相似性更多于与无关个体的相似性；选择：在特定的环境下，一些个体总会比另一些个体有更强的生存和繁殖能力。

二、病毒起源

根据病毒的基因组序列特征、复制模式、编码的蛋白产物提出病毒进化的假说。假说一是病毒来源于前细胞时期的遗存物质。总体进化理论是，地球上生命孕育是从无机物质演化为有机物，到生物大分子。如果生物进化遵循从由简到繁的理论，由病毒进化为最简单的细胞则具有一定的合理性。尤其是 RNA 病毒，具有独特的依赖于 RNA 合成 RNA 聚合酶，提示其有可能是最为原始的生命物质。假说二是退行性起源假说，即病毒来源于细胞中致病性微生物的退化。某种微生物在经过复杂性减少的进化过程后，缺失复制中所需的关键物质，从而丧失独立繁殖能力。假说三是内源性起源假说，即病毒来源于细胞中逃逸出的遗传物质。1957 年 Lwoff 最先提出内源性理论，对噬菌体潜伏感染、逆转录病毒和 DNA 病毒研究发现病毒中依赖于 DNA 的 DNA 聚合酶、依赖于 DNA 的 RNA 聚合酶核苷酸序列与细胞中序列具有一定的同源性。

所有的假说都具有局限性，不能全面涵盖和揭示病毒起源，例如：RNA 起源的理论与病毒必须在活细胞内生存繁殖这一先决条件相矛盾。现代基因分析研究不支持退行性起源这一假说。内源性理论则不能很好地解释 RNA 病毒的起源。

三、病毒遗传多样性

从病毒形态学、基因组特征、宿主范围、组织嗜性、环境耐受以及传播方式方面，观察到如此多的多样性。例如：从宿主范围来看，分为动物病毒、植物病毒、细菌病毒；从组织嗜性来看，分为嗜肝病毒、呼吸道病毒、肠道病毒、嗜神经病毒等；从基因组特征来看，分为 DNA 病毒和 RNA 病毒；两类病毒又分别划分为单链和双链病毒；单链病毒中又分别划分为分节段和不分节段病毒；不分节段的又包括正链和负链病毒。

病毒具有如此高的进化可塑性，主要在于病毒存在高度的遗传可变性。同时也暴露于选择压力。基因突变和群体大小决定了病毒的遗传多样性。病毒基因组复制的保真度，共感染的频率、群体的大小、传播模式、以及复制速度都影响遗传可变量的产生。

四、选择、适应与进化停滞

任何生物的进化仅有遗传和表型的变异是不够的，变异是进化改变的必要条件，但是进化是由选择推进。首先，在病毒群体中出现能成功繁殖复制的遗传差异个体，这些差异基因被不均衡地传给子代病毒，随着时间的推移，可以观察到病毒群体的遗传改变。当同时竞争有限的繁殖资源时，复制速度较快的变异类型的群体更有利于繁衍后代。

适应是对环境条件施加的某种选择压力做出的进化反应，通过自然选择而获得，从而使获得者能在某特定环境中成功繁衍。病毒突变株首先能够在群体中存活下来，这些突变株在群体中存在与此群体的遗传变异量密切相关。具有相对更高合适度的表型（适应）最终在群体中稳定下来，最终复制的子代都具有相同的表型。

存在遗传变异并不保证发生进化发生，这称之为进化停滞。因为，进化过程需要某些程度特定的或多样化的选择压力。这就是说，尽管某些病毒存在高突变率或高遗传交换率，但是当选择非常稳定时，这个病毒群体中的个体会具有高度的基因同质性。例如：披膜病毒科甲病毒属的东方马脑炎病毒（EEV），属于正链 RNA 病毒。病毒基因组核苷酸位点具有较高突变率，但它们的进化速度非常慢。从北美洲 52 年期间相继分离的 EEV 毒株核苷酸序列整体差异度仅为 0.7%，预测甲病毒的进化速度比其他 RNA 病毒平均慢 10 倍。分析其原因，认为此类病毒在非常严格的条件（蚊虫体内或哺乳动物宿主内）下复制繁殖。

五、生态位及环境因素影响

生态学是研究生物和环境之间相互作用的科学。环境是一种生物在特定的栖息地，在特定的时间下繁衍。因此，一个生物种群上自然选择压力的种类和大小是由环境决定的。

病毒必须在活的宿主细胞内生存。因此，宿主内环境是指，病毒首先要在宿主内竞争宿主资源，其次要躲避宿主的抗病毒防御机制。病毒与宿主是保持相对的平衡，如果病毒感染宿主后，完全突破宿主的防御机制，大量繁殖复制，导致宿主大量死亡，最终的结果是病毒也慢慢消失。如果，病毒不能克服宿主的防御，则最终也无法在宿主内生存。在相关的研究中发现，病毒通过躲入宿主的免疫保护薄弱的组织内复制，或通过病毒的某些蛋白破坏宿主的抗病毒反应来逃避宿主的免疫保护。

病毒的后代还需要继续成功感染相同或不同物种的新宿主。这意味着，首先要在病毒能够感染的范围内存在新的敏感宿主；其次，有相应的介质、媒介或途径能够让病毒成功感染新的敏感宿主。宿主间环境是指，病毒未进入一个宿主生物前所遭遇的全部外界环境。虫媒病毒会利用运动的媒介（蚊虫、蜱虫、白蛉等）来传播病毒，从而克服很多环境限制。同时通过垂直传播，保证病毒在自然界中的稳定性。

六、新病毒的发现

对于新病毒，需要明确其含义，包括：全世界范围内尚未被发现或报道的病毒；或者是某些出现跨物种传播，扩大了宿主范围的"旧"病毒。英国冷却塔中分离到一种拟菌病毒，称之为多食棘阿米巴巨病毒（Acanthamoeba polyphaga mimivirus，APMV）。2008 年法国报道在冷却塔的水中又分离到 1 株 APMV，但有趣的是在病毒内部发现 1 个 50 nm 的未知的 20 面体，双链 DNA 的小病毒颗粒，命名为人造卫星病毒（Sputnik virus），Sputnik 是苏联发射的第一颗人造卫星的名字。由于 Sputnik 能从宿主病毒和其他微生物身上"掠夺"基因，达到显著的基因混合效果，这种形式与噬菌体非常相像，而 Sputnik 是第一个发现的感染病毒的病毒，称之为噬病毒体（virophage）。之后相继在一种海洋病毒中发现此类病毒 Mavirus，2011 年在南极的湖里发现一种藻 DNA 病毒的基因序列含有（Organic Lake virophage，OLV），OLV 攻击藻 DNA 病毒，从而使海藻躲过藻 DNA 病毒的攻击，这是第三个被发现的噬病毒体。

2016 年，对 9 个动物门，超过 220 种无脊椎动物标本开展宏转录组研究，发现 1 445 种全新 RNA 病毒，填补了 RNA 病毒进化上的主要空缺，为认识病毒起源进化提供了新的数据。2018 年采集了包括头索纲的文昌鱼、两栖纲的蛙、爬行纲的蛇等 186 种脊椎动物标本，从中发现了 214 种全新 RNA 病毒。研究发现，在低等脊椎动物中新发现的病毒表现出与其在哺乳动物中相似的组织嗜性；从病毒基因组结构来看，新发现脊椎动物病毒的基因组结构比之前观察到的更为多样，其中部分可能代表了这类病毒进化历史中的祖先型。新病毒的发现对于病毒进化的研究具有重要意义，随着基因测序技术的高速发展，会有越来越多的新病毒基因序列被发现和报道。

第二节　生物信息学

生物信息学涵盖的内容非常广泛，这里主要介绍一些基础知识和具体的软件应用。对于病毒的生物信息分析，常常使用系统发生学（phylogenetic）来展示。其主要研究物种之间的进化关系，基本思想是比较物种的特征，并认为特征相似的物种在遗传学上接近。系统发生研究的结果通常以系统发生树（Phylogenetic tree）表示，用它描述物种之间的进化关系（具体操作详见附录 1-5-1、附录 1-5-2）。另外，随着宏基因组测序应用越来越广泛，本文也详细介绍了相应的实验数据分析策略（详见附录 1-5-3）。

第三节　病毒进化与生物信息学研究的应用

一、为已知的传染病防控提供病原学预测预警

针对已经发现引起人类传染病的病毒，由于病毒已经在人类中适应，并保持进化的稳定性，因此，如何能利用病毒进化或病毒生物信息学分析，从而能够预测其未来变化会对人类疾病有什么影响。例如：西尼罗热和或西尼罗脑炎是由西尼罗病毒（West Nile virus，WNV）经蚊虫叮咬引起的，严重影响人类及动物健康的传染病。1937 年，在非洲的乌干达西尼罗河流域出现的发热病例的血清标本中分离。WNV 以往仅在非洲、西亚、中东地区流行。1999 年 8 月，在美国的纽约市出现西尼罗热 / 脑炎的暴发流行，分离的 NY99 株与 1998 年以色列的家鹅中分离株的序列同源性极高，因此认为纽约西尼罗暴发流行的病毒来源于以色列。那么，西尼罗病毒的序列进化研究发现，北美的低毒力西尼罗病毒中的 NS3 的解旋酶发生 T249P 氨基酸替换可出现对鸟类的高致病性表型。此外，WNV 的全基因组序列分析表明，同一位点（NS3-249）也发生了适应性进化，导致此分支中的病毒对鸟类的致病性增加。从而病毒能够通过不同鸟类传播，扩展病毒自身传播的范围。而西尼罗病毒在美国，从 1999 年到 2004 年，从东海岸一直蔓延到西海岸。通过病毒全基因组

进化和生物信息学分析，新的基因型别毒株相较之前有 13 个保守氨基酸的突变，E 蛋白中一个氨基酸的突变导致 159 位氨基酸由 V 变成 A，缩短了在库蚊体内的潜伏时间，可将中肠复制阶段提前 2~4 d，且复制效率较高，更有利于病毒在蚊 – 鸟循环中传播。目前，可以证实西尼罗病毒可以在 100 种以上的蚊虫中复制繁殖，可以感染 300 余种鸟类（美国 CDC 网站）。自 2000 年后，相继在加拿大、南美洲分离到西尼罗病毒，在世界范围内广泛流行。那么，西尼罗病毒是否还会变化，更加易于感染人类，从而引起新的世界范围内的暴发流行？这就需要对新分离的西尼罗病毒开展进化分析，发现并验证新出现的变异对于疾病感染性的影响。

二、媒介跨物种传播病毒的预测

在虫媒病毒中存在一类只能在蚊虫体内繁殖复制的病毒，认为不能导致人类感染和发病，属于非致病性病毒，通常认为其并不重要，研究的意义不大。但是，这类被忽视的病毒，一旦突破种间屏障，一旦进入其他宿主（人类或其他动物），则可能导致灾难性的结果。因此，不能忽略对于此类病毒的研究。例如：辽宁病毒（Liaoning virus，LNV）属于呼肠孤病毒科，东南亚 12 节段 dsRNA 病毒属（*Seadornavirus* 属）的病毒，1997 年首先在中国东北地区采集的背点伊蚊中分离。对于其进化研究显示，该病毒属于新兴病毒组，作为蚊虫携带和传播的分节段双链 RNA 病毒具有鲜明特征：①具有高度的遗传变异率，分节 RNA 病毒很容易发生重组或重配等基因突变。例如，对于同属的版纳病毒而言，已经发现类似的毒株，如：匈牙利的 BALV 分离株和中国南方分离的 Mangshi 病毒等。②活跃的传播能力，可以在不同的地理环境下繁殖。近期，在非洲的埃及伊蚊中检测到辽宁病毒序列，说明辽宁病毒不仅在中国、澳洲，很可能已经扩展到非洲。不排除其进一步扩展到中亚、欧洲或其他新领域的可能。LNV 是 *Seadornavirus* 中唯一能在哺乳动物细胞系中复制并在小鼠中引起致命出血症状的物种。因此，其极有可能是一种能够在人类和（或）动物中引起疾病的病原体。因此，加强 LNV 的进化及遗传变异研究，明确 LNV 与人畜共患病的关系，不仅是病毒学家的研究重点，也是公共卫生界的科学课题。

三、新病毒发展预测

随着人类行为特征的变化，人类活动范围越来越大，接触的物种越来越丰富，因此，被新的物种所携带的未知病毒感染的概率也越来越大。另外，随着工业化、城市化、交通便利化，相关的媒介（蚊虫、老鼠、蜱虫等）传播越来越广泛，其携带的病毒也随之扩散，从而使一些原来局部地区传播和流行的媒介传播病毒性疾病慢慢在其他地区出现。如果当地的媒介适于病毒的复制和传播，则很快能在当地引起疾病的暴发和流行。因此，针对未知新病毒而言，如何快速确定新病毒的来源、宿主范围、毒力特征至关重要；对于新发地区出现的媒介传播病毒性传染病而言，应马上确定当地媒介的适应性和传播能力，通过生物信息学特征分析其病毒变异特征和宿主适应性。

第四节 展 望

病毒进化研究越来越成为微生物学研究的热点。尤其是 RNA 病毒具有较小的基因组、进化速率快、易于操作、核苷酸突变与表型差异可以检测，因此，成为有利的研究工具。对于病毒性传染病而言，病毒的溯源工作非常重要，因此更加推动了病毒进化的研究。

对于人类而言，最关注的还是能够引起人类疾病的病毒。而病毒一直都存在于世界，病毒与人类是一个平衡体，轻易不会打破这样的平衡。但历史上，人类在消灭天花的过程中，采用人为的措施，消灭了天花病毒。伴随着人类科技的进步，会有越来越多的技术手段保护人类免于致病性病毒的感染，保护人类群体的安全；同样，病毒为了生存，也在不断地进行变异，继续感染人类或其他宿主，扩大其生存范围，扩大种群范围。病毒的进化和生物信息学研究，就是在技术上优先发现病毒下一步的动作，通过对来源于不同时间、不同地域、不同宿主的病毒株基因组系统进化分析，确定病毒的来源及传播路径，为人类更好地开展相关传染病的防控提供重要的技术支撑。

参考文献

［1］Kappelman J, Ketcham R A, Pearce S, et al. Perimortem fractures in Lucy suggest mortality from fall out of tall tree ［J］. Nature, 2016, 537 (7621) : 503–507.

［2］侯云德. 分子病毒学［M］. 北京：学苑出版社, 1990.

［3］Weaver S C, Scott T W, Rico–Hesse R. Molecular evolution of eastern equine encephalomyelitis virus in North America ［J］. Virology, 1991, 182 (2) : 774–784.

［4］La Scola B, Desnues C, Pagnier I, et al. The virophage as a unique parasite of the giant mimivirus ［J］. Nature, 2008, 455 (7209) : 100–104.

［5］Fischer M G, Allen M J, Wilson W H, et al. Giant virus with a remarkable complement of genes infects marine zooplankton ［J］. Proc Natl Acad Sci U S A, 2010, 107 (45) : 19508–19513.

［6］Yau S, Lauro F M, Demaere M Z, et al. Virophage control of antarctic algal host–virus dynamics ［J］. Proc Natl Acad Sci U S A, 2011, 108 (15) : 6163–6168.

［7］Shi M, Lin X D, Tian J H, et al. Redefining the invertebrate RNA virosphere ［J］. Nature, 2016, 540 (7634) : 539–543.

［8］Shi M, Lin X D, Chen X, et al. The evolutionary history of vertebrate RNA viruses ［J］. Nature, 2018, 556 (7700) : 197–202.

［9］白登云等. 虫媒病毒与虫媒病毒病［M］. 昆明：云南科技出版社, 1995.

［10］Brinton M A. The molecular biology of West Nile Virus: a new invader of the western hemisphere［J］. Annu Rev Microbiol, 2002, 56: 371-402.

［11］Brault A C, Huang C Y, Langevin S A, et al. A single positively selected West Nile viral mutation confers increased virogenesis in American crows［J］. Nat Genet, 2007, 39 (9)：1162-1166.

［12］Davis C T, Ebel G D, Lanciotti R S, et al. Phylogenetic analysis of North American West Nile virus isolates, 2001-2004: evidence for the emergence of a dominant genotype［J］. Virology, 2005, 342 (2)：252-265.

［13］Moudy R M, Meola M A, Morin L L, et al. A newly emergent genotype of West Nile virus is transmitted earlier and more efficiently by Culex mosquitoes［J］. Am J Trop Med Hyg, 2007, 77 (2)：365-370.

［14］Vanlandingham D L, Mcgee C E, Klingler K A, et al. Short report: comparison of oral infectious dose of West Nile virus isolates representing three distinct genotypes in Culex quinquefasciatus［J］. Am J Trop Med Hyg, 2008, 79 (6)：951-954.

［15］陶三菊, 蔡增林, 杨冬荣. 从中国东北地区蚊标本首次分离到新亚型 Colti 病毒［J］. 中华实验和临床病毒学杂志, 1999, 13 (3)：228.

［16］Reuter G, Boros A, Delwart E, et al. Novel seadornavirus (family Reoviridae) related to Banna virus in Europe［J］. Arch Virol, 2013, 158 (10)：2163-2167.

［17］Wang J, Li H, He Y, et al. Isolation and genetic characterization of mangshi virus: a Newly discovered seadornavirus of the reoviridae family found in Yunnan Province, China［J］. PLoS One, 2015, 10 (12)：e143601.

［18］Attoui H, Mohd J F, Belhouchet M, et al. Liao ning virus, a new Chinese seadornavirus that replicates in transformed and embryonic mammalian cells［J］. J Gen Virol, 2006, 87 (Pt 1)：199-208.

［19］Zhang J, Liu H, Wang J, et al. Origin and evolution of emerging Liao ning Virus (genus Seadornavirus, family Reoviridae)［J］. Virol J, 2020, 17 (1)：105.

附录 1-5-1：MEGA6 软件介绍

MEGA（molecular evolutionary genetics analysis）软件是 Kumar 等编写的进行分子进化遗传分析的免费软件包, 能对 DNA、mRNA、氨基酸序列传距离进行系统发生分析。在建树方法上, 提供了目前最常用的 UPGMA、ML、NJ 及 MP 法, 对所获得树也可进自举值检验及标准误估计可靠性检验。优点为: 简单易用, 并可完全胜任一般性进化分析需要。

版本直接从网络免费下载, 地址为: www. megasoftware. Net。

操作流程

序列数据对比

点击"开始 – 所用程序 –MEGA6",进入 MEGA6 主界面。主界面菜单栏、工具条和数据描述窗口三部分组成。菜单栏包括:文件(File)、比对(Alignment)、窗口和帮助(Help)(附图 1–5–1)。

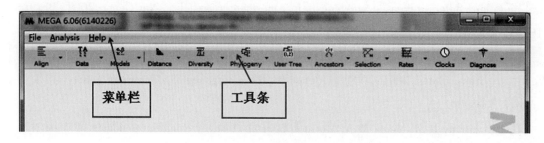

附图 1–5–1　MEGA6 软件主界面

序列对比:使用 MEGA 软件,首先要将感兴趣的序列数据进行对比[2]。具体操作步骤为:点击 Align–Edit/Build Alignment,进入 Alignment Explorer 界面(附图 1–5–2),点击 Edit–inset sequence from file 导入序列数据。

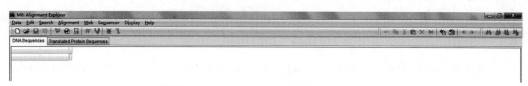

附图 1–5–2　Alignment Explorer 主界面

Alignment Explorer 界面选择 Align by ClustalW(附图 1–5–3),进行序列对比。将每一条序列人为地剪成长短一致,多于碱基序列通过 Edit 下方的 Delete 进行删除,并将结果保存。

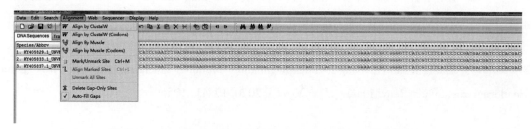

附图 1–5–3　Alignment Explorer——Align by ClustalW 界面

遗传距离估计

返回 MEGA6 主窗口界面,点击"Distance Compute Pairwise(附图 1–5–4)对两两序列比对参数进行设置。

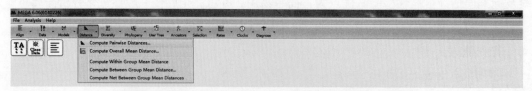

附图 1–5–4　应用 MEGA6 软件进行序列间距离的统计

其中"Modle/Method"选项可以设置距离统计方法，其中最常用的为差异位点数（No. of Differences）和差异位点百分数意指差异位点占所有位点的百分数。本文选择"P-distance"模型，再点击"compute"开始运算（附图1-5-5）。

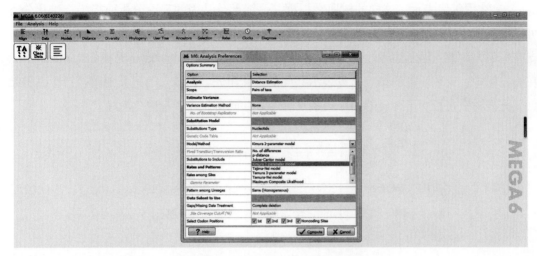

附图 1-5-5　距离统计参数的设置

系统进化树的构建

进化树构建方法的选择

如附图1-5-6所示 MEGA6 软件提供了5种常用的系统进化树构建方法：最大似然法（Maximum Likelihood method）、邻接法（Neighbor-Joining method，NJ）、最小进化方法（Minimum-Evolution，ME）、非加权分组平均法（unweighted pair group method with arithmetic means，PGMA）和最大简约法（Maximum Parsimony，MP）。

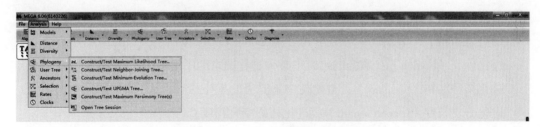

附图 1-5-6　系统进化树方法的选择

构建进化树是对序列进化关系的拓扑结构评估和模拟的过程，这里以 Neighbor-joining 法构建系统进化树为例做介绍。

点击"Phylogeny-neighbor-joining"，对参数选项设置，其中重复抽样次数（replication）至少大于100，以确保所构建进化树分支的稳定性，其余选项一般取默认值，然后点击"Compute"计算。

系统进化树结果的表示方法

进化树由结点（node）和进化分支（branch）组成，每个结点表示一个分类学单位（属、种群、个体），化分支定义了分类单位（祖先和后代）之间的关系，一个分支只能连接两个相邻的结点，进化树分支的图像称为进化拓扑结构，其中分支长度表示该支进化过程中变化的程度，标有分支长度的进化分支叫做标度枝（scaled branch）。校正后的标度树（scaled tree）常常用年代表示，这样的树通常根据某一或部分基因的理论分析而得出。进化分支可以没有分支长度的标注（unscaled），没有标注的分支长度不表示进化的程度，虽然分支有些地方用数点做了注释。进化树可以是有根的（rooted）也可以是无根的（unrooted）。在有根树中，有个叫根的结点，以表示共同的进化祖先，由该点通过其他路径产生其他结点。无根树只是指明了种属的相互关系没有确定共同祖先或者是进化途径。

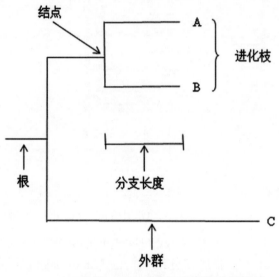

附图 1-5-7　系统发育进化树示例

如附图 1-5-7 所示，各个点的概念如下：

结点（mode）：表示一个分类单元（taxonomic unit）。

进化分支（branch）：系统进化树中某种进化关系的图形表示。

进化拓扑结构（topology）：进化树中不同枝的拓扑图形。

进化分支长度（branch length）：进化枝的变化程度。

根（root）：所有分类的共同祖先。

距离标尺（distance scale）：生物体或序列之间不同程度的数字尺度。

进化树的树形选择可以进行如下操作：点击"View-Tree/ Branch Style"，可以对系统进化树树形进行选择。常见的树形有传统型［Traditional，包括：长方形（Rectangular）、直线形（Straight.）、曲线形（Curved）3 种］，辐射形（Radiation）和环形（Circle）。（图1-5-8）

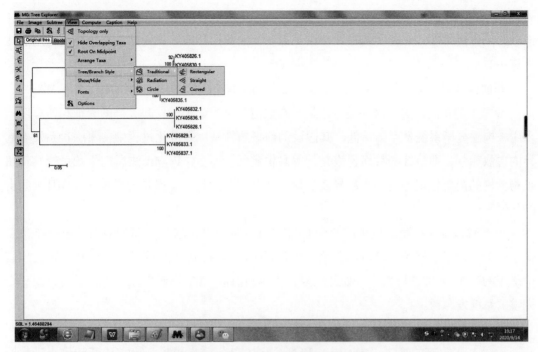

附图 1-5-8　系统进化树的树形选择

进化树拓扑结构的调整

MEGA6 软件 Tree Explore 菜单"subtree"下设 3 个常用选项，根（Root）、翻转（Flip）和交换（Swap），以便对系统进化树的拓扑结构进行调整。点击"Subtree-Flip"后，再点击某枝干，则能使该枝干下所有物种名称和相应树枝 180° 旋转。点击"Subtree-swap"后，再点击某枝干，也可使该枝干下两个子树枝 180° 旋转使树枝顺序发生转化。

进化树形态的优化

点击优化图标，出现树枝形态优化对话框，内含 5 个选项：分别是进化树（Tree），分支（Branch）、标签（Lables）、标尺（Scale）和界值（Cutoff）。如欲对树枝上的信息进行修改，Branch 栏可调整线条粗细，显示界值，对树枝内位置、离节点距离及长度等内容进行设定。

MEGA6 软件构树方法的评价

MEGA6 软件可以对 DNA、mRNA 及氨基酸序列构建系统进化发生树。构树的主要算法主要分为两类：独立元素法和距离依靠法。独立元素法枝进化树拓扑结构是由序列每个核苷酸和氨基酸的状态来决定的。构树是着重分析分类单位或序列间的每个特征的进化关系等。属于这一类的构树方法有最大简约法（maximum likelihood method，MP）、最大似然法（maximum likelihood method，ML）、进化简约法（evolutionary parsimony method，EP）。距离依靠法构树的基本思想为列出所有物种或分类单位间的进化距离，依据一定的原则及算法构建系统发育树。基本思想是：列出所有可能的序列对，利用遗传距离预测进化关系。这类方法包括：非加权分组平均法（unweighted pair group method with arithmetic means，UPGMA）、邻接法（neighbor-joining method，NJ）、Fitch-Margoliash 法（FM）、最小进化方法（Minimum evolution，ME）等。下面具体介绍一下构建系统进化树常用的几种算法。

非加权分组平均法（unweighted-pair-group method with arithmetic means，UPGMA）

最简单的距离算法。这一类方法最初在数值分类学中用于反映类群的表征相似程度。当用来构建分子系统发育树是偶，其假设的前提条件是：在进化过程中，每一世系发生趋异的次数相同，即核苷酸替换速率是均等且恒定的。通过 UPGMA 法所产生的系统发育树是物种树的简单体现，每一次趋异发生后，从共祖节点到 2 个操作分类单位（OUT）间支的长度一样。

聚类时，首先将距离最小的两个 OUT 聚在一起，并形成一个新的 OUT，其分支位点位于两个 OUT 间距离的 1/2 处，然后计算新的 OUT 与其他 OUT 间的平均距离，再找出其中最小的两个 OUT 进行聚类。如此反复，直到所有的 OUT 都聚集在一起，最终得到一个完整的系统发育树。

邻接法（neighbor-joining method，NJ）

一种基于距离的算法。为 Saitou 和 Nei 于 1987 年首次提出。该方法基于最小进化原理，被认为是最小进化法的简化版。在构建进化树时，取消了 UPGMA 法所作的假定。认为在进化分支上发生趋异的次数可以不同。最近的计算机模拟已表明它是最有效的基于距离数据重建系统发育树的方法之一。与 UPGMA 法相比，NJ 法在算法上相对比较复杂，它跟踪的是树上的结点（node）而不是 OUT。在聚类过程中，根据原始距离矩阵，基于替他所有结点间的平均趋异程度对每对节点间的距离作了调整，将每个 OUT 趋异程度标准化，从而形成一个新的矩阵。重建时将距离最小的两个终节点连接起来，在树中增加一个共祖节点，同时去除原初的 2 个终节点及其分支，对整个树进行了修剪。随后，新增加的共祖节点被视为终节点，重复上一次循环。在每一次循环过程中，都有 2 个终节点被一个新的共祖节点所取代。如此循环直到只有 2 个终节点为止。从所得的系统发育树来看，2 个聚一起的 OUT，其所在的终节点到共祖节点的距离不一定相同。

最大简约法（maximum likelihood method，MP）

最早源于形态性状研究，现在已在分子进化分析中得到广泛的应用。其理论基础是奥卡姆（Ockham）哲学原则，其认为解释一个过程的最好理论是所需假设数目最少的那一个。MP 法对所有可能的拓扑结构进行计算，并计算出所需替代数最小的那个拓扑结构，作为最优树。

最大似然法（maximum likelihood method，ML）

最早应用于基因频率分析，后来引入到了分子序列的分析中。ML.法分析中，选取一个特定的替代模型来分析给定的一组序列数据，使获得的每一个拓扑结构的似然率都为最大值，然后再跳出其中似然率最大的拓扑结构作为最优树。在最大似然法分析中，所考虑的参数并不是拓扑结构而是每个拓扑结构的枝长，并对似然率求最大值来估计枝长。利用最大似然法来推断一组序列的系统发育树，需首先确定序列进化的模型，目前使用较多的是一些相对简单的模型，如：Jukes-cantor 模型、Kimura 二参数模型及一般二参数模型。这些模型都是建立在一定假设基础上；然后基于一定模型考虑 2 个 OTU 序列间的关系，找到枝的长度。这个过程需要寻找在某一个进化距离上由第一种序列真正转化成第二种序列的可能性，并确定在最大可能下的进化距离；接着将多个 OTU 所构成的所有可能树作为最佳树，对重建每棵树的统计量进行似然估计；最后通过对树长度的优化。从而获得最佳树参数的最大似然估计。

建树算法比较

UPGMA 法

假设在进化过程中所用核苷酸、氨基酸都有相同的变异率，即：存在一个分子种。然而这种算法得到的进化树相对来说不是很准确，故现在已很少使用。UPGMA 法步骤：①两两比对，并计算出遗传距离；②合并，并重新计算遗传距离；③画进化树。

NJ 法

最常使用的算法，它构建的进化树相对准确，最大的优点为快捷。然而其存在一定的局限性，序列上所有的位点都被同等对待，并且所分析序列进化距离不能太大。在处理相似度较高，亲缘距离较近的序列时，NJ 算法是最可靠的。

ML 法

该法在 MP 法的基础上计算每个位点转移概率的大小，同时通过调节各个分支的长度和位点来描述可能谱系关系。在树的拓扑结构方面，ML 法可能是做得最好的方法。但是 ML 算法大大增加了计算量，所以在处理大量序列的时候，此种方法计算极其耗时。ML 法步骤：①序列比对；②写出所有可能的树；③分析信息位点；④将每棵树的信息位点上的字符替换数相加，寻找最小替换总数的树。

对于不同的算法得到的不同结果或者同一算法不同参数所造成的结果差异，在进化分析中极其常见，选择时往往还必须根据其他的因素综合考虑，有时会人为设置或者受人为选择所期望的特定结果。不过，根据一些公认的进化关系作为"内参"来比照修正自己的结果应该是值得考虑的。

优点和不足

MEGA 作为分子进化遗传分析的免费使用软件，在国际和国内的病毒学、疾病预防控制相关专业期刊中广泛使用，得到世界上病毒学主流科学家的广泛认可。该软件操作简便、人性化设计、便于非计算机和（或）数学专业的病毒学学者使用。采用的算法包括了目前世界上主要采用的方法。但是 MEGA 主要针对于病原体基因序列自身的进化分析，没有将病原体自身分离时间的概念加入。

参考文献

［1］Kumar S, Stecher G, Tamura K. MEGA7: Molecular Evolutionary Genetics Analysis Version 7.0 for Bigger Datasets［J］. Mol Biol Evol, 2016, 33 (7): 1870–1874.

［2］Kumar S, Tamura K, Nei M. MEGA3: Integrated software for Molecular Evolutionary Genetics Analysis and sequence alignment［J］. Brief Bioinform, 2004, 5 (2): 150–163.

［3］潘晓玲. 乙型脑炎病毒全基因组分子进化及基因重组研究［D］. 北京：中国疾病预防控制中心, 2009.

［4］Hall B G. Building phylogenetic trees from molecular data with MEGA［J］. Mol Biol Evol, 2013, 30 (5): 1229–1235.

［5］李德新等. 病毒学方法［M］. 北京：科学出版社, 2012.

［6］Tamura K, Peterson D, Peterson N, et al. MEGA5: Molecular Evolutionary Genetics analysis using maximum likelihood, evolutionary distance, and maximum parsimony methods［J］. Mol Biol Evol, 2011, 28 (10): 2731–2739.

［7］Kumar S, Tamura K, Nei M. MEGA: Molecular Evolutionary Genetics Analysis software for microcomputers［J］. Comput Appl Biosci, 1994, 10 (2): 189–191.

［8］Erensoy A, Kuk S, Ozden M. Genetic identification of Fasciola hepatica by ITS–2 sequence of nuclear ribosomal DNA in Turkey［J］. Parasitol Res, 2009, 105 (2): 407–412.

［9］Tamura K, Dudley J, Nei M, et al. MEGA4: Molecular Evolutionary Genetics Analysis (MEGA) software version 4.0［J］. Mol Biol Evol, 2007, 24 (8): 1596–1599.

［10］Tamura K, Stecher G, Peterson D, et al. MEGA6: Molecular Evolutionary Genetics Analysis version 6.0［J］. Mol Biol Evol, 2013, 30 (12): 2725–2729.

附录 1-5-2：BEAST 软件使用手册

基于采样的马尔可夫链蒙特卡罗（Markov Chain Monte Carlo，MCMC）方法是可用于解决贝叶斯推理的主要方法。Beast 是用来进行 MCMC 分析的一套系列软件，其主要组成程序有 BEAUti、BEAST、Tracer、TreeAnnotator、FigTree，常用来构建最大可信进化分枝树（Maximum Clade Credibility，TreeMCC 树）。BEAST 系列软件自发布以来就拥有以建立 TreeMCC 树为核心的诸多功能，如：分析微观和宏观进化问题，估算变异率和迁移以及流行病的传播速度等[1]。此外，还有诸如 LogCombiner、TreeStat 之类的分析软件。

BEAST 系列软件的主要功能为：参数设置（BEAUti）、数据运行（BEAST）、收敛诊断（Tracer）、树的获取（TreeAnnotator）、树的展示和美化（FigTree）。

各版本之间操作有所差别，本文以 BEAST v1.6.1 举例说明，具体操作请以实际版本为主。

目录

1. BEAUti

　　BEAUti 是参数设置软件，其主要功能是对待分析的序列数据进行相关参数的设置，并导出符合后续 BEAST 运行要求的 XML 格式文件。

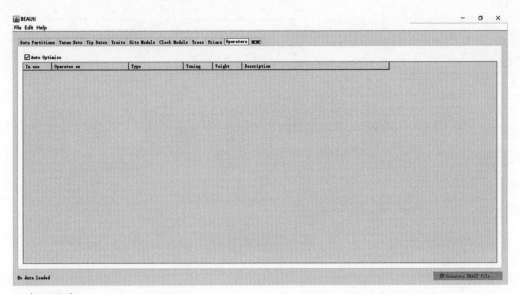

1.1　序列准备

　　BEAUti 运行文件格式须为 ".nex"，格式转化可以使用软件 EasyCodeML 中的 "Tools" 选项。

1.2 导入

打开 BEAUti 后，点击"File"，选择"Import Data"导入待分析的序列数据。

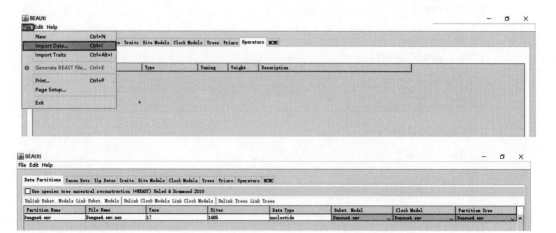

1.3 Taxon Sets 选项

用来估计设置的分类子集大多数最近共同祖先分化时间（time to most recent common ancestor，tMRCA），并且还可以在相应的分化时间上设置先验分布。这些分类子集可以代表多物种分析中的不同物种或者同一物种内在地理上孤立的种群。

"+"按钮添加分类子群，"Included Taxa"里的序列将用于估算 tMRCA 的日期，而"Excluded Taxa"里的序列不一定在同一进化分支里。

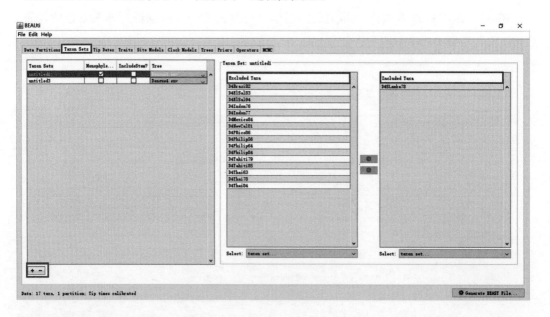

1.4 Tip Dates 选项

该选项用来导入序列的采集时间，后期分子钟可以将序列采样时间校准。点击"Tip Dates"选项，勾选"use tip dates"。

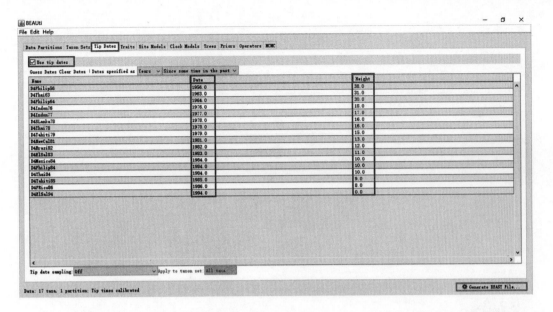

1）"Date"：可对每个序列编辑时间或采集时间。如果序列名称里包含时间信息则可以自动获取。

2）"Height"：每个序列相对于最年轻序列的年龄高度。原始序列中若含有时间数据，软件会自动将最近采集的序列的 height（age）作为 0 值，需剔除没有日期的序列；若原始序列不含时间数据，则所有序列的 Height 均为零。 原始序列最好不含有中文路径，否则在识别导入时有可能会发生错误。

1.5　Site Models 选项

1）分区数据的模型设置：由于不同分区可能设置不同的模型参数，故在设置模型前，点击"Partitions"，选中两个分区，再点击"Unlink susets.Models"，即分区数据不关联模型。非分区数据的模型设置则跳过该步骤。

2）"Substitution Model"下拉菜单选择模型：最适进化模型一般依据其核苷酸序列或氨基酸序列经相关软件测出。核苷酸序列模型软包括：jmodeltest、ModelGenerator 或 Modelfind，氨基酸序列模型软件包括：Prottest、ModelGenerator 或 Modelfind。

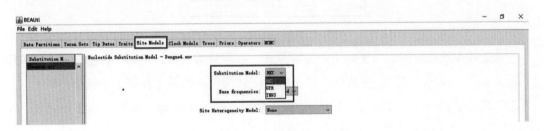

3）Base frequencies：一般选择 Estimated。

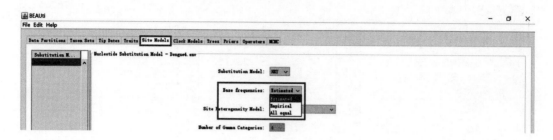

4）Site Heterogeneity Model：变异速率模型。

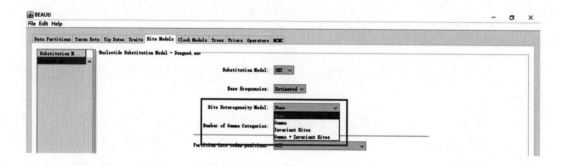

5）Partition into codon positions

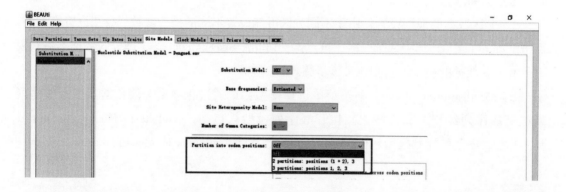

该选项表示针对编码区密码子的分区方式，一共分为3种。"off"：密码子分区关闭（默认）"（1+2），3"：分成两个区，所有序列密码子的第1和第2个碱基在同一区，第3个碱基单独一区。"1，2，3"：分成3个区，密码子的每个碱基分别在不同区。密码子的第1、2个碱基比第3个碱基进化速率小。

6）SRD06 Model

若勾选该模型会自动设置相关参数，适合编码区序列。

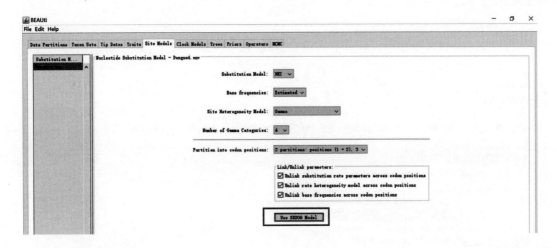

1.6 Clock Models 选项

即分子钟模型设置，可为树上不同分支之间的变异速率选择适当的模型，所选模型将用于估算每个节点的替换速率、taxon 分类群的 tMRCA、treeModel.rootHeight。点击菜单栏 "Clock"，共有 4 种分子钟模型可供选择。

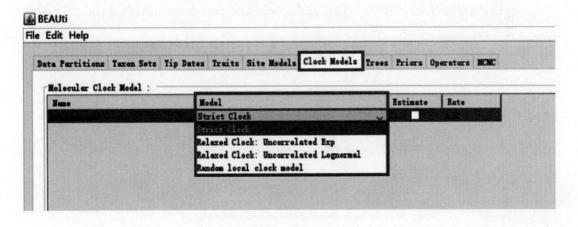

1）严格分子钟（Strict Clock）

严格分子钟假定树的谱系之间没有差异，不同枝有着相同的进化速率。严格分子钟有两种校准方式：

（i）指定变异速率：选择 "Strict Clock" 后，"Priors" 选项下的 "clock.rate"，可以调节这个参数。

（ii）指定先验：选择 "Priors" 选项下的 "tmrac"，或者设置 "treeModel. root Height" 值。

2）宽松分子钟（Uncorrelated Relaxed Clock）

分为 Lognormal（对数正态）和 Exponential（指数）。

宽松分子钟假定不同枝有着各自的进化速率，且宽松分子钟在各谱系和祖先之间的速率没有先验（priori）。

3）随机局部分子钟（Random localClock）

1.7 Trees 选项

Tree priors: 该选项用于设置种群的增长方式, 增长方式的选择取决于分析时做的假设。

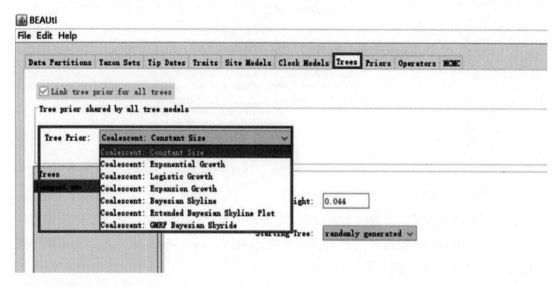

1) 种群规模随时间有四种常用增长方式: "constant size" "exponential growth"、"logistic growth" "expansion growth"。

2) "Bayesian skyline plot", BSP 的变异模型有两种, 即 constant 模型与 linear 模型。

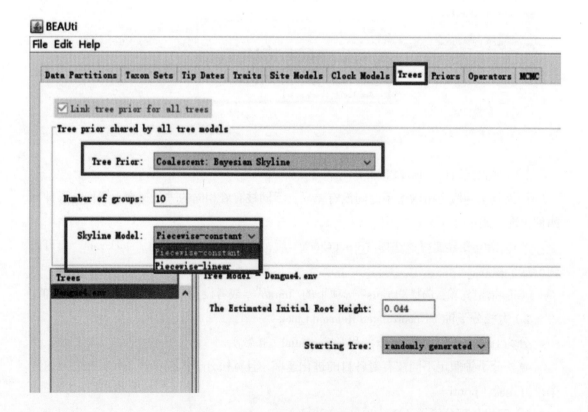

1.8　Priors 选项

仅介绍"Priors"设置里部分参数的含义：

1）clock.rate：该参数是严格分子钟的速率参数，仅仅在严格分子钟模型下使用。

2）constant.popSize："Trees"选项里选择"constant size"时才会出现。

3）covariance：用来计算宽松分子钟下的进化树里亲代分枝和子代分枝进化速率的协方差。

（i）值为正数：表示系统发育树中进化速率快的分枝旁边的分枝进化树速率快。

（ii）值接近 0：表示系统发育树中进化速率快的分枝旁边的分枝进化树速率慢，即该系统发育史进化速率自我校准能力不强。

4）exponential.growthRate：指数生长速率。"Trees"选项里选择"Exponential Growth"时才会出现。

5）exponential.popSize：当前指数增长下的种群规模。

6）gtr.{ac，ag，at，cg，gt}："Sites"选项里选择"GTR"时才出现。即 A ↔ C，A ↔ G，A ↔ T，C ↔ G and G ↔ T。

7）hky.kappa："Sites"选项里选择"HKY85"时才出现。

8）meanRate：仅仅在严格分子钟模型下使用。

Mean Rate= 用于估计的整棵树的长度 / 整棵树上估计的每个位点的替换数目。仅用于宽松分子钟。

9）siteModel.alpha：GAMMA 替换速率的 alpha 值。"Site Heterogeneity Model"选项里选择"Gamma"时才出现。

10）siteModel.pInv：即不变位点比例，含义是序列中的某些位点从未有过任何进化上的改变，进化速率相同。

11）treeModel.rootHeight：树总的高度。

12）ucld.mean：该参数是对数正态（lognormal）宽松分子钟下的平均分枝速率。

13）ucld.stdev：该参数是对数正态（lognormal）宽松分子钟下的标准差参数。若该参数为 0，即表示所有分枝的进化速率无差异，证明数据适合严格的分子钟。软件"Tracer"可以用来判断该参数设置是否合理，查看该选项的频率直方图，如不和 0 接近且分枝间的进化速率存在差异，则表明数据适合宽松的分子钟。

14）yule.birthRate：该参数是 Yule 模型里的谱系出生率（the rate of lineage birth）。

15）tmrca（taxon group）：若"Taxa"选项里已定义分类子集，则在"Prior"选项设置"tmrca"参数或设置"treeModel.rootHeight"会起到同样的效果。

16）yule.birthRate：若对物种水平（species-level）进行系统发育分析，应使用 Yule tree prior，Yule Model 假定每个系谱都有各自常量速率，"yule.birthRate"参数来指定。

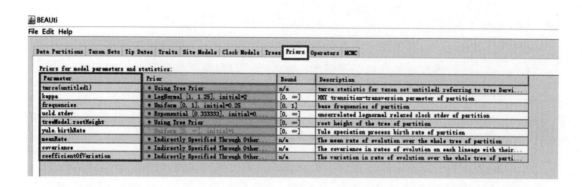

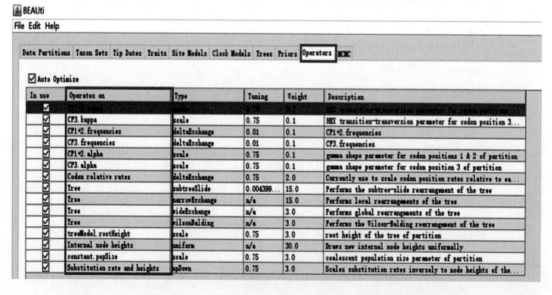

不同的分子钟模型，此处设置的参数不同，请结合实际情况进行设置。

1.9　Operators 选项

1）Tuning：表示移动的大小，该参数值的变化会改变 MCMC 算法接受该更改的频率。

2）weight：权重列。指定使用每个操作符在 MCMC 中提出新状态的频率。

3）Auto-optimize：该选项将在 MCMC 算法运行时自动调整至相对最优参数，一般默认选择。

1.10 MCMC 选项

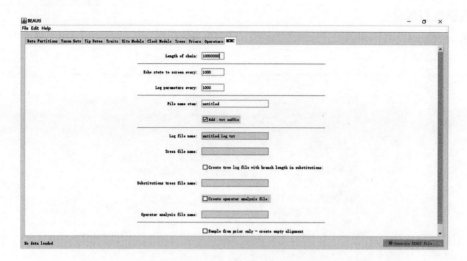

1）Length of chain：MCMC 分析运行的总代数。若想提高 ESS（Effective Sample Size）值使参数收敛，可通过增加该值实现。增加采样频率也可以提高 ESS 值，需注意的是，采样频率过于频繁也不会提高 ESS 值。总代数设置有一粗略的计算公式：总代数 =3 000 x 序列条数。

2）Echo state to screen：状态摘要输出到 BEAST 控制台窗口的频率。

3）Log parameters every：表示采样频率，即多少代生成一个样本。该值的设置受上述 Length of chain 影响，计算公式为：样本数量 =Length of chain（总代数）/Log parameters every（采样频率），所设置的采样频率须保证样本量至少为 10 000 个。

BEAUti 软件可以通过设置参数来实现复杂的进化模型，若使用默认参数进行分析，结果可信度不高。使用者应根据经验或已有研究进行相关参数设置。

1.11 生成 XML 文件

所有参数设置完毕后，点击界面右下角"Generate BEAST File"，生成用于后续 BEAST 运行的 XML 文件。

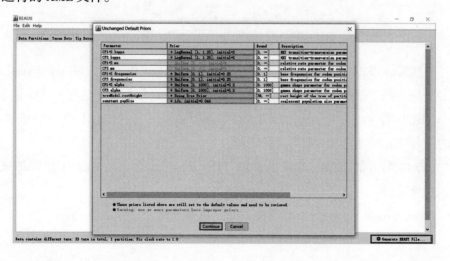

2.BEAST

数据运行软件。

BEAST v1.6.1

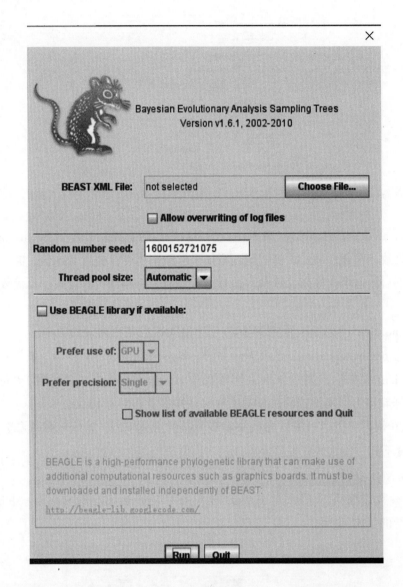

2.1 "Choose File"导入 XML 文件，取消勾选"Use BEAGLE library if available"。BEAGLE 是一个用于似然计算的高性能库，即进化分析通用似然评估器，可以显著减少进行系统基因组和系统动力学分析的时间。有些分析必须使用"BEAGLE"，在安装 EAGLE library 的同时还需同时安装一系列运行环境。

2.2 若 BEAUti 的 MCMC 选项里选择"The subst tree"，当 BEAST 运行结束后，至少会生成 4 个文件：

1）"xxx.（subst）.trees"：带有枝长的一系列子树。

2）"xxx.（time）.trees.txt"：不带枝长的一系列子树。

3）"xxx.log.txt"：日志文件。

4）"xxx.ops.txt"：相关的参数设置记录。

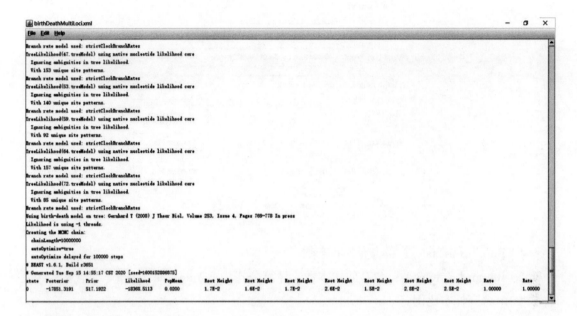

3. Tracer

是判断参数收敛的软件。

参数收敛的标准是各参数的 ESS 值大于 200。将上述第 3）个日志文件（xxx.log.txt）导入到软件 Tracer 中。增加代数、增加抽样频率或合并多个独立运行链可提高参数的 ESS 值。

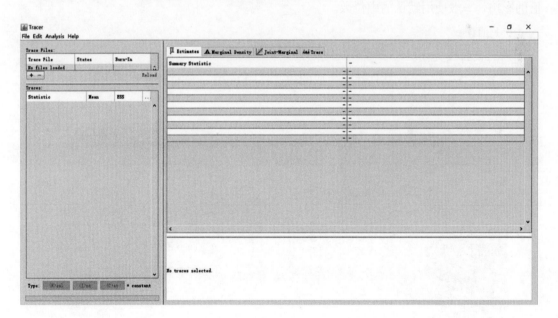

4. TreeAnnotator 获取树

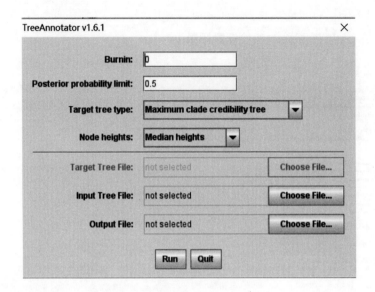

1）Burnin（as states）：舍弃的状态数。

2）Burnin（as trees）：舍弃的样本数，计算公式为 Burnin（as trees）＝总代数 ÷ 采样频率 × 舍弃样本比例。

3）Posterior probability limit：后验概率低于设置数值时不在树枝上显示，默认设置为 0.5。

4）Target tree type：树的类型，默认 MCC 树（最大可信进化分枝树）。

5）Node heights：节点高度的类型，可选择中位数或者平均值。由于均值容易受到极值的影响，一般使用默认的中位数。

5. FigTree

树的查看及美化。

将上述 TreeAnnotato 软件运行生成的树文件用 FigTree 软件打开。

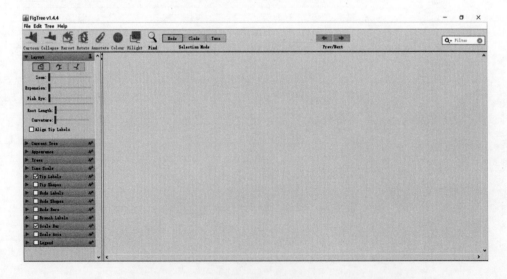

1）分支按进化速率标色：Appearance → Colour by → rate

导入速率比色卡：Legend → Attribute → rate

修改字体大小：Tip Labels → Font Size

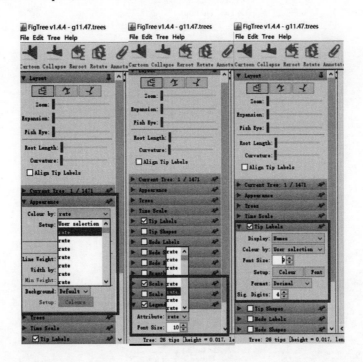

2）以 95%HPD 作为节点标尺：Node Bars → Display → height 95% HPD。

3）以采集时间为标尺。

勾选 Scale Axis，再勾选 Reverse Axis。

将 Time Scale 里的 Offset by 填入原始序列的最近日期。

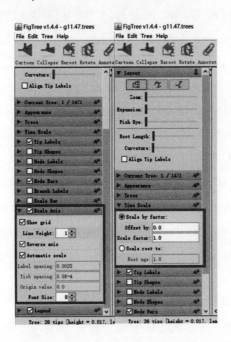

4）将后验概率显示在支上：勾选 Branch Labels，再将 Display 选为 posterior。

5）显示节点年龄：Node Labels → Display → Node ages。

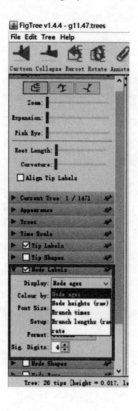

参考文献

［1］Bouckaert R, Heled J, Kuhnert D, et al. BEAST 2: a software platform for Bayesian evolutionary analysis［J］. PLoS Comput Biol, 2014, 10 (4) : e1003537.

［2］Li W L, Drummond A J. Model averaging and Bayes factor calculation of relaxed molecular clocks in Bayesian phylogenetics［J］. Mol Biol Evol, 2012, 29 (2) : 751–761.

［3］Drummond A J, Suchard M A, Xie D, et al. Bayesian phylogenetics with BEAUti and the BEAST 1.7［J］. Mol Biol Evol, 2012, 29 (8) : 1969–1973.

［4］Nascimento F F, Reis M D, Yang Z. A biologist's guide to Bayesian phylogenetic analysis［J］. Nat Ecol Evol, 2017, 1 (10) : 1446–1454.

［5］Baele G, Ayres D L, Rambaut A, et al. High-performance computing in bayesian phylogenetics and phylodynamics using BEAGLE［J］. Methods Mol Biol, 2019, 1910: 691–722.

［6］Suchard M A, Lemey P, Baele G, et al. Bayesian phylogenetic and phylodynamic data integration using BEAST 1.10［J］. Virus Evol, 2018, 4 (1) : y16.

附录 1-5-3：宏基因组学在病原微生物检测中的应用

20 世纪末至今，生物学各领域纷纷取得了长足进步，一个重要的原因是从序列到基因型再到表型的生物学数据生成的效率以及整个流程自动化程度的提高，并且进一步推动了基因组学、蛋白质组学和其他高通量生物学方法的日益普及。在信息化的浪潮里，宏基因组学（metagenomics）应用在生物、医学研究中逐渐成为了重点。根据全球规模最大的核酸序列库，美国国家生物技术信息中心（National Center for Biotechnology Information，NCBI）数据显示，20 世纪 80 年代至世纪末，基于一代测序技术的发展，GenBank 的基因序列数量呈现指数式增长；千禧年之后，随着下一代测序技术（next generation sequencing，NGS）的推广和成熟，全基因组序列（whole genome sequence，WGS）信息在GenBank 占据的比例快速增长趋势（附图 1-5-9，附图 1-5-10）。

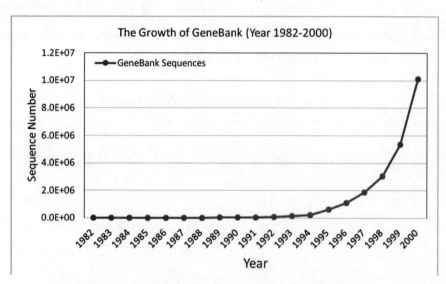

附图 1-5-9　1982—2000 年 GenBank 中基因序列增长图

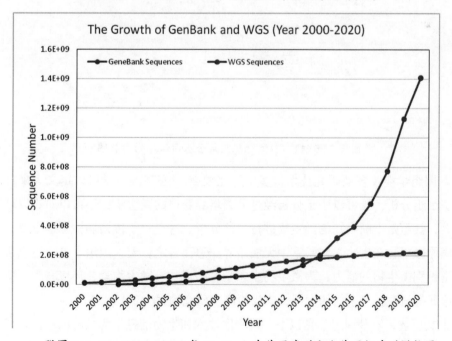

附图 1-5-10　2000—2020 年 GenBank 中基因序列和全基因组序列增长图

　　与此同时，宏基因组学在传染性疾病的检测中也逐渐成为中坚力量。随着 2020 年新型冠状病毒（Severe Acute Respiratory Syndrome Coronavirus type 2，SARS-CoV-2）在全球的疫情蔓延、暴发，序列数据对于设计和评估诊断测试，跟踪和追踪持续爆发以及确定潜在的干预方案至关重要。以下一代测序技术（Next Generation Sequencing，NGS）和生物信息学（bioinformatics）为核心的宏基因组学在全球医疗卫生机构、科研院校得到广泛应用，世界各地的实验室正在以前所未有的速度生成病毒基因组序列数据，从而为疾病的诊断以及病毒的全基因组序列测定、基因分型、突变分析、溯源进化、疫苗研究等提供了强有力的科学支持。2008 年建立的全球流感序列数据库（Global Initiative on Sharing All Influenza Data，GISAID）是目前全球最大的流感及新型冠状病毒数据平台，根据其收集提交的数据显示，新型冠状病毒（Severe Acute Respiratory Syndrome Coronavirus 2，SARS-CoV-2）在短短 10 个月时间呈现出爆炸性增长趋势（附图 1-5-11）。

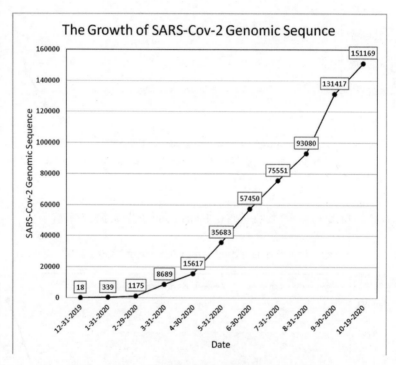

附图 1-5-11　新型冠状病毒全基因组序列增长图

　　宏基因组学涉及多项研究技术，多个研究领域。宏基因组学可以定义为来自群落的微生物基因组分析，既可以用于分析经过分离培养获得的微生物，还可以对难以培养或者无法培养，甚至是以前未知的微生物进行种群分析。这点对于传染病检测很重要，因为绝大多数病原微生物在生物学实验室中无法培养。总而言之，宏基因组学具有可以快速、高效、广谱识别微生物的能力，为微生物生态学、病毒学、微生物学、环境科学、生物医学和临床诊断等研究打开了新的大门，成为检测、研究的强大工具。

　　如上文所述，宏基因组学是以下一代测序技术和生物信息学为核心的一门学科。生物信息科学包括生物数据存储，检索和对大规模实验结果进行计算机分析。由于该领域学习曲线陡峭，生物信息学研究人员需要接受生物学、数学和计算机科学等多学科领域的培训，对生物学知识库有透彻的理解，掌握大数据挖掘算法。本章节将针对广大生物学、医学工作者的学术背景和工作需求，就通过下一代测序技术获得病原基因序列的生物信息学分析流程进行简要的思路介绍，有助于读者掌握和理解。

与末端合成终止法的 Sanger 测序不同，下一代测序的技术特点是大规模并行的边合成边测序，单次运行可以获得数百万条以上的序列信息。如何快速、高效的针对大规模的测序数据进行全面分析，获取有效数据，为下一步研究、诊断的准确推导提供信息，成为每个相关科研人员都亟需解决的问题。就病原微生物检测而言，对大规模测序数据进行病原相关序列的筛查和病原全基因组序列的组装是生物信息分析的重点。常规的分析流程主要包括：①对测序仪下机的原始测序数据进行质控（quality control）和过滤（filtration）；②采用拼接（mapping）和组装（de novo assembly）等算法策略从测序数据中去除无关序列，获得更长的全基因组或部分基因组有效序列信息；③通过 BLAST 等在线或者本地检索工具，结合病原微生物相关的核酸、蛋白数据库对获得的序列信息进行病原微生物的筛查、复核（附图 1-5-12）。

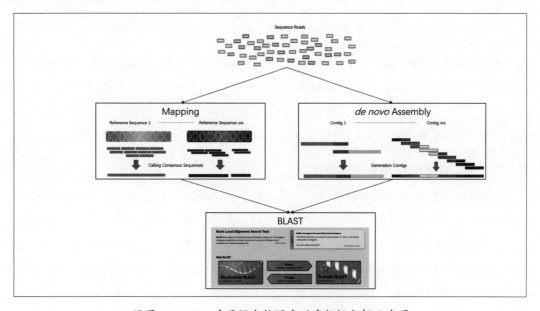

附图 1-5-12　病原微生物深度测序数据分析示意图

一、测序数据的质量控制

在生产和研究中，质量保证以及对生物技术和生物工程中样品真实性的关注一直是严肃的话题。下一代测序技术极大地增强了对 DNA 样品的深入分析，与此同时，受限于测序技术、测序仪、试剂、样品以及操作人员等多因素共同影响，深度测序在产生大量序列数据的同时也会引入了一定概率的错误。测序数据质量的好坏直接影响下游的数据分析，对测序数据进行质控统计意义重大。如果测序数据中存在的低质量测序数据不经过过滤去除，将影响到后续生物信息学分析结论的准确性。

在深度测序数据分析中，主要使用碱基质量值(quality score)对测序数据质量进行评估，它是碱基识别(base calling)出错的概率的整数映射。通常使用的Phred碱基质量值公式为：$Q=-10 \times Log_{10}P$（P为碱基识别出错的概率base calling error probabilities）。

附表1-5-1给出了碱基质量值与碱基识别出错的概率的对应关系。对于二代测序，一般要求达到Q20的碱基比例>95%（最差 ≥ 90%），Q30的碱基比例>85%（最差 ≥ 80%）。

附表1-5-1 碱基质量值与碱基识别出错的概率的对应关系表

Phred Quality Score	Probability of Incorrect Base Call	Base Call Accuracy
Q10	1/10	90%
Q20	1/100	99%
Q30	1/1 000	99.9%
Q40	1/10 000	99.99%
Q50	1/10 000	99.999%

根据测序数据的Q值，测序读长分布，G-C含量分布以及含糊碱基的比例和分布，往往需要对原始测序数据（Raw Data/Reads）进行过滤，主要去除以下序列数据：低质量序列，测序接头（adaptor）序列，含糊碱基比例较高的序列，读长范围不妥的序列，等等。经过处理后的测序数据称为Clean Data/Reads，可以用于下一步生物信息学分析。

二、测序数据的拼接和组装策略

深度测序数据拼接是生物信息学一项重要任务。一个完整的基因组序列，对目标物种的遗传研究至关重要，特别是对该物种遗传育种、进化、基因功能等研究具有重要支撑作用。目前的深度测序技术（包括第二和第三代测序技术）测序通量大，可以通过一轮测序反应获得目标物种基因组数十倍乃至上万倍的基因组覆盖深度。但由于深度测序生成的序列长度一般在50~150 bp，远远小于数kb至数Mb大小的病原微生物基因组。如何有效地利用这些短读长的深度测序数据准确地拼接出相应的基因组序列，这是生物信息学应用于病原微生物鉴定的一个研究分析重点。

拼接（mapping）和组装（de novo Assembly）是从深度测序数据生成完整或部分基因组全序列的两种主要策略。两者的区别在于前者是有参考序列（reference sequence，RefSeq）作为拼接参考，其策略类似于地图拼图游戏（附图1-5-13），研究人员以参考序列作为蓝本，将测序获得的read粘贴到参考基因组上相应的匹配位置，从而拼接得到DNA序列（附图1-5-14）。这种策略的实施前提是待分析的测序数据是已知物种或者是与已知物种在基因组序列上存在高度同源性，同时，参考序列库中含有对应的匹配参考序列信息。由于依据已知序列作为拼接蓝本，当测序数据中存在未知物种序列，或者是已知物种的变异型别的时候，这部分信息在拼接过程中存在丢失的概率。

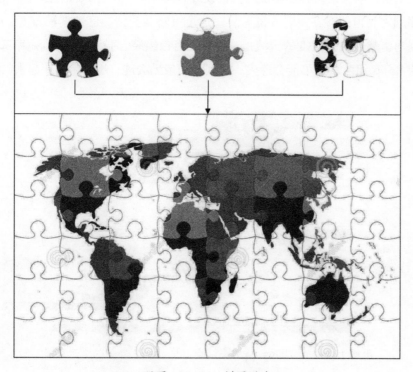

附图 1-5-13　拼图游戏

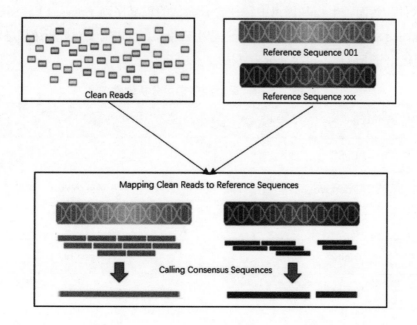

附图 1-5-14　测序数据拼接（Mapping）示意图

　　与拼接（mapping）策略不同，从头组装（de novo Assembly）是指不需要依靠任何已知的基因组信息，而是依赖于测序获得的数量巨大的 reads 之间的存在部分序列重叠（overlap）交叠区，从而拼接成更长的序列（contig）（附图 1-5-15）。由于目前测序数据的数量、质量，以及组装程序算法的参数设置和实际工作的复杂性，最终组装得到的序列与真实序列之间可能存在一定程度差异。这个策略会受到测序数据覆盖度（coverage）的制约，因为组装时低覆盖度的区域是难以进行有效组装，导致 reads 利用率降低，低丰度的区域的 Reads 组装信息可能会遗失，得到若干条无法进一步完整连接起来的序列。

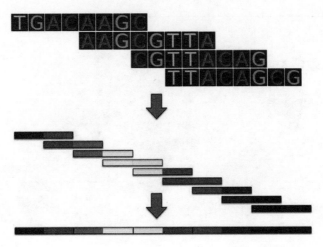

附图 1-5-15　测序数据从头组装（de novo Assembly）示意图

　　通过上述两种方法可以完成深度短序列数据的拼接和组装，附表 1-5-2 给出了常见的分析软件。然而，生物基因组中往往含有大量的重复序列（repeats），多态性变异（polymorphism），容易在生物信息学分析过程引入错误，所以需要对分析结果进行复核，并根据反馈优化分析流程，再次分析、复核。

附表 1-5-2　深度测序常用分析软件

Software Name	Primary Function
ABySS	Assmbly
SOAPdenovo	Assmbly
SPAdes	Assmbly
Trinity	Assmbly
Velvet	Assmbly
FastQC	Quality scoring

续表

Software Name	Primary Function
Bowtie	Mapping
BWA	Mapping
Mosaik	Mapping
SNAP	Mapping

注：参考数据库网址为 https://ftp.ncbi.nlm.nih.gov/refseq/release/

三、测序结果的检验与复核

基于局部比对的相似性搜索工具（basic local alignment search tool，BLAST），是由美国国立生物技术信息中心（National Center for Biotechnology Information，NCBI）的 Altschul SF 等研究人员于 1990 年发布，能够实现两段核酸 – 核酸、蛋白 – 蛋白或者核酸 – 蛋白序列之间的相似性的比对分析功能。BLAST 能够快速地找到两段序列之间的相似序列并对比对区域进行打分以确定相似性的高低。同时，BLAST 采用了可视化交互页面，具有实时调用 GenBank 数据库进行在线检索分析的优点。作为全球最大最权威的核酸、蛋白质数据库，GenBank 收录了全球绝大部分已经公开的核酸、蛋白质序列信息，与 BLAST 同属于 NCBI 维护管理。BLAST 界面如附图 1-5-16 所示，可以根据比对序列的类型，选择对应的功能进行在线比对分析。

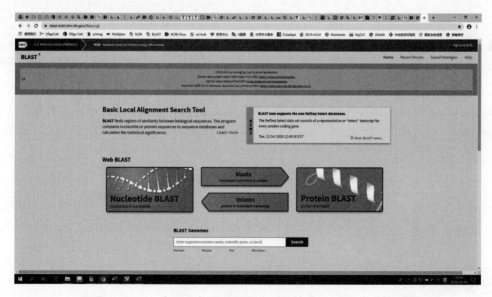

附图 1-5-16　基于局部比对的相似性搜索工具（BLAST）主页

Index of /refseq/release

Name	Last modified	Size
Parent Directory		-
announcements/	2020-09-16 17:01	-
archaea/	2020-09-16 21:14	-
bacteria/	2020-09-16 20:27	-
complete/	2020-09-17 03:20	-
fungi/	2020-09-17 03:29	-
invertebrate/	2020-09-16 21:31	-
mitochondrion/	2020-09-16 20:31	-
other/	2020-09-17 03:23	-
plant/	2020-09-16 17:19	-
plasmid/	2020-09-21 10:03	-
plastid/	2020-09-17 03:23	-
protozoa/	2020-09-16 21:16	-
release-catalog/	2020-09-21 11:49	-
release-error-notice/	2020-09-16 17:00	-
release-notes/	2020-09-17 10:17	-
release-statistics/	2020-09-17 03:29	-
vertebrate_mammalian/	2020-09-16 21:09	-
vertebrate_other/	2020-09-16 17:57	-
viral/	2020-09-16 20:31	-
README	2020-09-16 17:00	4.5K
RELEASE_NUMBER	2020-09-17 03:29	4

参考数据库网址为 https://ftp.ncbi.nlm.nih.gov/refseq/release/

附图 1-5-17　参考序列数据库下载页面

由于深度测序产生的数据量庞大，分析生成的数据量通过联网在 BLAST 进行在线分析，耗时往往较长。研究人员可以通过 BLAST 主页下载 BLAST 程序安装包，在本地高性能计算机或工作站进行安装；同时在 NCBI 主站通过 FTP 方式下载参考序列数据库（包含了核酸库，蛋白库等序列信息，附图 1-5-17），构建本地数据库，从而实现 BLAST 本地化实时分析。

该位点包含参考序列（RefSeq）集合中的所有核苷酸和蛋白质序列记录。"发布"目录包含完整集合的最新版本，而选定生物（例如人、小鼠和大鼠）的数据可在单独的目录中获得。数据以 FASTA 和平面文件格式提供。有关详细信息，请参见 README 文件。

参考文献

[1] Chiu CY, Miller SA. Clinical metagenomics [J]. Nat Rev Genet, 2019, 20 (6): 341-355. DOI: 10.1038/s41576-019-0113-7.

［2］Carbo EC, Sidorov IA, Zevenhoven-Dobbe JC, et al. Coronavirus discovery by metagenomic sequencing: a tool for pandemic preparedness［J］. J Clin Virol, 2020, 131: 104594. DOI: 10.1016/j.jcv.2020. 104594.

［3］Deng X, Gu W, Federman S, et al. Genomic surveillance reveals multiple introductions of SARS-CoV-2 into Northern California［J］. Science, 2020, 369 (6503) : 582-587. DOI: 10.1126/science.abb9263.

［4］Gwinn M, MacCannell D, Armstrong GL, et al. Next-generation sequencing of infectious pathogens［J］. JAMA, 2019, 321 (9) : 893-894. DOI: 10.1001/jama.2018.21669.

［5］Wilson MR, Sample HA, Zorn KC, et al. Clinical metagenomic sequencing for diagnosis of meningitis and encephalitis［J］. N Engl J Med, 2019, DOI: 10.1056/NEJMoa1803396.

［6］Altschul SF, Gish W, Miller W, et al. Basic local alignment search tool［J］. J Mol Biol, 1990, 215 (3) : 403-410. DOI: 10.1016/S0022-2836 (05) 80360-2.

第六章
病毒疫苗

在抗生素发现之前，人类多见由传染病引起的发病和死亡。截至目前，大量的抗生素和疫苗的研制发展应用，传染性疾病尤其是细菌性疾病得到了有效控制，近年来，新发、再发的传染病以病毒性传染病为主。由于抗生素对绝大多数病毒性传染病基本无效，大多数病毒疾病治疗缺乏合适的抗病毒药物，历史经验和现状都突显了病毒性疫苗对病毒性传染病预防控制的重要性。

第一节　预防性病毒疫苗的产生及分类

1796年，英国医生琴纳（Edward Jenner）受挤奶工不得天花的启发，实验证实牛痘可预防天花病毒，接种牛痘只引起皮肤局部损伤，因此他首先用牛痘替代了此前接种人痘浆间或引起的天花流行，这也是首次对人工疫苗接种策略的实践，也可以理解为弱毒疫苗在人类的接种。此后，法国科学家巴斯德（Louis Pasteur）率先连续在兔脑内传代减毒狂犬病毒生产疫苗，首先开创了减毒活疫苗的先河。随之而来是1921年研制成功、目前仍在使用的抗结核卡介苗；1950年代 Albert Bruce Sabin 研制成功减毒脊髓灰质炎疫苗，这四类疫苗的研制成功并大量应用到免疫预防，大大降低了罹患病原微生物特别是致病性病毒感染的危险。

目前把预防性病毒疫苗分为减毒活疫苗、灭活疫苗、基因工程重组疫苗、活载体疫苗、核酸（mRNA 和 DNA）疫苗等五大种类疫苗。

Ⅰ 减毒活疫苗。通过把严重危害机体组织细胞的病毒进行人工连续细胞传代法、动物连续传代法或低温筛选法去掉或减弱病毒毒力研发疫苗。以往有多种减毒病毒疫苗研发使用，如狂犬病、脊髓灰质炎、麻疹、腮腺炎、乙脑、甲型肝炎等减毒疫苗。现在认为用这种方法产生的疫苗在时间上过于缓慢，目前一般用重组或基因工程法敲除或用基因编辑法改变病毒毒力基因的核苷酸序列，从而降低病毒的毒力来研制减毒活疫苗。

Ⅱ 灭活疫苗。主要用 β－丙内脂或甲醛等化学法灭活病毒，这也是一种研发病毒疫苗的传统方法，目前仍然使用。如流感病毒疫苗用灭活的4个型别的血凝素抗原（H）组成副作用极小的亚单位疫苗或广泛使用的裂解性疫苗。

Ⅲ 基因工程重组疫苗。如用乙肝病毒表面抗原（HBsAg）基因插入到酵母菌或中国仓鼠卵巢（CHO）细胞中表达，并纯化出 HBsAg 作为乙肝疫苗。

Ⅳ 病毒活载体疫苗。用痘苗病毒、腺病毒或近年来比较热门的流感疫苗作为载体，连接病毒全基因组或单一蛋白基因构建疫苗。如英国阿斯利康疫苗用黑猩猩腺病毒为载体，军事医学科学院的陈薇团队和加拿大康希诺公司合作用非复制型的腺病毒为载体，插入完整的经修饰的严重急性呼吸综合征病毒 2（SARS–CoV–2）的 S 基因作为疫苗，因腺病毒可侵入多种细胞，易于传播，能产生体液及细胞免疫应答。

V 核酸（mRNA 或 DNA）疫苗。核酸作为疫苗，提取纯化容易，但在体外不稳定，容易降解，因此要考虑如何包裹不被污染，还要考虑其运送的途径，即疫苗刺激机体有效的途径。如美国 Moderna 公司用脂纳米技术包裹编码 SARS–CoV–2 病毒 S 蛋白的 mRNA，避免其受环境中 RNA 酶的污染降解，三角肌注射给药进行临床试验。

一般把第 I 和第 II 类视为第一代疫苗，第 III、IV 类为第二代疫苗，第 V 类由先进技术发展组成的疫苗为第三代疫苗。

第二节　疫苗的研发设计

病毒类疫苗属于人用生物制品（本文讨论范围不包括兽用疫苗），也是特殊用途的药品，需要符合药品使用的要求，因此疫苗研发前要进行合理的疫苗研发设计。

1. 要全面了解疫苗的免疫过程。前述可知，目前主要有三代疫苗。①第一代疫苗为灭活及减毒疫苗。顾名思义，灭活疫苗是疫苗中的病原微生物已被灭活但仍保持免疫原性。本身是颗粒状形式，可以激活机体的免疫系统产生免疫应答；而减毒疫苗只是单个或多个毒力因子的缺少或减低，这种疫苗能在机体中增殖，对保护性表位产生免疫应答。②第二代疫苗为基因工程和病毒活载体疫苗。前者如乙肝疫苗，是把乙肝病毒的表面抗原基因转接到酵母菌上，利用改造后强大的启动子生产乙肝病毒的表面抗原，并经纯化后作为疫苗；病毒活载体疫苗本身就已属人用安全疫苗，人们利用这种载体疫苗强大的启动子及安全性来插入各种保护性基因，或者根据需要，也可以对疫苗的启动子进行有目的的改造，改造后的启动子，或者复制能力更为强大，产生的目的基因更多、或者更易于筛选，而其本身又是颗粒性病毒载体，能侵入机体多种细胞产生免疫应答。③第三代疫苗为 mRNA 或 DNA 疫苗。该疫苗的特点就是生产快，特别是预防应对突发病原微生物的感染很有利。该类疫苗的缺点也很明显，即携带的外源基因是核酸容易被降解，需要用无毒无害的脂纳米颗粒将核酸包起来。此外，如果外源基因未携带启动子，需要设计安装启动子基因。例如目前进入三期临床试验的美国 Moderna 公司所研制的 SARS–CoV–2 病毒 S 蛋白疫苗，本身携带了该蛋白基因的复制启动子，因此该基因就不需要被改造增加复制启动子。

2. 要了解疫苗针对性疾病的流行及临床特点。即这种病原应具有什么样的特点能够激发人类机体自身的免疫而阻碍疫情发展到临床阶段。

3. 了解疫苗抗病毒感染免疫的要求，进行疫苗研发的实验室抗感染研究。此类研究包括小动物和非人灵长类动物进行体液免疫反应和细胞免疫反应的检测，了解所研发的疫苗抗感染免疫的预期程度。

4.疫苗的人体临床试验。必须在人体验证所研发疫苗的安全性和免疫原性，以及其抗感染的保护期限。

第三节　预防性疫苗的免疫作用

病毒蛋白（刺突、包膜、基质和核衣壳等,核酸苗如mRNA、DNA基因可表达转化为蛋白）物质刺激机体免疫系统，产生抗体（包括中和抗体、结合抗体）、细胞毒T淋巴细胞（CD8）等免疫反应和相应的记忆细胞，所产生的中和抗体和细胞毒T淋巴细胞能对侵入的相应病毒发生体液免疫和细胞免疫反应。前者产生的抗原–抗体反应，造成抗原–抗体免疫复合沉淀物激活适应性免疫细胞予以清除；激活的CD8 T细胞对侵入病毒的细胞进行攻击，使感染细胞受到杀伤而无法完成子代病毒的循环，促进吞噬细胞、单核细胞等降解清除病毒。

目前SARS-CoV-2病毒引起的全球大流行2019年冠状病毒病（COVID-19）疫情，致使多国争相研发预防性疫苗，出现了"八仙过海，各显神通"的局面。截至2020年7月底，全球共有165款SARS-CoV-2疫苗处于不同研发阶段，WHO已批准了7个团队研制的疫苗进入Ⅲ期临床试验。这些疫苗既包括了第一代传统的灭活疫苗，也有第二代的腺病毒活载体疫苗，更有第三代的脂纳米颗粒包裹的、产生病毒S蛋白的mRNA疫苗。由于mRNA翻译成S蛋白后其产生免疫应答的方式是最新的一类技术，因此将其产生体液及细胞免疫应答的过程概括如图1-6-1所示。

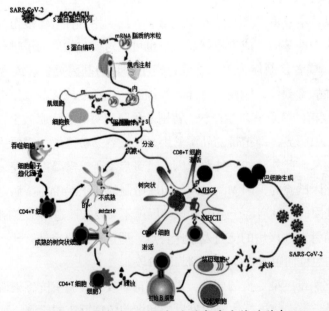

图1-6-1　以SARS-CoV-2 S蛋白为例说明机体的免疫应答（引自 Wang F, et al. 2020）

SARS-CoV-2 是一种单股正链的 RNA（+ssRNA）病毒，全长约 30 kb，可与 SARS-CoV 共用宿主细胞的 ACE2 受体，由病毒粒子上的刺突（S）蛋白吸附 ACE2，此后 S 蛋白裂解、变构，再引导病毒遗传物质进入宿主细胞。因此绝大多数种类的新冠病毒疫苗，都将 S 蛋白作为研制的靶点。mRNA 疫苗的主要成分 S 蛋白基因自身带有启动子，可在宿主细胞质利用宿主的 tRNA 自我翻译成完整的 S 蛋白。由于 mRNA 很容易被体外的各种 RNA 酶降解，所以它必须包裹在脂纳米颗粒（lipid nanoparticles，LNP）中。当携有 S-mRNA 的 LNP 经三角肌注入体内后，肌细胞内吞 LNP 释放出 S-mRNA，S-mRNA 激活并利用肌细胞的蛋白酶体合成 S 蛋白，S 蛋白抗原分泌到胞外后，再分别经交叉提呈途径提呈 S 蛋白抗原给固有免疫途径的吞噬细胞和树突状细胞（DC），后者可分为带有 I 和 II 主要组织相溶性抗原（MHC-I 和 MHC-II）成熟的和未成熟的 DC，经过 3 个循环产生体液免疫和细胞免疫。

吞噬细胞处理 S 蛋白抗原后经细胞适应性免疫途径产生了前炎症细胞因子及趋化因子，这些因子激活了 CD4+T 淋巴细胞，使该细胞带上炎症细胞因子及趋化因子的标记，这种标记的细胞与接受 S 蛋白抗原但不携带 MHC 抗原的未成熟树突状细胞结合，完成了从固有免疫到产生炎症细胞因子及趋化因子的 CD4+T 细胞的适应性免疫的第 1 循环；这类结合有炎症细胞因子及趋化因子标记的 CD4+T 淋巴细胞使未成熟树突状细胞成熟，活化效应 T 细胞，活化效应 T 细胞刺激免疫系统产生初始 B 淋巴细胞，初始 B 淋巴细胞分化产生浆母 B 细胞和记忆 B 细胞，前者生成抗病毒抗体。另一方面，树突状细胞细胞膜上 MHC I 类分子与 S 蛋白抗原分子形成复合物识别并激活表面具有 S 特异抗原的 CD8+T 细胞，经介导免疫系统产生了 S 抗原特异的细胞毒 T 淋巴细胞（CTL-Tc），这种 T 细胞可直接杀伤含有 SARS-CoV-2 的宿主细胞，而携带 MHC II 类分子的 DC 也识别产生中和抗体体液免疫的 B 细胞。由 B 细胞产生的中和抗体和 CTL-Tc 构成了 SARS-CoV-2 刺突 S 蛋白的主要免疫应答方式。

第四节　疫苗研发的实验室基础

疫苗研发的实验室研究目的，主要在于对疫苗的免疫原性及抗感染能力的测试。要使用酶联免疫吸附试验（ELISA）检测疫苗免疫小鼠的抗体效价及用空斑免疫试验检测其中和抗体产生的状况，用非人灵长类动物检测疫苗到免疫终点后用病毒直接攻击，评估该疫苗的免疫原性。前者主要目的在于分析该疫苗是否可产生体液免疫，后者可以分析体液免疫和细胞免疫状况，关键在于能够评价疫苗的抗感染免疫效果。

第五节　疫苗的 3 期临床试验

一、统计学要求

统计学方法在预防性疫苗的临床试验中作为评价的一种手段。受试者按年龄的要求可分组；作为预防性疫苗，一般要进行高、中、低三个剂量组的研究，受试者产生的安全性与剂量组有关，其免疫原性的产生也与剂量组有关，涉及的细胞免疫和体液免疫在三个剂量组中是有区别的。体液免疫中的抗体分析要转换为几何数据分析，用95%可信限表示；细胞免疫则用阳性应答的比值来显示不同的结果。用 χ^2 和方差（fisher）进行数据的检验分析；用 ANOVA 去分析对数转化的抗体效价差别，用威斯康新的秩和检验法分析非正态分布的数据，并用到多因素方差分析来确定疫苗的免疫原性和安全性的可能影响。统计分析常用到 SAS 或 SPSS 分析软件。因此在疫苗的临床试验中，需要专职统计学家分析处理数据。

二、受试者的伦理要求

为保护人类受试者的医学伦理的要求，1964年6月，在第18届世界医学会联合大会通过了赫尔辛基宣言，这是药物（包括疫苗）临床试验道德标准的基础，该宣言经多届世界医学会的修订，形成了所有进行疫苗临床试验的人员都必须熟悉并严格遵守的规范。2019年第十三届全国人大第二次会议首次将"加强科研伦理和学风建设，惩戒学术不端，力戒浮躁之风"列入政府工作报告。所以在疫苗的临床试验中，严格遵守赫尔辛基宣言的原则，也是我国药监局申批疫苗的基本要求。

按照这一要求和药物临床试验质量管理规范（good clinical practice，GCP），在确定进行疫苗临床试验的同时，就必须成立伦理委员会并得到相关部门的审核批准。该委员会的职责包括以下3个主要方面。

1. 有权监督疫苗的临床试验，保证受试者的相关权益要求，特别是受试者在临床试验中的安全问题；需要解决临床试验中产生副作用的报告和处理方式。

2. 该疫苗临床试验主要研究人员，必须向该委员会提供监督所需的信息，特别是关于任何严重不良事件的信息。

3. 在研究结束后，应当向伦理委员会递交最终报告，包含对于研究发现的总结结论。

三、Ⅰ、Ⅱ、Ⅲ期临床试验

若临床前研究的各项指标符合要求，可向国家药品监督管理局申请注册临床试验。获得疫苗的临床批件后，即可开始临床试验。顾名思义，临床试验是疫苗实验室研究扩展到人体的研究阶段，主要解决的问题是所试疫苗对人的安全性、免疫保护性（抗原反应性和免疫原性）的程度。

1. Ⅰ期临床试验：主要是观察分析候选疫苗对人体的安全性，试验组二十多人即可。在这之前要明确方案的内容，该方案应包括：①给疫苗途径。是静脉、皮下、或是肌内，哪一种途径比较适合，安全系数的高低，疫苗的日常化使用的便利性。②Ⅰ期临床试验设定的剂量，可以根据实验室对动物尤其是对非人灵长类的有效的剂量制定，也可以参考同种类的临床试验。所设定的剂量组一般要包括高、中、低3个剂量组，因为人体和动物体的差别还是存在的，尽管用了非人灵长类的动物做实验室研究试验，这只能说明这种动物与人体有相似的特点，但不相似的特点更大。首先，非人灵长类与人类无法交流，它对高、中、低剂量组的不同耐受，人类无法知道。其次，要制定良好的工作方案。可能的副作用有哪些，什么时候可能出现，几天报告观察一次。不同的疫苗产生副作用的时间可能不同，发生副作用的方式可能不一样，虽然要有同种或者相近种的Ⅰ期临床试验数据作为参考，但不同疫苗或者不同剂型，其发生的副作用也是不同的；还有就是谁在处理副作用方面更有经验，哪家医院或者医疗救治方法更快些，要考虑至少两种方案的处理方法，而且要往出现最严重副作用方面考虑应对措施，这些问题的详尽筹划只会降低Ⅰ期临床试验的难度。这需要Ⅰ期临床试验负责人亲自安排筹划。

2. Ⅱ期临床试验：主要是免疫有效性试验，同时也进一步扩大疫苗的安全性试验。在Ⅰ期临床试验的基础上把受试者扩大到几百人的规模进行免疫原性的检测分析，能够测知体液免疫（中和抗体）和细胞免疫的产生。

在Ⅱ期新冠疫苗的临床试验中，陈薇团队的腺病毒疫苗发现在高、中、低3组剂量的测试中，副作用反应率分别是75%、83%、83%，但他们统计分析发现这些副作用反应基本上是疫苗注射位点局部胀痛和发热较多，通常为注射疫苗后0~7d内发生的一过性反应。而疫苗注射14d和28d后分别可测知体液和细胞免疫。其免疫反应模式与副作用基本上与美英两国共同研制的黑猩猩腺病毒载体疫苗一致。腺病毒载体也和Moderna公司的mRNA疫苗、中国另三家企业的灭活疫苗及德国与辉瑞公司合作研制的疫苗一致，均可产生体液和细胞免疫，且安全性符合标准，所以首批经过Ⅱ期临床试验的7家疫苗均进入Ⅲ期临床试验。

3. Ⅲ期临床试验：Ⅲ期临床试验的受试者数量根据当地的本病感染率计算确定。一般受试者可超"千"计。而进入受试者试验的临床试验，必须符合2010版《中国药典》第三部的要求，受试者包括疫苗试验组和安慰剂组，而且必须采取随机、双盲的原则。只有大量的现场流行病学观察和体液、细胞免疫学的检测指标才能真正体现所研疫苗的安全性、效率及保护水准。以全球大流行的COVID-19疫苗为例，对欧、美洲国家而言，由于疫情正在流行，每日都报告有大量新增病例，开展Ⅲ期临床试验相对容易。但对中国来说，虽然本土的疫情也时有发生，但很快就被扑灭，新增病例以境外输入病例为主。因此在中国本土进行Ⅲ期临床试验不符合流行区这个重要指标，没有条件在国内开展Ⅲ期临床试验。目前中国进入Ⅲ期临床的3家灭活疫苗企业都要面对这一重大问题，只能选择到境外人群中开展试验。现已知，科兴控股生物技术有限公司将选择巴西、武汉生物制品研究所和北京生物制品研究所选择阿拉伯联合酋长国开展国际合作，完成Ⅲ期临床试验结果，相对来说，无形中增加了难度。

第六节　疫苗的审批

一、 要认真研究对待疫苗审批的相关法典

预防性疫苗既是药品又是生物制品。从事疫苗研发的主要负责人，一定要认真学习《医学免疫学》《医学生物制品学》等相关学科理论，真正弄懂、弄通医学免疫学的实质，这对于研制有效的预防性疫苗将有很大的帮助；还要认真学习疫苗相关行政法规，如《中国药典》三部中的第三部有关生物制品的描述和 2019 年 12 月 1 日起开始施行《中华人民共和国疫苗管理法》，这对于疫苗通过审批十分重要。

二、 要认真研究疫苗的安全性、效率和保护性要求

对疫苗的安全性、效率和保护性来说，这是预防性疫苗的第一要求，在这一前提之前，学习上述的 2 书、1 法典和疫苗管理法，把实验室研制作为疫苗审批通过必要的基础工作来抓，这对达到 Ⅰ、Ⅱ、Ⅲ 期临床试验的相关目的是很有必要的。

三、 审批机构对特殊疫苗要尽早制定新的规范

审批机构对所审批的预防性疫苗并非在保护率及保护期方面一成不变，但一定会有参照值。为了让新冠疫苗能够尽快帮助到人类，有关国家需要有针对性地出台规范要求。

美国的 FDA 已经适当降低了批准要求。在 6 月 30 日签发并生效的指导意见中，FDA 希望在 Ⅲ 期临床试验后的疫苗最起码在保护率中要显示出 50% 有效性。WHO 的要求则稍严格，对新冠预防性疫苗的较高基准要求为不超过 70% 的疗效和一年的保护期，而较低的要求则是 6 个月的疗效应达到 50%。50% 的疗效指数是参考了流感疫苗的数据。据美国疾病控制与预防中心的数据，自 2010 年以来，流感疫苗的有效率从 19% 到 60% 不等。对于这个指数有不同的认识。有人认为，这样的保护效果对新冠预防性疫苗的期待低了；但从另一个角度分析，如果 50% 有效，能保护 50% 的人不受感染也行，或者说不得重症，这也达到新冠预防性疫苗的研发目的。

总之，对新疫苗的审批通过要从疫苗研发的整体策略考虑，首先抓好实验室研究的基础工作，其次要达到 Ⅰ、Ⅱ、Ⅲ 期的临床试验要求，这样审批上市才有保障，才能顾及上市后的 Ⅳ 期临床试验。

（严延生　张拥军）

参考文献

[1] Wang F, Kream RM, Stefano GB. An Evidence Based Perspective on mRNA-SARS-CoV-2 Vaccine Development [J]. Med Sci Monit, 2020, 26: e924700.DOI: 10.12659/MSM.924700.

［2］国家药典委员会.中华人民共和国药典三部［M］.北京：中国医药科技出版社，2010.

［3］赵铠.疫苗研究与应用［M］.北京：人民卫生出版社，2013.

［4］Barry R. Bloom and Paul-Henri Lambert. AMSTERDAM. The Vaccine Book（Second Edition）.2016.

［5］Zhu FC, Li YH, Guan XH, et al. Safety, tolerability, and immunogenicity of a recombinant adenovirus type-5 vectored COVID-19 vaccine: a dose-escalation, open-label, non-randomised, first-in-human trial. Lancet. 2020, 395（10240）: 1845-1854. doi: 10.1016/S0140-6736（20）31208-3.

［6］曹雪涛.医学免疫学［M］.7 版.北京：人民卫生出版社，2018.

［7］赵铠.医学生物制品学.［M］.2 版.北京：人民卫生出版社，1995.

［8］Plotkin SA, Orenstein WA, Offit PA. Vaccines［M］. 6th edition. Elsevier. Ebook: 9781455737987.2013.

［9］普洛特金.疫苗学［M］.5 版.梁晓峰，罗凤基，封多佳，等译.北京：人民卫生出版社，2011.

［10］Wang F, Kream RM, Stefano GB. An Evidence Based Perspective on mRNA-SARS-CoV-2 Vaccine Development［M］. Med Sci Monit, 2020, 26: e924700. DOI: 10.12659/MSM.924700.

第七章
抗病毒药物

病毒体积微小，结构简单，由核酸（核糖核酸 RNA 或脱氧核糖核酸 DNA）组成其核心，外包有蛋白质外壳和膜。病毒缺乏完整的酶系统，感染特定的活细胞后，需借助宿主细胞的能源系统合成其核酸和蛋白质等成分，最后装配成完整的、有侵袭力的、成熟的病毒颗粒而增殖，具有遗传和复制等生命特征。多数病毒复制增殖过程可分为六个阶段：①吸附，病毒吸附于细胞表面特异性受体。②穿入，病毒通过细胞内吞、膜融合等方式进入细胞。③脱壳，病毒核酸从蛋白质衣壳内释放出来。④生物合成，病毒借助宿主细胞提供的原料、能量和场所合成核酸和蛋白质。⑤组装，病毒核酸和结构蛋白合成后，在细胞核内或细胞质内组装成核衣壳。无包膜病毒组装成核衣壳即为成熟的病毒体。⑥释放，宿主细胞裂解释放病毒颗粒，包膜病毒通常以出芽方式从宿主细胞中释放出来，但各阶段的细节因病毒而异。抗病毒药物主要通过影响病毒复制周期的某个环节而发挥作用。

目前抗病毒药物的研究重点主要针对一些重要的病毒感染，如疱疹病毒、人类免疫缺陷病毒（HIV）、流感病毒、巨细胞病毒、乙型肝炎病毒（HBV）和丙型肝炎病毒（HCV）等，其中如 HIV 引起的获得性免疫缺陷综合征（AIDS）、甲型 H1N1 流行性感冒、H7N9 致病性禽流感等疾病给人类造成的威胁，严重地影响着人类生命安全。

根据病毒种类可将药物分为抗 RNA 病毒药和抗 DNA 病毒药。根据药物对抗的疾病谱，则有广谱抗病毒药、抗疱疹病毒药、抗巨细胞病毒药物、抗流感及呼吸道病毒药物、抗艾滋病病毒药、抗肝炎病毒药等。根据药物的作用机制或靶点，可以划分为阻止吸附穿入和干扰脱壳类（穿入和脱壳抑制剂）、抑制核酸合成药（DNA 聚合酶抑制剂、反转录酶抑制药、整合酶抑制剂）、干扰蛋白质合成类（蛋白酶抑制药）、干扰组装药、抑制病毒释放（神经氨酸酶抑制剂）等。

第一节 穿入和脱壳抑制剂

代表药物有抗流感病毒药物金刚烷胺（amantadine）、金刚乙胺（rimantadine）、抗 HIV 药恩夫韦肽（enfuvirtide）、艾博韦泰（albuvirtide）、马拉韦罗（maraviroc）和 Ibalizumab-uiyk 等。

一、M2 离子通道抑制剂

金刚烷胺和金刚乙胺通过抑制离子通道 M2 蛋白，阻断病毒与细胞内膜融合及新病毒颗粒的组装和释放。特异性抑制甲型流感病毒,曾作为治疗和预防甲型流感病毒和人感染 H7N9 禽流感病毒的药物,但目前监测资料显示最近流行的病毒株对其耐药,已不推荐单独使用。此外金刚烷胺具有释放脑组织多巴胺或延缓多巴胺代谢发挥抗震颤麻痹的作用,用于治疗帕金森病。

二、融合抑制剂(FIs)

HIV gp41 中的 HR2 是一种促进病毒跨膜与宿主细胞膜融合的糖蛋白。恩夫韦肽是其多肽类似物,模拟 HR2 活性竞争结合 gp41 的 HRl 域,阻止 gp41 构象改变,进而阻止病毒与宿主细胞融合。穿入抑制剂是治疗 HIV 感染的新型药物,恩夫韦肽是该家族中首个被批准用于临床的化合物。2003 年获 FDA 批准上市,与其他抗反转录病毒药物合用,需要每日皮下注射两次,使用因而受限。

艾博韦泰是我国自主研发的第一个长效融合抑制剂,2018 年 7 月 13 日,艾博韦泰长效注射剂(商品名艾可宁)获国家药品监督管理局批准上市。与其他抗反转录病毒药物联合用于成人及 16 岁以上青少年患者,第 1、2、3、8 天每天静脉滴注一次,此后每周一次。

三、CCR5 受体拮抗剂

趋化因子受体 CCR5 是一个 G 蛋白偶联受体,是人类免疫缺陷病毒(HIV)进入 CD_4^+ 细胞的主要辅助受体之一。马拉韦罗能与 CCR5 分子结合,阻断 HIV 蛋白 gp120 与 CCR5 受体联合,从而阻止病毒进入,是目前唯一获得批准用于艾滋病治疗的 CCR5 受体拮抗剂。适用于与抗反转录病毒药物联合治疗 CCR5 单嗜性的 HIV-1 病毒感染者,CXCR4 单嗜性或 CCR5 和 CXCR4 双嗜性患者不推荐。2007 年,获美国食品药物管理局(Food and Drug Administration,FDA)批准上市,目前临床已发现耐药病毒。

四、CD4 定向附着后抑制剂

gp120 是 HIV-1 gp160 包膜糖蛋白中的一个亚基,可促进 HIV-1 与宿主细胞 CD4 受体的附着。2018 年 3 月,获 FDA 批准上市的 Ibalizumab-uiyk(商品名 Trogarzo)是人源免疫球蛋白 G4 的单克隆抗体,主要定向结合 CD4 受体的第二胞外结构域的构象表位,阻止 gp120 和 HIV 辅助受体的相互作用,同时远离 MHC Ⅱ 分子结合位点,避免了 MHC Ⅱ 介导的免疫抑制反应。阻止 HIV-1 的附着后进入,同时保留正常的免疫功能。适用于治疗多重耐药的 HIV-1(MDR HIV-1)感染患者。每 14d 静脉内注射一次,也可与其他同类药物联合使用,是 HIV 治疗领域的第一个单克隆抗体药物,也是第一个 HIV 长效新药。

五、附着抑制剂

附着抑制剂是属于穿入抑制剂的一类药物,可与 HIV 外表面的 gp120 蛋白结合,从而防止 HIV 与 CD4+ 细胞结合并进入其中。Fostemsavir(商品名 Rukobia)是 temsavir 的膦酰甲氧基前药,temsavir 是一种新型的 HIV-1 附着抑制剂。它结合并抑制 gp120 的活性,从而阻止 HIV-1 病毒生命周期的第一步。Fostemavir 是首个获得 FDA 批准的附着抑制剂,于 2020 年 7 月被批准与其他抗逆转录病毒药物联合使用，适用于治疗多重耐药的 HIV-1（MDR HIV-1）感染患者。

<hr>

第二节　DNA 聚合酶抑制剂

代表药物有阿昔洛韦（acyclovir）、更昔洛韦（ganciclovir）、伐昔洛韦（valaciclovir）和泛昔洛韦（famciclovir）等。

阿昔洛韦（无环鸟苷）为人工合成的嘌呤核苷类广谱抗病毒药，进入细胞后经病毒激酶作用转化为三磷酸化合物，竞争性结合病毒 DNA 聚合酶，导致病毒 DNA 链合成终止，抑制病毒复制。对细胞的 α-DNA 聚合酶也有抑制作用，但程度较轻，对哺乳动物宿主细胞毒性低。对单纯疱疹病毒（HSV）、水痘-带状疱疹病毒（VZV）的选择性高，主要用于 1 型和 2 型 HSV 的皮肤或黏膜感染及 VZV 感染的防治。1982 年 3 月获得了 FDA 的批准。同类药物有更昔洛韦、伐昔洛韦和泛昔洛韦。

<hr>

第三节　RNA 聚合酶抑制剂

代表药物如法匹拉韦（favipiravir）和瑞德西韦（remdesivir）。

法匹拉韦是一种吡嗪核苷类似物的广谱抗病毒药物，最初被批准用于耐药流感的治疗。在细胞内进行核糖基化和磷酸化，成为活性 Favipiravir-RTP，结合并抑制 RNA 依赖的 RNA 聚合酶（RdRp），进而终断病毒的转录和复制。不仅可以抑制甲型和乙型流感病毒的复制，在禽流感的治疗中也表现良好。有可能成为对神经酰胺酶抑制剂耐药的流感病毒株的替代疗法。此外，法匹拉韦已经用于致命病原体如埃博拉病毒（Ebola virus）、拉沙病毒（Lassa virus）及新冠肺炎病毒（SARS-CoV-2）治疗的研究。该药物目前已在日本上市。

瑞德西韦是一种腺苷类似物，通过掺入 RNA，致使无法添加其他核苷酸，从而终止 RNA 的转录，抑制 RNA 聚合酶的作用。最早在 2016 年作为抗埃博拉出血热病毒的潜在治疗药物研究。体外细胞实验和动物模型实验证实瑞德西韦对非典型性肺炎冠状病毒（SARS-CoV）和中东呼吸综合征冠状病毒（MERS-CoV）均有抗病毒活性。此外，瑞德西韦也正在进行作为新冠病毒（SARS-CoV-2）潜在治疗药物的研究。2020 年 5 月 1 日获得 FDA 紧急使用授权。随后相继在多个国家（日本、英国、印度和澳大利亚等）获得上市批准。8 月 29 日 FDA 扩大了实验性抗新冠病毒肺炎治疗的紧急使用授权范围，允许将其用于所有住院的新冠患者。后续该药的临床应用数据仍有待于进一步研究补充。

第四节　反转录酶抑制剂

分为核苷类（核苷酸类似物）和非核苷类。以 HIV 为代表的反转录病毒，其遗传核心是 RNA，病毒复制过程中先要在病毒反转录酶（RT）的作用下，以病毒 RNA 为模板合成前病毒 DNA，方能整合细胞 DNA 中继续复制繁殖。反转录酶抑制剂能够特异性作用于反转录酶，抑制病毒活性。

一、核苷类反转录酶抑制剂（NRTIs）

代表药有齐多夫定（zidovudine，AZT）、拉米夫定（lamivudine，3TC）、阿巴卡韦（abacavir，ABC）、替诺福韦（tenofovir）、阿德福韦（adefovir）等。这是一类核苷或核苷酸类似物，选择性抑制病毒的反转录酶和 DNA 聚合酶来阻止病毒的复制。

齐多夫定又名叠氮胸苷，是一种前体药，被磷酸化为 5'-三磷酸活性代谢物，竞争性地抑制 HIV 反转录酶，与天然底物 dGTP 竞争并整合到病毒 DNA 中阻断 DNA 链的延长。也是细胞 DNA 聚合酶 α 和 γ 的弱抑制剂。1987 年上市使用，是最早用于艾滋病治疗的抗病毒药，最常见的毒副作用为骨髓移植。

拉米夫定是一种合成的核苷类似物，在细胞内被磷酸化为 5'-三磷酸活性代谢物拉米夫定三磷酸酯。该核苷类似物通过抑制 HIV 反转录酶和 HBV-DNA 聚合酶，掺入病毒 DNA 中，导致 DNA 链终止。具有抗 HIV-1 和 HBV 的活性。1999 年在中国上市，目前有 3 个规格，商品名分别为贺普丁（100mg，用于慢性乙型肝炎病人的治疗）、益平维（150mg、300mg，与其他抗逆转录病毒联合使用，用于治疗 HIV 感染的成人和儿童）。

阿巴卡韦是一种合成的碳环核苷类似物。在细胞内被磷酸化为活性代谢产物阿巴卡韦三磷酸，与天然底物 dGTP 竞争性抑制，并通过阻止新碱基的加入而有效地终止 DNA 链的合成，1998 年获 FDA 批准上市。硫酸阿巴卡韦片剂及其口服液 2000 年在中国授权，2002 年上市，首先用于儿童 HIV 感染者的二线抗病毒联合治疗药物之一。携带 HLA-B 5701 等位基因的患者发生阿巴卡韦过敏反应的风险较高。

替诺福韦是单磷酸腺苷的无环核苷酸二酯类似物。在体内转化为活性代谢物替诺福韦二磷酸盐，与天然脱氧核糖核苷酸底物直接结合竞争而抑制 HIV-1 反转录酶和乙型肝炎病毒 DNA 聚合酶，并整合入 DNA 后导致病毒 DNA 链终止。具有强抗 HIV、HBV 和 HSV_2 的活性。富马酸替诺福韦二吡呋酯（tenofovir disoproxil fumarate，TDF）是其前体药，生物利用度更高，在体内转化为替诺福韦发挥作用，2001 年获批准，现为国内抗 HIV 治疗首选组合药物之一。也用于慢性乙型肝炎病毒感染的治疗。有罕见的肾功能损害、肾衰竭和近端肾小管病变（包括 Fanconi 综合征）的发生，并已有导致骨骼异常的报道。推荐服用本品者进行肾功能监测。HBV 和 HIV 合并感染的患者要注意中断 TDF 治疗之后发生乙型肝炎（HBV）急性恶化的可能性。

阿德福韦是单磷酸腺苷的无环核苷酸类似物，被细胞激酶磷酸化为活性代谢物阿德福韦二磷酸，通过与天然底物脱氧腺苷三磷酸竞争抑制反转录酶和 DNA 聚合酶以及整合病毒 DNA 后导致 DNA 链终止，具有较强的抗 HIV、HBV 及 HSV 的作用。但口服生物利用度低，其前体药物阿德福韦二吡呋酯（adefovir dipivoxil）生物利用度更高，在体内迅速转化为阿德福韦，主要用于治疗慢性乙型肝炎尤其是对拉米夫定耐药的乙肝病毒感染。

二、非核苷类反转录酶抑制剂（NNRTIs）

代表药包括依非韦伦（efavirenz）、奈韦拉平（nevirapine）。

依非韦伦通过非竞争性结合并抑制 HIV-1 反转录酶（RT）活性，作用于模版、引物或三磷酸核苷，兼有小部分竞争性的抑制作用，从而阻止病毒转录和复制。对 HIV-2 病毒的反转录酶及真核细胞 DNA 聚酶（如人类 DNA 聚合酶 α、β、γ 或 δ）无抑制作用，是目前首选的一线抗 HIV 病毒药物之一。常见的不良反应有皮疹及神经精神系统的症状等。为改善对神经系统不良反应的耐受性，在治疗开始的 2~4 周以及持续出现这些症状的患者中，建议临睡前服药。

奈韦拉平直接与反转录酶（RT）结合，并通过破坏酶的催化位点来阻断 RNA 依赖性和 DNA 依赖性 DNA 聚合酶的活性。不与模板或核苷三磷酸竞争。对 HIV-2 病毒的反转录酶及真核细胞 DNA 聚合酶（如人类 DNA 聚合酶 α、β、γ 或 δ）无抑制作用。与核苷类似物组合使用，用于治疗 HIV-1 感染。单独使用该药物，病毒会产生对奈韦拉平的耐药性，即使正确使用奈韦拉平也只能在有限的时间内有效。最常见的不良反应是皮疹和肝功能异常。

第五节　整合酶抑制剂

HIV 整合酶是反转录病毒复制过程中的关键酶之一，在人宿主细胞中没有类似物，因此以该酶为靶点的 HIV 整合酶抑制剂具有低毒高效的特点。国际上艾滋病治疗诸多指南中已将其作为首选推荐与其他抗反转录病毒药物联合治疗 HIV 感染。目前研制的整合酶抑制剂（INSTIs）通过抑制病毒基因组整合至宿主细胞的链转移反应阻断 HIV 的复制过程，因此也被称为整合酶链转移抑制剂（integrase strand transfer inhibitors，INSTI）。代表药物有拉替拉韦（raltegravir，RAL）和多替拉韦（dolutegravir，DTG）。

拉替拉韦于 2007 年 10 月 12 日获得了 FDA 批准，是首个获得批准上市的整合酶抑制剂。

多替拉韦 2013 年 8 月 12 日获得 FDA 批准，多替拉韦与利匹韦林的组合的药物 Juluca 在 2017 年 11 月 21 日被批准上市，用于成年人 HIV-1 治疗，成为首个获批的双药疗法。

第六节　蛋白酶抑制剂

正常情况下，HIV-1 蛋白酶将病毒合成的多蛋白前体水解切割成单个功能蛋白，这些功能蛋白就可以包裹复制的病毒 RNA 组装成新的成熟的 HIV-1 病毒，是 HIV-1 复制周期中至关重要的酶。蛋白酶抑制剂（PIs）通过抑制蛋白酶的活性，阻断 HIV 病毒成熟颗粒的形成和释放。获 FDA 批准的蛋白酶药物有 10 余种，代表药物有洛匹那韦（lopinavir）、达芦那韦（darunavir）等，动力学增强剂利托那韦（ritonavir）、考比司他（cobicistat）常用于辅助增强其活性。

洛匹那韦是 HIV-1 蛋白酶的抑制剂。其设计基于"拟肽"原理，分子结构中包含可被蛋白酶水解的肽键，与蛋白酶活性位点结合从而抑制酶的活性，阻断病毒多蛋白的裂解，导致未成熟的非感染性病毒颗粒的形成。洛匹那韦几乎完全通过肝脏 CYP3A 同工酶进行广泛的氧化代谢，单独服用时，洛匹那韦的口服生物利用度很低，因此它仅与利托那韦（有效的细胞色素 P450 CYP3A 抑制剂）合用，可显著提高生物利用度，阻止洛匹那韦的代谢转化并提高其血浆浓度达到治疗水平，这种组合最初在 2000 年以商品名克力芝（Kaletra，LPV/r）出售，并与其他抗反转录病毒药物联合使用，用于治疗成人和 ≥ 14d 的儿童 HIV-1 感染，国内主要用于一线治疗失败 HIV-1 患者的组合治疗。

达芦那韦可以结合到 HIV-1 蛋白酶上的不同活性位点，分子具有可变性，可以适应蛋白酶形状的变化。作为第二代蛋白酶抑制剂，最初在 2006 年被 FDA 批准，对蛋白酶抑制剂耐药相关突变 HIV-1 有一定的疗效。与洛匹那韦一样，使用达芦那韦时，必须以小剂量利托那韦作为药代动力学增强剂，并联合使用其他抗反转录病毒药物。

利托那韦是一种 HIV 蛋白酶抑制剂，可干扰 HIV 的生殖周期，同时也是一种有效的细胞色素 P450 CYP3A 抑制剂，可增加其他蛋白酶抑制剂的血浆药物浓度。尽管最初作为独立的抗病毒药开发，但已证明低剂量利托那韦和其他蛋白酶抑制剂的联合治疗方案具有优越性。当前它更普遍地用作其他蛋白酶抑制剂的增强剂。尽管利托那韦不是针对丙型肝炎病毒（HCV）感染的活性抗病毒药，但已用于固定剂量的联合产品（如 Viekira Pak，Technivie 和 Holkira Pak 等）的辅助成分用于 HCV 感染的治疗。美国肝病研究协会（AASLD）和美国传染病学会（IDSA）指南建议使用利托那韦增强的联合疗法作为伴或不伴肝硬化的 1a/b 和 4 型 HCV 患者的初始治疗。

考比司他也是一种细胞色素 P450 CYP3A 抑制剂，2014 年 10 月获 FDA 批准作为药代动力学增强剂与蛋白酶抑制剂达芦那韦或阿扎那韦（atazanavir）联合治疗 HIV-1 感染。

第七节　神经氨酸酶抑制剂

代表药物有奥司他韦（oseltamivir，商品名达菲）、帕拉米韦（peramivir）。

神经氨酸酶（neuraminidase，NA）是流感病毒表面两种糖蛋白之一，能切割新组装的病毒颗粒和细胞表面的唾液酸受体的连接，释放病毒颗粒感染其他细胞。我们常见的比较重要的流感病毒如 H1N1、H3N2、H5N1 和 H7N9 等，N 即代表神经氨酸酶。

奥司他韦是神经氨酸酶抑制剂，在体内水解为活性形式奥司他韦羧酸盐，该活性产物与神经氨酸酶有类似的结构，可以竞争性结合酶的活性部位，从而抑制神经氨酸酶的切割作用，阻断流感病毒的释放。适用于成人和 1 岁及 1 岁以上儿童甲型和乙型流感治疗及成人和 13 岁及 13 岁以上青少年的甲型和乙型流感的预防。在流感发作的 48h 内使用其临床益处最大，但重症患者，有并发症、疾病进展期或住院患者 48h 后开始抗病毒治疗也仍可能有益。

帕拉米韦是一个环戊烷衍生物，与环连接的基团有亲水的羧基和胍基，以及疏水的异戊基和乙酰氨基，4 个极性不同的基团分别作用于流感病毒 NA 结构中不同的活性位点，强烈抑制 NA 的活性，阻止子代的病毒颗粒在宿主细胞的复制和释放，是继扎那米韦和奥司他韦之后又一新的 NA 抑制剂。2013 年 4 月 5 日，国家食品药品监督管理总局批准了帕拉米韦氯化钠注射液用于流感病毒引起的普通流行性感冒和甲型流行性感冒，也可用于奥司他韦不能控制的重症流感。

第八节　其他抗病毒药物

代表药物有广谱抗病毒药利巴韦林（ribavirin）、干扰素（interferon，IFN）及组合药物类抗 HIV 药特鲁瓦达（truvada）和抗 HCV 药索磷布韦维帕他韦（sofosbuvir and velpatasvir）等

一、广谱抗病毒药

利巴韦林又名病毒唑，是人工合成的核苷类广谱抗病毒药物，可通过阻断 RNA 合成发挥抗病毒作用，可抑制许多 RNA 和 DNA 病毒，FDA 只批准用于配合长效干扰素治疗人类呼吸道融合病毒、丙型肝炎和某些出血热的治疗。FDA 明确提出利巴韦林不适合用于治疗流感，且严格明确其适应证，但在中国用利巴韦林治疗各种病毒感染的情况仍非常普遍。

干扰素是一类具有多种功能的活性蛋白质（主要是糖蛋白），由单核细胞和淋巴细胞产生的细胞因子，具有广谱抗病毒、抑制细胞增殖、调节免疫及抗肿瘤作用。干扰素可分为Ⅰ型和Ⅱ型，Ⅰ型干扰素包括干扰素 α 及干扰素 β 等，干扰素可激活抗病毒蛋白基因，合成多种抗病毒蛋白，还可增强自然杀伤细胞活性、激活巨噬细胞等，从而发挥抗病毒和调节免疫的活性，临床上被广泛用于慢性乙型肝炎和慢性丙型肝炎等疾病的治疗。

二、组合药物

美籍华裔科学家何大一先生于 1996 年提出高效抗反转录病毒治疗（highly active

antiretroviral therapy，HAART），熟称鸡尾酒疗法，是通过 3 种或 3 种以上的抗病毒药物联合使用来治疗艾滋病。该疗法目前已形成标准药方，由 2 种核苷类反转录酶抑制剂联合一种非核苷类反转录酶抑制剂或蛋白酶抑制剂或整合酶抑制剂组成，可以减少单一用药产生的耐药性，最大限度地抑制病毒的复制，恢复患者机体免疫功能，从而延缓病程进展，延长患者生命，提高生活质量。近年这种类似的联合疗法也被应用于在其他疾病如丙型肝炎的治疗上。组合药物既有联合用药的高效性，又有简化服药的便利性。

特鲁瓦达是一组含固定剂量恩曲他滨和富马酸替诺福韦二吡呋酯（TDF）的组合药物，2012 年 7 月，获 FDA 批准用于特定高危人群暴露前预防 HIV-1 感染的药物。与 TDF 一样，恩曲他滨（emtricitabine，FTC）也是核苷类反转录酶抑制剂，是一种胞苷类似物，可与 HIV-1 反转录酶的天然底物竞争，并结合到新形成的 DNA 中，从而终止病毒 DNA 的转录，抑制 HIV-1 病毒的复制。

索磷布韦维帕他韦是包含索磷布韦 400 mg 和维帕他韦 100 mg 固定剂量的复方制剂。为国内首个第三代泛基因型直接抗慢性丙型肝炎病毒（HCV）感染的口服复方制剂，适用于治疗基因 1 至 6 型、混合型和未知型 HCV 感染，治愈率高达 98%。2018 年进入我国的基本药物目录。索磷布韦在肝脏中被代谢为三磷酸尿嘧啶类似物，掺入到丙肝病毒 RNA 中，病毒复制提前终止。对所有基因型的丙肝病毒都有抑制作用，且耐药屏障高，不易产生耐药性。最早于 2013 年在美国上市，2017 年 9 月，在我国获批用于治疗丙肝病毒感染。维帕他韦同样具有类似的"泛基因"和"高耐药屏障"的特点，两种有协同抗病毒作用。

第九节　结果与展望

抗病毒药物种类繁多，机制复杂，比如抗 HIV 药物，FDA 批准的药物就有 8 大类 50 几种（含药代动力学增强剂和复合制剂），分别为核苷类反转录酶抑制剂（NRTIs）、非核苷类反转录酶抑制剂（NNRTIs）、蛋白酶抑制剂（PIs）、整合酶抑制剂（INSTIs）、融合抑制剂（FIs）、CCR5 受体拮抗剂、CD4 定向附着后抑制剂（单克隆抗体）和附着抑制剂。国内上市的药物亦有 NRTI、NNRTIs、PIs、INSTIs 和 FIs 五大类（包含复合制剂）。

有些药物同时兼具多种抗病毒活性，也有些药物的潜在功能和作用机制仍在探究中，因此分类方式也可能略有差异。病毒寄生于宿主细胞内，能抑制或杀灭病毒的药物一般也会损伤宿主细胞，因此多数抗病毒药物选择性低，毒性大，临床疗效也不十分理想。在药物的使用上要特别注意毒性反应和副作用，遵循医嘱，合理使用药物。由于病毒的高度变异性，耐药性问题给抗病毒药物的研制带来很大挑战，联合用药是目前对抗许多耐药病毒感染的重要疗法。寻找安全有效的抗病毒药仍然是抗病毒药物研究的热点。

（谢美榕　吴守丽）

参考文献

［1］国家药典委员会. 中华人民共和国药典 (2020 年版)［M］. 北京：中国医药科技出版社，2020.

［2］陈新谦，金有豫，汤光. 新编药物学［M］. 17 版. 北京：人民卫生出版社，2011.

［3］Poveda E，Briz V，Soriano V. Enfuvirtide，the first fusion inhibitor to treat HIV infection［J］. AIDS Rev, 2005, 7 (3)：139–147.

［4］Sayana S，Khanlou H. Maraviroc: a new CCR5 antagonist［J］. Expert Rev Anti Infect Ther, 2009, 7 (1)：9–19. DOI: 10.1586/14787210.7.1.9.

［5］Wu H，Yao C，Su B，et al. Efficacy and safety of long acting HIV fusion inhibitor albuvirtide in antiretroviral–experienced adults with HIV–1: interim 48week results from the randomized，controlled，phase 3 trial，non–inferiority TALENT study. 2018.

［6］Cahn P，Fink V，Patterson P. Fostemsavir: a new CD4 attachment inhibitor［J］. Curr Opin HIV AIDS,2018. 13(4): 341－345. DOI: 10.1097/COH.0000000000000469.

［7］Furuta Y，Komeno T，Nakamura T: Favipiravir (T–705)，a broad spectrum inhibitor of viral RNA polymerase［J］. Proc Jpn Acad Ser B Phys Biol Sci, 2017, 93 (7)：449–463. DOI: 10.2183/pjab.93.027.

［8］Warren TK，Jordan R，Lo MK，et al: Therapeutic efficacy of the small molecule GS–5734 against Ebola virus in rhesus monkeys［J］. Nature, 2016, 531 (7594)：381–385. DOI: 10.1038/nature17180.

［9］Yarchoan R，Broder S. Development of antiretroviral therapy for the acquired immunodeficiency syndrome and related disorders. N Engl J Med［J］. 1987, 316 (9)：557–564. DOI: 10.1056/NEJM198702263160925.

［10］Waters LJ，Mandalia S，Gazzard B，et al. Prospective HLA–B*5701 screening and abacavir hypersensitivity: a single centre experience［J］. AIDS, 2007, 21 (18)：2533–2534. DOI: 10.1097/QAD.0b013e328273bc07.

［11］Fung HB，Stone EA，Piacenti FJ. Tenofovir disoproxil fumarate: a nucleotide reverse transcriptase inhibitor for the treatment of HIV infection［J］. Clin Ther, 2002, 24 (10)：1515–1548.

［12］Adkins JC，Noble S. Efavirenz［J］. Drugs, 1998, 56 (6)：1055–1066. DOI: 10.2165/00003495–199856060–00014.

［13］Correll T，Klibanov OM. Integrase inhibitors: a new treatment option for patients with human immunodeficiency virus infection［J］. Pharmacotherapy, 2008, 28 (1)：90–101. DOI:

10.1592/phco.28.1.90

［14］Larson KB，Wang K，Delille C，et al. Pharmacokinetic enhancers in HIV therapeutics［J］. Clin Pharmacokinet, 2014，53 (10)：865–872. DOI: 10.1007/s40262–014–0167–9.

［15］Scott LJ. Peramivir: A Review in Uncomplicated Influenza［J］.Drugs, 2018, 78 (13)：1363–1370. DOI: 10.1007/s40265–018–0981–8.

［16］Bang LM，Scott LJ. Emtricitabine: an antiretroviral agent for HIV infection［J］. Drugs, 2003, 63 (22)：2413–2426.

［17］American Association for the Study of Liver Diseases, Infectious Diseases Society of America. HCV guidance［EB/OL］.(2017–06–12)［2020–03–01］. http: //hcvguidelines.org. Accessed June 12，2017.

［18］Lawitz EJ，Dvory–Sobol H，Doehle BP，et al. Clinical Resistance to Velpatasvir (GS–5816)，a Novel Pan–Genotypic Inhibitor of the Hepatitis C Virus NS5A Protein［J］. Antimicrob Agents Chemother, 2016, 22, 60 (9)：5368–5378. DOI: 10.1128/AAC.00763–16.

［19］Meanwell NA，Krystal MR，Nowicka–Sans B，et al. Inhibitors of HIV–1 Attachment: The Discovery and Development of Temsavir and its Prodrug Fostemsavir［J］. J Med Chem. 2018, 61 (1)：62–80. DOI: 10.1021/acs.jmedchem.7b01337.

第八章
人兽共患病毒病的实验室生物安全

=== 第一节　实验室生物安全的意义 ===

生物安全的概念主要是指避免生物威胁和生物危害，即避免感染性的生物因子危害人体。实验室生物安全的概念就是采取科学措施，强化工作和管理人员的生物安全意识，建立完善、规范化、制度化的管理体系，制定必要的物理生物防范措施，确保病原微生物在安全的环境里得到有效的研究。因此实验室生物安全首先要适合病原微生物的划分级别，其次要求使用人必须遵守相应的规章制度，这是实验室生物安全的真正目的所在。

美国马里兰州德特里克堡陆军传染病医学研究所（USAMRIID），主要从事实验室研制生物武器。2000年以来，美国发生的多起实验室生物安全事件，以及在全球各地存在的200多处生物安全实验室，引起了世人对实验室生物安全的重视。继新加坡、台湾地区发生的实验室个例感染 SARS–CoV 之后，2004年3月，我国也发生了 SARS–CoV 实验室泄露问题，引起全球的震动。这个事件的发生，促使我国对实验室生物安全进一步防护的重视。同年由国务院出台了《病原微生物实验室生物安全管理条例》，国家发改委、环保部等相关部委也相应出台了有关条例、通知等，卫生部门开展了年度抽检评审。2019年底，我国在武汉市首先发现了 SARS–CoV–2 引发的病例，因此于2020年5月由国家发改委、卫健委及中医药管理局联合发布：每省至少有一个达到生物安全三级（BSL–3）水平的实验室，每个地级市至少有一个达到生物安全二级（BSL–2）水平的实验室的规定。目的在于全面改善疾控机构设施设备条件，具备传染病病原体、健康危害因素和国家卫生标准实施所需的检验检测能力。

=== 第二节　实验室生物安全防护水平分级 ===

根据对所操作生物因子的防护要求，我国将实验室生物安全防护水平分为一级、二级、三级和四级。与 WHO 划分基本一致，一级防护水平最低，四级防护水平最高。

1.生物安全防护水平为一级的实验室（BSL–1，俗称 P1）：适用于操作在通常情况下不会引起人类或者动物疾病的微生物。

2.生物安全防护水平为二级的实验室（BSL–2，俗称 P2）：适用于操作能够引起人类或者动物疾病，但一般情况下对人、动物或者环境不构成严重危害，传播风险有限，实验室感染后很少引起严重疾病，并且具备有效治疗和预防措施的微生物。

3. 生物安全防护水平为三级的实验室（BSL-3，俗称 P3）：适用于操作能够引起人类或者动物严重疾病，比较容易直接或者间接在人与人、动物与人、动物与动物间传播的微生物。

4. 生物安全防护水平为四级的实验室（BSL-4，俗称 P4）：适用于操作能够引起人类或者动物非常严重疾病的微生物，以及我国尚未发现或者已经宣布消灭的微生物。

从生物安全防护水平可知，实验室生物安全的水准主要是根据病原微生物的传染性、感染后对人体的危害程度区分的。WHO 已经将病原微生物分为 4 类，按照这个程序，我国也将病原微生物划分为 4 类，结果与 WHO 相同，但顺序不同。

1. 第一类病原微生物：是指能够引起人类或者动物非常严重疾病的微生物，以及我国尚未发现或者已经宣布消灭的微生物，相对应操作此类病原微生物应置于 BSL-4 中。

2. 第二类病原微生物：是指能够引起人类或者动物严重疾病，比较容易直接或者间接在人与人、动物与人、动物与动物间传播的微生物。相对应操作此类病原微生物应置于 BSL-3 中。

3. 第三类病原微生物：是指能够引起人类或者动物疾病，但一般情况下对人、动物或者环境不构成严重危害，传播风险有限，实验室感染后很少引起严重疾病，并且具备有效治疗和预防措施的微生物，相对应操作此类病原微生物应置于 BSL-2 中。

4. 第四类病原微生物：是指在通常情况下不会引起人类或者动物疾病的微生物，相对应操作此类病原微生物应置于 BSL-1 中。

第一类、第二类病原微生物在我国称为高致病性病原微生物。在分离培养高致病性病原微生物时，要严格按照规定，在相应的 BSL-4 和 BSL-3 实验室中操作。但用于检测鉴定病原体的基因时，如定时定量 PCR（qRT-PCR），要在相应的 BSL-4 和 BSL-3 实验室添加灭活剂，才能在 PCR 实验室中鉴定，但对新的灭活剂要进行分离培养鉴定病原微生物是否在确定的时间内已经完全灭活了病原体。进行高致病性病原微生物的抗体检测，特别是用酶联免疫吸附试验（ELISA）检测人兽共患病毒病血清标本时，应把血清标本置于 56℃ 1 h 充分降解标本中可能残存的病毒后在 BSL-2 实验室中操作。应确定所有的灭活方式是否有效，才可以离开相应的生物安全防护水平的实验室。

以 ABSL-1、ABSL-2、ABSL-3、ABSL-4（animal bio-safety level，ABSL）命名的实验室，是表示包括从事动物活体操作的相应生物安全防护水平实验室。这类实验室不仅要考虑实验动物的舒适性，对相应生物安全防护水平也要求更高、更严。

第三节　实验室生物安全的设计、建造及安全保障

一、总体的设计和建造

均应符合国家、地方环境保护和建设主管部门的规定和要求。

实验室的防火和安全通道设置应符合国家的消防规定和要求，保持通道通畅、指示标识明显，同时应考虑生物安全的特殊要求。实验室的安全保卫也应符合国家相关部门对该类设施的安全管理规定和要求。实验室的建筑材料和设备等应符合国家的规定和要求。实验室内温度、湿度、照度、噪声、洁净度、节能、环保及舒适性等应符合室内外环境参数，工作和卫生等相关要求。如果是动物实验室，还应考虑对动物实验、动物饲养、动物尸体及排泄物的处置等过程产生的潜在生物安全的防护，同时要考虑动物福利的要求。

（一）BSL-1 实验室

实验室的门应有可视窗并可锁闭，实验室的出口处设洗手池。围护结构应易清洁、不渗水、耐化学品和消毒灭菌剂的腐蚀。地面应平整、防滑，实验室台柜和座椅等应稳固，边角应圆滑。实验室可开窗通风，如果采用机械通风，应避免交叉污染。内设洗眼装置，若使用高压气体应有安全措施，应设应急照明装置和备用电力供应。

（二）BSL-2 实验室

在 BSL-1 实验室的基础上，实验室主入口和放置生物安全柜实验室的门应可自动关闭，实验室入口应有进入控制措施。应在实验室或其所在的建筑内配备高压蒸汽灭菌器，应在操作病原微生物样本的实验间内配备生物安全柜。

（三）BSL-3 实验室

与 BSL-2 实验室在平面布局上完全不同，明确区分辅助工作区和防护区，在建筑物中自成隔离区或为独立建筑物。

1. 附属功能区：除核心防护区外，辅助工作区至少应包括监控室和清洁衣物更换间，核心防护区前有缓冲间和淋浴间；并有样本传递窗。

2. 围护结构：抗震和防火要求高于 BSL-2 实验室；所有缝隙和贯穿处的接缝都可靠密封；实验室内所有的门应可自动关闭、互锁；实验室内所有窗户同为密闭窗。

3. 通风空调系统：独立安装的送排风系统，可监控的空气压力调节，独特的外部排风口设置，可完全关闭便于消毒，还要有备用排风机。

4. BSL-3 与 BSL-2 比较，除具上述功能外，还应有供水与供气系统、污物处理及消毒灭菌系统、电力供应系统、照明系统、自控系统、监视与报警系统、实验室通讯系统等，较 BSL-2 实验室有更高的要求。

（四）BSL-4 实验室

与 BSL-3 实验室在平面布局上略有不同。

1. 主要设施。实验室防护区防护走廊、内防护服更换间、淋浴间、外防护服更换间，均应为气锁装置，并具备使用生命支持供气系统的条件。

2. 围护结构：应尽量远离建筑外墙；实验室的核心工作间应尽可能设置在防护区的中部。核心工作间内配备生物安全型高压灭菌器，其所在房间的室内气压应为负压。实验室应同时配备紧急支援气罐，生命支持供气系统应有自动启动的不间断备用电源供应和报警装置。

3. 实验室核心工作间的气压（负压）与室外大气压的压差值应不小于 60 Pa，大于 BSL–3 实验室的 40 Pa，而且使用Ⅲ级生物安全柜，而不是Ⅱ级生物安全柜。

（五）ABSL（动物生物安全实验室）

要满足实验动物伦理的要求。动物笼具、护栏的使用、清洗和消毒灭菌；地面要考虑液体收集、液体防回流、限制节肢动物进出等。ABSL–2 实验室动物饲养间应在出入口处设置缓冲间。ABSL–3 实验室在实验室防护区内就要设淋浴间，还可设置强制淋浴装置。动物饲养间的缓冲间应为气锁，并具备对动物饲养间的防护服或传递物品的表面进行消毒灭菌的条件。ABSL–2 动物饲养间的气压（负压）与室外大气压的压差值应不小于 60 Pa，ABSL–3 动物饲养间的气压（负压）与室外大气压的压差值应不小于 80 Pa，ABSL–4 动物饲养间的气压（负压）与室外大气压的压差值应不小于 100 Pa。

生物安全各级实验室除了布局、围护结构、设施的建设要求不同外，实验室内仪器设备的配置也不同，实验室等级越高，配备的安全设备也越高级。此外，软件的要求也不同。越高级的实验室，各项规章制度的范围、程度、要求更严、更多。除了实验室人员管理、实验室材料管理、实验室活动管理、实验室内务管理、实验室设施设备管理外，样本的溯源管理、保藏、运输、废物处置等特别重要，实验室标识系统、文件控制、安全和健康管理、风险评估、能力评估也非常重要，特别是应急措施、培训和演习，更是高等级实验室的基本要求。

二、安全保障对实验室生物安全的影响

实验室生物安全的安全保障除必要的设施外，通过风险评估、设施设备防护、个人防护和实验室管理规章制度是十分重要的安全保障措施。

（一）风险评估

1. 风险评估的意义：在实验室开展病原微生物实验活动具有一定的风险。首先要树立风险意识，识别出实验过程中的所有风险点，进行系统、全面的风险评估，采取切实有效的风险控制措施，保障实验人员的身心安全。所以说风险评估是病原微生物实验活动的核心，其评估结果应规范，具有执行的权威性、有效性和对实验室意外的预见性。风险评估不但要系统、完整、充分，还要及时和准确。风险评估应公告相关人员，定期制度化评审并能依据政策和实际情况适时更新。

2. 被评估人员的能力和内容：①被评估人员要了解所开展的病原微生物特性，特别是高致病性的病原微生物的危害性，主要从致病力、传播力和控制力这三个方面进行了解、

分析和判断。②要熟练掌握所使用的实验和防护设备。③要熟悉所有试剂、耗材和实验程序。④要了解现行实验室生物安全政策和本单位各项相关规章制度。

（二）设施及设备的评估

1. 实验室设施是否达到了所规定的标准，应按建设标准对实验室的防护等级进行评估。

2. 实验室主要设备（生物安全柜、压力蒸汽灭菌器、高速离心机等）是否达到要求。

（1）生物安全柜：生物安全柜广泛应用在医疗卫生、疾病预防与控制、食品卫生、生物制药，环境监测以及各类生物实验室等领域，是保障生物安全和环境安全的重要条件。生物安全柜是一种操作平台，平台的6个面中有5个是密闭的，只有靠近人的1面用于操作，是一种负压设备。在操作病患样本、培养物、菌毒株等具有感染性物质时，用来保护操作者本人、实验室环境以及实验材料，生物安全柜的负压设计，生物安全柜内部由负压风道和压力排风系统包围，能够避免上述操作过程中可能产生的感染性气溶胶和溅出物从操作面和接缝中溢出，能够有效保护实验人员；生物安全柜内部有两个高效过滤器，过滤后的空气进入操作平台保护样本，多余的空气经过滤后排到生物安全柜外。所以生物安全柜既能保护样本、又能保护环境。生物安全柜可分为一级、二级和三级三大类，以满足不同的生物研究和防护要求。

一般而言，对于 BSL-3 实验室需用二级生物安全柜，对 BSL-4 实验室，需用三级生物安全柜。

（2）压力蒸汽灭菌器：一般使用 121℃灭菌 20 min 能够杀灭任何病原。但要防止因灭菌器未达到 121℃温度，即灭菌器发生故障，因此在灭菌前，应当贴上温度指示剂（俗称"变色龙"）指示有效灭菌。

（3）离心机：要将离心机放置在固定台上，其最大的事故原因是转子偏斜，因此应当在放置后，用水平仪检测离心机是否放置于水平状态。

（三）个人防护的评估

个人防护水平按照风险评估应有高低强弱之分。

1. 防护的级别：

（1）一级防护：一次性工作帽、一次性医用口罩、工作服，必要时戴一次性乳胶手套。

（2）二级防护：一次性工作帽、护目镜（防雾型）、外科口罩、医用防护口罩（N95）、防护内服或工作服、一次性防渗透隔离衣、一次性连体防护服、一次性乳胶手套、一次性鞋套、一次性袖套、长统靴套、长统雨鞋等。适用于疑似病例、确诊病例的诊疗、流调、隔离、采样、检测、消毒等有风险实验活动的防护。

（3）三级防护：用于最高风险的操作使用的防护用品，包括生命支持系统、正压服、正压头盔、全面型呼吸防护器等。

2. 防护的地点：在指定的防护区域穿戴和脱卸防护用品。

（四）实验室生物安全管理制度的评估

要控制风险，安全地完成病原微生物各项实验活动，除了应有的设施、设备外，还要保障设施设备正常、稳定和安全运行，需要建立实验室生物安全管理体系，确定所有相关人员的职责、权利和义务，明确所有工作程序和SOP，按照既定的程序和SOP完成各项工作。所从事的病原微生物风险越大，依托的实验室等级就越高，管理制度的要求就越高。要建立能够覆盖人员、设施、设备、样本、菌（毒）种、废物、消毒、清场、运输、保存等所有的工作规范，并建立检查制度，确保各项工作按照正确的方法完成。

（林仲）

参考文献

［1］Normile D. Mounting lab accidents raise SARS ears［J］. Science, 2004, 304: 659 - 661.

［2］SARS Investigation Team from DMERI; SGH. Strategies adopted and lessons learnt during the severe acute respiratory syndrome crisis in Singapore［J］. Rev Med Virol, 2005, 15 (1)：57-70. DOI: 10.1002/rmv.458.

［3］国务院 . 病原微生物实验室生物安全管理条例［EB/OL］.（2004-11-12）［2020-05-05］http://www.vemeigu.com/swkj/48094.html.

［4］Centers for Disease Control and Prevention. CDC Lab Determines Possible Anthrax Exposures: Staff Provided Antibiotics/Monitoring［EB/OL］.（2004-7-19）［2020-05-05］. http: // www.cdc.gov/media/releases/2014/s0619-anthrax.html.

［5］Centers for Disease Control and Prevention. Report on the potential exposure to Anthrax［EB/OL］.（2004-07-11）［2020-05-05］. http: //www.cdc.gov/about/pdf/lab-safety/Final_Anthrax_Report.pdf.

［6］Centers for Disease Control and Prevention. Report on the inadvertent cross-contamination and shipment of a laboratory specimen with influenza virus H5N1［EB/OL］.（2004-08-15）［2020-05-05］. http: //www.cdc.gov/about/pdf/lab-safety/investigationcdch5n1contaminationeventaugust15.pdf.

［7］Centers for Disease Control and Prevention. Media Statement on Newly Discovered Smallpox Specimens［EB/OL］.（2004-07-08）［2020-05-05］. http: // www.cdc.gov/media/releases/2014/s0708-NIH.html.

［8］CNN. CDC: Smallpox found in NIH storage room is alive［EB/OL］.（2004-07-11）［2020-05-05］. http://edition.cnn.com/2014/07/11/health/smallpox-found-nih-alive/.

［9］White House Goverment. Next steps to enhance biosafety and biosecurity in the United

States［EB/OL］.(2015–10–29)［2020–05–05］. https: //www.whitehouse. gov/sites/default/files/ docs/10–2015_biosafety_and_biosecurity_memo.pdf.

［10］Lim PL, Kurup A, Gopalakrishna G, et al. (2004) Laboratory–acquired severe acute respiratory syndrome［J］. N Engl JMed, 350: 1740 - 1745.

［11］Centers for Disease Control and Prevention (CDC). Suspected cutaneous anthrax in a laboratory worker—Texas, 2002, 287: 2356 - 2358.

［12］Lim PL, Kurup A, Gopalakrishna G, et al. Laboratory–acquired severe acute respiratory syndrome［J］. N Engl J Med, 2004, 350 (17) : 1740–1745. DOI: 10.1056/NEJMoa032565.

［13］Wurtz N, Papa A, Hukic M, et al. Survey of laboratory–acquired infections around the world in biosafety level 3 and 4 laboratories［J］. Eur J Clin Microbiol Infect Dis, 2016, 35 (8) : 1247–1258. DOI: 10.1007/s10096–016–2657–1.

［14］Weiss S, Yitzhaki S, Shapira SC. Lessons to be learned from recent biosafety incidents in the United States［J］. Isr Med Assoc J, 2015, 17 (5) : 269–273.

第二篇

WHO 要求优先研发的
10+X（未知）病种

DIERPIAN

第九章
严重急性呼吸综合征

2002 年 11 月，我国广东省部分地区发生一种不明病因的以发热、肺部感染为特征的疾病，初期被我国学者称之为"非典型肺炎"（简称"非典"）。在经历了两个多月的始发期后，扩散到我国内地 24 个省、自治区、直辖市以及境外的我国部分地区，疫情也波及亚洲、美洲、欧洲等 29 个国家，截至 2003 年 7 月 11 日，全球共报告病例 8462 例，死亡 829 例，病死率约 9.8%；其中中国大陆报告 5327 例，死亡 349 例，病死率约 6.6%。

2003 年 2 月 28 日，意大利医生卡罗·乌尔马尼（Carlo Urbani）从一位在越南的美国商人身上首次发现了我国所称"非典"的病征，此后 WHO 即将这种疾病定名为"严重急性呼吸综合征"（severe acute respiratory syndrome，SARS）。在 WHO 组织协调下，各国科研人员共同致力于 SARS 病原体的确认。2003 年 4 月 12 日，加拿大首先公布了 SARS 病毒全基因组序列。2003 年 4 月 16 日，WHO 正式宣布 SARS 病原体是一种新型的冠状病毒。为表彰因 SARS 而逝去的乌尔马尼医生作出的突出贡献，建议将这一新型冠状病毒命名为 Urbani SARS 相关的冠状病毒（Urbani SARS_associated coronavirus，SARS-CoV）。

第一节　病原学特征

一、SARS-CoV 形态结构与分类学

冠状病毒属于冠状病毒科，冠状病毒属，包括 2019 年 12 月发现的新型冠状病毒在内，共有 7 个种。病毒直径为 60~200nm，电镜下呈日冕状或皇冠状，多为圆形或椭圆形（图 1），为 20 面体结构，外壳表面分布着大大小小的蛋白，包膜为双层脂膜，表面一般可见到两种包膜糖蛋白，即膜蛋白（membrane protein，M 或 E1）和刺突蛋白（spike protein，S 或 E2）。核衣壳与基因组 RNA 结合，形成卷曲的核衣壳螺旋，其模拟结构模式见图 2-9-1。冠状病毒可引起人和家禽的一系列疾病，虽然已传了多个世纪，但其起源仍然不明确。最初认为果子狸是 SARS-CoV 的天然宿主，后来又认为果子狸只是中间宿主，天然宿主可能是蝙蝠。按基因源分，冠状病毒基因组可分为 α、β、γ 和 δ 4 属，前 2 属主要为引起人类感染的冠状病毒，后 2 属主要为禽、鸟类冠状病毒，β 属又分为 A-D4 个簇，SARS-CoV 落在 β 型的 C 簇上，有别于中东呼吸综合征（MERS-CoV），其落于该型的 B 簇上。这种系统发生树的分析，确定了 SARS-CoV 代表了一个独立的进化系统。

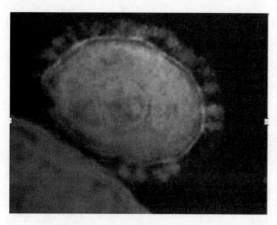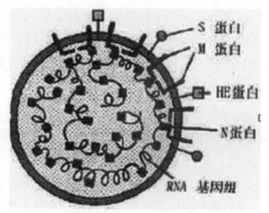

图 2-9-1　电镜下冠状病毒（左）及其模拟的结构图（右）（引自百度图片集）

二、SARS-CoV 的分子基础

1. SARS-CoV 的基因组及其功能：SARS-CoV 是单股正链 RNA 病毒，病毒基因组全长为 27~30kb，是目前已知基因组最大的 RNA 病毒，以独特的方式进行复制，并可以导致高频率的基因重组，包含 6~12 个开放阅读框（ORF）。基因组的 5′ 端有帽结构，其后是 60~80 个碱基的引导序列，随后是 200~500 碱基的非编码区（UTR）。3′ 端有 200~500 个核苷酸的非编码区（UTR）和 PolyA 结构。5′ 末端和 3′ 末端的非编码区对于 RNA 的转录和复制是非常重要的。基因组含有 7~10 个功能基因，其中 4~5 个编码结构蛋白，另外还编码一系列参与复制、转录的非结构蛋白，从 5′ 端到 3′ 依次为 5′ – 多聚酶–（HE）– S – E – M – N – 3′ 。基因组中最保守的序列在 5′ 端 1~20kb 的聚合酶基因（Dol）中。Dol 基因包含 2 个读码框，分别为 ORF1a 和 ORF1b，在 ORF1a 和 1b 的重叠处有一特异性 7 核苷酸序列和假结节结构，对于 ORF1b 的翻译是必需的。ORF1b 中编码蛋白功能的区域十分保守，是进行冠状病毒分类和种属特异性引物设计的最佳位点。此外，还有一些读码框架编码非结构蛋白和 HE 蛋白，编码这些蛋白基因的数量、核苷酸序列和顺序在不同的冠状病毒中是不同的。SARS-CoV 核酸密码子出现的频率较均一，密码子偏嗜性与真核生物较接近，与原核生物相差较远，提示基因表达选择在酵母等真核系统可能更为合适。

与其他包膜病毒相比，冠状病毒的复制速度较慢。病毒颗粒通过胞吞作用或膜融合侵入易感细胞，在胞浆中进行复制。与其他种类的病毒（如反义 RNA 病毒）相比，冠状病毒有两个最重要的特征：①成熟的病毒颗粒中没有 RNA 聚合酶存在，病毒复制、转录所需的 RNA 聚合酶，是在侵入宿主细胞之后才合成的。而且，只是在病毒的扩增阶段，保留在宿主细胞内行使功能，并不参与病毒颗粒的组装。②基因组 RNA 本身就有 5′—甲基化帽子和 3′— PolyA 尾巴结构，自身就可以发挥 mRNA 样的功能，作为翻译模板参与病毒蛋白质的合成。因此，冠状病毒侵入宿主细胞后，首先以病毒基因组 RNA 为翻译模板，表达出病毒 RNA 聚合酶。然后利用该酶完成负链亚基因组 RNA 的转录、各结构蛋白 mRNA 的合成，以及病毒基因组 RNA 的复制等一系列实现病毒粒子生命循环的重要过程。

2. SARS-CoV 的结构蛋白和非结构蛋白：SARS-CoV 全基因组编码的蛋白可分为结构蛋白和非结构蛋白，N 蛋白、S 蛋白、M 蛋白和 E 蛋白属于结构蛋白；PLP^{PRO} 蛋白、3CL^{PRO} 蛋白、依赖 RNA 的 RNA 聚合酶、RNA 螺旋酶和锌指相关蛋白等属于非结构蛋白，另外还编码一些未知功能蛋白。

S 蛋白（刺突蛋白），由 1 400~1 800 个氨基酸组成，单链右 β‑螺旋，是一种全折叠蛋白并且是冠状病毒最大的蛋白。血管紧张素转化酶 2（angiotensin‑converting enzyme，ACE2）是 SARS-CoV 的重要功能性受体，由 S 蛋白吸附后进入。S 蛋白可被分解成 S1 和 S2 亚单位，N 端的部分为 S1 蛋白，与细胞受体结合，S2 蛋白在 C 端，其功能在于膜融合。S 蛋白具有强抗原性和免疫原性，重组 S 蛋白可用于 ELISA 进行 SARS 抗体的血清学检测，动物试验证实完整 S 蛋白构建的减毒活疫苗 BHPIV3/SARS-S 免疫短尾猴可产生免疫应答，能有效地预防 SARS-CoV 的感染。

M 蛋白（胞质膜蛋白），由 221 个氨基酸组成，有 3 个跨膜螺旋区。N 端处于膜外，C 端位于膜内，其跨膜区分别存在于 15~37，50~72 和 77~99 段。紧随第 3 个疏水跨膜区之后，存在一个高度保守的氨基酸序列 SMWSFNPE。其 C 末端的 121 个氨基酸组成亲水性抗原决定簇，位于病毒粒子内部，推测是与病毒核壳体相互作用的部分。M 蛋白是病毒囊膜形成的重要蛋白，并在病毒颗粒组装过程中起到很重要的作用。

E 蛋白（包膜蛋白），SARS-CoV 中最小的蛋白，由 76 个氨基酸组成。E 蛋白属于 Ⅱ 型膜蛋白，在 17~34 位有个跨膜决定簇，富含亲水性抗原决定簇，C 末端位于病毒颗粒的表面。N 端的第 1~6、13~19、39~43、47~64 区段和第 73~76 区段有 β 折叠中心；第 6~12 区段和第 67~69 区段形成转角或无规则卷曲，是柔性区域。N 端第 2~13 区段和第 61~74 区段为 B 细胞优势表位区。目前认为 E 蛋白的功能与病毒复制有关。

N 蛋白（核衣壳蛋白），是 SARS-CoV 重要结构蛋白，由 422 个氨基酸组成，分子量约 47 kDa，富含亲水氨基酸残基。在成熟的病毒颗粒中，N 蛋白和 RNA 结合形成病毒颗粒的核心。N 蛋白在冠状病毒的生理过程中有两个方面的作用：一是在病毒包装的过程中和病毒 RNA 结合并与 M 蛋白相互作用使 RNA 和 N 蛋白复合体被裹进病毒衣壳中；二是在病毒 RNA 的转录和复制过程中与 mRNA 相互作用，影响病毒 RNA 的转录和复制。病毒组装时，N 蛋白与病毒 RNA 相结合形成螺旋状核衣壳，由 M、E、S 蛋白和核衣壳蛋白 N 之间的相互作用，最终使得成熟病毒颗粒通过光滑的囊泡释放出去。因此，如检出该蛋白，就意味着机体已被感染。与其他的动物冠状病毒相似，SARS-CoV N 蛋白是主要的免疫反应原之一，可诱发机体产生有效的免疫应答。

非结构蛋白位于 S 和 E 蛋白之间，有的在 M 和 N 蛋白之间，或其下游。不同种冠状病毒的非结构蛋白相差很大，但推测可能在病毒的复制和病毒颗粒的形成方面发挥一定作用，如 PLPPRO 蛋白、3CLPRO 蛋白、依赖 RNA 的 RNA 聚合酶（RNA-dependent RNA Polymerase，RdRp）和 RNA 螺旋酶（HEL）。

三、SARS-CoV 的理化特点

SARS-CoV 在物体表面能存活 3 h，室温下在粪便和尿液中可以存活 1~2 d，由于腹泻患者粪便 pH 值较高，病毒存活时间能延长至 4 d，感染细胞上清液中的病毒在 4℃和 –80℃保存 21 d 后其活性仅有轻微降低，即使在室温下 48 h 后病毒水平也仅仅降低了 10%，因此认为该病毒生命力较强。但是 SARS-CoV 对热敏感，56℃ 15min 病毒就可失活。此外，该病毒对常用的消毒剂和固定液也很敏感。75% 乙醇 5min 就能使其失去感染活力，含氯消毒剂 5min 可以灭活该病毒。

第二节　流行过程

一、传染源

SARS 患者是最主要的传染源。极少数患者在刚出现症状时即具有传染性。一般情况下传染性随病程而逐渐增强，在发病的第 2 周最具传染性。通常认为症状明显的患者传染性较强，特别是持续高热、频繁咳嗽、出现急性呼吸窘迫综合征（acute respiratory distress syndrome，ARDS）时传染性较强，退热后传染性迅速下降。尚未发现潜伏期内患者以及治愈出院者有传染他人的证据。

并非所有患者都有同等传播效力，有的患者可造成多人甚至几十人感染（即超级传播），但有的患者却未传播他人。老年人以及具有中枢神经系统、心脑血管、肝脏、肾脏疾病或慢性阻塞性肺疾病、糖尿病、肿瘤等基础性疾病的患者，不但较其他人容易感染 SARS-CoV，而且感染后更容易成为超级传播者。造成超级传播的机制还不清楚，但肯定与所接触的人群对该病缺乏认识以及防护不当有关。其中有一些超级传播者由于症状不典型而难以识别，当二代病例发生后才被回顾诊断。影响超级传播的因素还包括患者同易感者的接触方式和频次、个人免疫功能以及个人防护情况等。

已有研究表明，SARS-CoV 感染以显性感染为主，存在症状不典型的轻型患者，也存在隐性感染者，据卫生部在我国南方开展的流行病学回顾性调查，在 SARS 流行的早期，既发现了未传代的症状不典型的轻型患者，也发现了一些隐性感染，如广东省饲养、销售野生动物人员中，也有相当比例的 SARS-CoV 抗体阳性者。迄今为止，尚未发现隐性感染者的传染性。

已在果子狸、山猪、黄猄、兔、山鸡、猫、鸟、蛇、獾等多种动物经聚合酶链反应（PCR）或血清学检测获得阳性结果。目前的研究结果，已经从血清学、病原学、流行病学和分子生物学等诸多方面证明果子狸是人感染 SARS-CoV 的中间宿主。

二、传播途径

近距离呼吸道飞沫传播，即通过与患者近距离接触，吸入患者咳出的含有病毒颗粒的

飞沫，是 SARS 经空气传播的主要途径。气溶胶传播是经空气传播的另一种方式，即通过空气污染物气溶胶颗粒这一载体，在空气中作中距离传播，被高度怀疑为严重流行疫区的医院和个别社区暴发的传播途径之一，其流行病学意义在于，易感者可以在未与 SARS 患者见面的情况下，有可能因为吸入了悬浮在空气中含有 SARS-CoV 的气溶胶而感染。通过手接触传播是另一种传播途径，是因易感者的手直接或间接接触了患者的分泌物、排泄物以及其他被污染的物品，再经手接触口、鼻、眼黏膜侵入机体而实现的传播。有报道从患者的粪便中分离到冠状病毒，提示病毒有经消化道传播的可能。已有从人泪液等体液中分离出病毒的报道，虽尚无经过血液途径、性途径和垂直传播的流行病学证据，但在预防中均不可以掉以轻心。

影响传播的因素很多，但经呼吸道传播是最主要的途径。在医院抢救和护理危重患者、吸痰、气管插管以及咽拭子取样时，是医护人员感染的重要途径，应格外警惕。医院病房环境通风不良、患者病情危重、医护或探访人员个人防护不当使感染危险性增加。在 SARS-CoV 污染的实验室内工作或停留，被感染的可能性极大，并有可能由此向社会传播。另外如飞机、电梯等相对密闭、不通风的环境都是可能发生传播的场所。

尚无证据表明苍蝇、蚊子、蟑螂等媒介昆虫可以传播 SARS-CoV。

三、人群易感性

一般认为人群普遍易感，资料显示儿童感染率较低，这可能有赖于家庭和学校的保护结果。与 SARS 症状期病人的密切接触者是 SARS 的高危人群之一。医护人员和患者家属与亲友在治疗、护理、陪护、探望患者时，同患者近距离接触次数多，接触时间长，如果防护措施不力，很容易感染 SARS。从事 SARS-CoV 相关实验室操作的工作人员和果子狸等野生动物的从业人员，在一定条件下，也是可能被感染的高危人群。感染 SARS-CoV 后，已证实可以产生体液免疫，已有观察到发病 6 个月时血清抗 SARS-CoV IgG 仍呈强阳性的报道，但其持续时间及其对机体的保护作用，以及流行病学意义均有待深入研究。

第三节　流行特征

一、地区分布

SARS-CoV 感染的首例病人发生在中国广东省佛山市，发病日期为 2002 年 11 月 16 日，最后 1 例病人在中国台湾，发病日期为 2003 年 6 月 15 日。大陆疫情首先在广东发生流行，其后远程传播到北京、山西、四川等地，再向全国其他地区扩散，共有 24 个省、自治区、直辖市先后报告发生 SARS 临床诊断病例。根据疫情发生和传播情况，可将我国内地分为四类地区：①本地流行区（广东等地）。②输入病例，并引起当地传播地区（北京、内蒙古、山西、河北、天津等地）。③输入病例，未引起当地传播地区（上海、山东、湖南、辽宁、宁夏和福建等地）。④无报告病例地区（海南、云南、贵州、青海、西藏、新疆、黑龙江等地）。同时，SARS-CoV 感染病例向国外扩散，新加坡、澳大利亚、加拿大等 29 个国家都发生病例。

二、时间分布

2002 年 11 月，我国广东出现 SARS 疫情，到 2003 年 2 月，已有中国香港、越南、加拿大和新加坡等多个国家和地区有病例发现，SARS 呈现全球流行的态势。在这次 SARS 疫情中，发病主要集中在 2003 年 3 月中旬至 5 月中旬，6 月份疫情得到有效控制，7 月份疫情结束。

在 2003 年 7 月 5 日，WHO 宣布全球首次 SARS 流行结束后，全球又陆续发生几起 SARS 爆发事件：2003 年 9 月 8 日，新加坡证实发生 1 例 SARS 确诊病例，认为是 SARS 病毒实验室感染；2003 年 12 月 17 日，台湾地区发生另 1 例实验室感染病例。2004 年 1 月 5 日至 2 月 2 日，广东省广州市报告了 4 例 SARS 病例，4 例病人的症状轻微，均未发现明确的传染来源，亦未传染给他人，这 4 例均为实验室确诊病例。2004 年 3 月 25 日至 4 月 17 日，安徽、北京陆续出现 SARS 病例，后经证实是由于从事 SARS 研究的实验室病毒灭活不彻底，造成的实验室感染。在此次疫情中，安徽发病 3 例，其中 1 例死亡；北京发病 7 例，无死亡报告。此后，全球至今未再发现 SARS 病例。

三、人群分布

该病患者以青壮年为主。根据中国内地 5 327 例资料统计，主要发病年龄在 20~60 岁之间，占总发病数的 85%，其中 20~29 岁病例所占比例最高，达 30%；15 岁以下青少年病例所占比例较低，9 岁以下儿童病例所占比例更低。

男女性别间发病无显著差异。人群职业分布分析显示医务人员存在明显高发的特点。医务人员病例占总病例的比例高达 20% 左右（个别省份可高达 50% 左右）。在流行后期，由于医护人员防护措施得力，医护人员发病数以及构成逐渐减少。有 8.6% 的病例为学生，均为散发，未发现学校学生集中发病的情况。早期广东省病例调查显示，部分无同类患者接触史的病例为与野生动物接触的人员，如厨师、采购员等。

SARS 流行未发现垂直传播的病例报告。自然流产病例检查脐血和体液均无该病毒，自然分娩病例未发现有围产期传播。

四、死亡病例分布特点

2002~2003 年流行中，WHO 按年龄段进行分析，SARS 病死率范围在 0%~50%。24 岁及以下病例病死率小于 1%；24~44 岁的病死率为 6%；45~64 岁的病死率为 15%；65 岁及以上年龄的病死率可超过 50%。我国 SARS 的死亡率为 0.024/10 万，病死率为 6.6%。老年人所占比例较大（60 岁以上患者的病死率为 11%~14%，其死亡人数约占全部死亡人数的 44%）。随着年龄增加，病死率也增加，有高血压、糖尿病、心脏病、肺气肿及肿瘤等基础性疾病的患者病死率高。

五、自然与社会因素的影响

（一）自然因素

从目前的资料看，空气不太流通以及人们室内集聚，有利于传染源传播病原体。据越南、加拿大、我国台湾地区等地的资料，SARS 流行时当地已不是"冬春"季节，且气温较高。季节因素似与 SARS 在人与人之间的传播似无直接关系。至于气象条件、季节性、地理条件、生态环境等与 SARS 发病的关系，尚需进一步观察。

（二）社会因素

人口密度高、流动性大、卫生条件差、不良的卫生习惯，均有利于疾病的传播。人口集中、交通便利、医疗资源丰富的大城市，常因患者就诊相对集中，容易造成 SARS 的暴发和流行。医院内感染的预防控制措施不力、医护人员的个人卫生习惯和防护措施不当等，有利于发生医院内传播。实验室生物安全管理不严格、不规范，也是病毒可能再次侵袭人类的渠道之一。患者通过现代化交通工具的流动和迁移，成为 SARS-CoV 远距离传播的原因。

WHO 在 2003 年 3 月 15 日首先对航班和旅行者发出旅行警告，明确定义了临床诊断病例和疑似病例，要求机场工作人员及时报告所有可能病例。3 月 27 日 WHO 推荐国际航班入口进行可疑病例筛查及其他措施，大大减少了与国际航班相关的传播。

截至 2003 年 7 月 14 日，WHO 共接到 40 个航班发现有症状病例旅行的报告，共计 37 名首发病例，29 名 2 代病例，还有 21 名需进一步调查。共有 5 架国际航班上的乘客和机组人员证实被有症状患者感染。其中 1 架航班上还出现"超级传播事件"，曾到过香港威尔士医院的首发病例，感染续发病例 24 名，包括 22 名乘客和 2 名机组人员。这 22 名乘客中的 14 名有症状者又乘坐随后 5 个航班旅行，仅有 1 人引起机舱内传播。机舱内首发病例的座位影响范围是前 7 排和后 5 排。机舱内可能的传播途径包括飞沫、接触、粪 - 口传播等。

第四节　致病机制

SARS-CoV 感染人体后，可引起多器官发生病变。根据国内、外尸检资料显示，主要是肺部组织病变，镜下表现为非典型肺炎，呈弥漫性肺泡损伤。此外，肝、肾、心肌、淋巴及造血等系统亦发生不同程度的病理改变。首先，SARS-CoV 感染初始至病情持续进展过程中，体内天然免疫功能就逐渐处于受损状态；其次，随着病情进展，NK 细胞和树突状细胞不断减少，特别是死亡病例，其树突状细胞在外周血中呈零；再次，患者经过抗病毒治疗后，免疫功能逐渐得到恢复。

根据上述的观察结果，有人认为 SARS 致病机制为：SARS-CoV 感染人体后破坏了人体的第一道免疫防线，病毒进一步繁殖的结果，导致肺部组织的炎症和坏死，同时机体的免疫系统淋巴细胞的浸润，炎症细胞聚集，释放大量的炎症细胞因子，进一步加重了肺部组织的病理学改变，包括肺泡细胞的坏死、脱落、肺泡毛细血管充血、透明样病变等，因此，CT 出现肺部磨砂样病变，即所谓"白肺"发生，引起严重的呼吸衰竭，导致死亡发生。如支持疗法且护理得当，3 周后病患逐渐好转，免疫功能逐渐恢复。

第五节　实验室诊断

SARS 的实验诊断主要包括特异性和非特异性检测两部分，前者为病毒分离、抗体检测和基因鉴定等，为最重要的辅助诊断；后者包括血象、细胞学和微量元素检查等。

一、SARS 特异性实验诊断

（一）SARS-CoV 的分离鉴定

如从标本分离到 SARS-CoV，感染即可确立。

Thomas G. 等用病人的口咽标本接种 Vero E6 和 NCI-H292 细胞，两种细胞均出现明显的细胞病变（cytopathic effect，CPE）。Vero E6 细胞的 CPE 出现在接种后 5 d，感染细胞中出现病灶，细胞变圆，表面折射，很快细胞开始脱落，24~48 h 内所有单层细胞都出现 CPE 现象。采用口咽漱口液、粪便和肾脏活检组织接种 Vero E6 和 NCI-H292 细胞，2~4 d 后也都出现上述细胞病变。另一研究表明 Vero、Vero E6 和 HP 细胞中出现 CPE 时间较早，约 3 d，MDCK 细胞中出现 CPE 较晚，约 5 d。病毒分离是活体病原微生物存在的直接证据，鉴定后可确定 SARS-CoV 感染。

细胞培养阴性不能排除感染 SARS-CoV 的可能性。有可能是因为样本采集、保存和运输不当造成的。病毒培养对实验条件的要求很高，且具有很高的传染性，必须在 BSL-3 实验室中进行，目前仅适于对 SARS-CoV 的专门研究。

（二）特异性抗体检测

WHO 推荐酶联免疫吸附试验（enzyme linked immunoabsorbent assay，ELISA）或免疫荧光试验（immunofluorescence assay，IFA）作为血清 SARS CoV 抗体检测方法。符合以下两者之一标准即可判断为 SARS：①平行检测进展期血清抗体和恢复期血清抗体发现抗体阳转。②平行检测进展期血清抗体和恢复期血清抗体发现抗体滴度 4 倍及以上升高。

ELISA 检测是目前检测 SARS 抗体较灵敏和特异的血清学手段。可以检测 SARS 病人血中的 IgM 和 IgG 特异性抗体，操作简便。由于个体差异，机体感染病原微生物后，不同个体产生抗体的时间有所不同。需要注意的是，有些 SARS 患者血清抗体（IgG 和 IgM）在进展期已为阳性，恢复期没有 4 倍及以上升高，但这些患者双份血清存在高滴度的抗体，可结合临床进行诊断。未检测到 SARS-CoV 抗体，不能排除 SARS-CoV 感染。血清学抗体检测不作为早期诊断依据，检测及分析结果时应考虑试剂盒的质量。

IFA 也是用于检测 SARS 病人血中的 IgM 和 IgG 抗体。IFA 一般在发病后 10d 左右即出现阳性结果。该方法要用荧光显微镜观察，需较专业和经验较为丰富的技术人员，目前尚未能推广应用。

（三）PCR 检测 SARS-CoV

RT-PCR 是检测 SARS-CoV 早期感染的敏感方法，特别是 N 蛋白特异性 RT-PCR 的敏感性要比聚合酶特异性 RT-PCR 高 100 倍，但最初有人报告 RT-PCR 的阳性预测值仅为37.5%。试验的敏感性主要取决于标本的收集和对患者检测的时间，多个标本和多部位取材可增加试验敏感性。WHO 在推荐 RT-PCR 作为早期实验室诊断的主要方法的同时规定了阳性结果判断的原则，即符合下述三项之一者才可判断为检测结果阳性：①至少需要两个不同部位的临床标本检测阳性（例：鼻咽分泌物和粪便）。②收集至少间隔 2d 的同一种临床标本送检检测阳性（例：2 份或多份鼻咽分泌物）。③在每一个特定检测中对原临床标本使用两种不同的方法，或重复 PCR 方法检测阳性。在特定情况下，需要使用下述两种方法之一对检测结果进行确认：①使用原始标本重复 PCR 试验。②在第二个实验室检测同一份标本。

其他 PCR 检测法还包括实时（eal-time）PCR 和荧光 PCR 方法。有报道称实时 PCR 的敏感性比常规 RT-PCR 高出 10 倍。荧光 PCR 优点在于实行完全闭管式操作，大大减少污染的机会，提高检测的特异性，而且通过电脑自动读数对扩增产物进行精确定量，从而提高检测的灵敏度，可以作为一种准确、有效的检测方法。

（四）基因芯片

利用基因芯片技术，对 SARS 患者的临床标本（血、便和痰）进行检测。以国际上公布的 SARS-CoV 全长基因组序列和已知的变异区序列为标准，按照 5' 到 3' 端的顺序进行探针设计，不仅可以检测 SARS-CoV，同时还可以全面监测 SARS-CoV 全基因组的变化情况。而且还可给出 SARS-CoV 基因组的更详细的信息，对于比较 SARS-CoV 的基因遗传规律、不同分离株之间的变异以及病毒在传染过程中可能发生的自然变异具有重要意义。

二、其他实验室检查

1. 血细胞与 T 细胞亚群：SARS 患者外周血白细胞（WBC）计数正常或降低占 92%，中性粒细胞（N）计数升高占 32.3%，正常 60%；淋巴细胞（L）计数减少 23.3%，正常 53.2%；单核细胞（M）计数升高 67.7%，正常 32.3%；嗜酸性粒细胞（E）计数减少 75.8%；嗜碱性粒细胞（B）计数正常 90.4%；血小板（PLT）正常 96.7%；红细胞（RBC）正常 98.4%；血红蛋白（Hb）正常 96.7%。CD_3^+、CD_4^+、CD_8^+ 淋巴细胞亚群随病情的发展而迅速下降至参考值以下，病后 10~11dT 细胞亚群出现极低值。以后又随病情好转而回升至正常水平。因此，T 细胞亚群结果动态观察有助于病情的判断。

2. 血清酶学检查：SARS 患者（急性期至恢复期）ALT、AST、LD、α-羟基丁酸脱氢酶、CK、ALP、γ-GT 活性升高的患者分别为 35.9%、48.1%、12.1%、9.9%、14.3%、10.6% 和 9.8%。这除与患者的基础疾病有关外，与心、肝、肾、脾等重要脏器也受病毒感染波及有关。在心肌细胞、肺泡上皮细胞、毛细管内皮细胞、肾小管上皮细胞、淋巴结和脾内的淋巴细胞均可找到 SARS-CoV 颗粒。因此，在一个没有其他相关疾病的人罹患 SARS 后，血清酶学的改变提示疾病的严重性。

3. 血清铁检查：已有研究发现，患者受到病原体的感染，吞噬细胞受到刺激，发生炎性反应，合成并释放某些细胞因子，这些细胞因子刺激铁蛋白合成，使其他细胞释放的铁或外来铁与之结合，可造成血铁降低。铁作为诊断 SARS 辅助指标，可提高确诊敏感性。

第六节 治疗措施

SARS 是一种局限性疾病，尽管多数 SARS 患者的病情可以自然缓解，但大约有 30%的病例属于重症病例，其中部分可能进展至急性肺损伤或 ARDS，及至死亡。临床上应以对症支持治疗和针对并发症的治疗为主；对重症患者必须严密动态观察，加强监护，及时给予呼吸支持，合理使用糖皮质激素，加强营养支持和器官功能保护，注意水、电解质和酸碱平衡，预防和治疗继发感染，及时处理并发症。

目前尚未发现针对 SARS-CoV 的特异性抗病毒治疗药物。SARS 的治疗方案是从理论上及临床观察、推论中发展出来的，作为一种新发传染病，以及其流行的局限性，以往各方所采用的治疗方案都还需要进一步地在实践中发展完善，以下 4 大类方案当时都曾试过，其中皮质类固醇治疗后期影响较大，故应谨慎使用。

一、抗病毒治疗

1. 利巴韦林（病毒唑）：病毒唑是一种核苷类似物，具有广谱抗病毒作用，能对抗至少十余种 DNA 和 RNA 病毒。因此，病毒唑被广泛地、经验性地选用于 SARS 的抗病毒治疗，并常与皮质类固醇共同使用。然而对病毒唑的用量和疗程无例可循，各国用量各异，加拿大多伦多就曾经使用过冲击剂量。但在体外实验中，在无毒作用浓度下，发现病毒唑对 SARS-CoV 无抑制作用，应用 RT-PCR 定量检测 SARS 患者鼻咽部的病毒载量，也不能证明该药的抗病毒效果。而由于其剂量相关的副作用，尤其是大剂量使用时易引起溶血性贫血、转氨酶升高及心动过缓，且在老年患者中副作用更常见，可能会使 SARS 病人本来存在的多脏器损伤加重。另外，研究发现，人体感染 SARS-CoV 后体内病毒水平呈 V 型，第 10 d 时病毒量达高峰，15 d 后已很难检出，而有研究表明患者康复后粪便中仍能检出冠状病毒，那么抗病毒治疗的时间是以血液病毒水平为依据还是以粪便排毒时间为标准，应该深入研究，因此对病毒唑的大剂量和长期使用应该谨慎。

2. 神经氨酸酶抑制剂：达菲是一种神经氨酸酶抑制剂，通常用于治疗流感 A 和 B 病毒，国内某些医院中常配合其他形式的疗法，被选择用于 SARS 的治疗。由于未有研究表明该药有任何抗 SARS 的功效，因此通常不作为推荐的疗法。

3. 蛋白酶抑制剂：洛匹那韦-利托那韦联合制剂是一种准备用于治疗艾滋病的蛋白

酶抑制剂，香港的一些医院选择其与病毒唑联合用药，以期能抑制 SARS-CoV 蛋白酶，阻断病毒蛋白复制进程，从而抑制病毒 RNA 的复制，初步的结果表明在使用病毒唑和皮质类固醇的同时使用尤其是早期使用该药能减少 ARDS 的发生，降低气管插管率和病死率，使用该药还能减少皮质类固醇的用量，使用该药治疗的病人还能发现病毒量减少和外周淋巴细胞计数的回升，因而应该对该药作进一步的研究。

二、皮质类固醇

SARS 患者损伤最严重的脏器是肺和淋巴器官，尸检的结果证实 SARS 患者的淋巴器官受损是机体超强免疫反应的表现，这个发现即成为大剂量应用皮质类固醇的依据。在 SARS 中应用皮质类固醇的目的在于应用其强大的抗炎作用抑制机体对 SARS-CoV 感染引起的过度的病理性免疫反应，防止因此所致的组织损伤和多脏器衰竭。但皮质类固醇的应用仍是探索性和经验性的，而由于其不利的免疫抑制作用和对病人预后的影响，对其使用存在许多争议。在 SARS 中皮质类固醇的应用具有"早期、大剂量、长疗程"的特点，由此而引起的继发结核、真菌感染、消化性溃疡、骨质疏松、骨坏死、继发性糖尿病等并发症问题十分突出，因此在适应症、启用时机、疗程、撤药方式及对并发症的预防和处理是有必要进行探讨的。

SARS 患者应该在有适应证的情况下使用皮质类固醇，而不是不加分析地随意使用，尤其不能将其当成退热药物使用。在病程的早期毒血症状明显，病人持续高热但此时不适宜使用皮质类固醇，过早使用理论上会延长病毒复制阶段增大病毒量，只有当病毒量降低免疫系统反应过激时才是应用皮质类固醇的适当时机，这可以从胸部影像学的变化上加以判断，X 线胸片显示多发或大片阴影，进展迅速，而持续面罩正压通气下氧饱和度低并进一步下降，此时应该启用皮质类固醇。对于皮质类固醇使用的剂量应该根据其免疫反应的强度、病情的严重程度而予以选择，重症者给予较大剂量如初始剂量 320 mg 或 480 mg 为宜，病情相对较轻但又有使用糖皮质激素的适应证，初始剂量不应超过 320 mg，一般可选择 80 mg，每日注射 2 次，若用药后没有改善，应在排除了双重感染的基础上，增大糖皮质激素的用量至 320mg 以上，并同时积极改善通气功能，治疗并发症和基础疾病。影像学上的改变常滞后于临床症状的改善，一旦缺氧改善、肺部病变稳定，此时病人可能已达到了免疫平衡，应在 2~3 周内逐渐减少皮质类固醇的用量，而不需要有额外的剂量来促进影像学上的好转，撤药的方式应该以病情变化为依据，而不是固定不变。

三、免疫调节疗法

目前 SARS 尚无特效药物，使用免疫调节剂是主要的治疗措施之一。SARS-CoV 的靶器官主要是肺和免疫系统，一方面可以引起机体的免疫反应，另一方面也可以造成宿主免疫抑制，因此，采用何种免疫调节药物、给药时机、用药时间和剂量的掌握应该进一步评价。

1. 干扰素：干扰素是在细胞免疫中非常重要的细胞因子家族，适量的干扰素可以促进吞噬细胞的吞噬功能，活化 T 淋巴细胞和 NK 细胞活性，抑制病毒增殖，并能增加抗体含量，还能增强 TNF 受体的表达，具有广谱抗病毒活性，对多种 DNA 和 RNA 病毒均有抑制作用。当细胞受到攻击，人体即开始分泌干扰素，有学者对 SARS 患者血清干扰素 -2α 含量进行测定，发现在 SARS 进展期其含量与对照组相比显著增高，而恢复期二者无显著差异。加拿大学者认为当体内病毒大量繁衍，人体无法充分做出干扰素反应，而罹患 SARS 就是这种情况，因此他们认为应用干扰素治疗是一种恰当的方法。对小部分病人应用 α – 干扰素治疗，在临床上看到了更快速的恢复，实验室方面也在体外试验中发现干扰素具有抑制 SARS-CoV 的作用。其他国家的学者也做了相应的研究，在德国使用 α –2b 干扰素，β–1b 干扰素和 γ–1b 干扰素开展了干扰素重组体抗 SARS-CoV 的体外试验，同样发现了干扰素对 SARS-CoV 的抑制作用，同时还发现 β – 干扰素比 α – 干扰素和 γ – 干扰素更具治疗潜力，并在病毒感染后应用也有效果。荷兰也开展了应用 α – 干扰素抑制 SARS-CoV 的试验，并经过在猴子身上试验获得了肯定的效果。因此干扰素应用于 SARS 的治疗是有积极作用的。但应该看到干扰素是一种炎症介质，过量使用会引发多种病理改变，如组织和细胞损伤；此外，干扰素使用后常有发热和其他严重的不良反应。

上面提及的几个试验还缺乏临床上的应用实践，小部分成功的病例也是应用大剂量冲击疗法，但是患者能否耐受治疗剂量还有待进一步探讨。有报道，在 2003 年 SARS 流行的后期时，有不少医务人员将干扰素制成雾化状态对口、鼻、眼黏膜部位进行喷洒，形成抗病毒状态，其院内感染率有所降低，但二者的相关性有待考证。若得到证实，则该法廉价易行，值得推荐。

2. 胸腺素：胸腺素有提高免疫功能的作用，是一种免疫增强剂。国内某些医院曾选择将其作为常规治疗药物，还有一些医生将其当作预防病毒感染的药物，并且将其与皮质类固醇共同使用，这两种药物在免疫调节功能上的作用正好相反，因此在患者进入由于免疫过激引起的严重肺损害阶段时，不能考虑使用胸腺素这样的免疫增强剂，只有在肺部病变趋于好转时，为了预防感染或增强抗感染治疗的效果、其次是对继发基础疾病进行治疗时，方可考虑使用。

3. 免疫球蛋白和恢复期病人血清：我国内地和香港特别行政区的一些医院使用人 γ – 免疫球蛋白尤其是一种富含 IgM 的免疫球蛋白制品与其他疗法联合应用治疗 SARS，因此不能单独对其疗效进行评价。

香港还尝试从痊愈的病人中采集恢复期血清，提取其中的具有中和作用的免疫球蛋白来抑制病毒量的增长，在小部分病人中使用的结果显示有一定的效果。最近，瑞士和美国的科学家报告说，他们找到了从恢复健康的 SARS 病人中提取抗体并用于治疗其他病人的方法。他们模仿病毒的部分 DNA 制造出合成 DNA，将其中片段与痊愈者身上取得的人体细胞拼接在一起，这些人体或细胞能记忆和识别入侵的病毒并产生有针对性的抗体，从中发现了能够有效抗 SARS-CoV 的抗体。

4. 替代药物：国内中西医结合治疗 SARS 取得了一定的成效，中药在缓解症状及缩短病程上起了一定的作用。从传统中药甘草根中提取的活性成分—甘草甜味素在 Vero 细胞培养中能抑制 SARS-CoV 的吸附、渗透和复制，在病毒吸附前及吸附后都很有效，但其确切的作用机制不详，有学者推测是通过一氧化氮途径介导的，还有的认为是其进入人体后的分解产物能诱导机体产生 γ-干扰素所致，另外还能抑制细胞内的磷酸脂酶活性而发挥皮质激素样作用。作为一种细胞膜保护剂，甘草甜味素能有效保护 SARS 病毒引起的多脏器损伤。有研究表明早期应用甘草甜味素，不仅可以改善中毒症状，减少肺组织的渗出，缩短病程，而且可以部分取代激素的作用，避免应用激素引发的不良反应，临床疗效较好。但应该注意，其只有在高浓度下才能发挥抗击 SARS-CoV 的作用，还要进一步探讨临床使用剂量、疗程和作用机制。

四、通气给氧

SARS 病人的肺部病理检查出现弥漫性非损伤、透明膜性变以及单核细胞浸润等 ARDS 改变，是导致病人死亡的主要原因，临床资料统计表明有 20%~40% 的病人需要不同程度的呼吸支持，10%~20% 的病人需要气管插管和机械通气，国内不少医院都采用了无创正压通气来改善患者呼吸窘迫症状，而且若采取了必要的预防措施，与气溶胶相关的感染危险是可以避免的。当无创正压通气不能改善患者症状时，需气管插管和机械通气给氧，但该过程具有高感染危险，并且经常发生气压性创伤。这两种通气方式都应该注意流量的控制。

SARS 病人肺部病理改变的结果必然造成氧弥散能力下降，通气/血流比例严重失调，自主呼吸或经气道给氧均不能使吸入肺泡的氧分子有效地通过肺泡壁进入血液，达到氧交换的目的。在这种情况下，可以采用一种新的辅助供氧的方式，即高氧平衡盐液静脉输入，向人体提供具有高分压的溶解氧，其原理在于这种方式能直接向血液供氧，迅速提高血氧分压，改善组织器官缺氧性损害。香港已经修改了 SARS 的治疗方案，用药策略分为 3 个阶段，依据是 SARS 感染分 3 个阶段，第一阶段即头 7d 病毒在人体内繁殖，此时应用利巴韦林等抗病毒药物，但与以前方案不同，不使用皮质类固醇，第二阶段是人体免疫系统对新病毒做出反应，杀死病毒的同时，亦对肺部造成破坏，此时选择应用皮质类固醇，这样可以避免病人服用太多类固醇所带来的副作用，进入第三阶段约有两成的病人对治疗没有反应，此时使用其他辅助性治疗。

针对 SARS 患者的治疗应该慎重。我国 SARS 的病死率比国外低，在紧急救治危重病例时，使用皮质类固醇治疗，但此类激素的使用，可能造成机体免疫抑制，大量使用时容易造成骨坏死。

第七节　预防控制

一、传染源管理

（一）患者的管理

1. 早发现、早报告：控制 SARS 流行，病例的早期预警和防护尤其重要。当有发热伴呼吸系统表现的患者就诊时，特别是当患者呈现肺炎影像学表现时，要注意询问可能的接触史，并询问其家属和同事等周围人群中有无类似症状。要特别注意询问是否有到过收治SARS患者的医院或场所等不知情接触史，同时要注意有些老年慢性病患者其SARS症状表现不典型，应慎重鉴别。发热呼吸道疾病门诊（通称发热门诊）、定点医院或其他医务人员中发现SARS患者、疑似患者时，应按照《中华人民共和国传染病防治法》《卫生部传染性非典型肺炎防治管理办法》的规定，向辖区内的县级疾病预防控制机构报告疫情。若出现暴发或流行，则应按《突发公共卫生事件应急条例》的要求，迅速逐级上报。当出现以下情况时，接诊医生应报告当地疾病预防控制机构：医务人员尤其是直接接触肺炎患者的一线人员发生肺炎；聚集性发生2例及以上的肺炎（指某一群体中14d内发生2例以上获得性肺炎病例等）；与野生动物有职业接触的人发生的肺炎以及出现SARS死亡病例等。出现上述情况，均应立即严格隔离观察，同时采取有效的防护措施。

2. 早隔离、早治疗：SARS的疑似患者、临床诊断患者和确诊患者均应立即住院隔离治疗，但应收治在不同区域，其中临床诊断患者、疑似患者均应住单人病房，避免交叉感染。应就地治疗，尽量避免远距离转送患者。

（二）密切接触者管理

1. 开展流调：对每例SARS患者、疑似患者都应在最短时间内开展流行病学调查，追溯其发病前接触过的同类患者以及发病前3d和症状期密切接触者。

2. 实施办法：对症状期密切接触者均应实施医学观察，一般采取家庭观察；必要时实施集中医学观察，但要注意避免交叉感染的可能。对可疑的发热患者，应立即让其住院隔离治疗。

3. 密切接触者：与患者或疑似患者共同居住的人员；在一个教室内上课的教师和学生；在同一工作场所工作的人员；与患者或疑似患者在密闭环境下共餐的人员；护送患者或疑似患者去医疗机构就诊或者探视过患者、疑似患者，又未采取有效保护措施的亲属、朋友、同事或司机；未采取有效保护措施，接触过患者或疑似患者的医护人员；与患者或疑似患者乘同一交通工具且密切接触的人；为其开过电梯或在患者发病后至入院前与其共乘电梯的人员；直接为上述患者在发病期间提供过服务的餐饮、娱乐等行业的服务人员；现场流行病学调查人员根据调查情况确定的与上述患有密切接触的其他人员。观察、隔离期间应采取如下措施：由当地卫生行政部门指定的医疗卫生人员，每日对隔离者进行访视或电话联系，并给予健康教育和指导；密切接触者应每天早晚各测试体温1次，一旦发生发热等临床症状，必须及时到指定医院实施医学观察。

4. 隔离观察时间：隔离观察期为14d（自最后接触之日算起）。在隔离观察期满后，对无SARS症状和体征的隔离观察者，应及时解除隔离。如果隔离观察者发展成为SARS，应严格按患者实施管理，并对其密切接触者进行跟踪。一旦可疑患者排除SARS，对其接触者的管理也相应解除。

（三）动物传染源（宿主）的管理

应加强对动物宿主的监测研究。一旦发现可疑动物宿主，应立即向当地政府主管部门报告，以采取相应的管理措施，避免或减少与其接触机会。严格来说，应立法规定禁捕、售和食用任何野生动物。

二、切断传播途径

（一）加强院内感染控制

1. 选择符合条件的医院和病房收治 SARS 患者是避免医院内感染的前提。发生流行时，应设立 SARS 定点医院和发热门诊。定点医院和发热门诊应符合规范要求，配备必要的防护、消毒设施和用品，并有明显的标志。要开辟专门病区、病房及电梯、通道，专门用于收治 SARS 患者。

2. 确定适宜收治 SARS 患者的医院和病房十分重要，可选择合格的专科（传染科、肺科）医院、经过改造的综合医院作为定点收治医院。病房应设在严格管理的独立病区；应注意划分清洁区、半污染区、污染区；病房通风条件要好，尤其是冬季要定时开窗换气，最好设有卫生间；医护人员办公室与病区应独立，尽量减少医护人员与 SARS 患者不必要的接触或长时间暴露于被 SARS 病原污染的环境中。

3. 发热门诊应在指定的医院设立，门诊内的治疗区应有独立的诊室、临床检验室、X线检查室和治疗室，并保持通风良好；医护人员、患者都必须戴口罩；还应设立观察室，以临时观察可疑患者，并做到一人一间。

4. 建立、健全院内感染管理组织，制定医院内预防 SARS 的管理制度，严格消毒，落实医务人员个人防护措施，促使医务人员形成良好的个人卫生习惯，是防止发生医院内 SARS 传播的基本措施。要特别强调通风、呼吸道防护、洗手及消毒、防护用品的正确使用、隔离管理，加强对隔离区生活垃圾和医疗废物的处理，加强医务人员 SARS 预防控制（消毒、隔离和个人防护）等防治知识的培训。

5. 对患者及疑似患者及其探视者实施严格管理。原则上 SARS 患者应禁止陪护与探视。

（二）做好个人防护

1. 配备个人防护用品，包括防护口罩、手套、防护服、护目镜或面罩、鞋套等，其中以防护口罩与手套最为重要，一般接触患者应戴由 12 层以上纱布制成的口罩，有条件的或在 SARS 感染区则应佩戴 N95 口罩。在对危重患者进行抢救、插管、口腔护理等近距离接触的情况下，医护人员还应佩戴护目镜或面罩。

2. 医护人员在日常工作中必须树立良好的个人防护意识，养成良好的个人卫生习惯，规范操作。呼吸内科门诊和急诊室值班医生平时应佩戴口罩，当有发热、呼吸困难、类似肺炎表现的患者就诊时，更应特别注意做好个人防护。对诊疗患者时所使用的器械包括听诊器、书写笔等，要注意消毒或清洗，避免因器械污染而造成传播。接触患者后，手部在清洗前不要触摸身体的其他部位，尤其是眼睛、鼻部、口腔等黏膜部位。

3.加强健康监测：对医务人员尤其是诊治 SARS 患者的一线医护人员应加强健康监测工作。所有进入 SARS 患者病区的工作人员均应进行登记，并记录与患者接触时采取的防护措施情况。工作人员在离开时，禁止将污染物品带出病区；离开病区时或回家后，应洗澡、更衣。病区工作人员应每天测体温，注意自己的健康状况，一旦出现发热或其他症状，应立即停止工作，并实行医学观察，直至排除感染为止。鉴于至今尚无证据表明 SARS 可通过无症状者传播，已经采取有效防护措施的医务人员在诊治 SARS 患者期间，不必隔离观察。

（三）疫点的消毒处理

疫区大小的划分可根据患者隔离治疗前及发病前 3 d 所污染范围的大小、通风状况等来确定。出现单一病例的地区和单位，患者可能污染的场所，称为疫点。较大范围的疫点连成片时，称为疫区。原则上患者在发病前 3 d 至隔离治疗时所到过的场所、距调查时间在 10 d 之内、停留时间超过 30 min、空间较小又通风状况不良的场所，应列为疫点进行管理。一般疫点的划分以一个或若干个住户、一个或若干个办公室、列车或汽车车厢、同一航班、同一病区等为单位。如果在一个潜伏期内，在一个单位、一个街区或一个居民楼发生 2 例或以上 SARS 病例，则应考虑扩大疫点管理的范围。如果传染源可能已经在更大范围内活动造成传播危险，或在一个较大范围内在一个潜伏期内出现了数个传染源，或出现了暴发、流行时，则可根据《中华人民共和国传染病防治法》的有关规定，由县级以上地方政府报经上一级地方政府决定，将这个范围如一个小区、乡、街道甚至城市等宣布为疫区，对出入疫区的人员、物资和交通工具实施卫生检疫。除非传播的范围无法确定，一般不必将较大区域称为疫区。

疫点或疫区的处理应遵循"早、准、严、实"的原则，即措施要早，针对性要准，措施要严格、落到实处。对疫点应严格进行消毒。通常情况下，不必开展针对 SARS 的外环境消毒工作。疫区的处理要在疫点处理原则基础上，突出疫情监测工作的重要性，加强流动人口的管理，防止疫情的传入、传出。如果疫点、疫区内的 SARS 患者已痊愈、死亡或被隔离治疗，对患者可能污染的场所或物品已经进行终末消毒，在一个观察期内（暂定为患者、疑似患者被隔离治疗后 14 d）在疫点、疫区内未再出现新的患者或疑似患者时，由原宣布单位宣布解除疫点、疫区。较大范围的疫区如省、城市等的解除，需要在该区域内所有患者治愈或死亡后 2 周方可宣布。

（四）检疫和公共场所管理

如果出现 SARS 暴发或流行，并有进一步扩散趋势时，可以实施国境卫生检疫、国内交通检疫，还可以按照 2013 年新修订的《中华人民共和国传染病防治法》第四十二条、第四十五条的规定采取紧急措施，如限制或者停止集市、集会、影剧院演出或者其他人群聚集的活动；停工、停业、停课；临时征用房屋、交通工具等。

（五）多部门协作

共同做好 SARS 防治工作建立强有力的组织指挥、疾病预防控制、医疗救护、社会联动、大众传媒体系是尽早发现和控制 SARS 疫情的重要保障。必须由政府牵头，卫生、教育、市场监管、交通等部门联动，统一指挥，统一协调，分工明确，责任到人，措施到位，分级管理，分类指导，加强督查。成立疾病预防控制、医疗救护、后勤保障、社会宣传与服务等专业队伍，负责各项具体防治措施的科学论证和落实。做到与军队、厂矿企业、医疗卫生机构的联动，准备好第二、甚至第三梯队的医疗卫生及后勤保障队伍，储备必要的物资和药品。

三、加强健康教育、社会关爱和心理干预

1. 要通过多种形式，广泛开展 SARS 防治知识的宣传，教育群众提高自我防范意识，配合做好预防、控制工作，并注意针对疫情的变化调整宣传教育重点。

2. 充分发挥媒体的舆论导向作用，以宣传防治知识为主，明确群防群治的措施和公众的义务与责任，要真实报道疫情，并要减少有可能引起群众恐慌的报道。

3. 心理干预可以通过宣传正确的防治知识来实施，防止歪曲事实、过度紧张和麻痹大意等倾向。SARS 是一种在一定条件下传染性很强的疾病，一旦流行，特别是在医务人员及亲属、朋友中出现传播病例甚至死亡病例时，人们会出现各种各样的心理反应，而某些不良心理反应会影响人们的生活质量和身体健康，同时也会影响 SARS 防治工作的顺利进行。在接诊患者时，医护人员要以友善的态度与患者交流。在患者充分理解的前提下，积极给予心理支持，医护人员的肢体语言，也能给患者增添战胜疾病的力量。对于康复期患者，帮助其打消复发和传染他人的顾虑。对于将要出院的患者，可叮嘱其在出院后 2 周内暂勿与同事、朋友来往，尽量避免不愉快的事情发生而增加心理负担。

目前尚无有效的疫苗或药物预防方法。

（刘剑芳　严延生）

参考文献

［1］Denison M Woo PC, Lau SK, Lam CS, et al. Discovery of seven novel Mammalia avian coronaviruses in the genus deltacoronavirus supports bat coronaviruses as the gene source of alphacoronavirus and betacoronavirus and avian coronaviruses as the gene source of gammacoronavirus and deltacoronavirus ［J］. J Virol, 2012, 86: 3995－4008.

［2］Huynh J, Li S, Yount B, et al. Evidence supporting a zoonotic origin of human coronavirus strain NL63 ［J］. J Virol, 2012, 86: 12816－12825.

［3］Ge XY, Li JL, Yang XL, Chmura AA, et al. Isolation and characterization of a bat SARS-like coronavirus that uses the ACE2 receptor ［J］. Nature, 2013, 503 (7477): 535－538. DOI: 10.1038/nature12711.

［4］Chan JF, Lau SK, To KK, et al. Middle East respiratory syndrome coronavirus anotherzoonotic betacoronavirus causing SARS-like disease ［J］. Clin Microbiol Rev, 2015, 28:

65 - 522.

［5］Center for Disease Control and Prevention. Interim domestic infection control precautions for aerosol-generating procedures on patients with severe acute respiratory syndrome (SARS). ［EB/OL］. (2003-03-20)［2020-05-05］. https://stacks. cdc. gov./view/cdc/25034

［6］Cinatl J, Morgenstern B, Bauer G, et al. Treatment of SARS with human infernos［J］. Lancet, 2003b, 361: 2045-2046.

［7］Drosten C, Gunther S, Preiser W, et al. Identification of a novel coronavirus in patients with severe acute respiratory syndrome［J］.N Engl J Med, 2003, 348: 1967 - 1976.

［8］Kathryn V. Holmes. SARS-Associated Coronavirus［J］. N Engl J Med, 2003, 348: 1948 - 1951.

［9］Lee N, Hui D, Wu A, et al. A major outbreak of severe acute respiratory syndrome in Hong Kong［J］. N Engl J Med, 2003, 348: 1986 - 1994.

［10］Lau AC, So LK.Severe acute respiratory syndrome treatment: present status and future strategy［J］. Curr opin investing drugs, 2003, 4: 918-920.

［11］Marra MA, Jones SJ, Astell CR, et al. The genome sequence of the SARS-associated coronavirus［J］. Science, 2003, 300: 1399-1404.

［12］Peiris JSM, Chu CM, Cheng VCC, et al. Clinical progression an viral load in a community outbreak of coronavirus-associated SARS pneumonia: a prospective study［J］.Lancet, 2003b, 361: 1767-1772.

［13］Poutanen SM, Low DE, Henry B, et al. Identification of severe acute respiratory syndrome in Canada［J］. N Engl J Med, 2003, 348: 1995 - 2005.

［14］Rota PA, Oberste MS, Monroe SS, et al. Characterization of a novel coronavirus associated with severe acute respiratory syndrome［J］.Science, 2003, 300: 1394-1399.

［15］So LKY, Lau ACW, Yam LYC, et al. Development of a standard treatment protocol for severe acute respiratory syndrome［J］. Lancet, 2003, 361: 1615-1616.

［16］Sung J. Clinical diagnosis and management of SARS. WHO Global Conference on Severe Acute Respiratory Syndrome (SARS)［J］, wkly Epidemiol Rec, 2003, 78(34): 299-303.

［17］Tsang KW, Ho PL, Ooi GC, et al. A cluster of cases of severe acute respiratory syndrome in Hong Kong［J］. N Engl J Med, 2003, 348: 1977 - 1985.

［18］Thijs Kulken, Ron A M Fouchier, Martin Schutten, et al. Newly Discovered Coronavirus as the primary cause of sever acute respiratory syndrome［J］.Lancet, 2003, 362: 263 - 270.

［19］Thomas G, Ksiazek, D.V.M, Dean Erdman, et al. A Novel Coronavirus Associated with Severe Acute Respiratory Syndrome［J］.N Engl J Med, 2003, 348: 1953-1967.

［20］Tsang KW, Lam WK. Management of severe acute respiratory syndrome. The Hong Kong University experience［J］. Am J Respir Crit Care Med , 2003, 168: 417-424.

　　［21］Tsui PT, Kwok ML, Yuen H, et al. Severe acute respiratory syndrome: clinical outcome and prognostic correlates［J］. Emerg Infect Dis, 2003, 9: 1064–1069.

　　［22］Whenhui Li, Michael JM, Natalya V, et al. Angiotensin–converting enzyme 2 is a functional receptor for the SARS coronavirus［J］.Nature, 2003, 426: 450–454.

　　［23］World Health Organization. Summary of probable SARS with onset of illness from 1 November 2002 to 31 July 2003［EB/OL］. (2020–09–14).https: //www.who.int/csr/sars/country/table2004_04_21/en/

　　［24］Wong VWS, Dai D, Wu AKL, et al. Treatment of severe acute respiratory syndrome with convalescent plasma［J］. Hong Kong Med J , 2003, 9: 199–201.

　　［25］World Health Organization. Hospital infection control guidance for severe acute respiratory syndrome (SARS).

　　［26］Zhao Z, Zhang F, Xu M, et al. Description and clinical treatment of an early outbreak of severe acute respiratory syndrome (SARS)in Guangzhou, PR China［J］. J Med Microbiol, 2003, 52: 715–720.

　　［27］Zhong NS, Zeng GQ. Our strategies for fighting severe acute respiratory failure［J］. Am J Respir Crit Care Med, 2003, 168: 7–9.

　　［28］Kiemer L, Lund O, Brunak S, et al. Coronavirus 3CLpro proteinase cleavage sites: possible relevance to SARS virus pathology［J］.BMC Bioinformatics, 2004, 5 (1): 72.

　　［29］Ho–Sheng Wu, Shu–Chun Chiu, Tsan–Chang Tseng, et al. Serologic and Molecular Biologic Methods for SARS–associated Coronavirus Infection, Taiwan［J］. Emerg Infect Dis, 2004, 10 (2): 304–310. DOI: 10.3201/eid1002.030731.

　　［30］Martin Enserink. Interferon shows promise in monkeys［J］. Science, 2004. 303 (5662): 1273–1275.

　　［31］Shannon LE, Dean DE, Michael DB, et al. Real–Time Reverse Transcription – Polymerase Chain Reaction Assay for SARS–associated Coronavirus［J］. Emerg Infect Dis, 2004, 10 (2): 311–316. DOI: 10.3201/eid1002.030759.

　　［32］丁彦青 . 严重急性呼吸综合征的病理学及发病机制［J］. 解放军医学杂志 , 2003, 28 (6): 475–476.

　　［33］范保星 , 刘又宁 , 孟凡义 , 等 . SARS病毒全基因组芯片在临床检测中的应用［J］. 解放军医学杂志 , 2003, 28 (11): 998–1000.

　　［34］许锐恒 . 传染性非典型肺炎预防与控制［M］. 广州 : 广东教育出版社 , 2003: 5.

　　［35］吴新伟 , 程钢 , 狄飚 , 等 . 荧光聚合酶链反应检测严重急性呼吸综合征冠状病毒的方法建立及临床初步应用［J］. 中华检验医学杂志 , 2003, 26 (5): 300–302.

　　［36］杜普 , 唐中权 , 冯铁柱 , 等 . 大剂量甘草甜素治疗严重急性呼吸综合征 31 例［J］. 内蒙古医学杂志 , 2004, 36 (1): 27–28.

［37］杨国良，费小战，陈焕春，等 .SARS 病毒受体 ACE2 的克隆、原核表达及其功能区鉴定［J］. 病毒学报 , 2006, 22 (2): 118–122.

［38］刘志伟，胡族琼，赵卫，等 .SARS 冠状病毒 M 基因膜内区的克隆、表达与鉴定［J］. 热带医学杂志 , 2007, 7 (3): 215–217。

［39］周丽萍，罗仕伟，贺东生 .SARS 冠状病毒的分子生物学研究进展［J］. 生物技术通讯 , 2006, 17 (1): 75–77.

［40］李金萍 . 冠状病毒概述［J］. 生命科学仪器 , 2006, 5 (1): 43–46.

［41］Xie M, Chen Q. Insight into 2019 novel coronavirus – An updated interim review and lessons from SARS–CoV and MERS–CoV［J］. Int J Infect Dis, 2020, 94: 119–124. DOI: 10.1016/j.ijid.2020.03.071.

［42］Ahmed MS, Amira RK, Asmaa M, et al. Nature as a treasure trove of potential anti–SARSCoV drug leads: a structural/mechanistic rationale［J］. RSC Adv, 2020, 10: 19790–19802. DOI: 10.1039/d0ra04199h

［43］de Wit E, van Doremalen N, Falzarano D, et al. SARS and MERS: recent insights into emerging coronaviruses［J］. Nat Rev Microbiol, 2016, 14 (8): 523–534. DOI: 10.1038/nrmicro.2016.81.

第十章
中东呼吸综合征

中东呼吸综合征（Middle East Respiratory Syndrome，MERS）首先发现于 2012 年 6 月一名死亡的 60 岁沙特阿拉伯男性患者。该病的潜伏期为 2~14d，典型表现为急性呼吸道感染，起病急，高热（39~40℃），可伴有畏寒、寒战、咳嗽、胸痛、头痛、全身肌肉关节酸痛、乏力、食欲减退等症状。目前尚无可用的疫苗和特异性治疗方法，主要采用对症治疗和支持性疗法。顾名思义该病主要发生在中东地区，但随着贸易、旅游、宗教等的活动的开展，逐渐蔓延到欧洲、非洲、亚洲和北美洲等 27 个国家。该病原体宿主主要为单峰骆驼，表现多为有限的人传人散发流行方式。

第一节 病原学特征

一、MERS-CoV 的形态结构与分类学

病原学调查确认病原体为一种新的冠状病毒，命名为 MERS 冠状病毒（MERS-CoV）。冠状病毒科下分 α、β、γ 和 δ 4 个属，已有报道冠状病毒已发现有 60 多种，前 2 个属感染人及其他哺乳动物等，后 2 个属主要感染禽类等脊椎动物。MERS-CoV 被分在 β 冠状病毒属，该病毒属又可进一步分为 a~d 4 个群，MERS-CoV 属于 C 群；而引起严重急性呼吸综合征的冠状病毒（SARS-CoV）则属于 B 群（见图 2-10-1）。冠状病毒形态结构在电镜下大同小异，多表现为日冕状或皇冠状，多为圆形或椭圆形，表面呈突起状，大的突起主要是刺突蛋白，小的有膜成分在内。

二、MERS-CoV 的分子基础

（一）MERS-CoV 的基因组及其功能

MERS-CoV 是单股正链 RNA 病毒。全基因组一般超过 30 000 个核苷酸，不同株间略有差别，基因组分析分为 A、B 两亚群，但 A 亚群只有少数株数，主要都在 B 亚群。基因组有 4 个结构蛋白基因，分别为刺突蛋白基因（Spike，S）、核衣壳蛋白基因（Nucleocapsid，N）、膜蛋白基因（membrane，M）及包膜蛋白基因（envelope，E），并有 7 个开放读码框（ORF1a、ORF1b、ORF3、ORF4a、ORF4b、ORF5 和 ORF8b），前两个读码框占据整个基因组的 2/3，主要与病毒的复制有关；后 5 个读码框编码辅助蛋白，可能与毒株致病力有关。

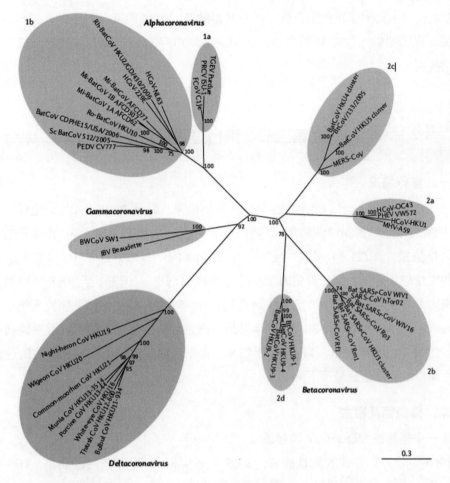

图 2-10-1 冠状病毒科 α、β、γ 和 δ 4 个属及有关种（引自 Cui J, et al. 2019）

（二）MERS-CoV 蛋白的功能

MERS-CoV 的 4 个结构蛋白 S、M、E、N 中，以 S 蛋白最为重要。S 蛋白以三聚体形式存在，以机体的二肽酶（dipeptidyl peptidase-4，DPP4；又称为 CD26）为受体进入细胞，开始进行病毒的生命循环。DPP4 主要存在于多种哺乳动物的肾、小肠、肝和前列腺等脏器的上皮细胞表面，在单峰骆驼中，DPP4 存在于上呼吸道上皮细胞表面，而在人类中，DPP4 则多在肺泡表面表达。S 蛋白在进入 DPP4 前，裂解成 S1 和 S2 两个亚基，S1 与 DPP4 的受体结合域（receptor-binding domain，RBD）结合，此后 S2 使细胞与 MERS-CoV 膜融合，促使病毒核酸进入细胞。

S 蛋白存在可使病毒遗传物质进入机体的 RBD，又是进入宿主细胞的主要免疫原，因此是研制药物的靶点和候选疫苗的主要目标蛋白。MERS-CoV 能感染多种动物，与 DPP4 能改变 S 蛋白结合介面的静电荷有关。

其他 3 种蛋白 M、E、N 及辅助蛋白，M 主要在病毒的外层，起维护病毒形态的作用，与 S 蛋白相互作用，在 E 蛋白的辅助下，病毒 RNA 能进入细胞浆进行复制；E 蛋白具有较多的嗜水域，为主在双脂膜的内层，并和 N 衣壳蛋白相连，在病毒出芽生殖中起作用，

N 衣壳蛋白最主要的作用在于包裹、保护病毒的 RNA；辅助蛋白的作用可能与病毒的致病性有关，现已明确，包括 M 蛋白在内，ORF4a，ORF4b and ORF5 编码的蛋白是 1 型干扰素的拮抗剂。

<hr>

第二节　流行过程及特征

一、流行概况

自 2012 年 6 月发现 1 例死亡的 MERS 病例以来，截至 2020 年 4 月，全球一共报告了 2 519 例实验室确诊的 MERS 病例，其中 866 例死亡，病死率为 34.3%；在确诊的病例中，沙特阿拉伯报告 2 121 例，约占 84.2%，病死 788 例，病死率为 37.1%。在中东以外国家发生的疫情较为少见，病患通常有前往中东地区旅行史。2013 年至 2018 年同期比较，报告病例的人口学和流行病学特征无明显变化。50~59 岁年龄组仍然是原发病例感染的最高风险人群，死亡人数最多。30~39 岁年龄组人群最容易发生继发病例，继发性病例死亡人数较多的为 70~79 年龄组。自 2015 年以来，由于医院感染预防和控制措施的改善，医院获得性 MERS 病例数量显著下降。

二、传染源及宿主

（一）蝙蝠是 MERS-CoV 的起源

1965 年分离到首株人冠状病毒，2003 年又从 SARS 患者体内分离出 SARS-CoV。石正丽团队 2013 年从云南昆明的一洞穴菊头蝠中分离的 SARS-CoV 样，而 SARS-CoV 样株既能利用果子狸受体 ACE2，也能利用人类受体 ACE2，W1V1 RaTG3 毒株与 SARS-CoV 全基因组符合率高达 96.2%，说明 SARS-CoV 起源于蝙蝠。而 MERS-CoV 与 SARS-CoV 同属于冠状病毒科 β 属，因此 MERS-CoV 也可能同样起源于蝙蝠；其次 MERS-CoV 属于 β 属 C 群，这一群包含了多种蝙蝠分离的种株，如 BtCoV-HKU4 和 BtCoV-HKU5，这也说明 MERS-CoV 与蝙蝠有关，其起源可能也源于蝙蝠；其三，在 2009-2011 年对非洲加纳 10 种蝙蝠 4，758 只蝙蝠的粪便标本进行了 RT-PCR 检测，在 186 只裂颜蝠（*Nycteris gambiensis*）中约有 46 只裂颜蝠携带有 2c β 冠状病毒；欧洲有 4 种蝙蝠共 272 份粪便标本参与了检测，在 40 份油蝠（*Pipistrellus*）标本中检出 2c β 冠状病毒阳性，核苷酸序列分析表明 2c β 冠状病毒符合率与 MERS-CoV 非常高。但蝙蝠栖息地附近均无人员或家畜被感染。2011 年 9 月，在南非的 *Neoromicia cf. zuluensis* 蝙蝠中分离出非常类似于 MERS-CoV 的冠状病毒，2012 年 10 月，在沙特离指标病例（index case）很近的 1 只墓蝠（*Taphozous perforatus*）的粪便颗粒标本中用分段 RT-PCR 扩出与 MERS-CoV 100% 一致的核苷酸序列，并在感染骆驼处的蝙蝠粪便标本中也扩增出 192bp 的 MERS-CoV 片段，虽然片段短了些，但不是没有意义的。因此认为蝙蝠是 MERS-CoV 的储存宿主。

（二）单峰骆驼作为传染性中间宿主的依据

Reusken 等在发现 MERS 后，对单峰骆驼、牛、绵羊、山羊和其他驼类家畜进行了 MERS-CoV 特异性抗体的研究，只发现单峰骆驼有此类抗体。这意味着单峰骆驼可能是 MERS-CoV 的中间宿主，但要证明它的传染性，一是要从单峰骆驼呼吸道中能检出 MERS-CoV；二是血清流行病学也应该在单峰骆驼而不是其他动物中找到可抗 MERS-CoV 感染的中和抗体。

2013 年 10 月，在卡塔尔一个农场，发现了两个 MERS 病例，卡塔尔 CDC 应急小组分别采集了该农场的 14 只单峰骆驼的鼻、肛拭子和血液，用 MERS-CoV 的上呼吸道 E 蛋白基因（upE）、ORF1a、N 和 S 引物进行 RT-PCR 扩增，分离病毒并作抗体中和试验分析，用总共 4.2 kb 的 6 段扩增产物分别与 MERS-CoV 进行系统发生学关系的分析，这些研究证明了单峰骆驼的冠状病毒与这 2 病例有关。同时，调查 1 例沙特阿拉伯病例与其所饲养的 9 只单峰骆驼的关系，因为其中 4 只单峰骆驼在显示流鼻滴的临床发病特征后，这一 47 岁的男性才发病，从这一病患和其他 4 只单峰骆驼分离到的病毒存在很高的遗传符合率。2012 年 12 月 1 日至 2013 年 12 月 1 日，沙特按人口比例在全国范围抽检了 1 万多人查 MERS-CoV，得出阳性率为 0.15%，但中和抗体效价很高；为了检测环境暴露的影响，2014 年 3~11 月又抽检了 30 个实验室的人员及以 116 人为对照，在沙特的 13 个区里有 8 个区实验室人员抗体阳性，提示实验室存在 MERS-CoV 的环境污染。由卡塔尔和欧洲一道完成的另一个研究，也提示少数与单峰骆驼接触者曾被 MERS-CoV 感染过。前者抽检了 294 例与单峰骆驼有职业接触的人员，显示 7% 的接触者血液呈 MERS-CoV 中和抗体阳性，而与欧洲合作抽检的 204 人的血液显示阴性结果。2013 年，沙特抽检了 303 只单峰骆驼，其抗体阳性率达 72%；阿曼抽检了 50 只单峰骆驼，阳性率为 100%；阿联酋抽检了 500 只，其阳性率为 96%。在非洲，尼日利亚 2010~2011 年抽检了 4 个省 358 只单峰骆驼测抗体，其阳性率为 94%；突尼斯 2009~2013 年抽检了分布于 3 个省的 204 只单峰骆驼，其阳性率为 48.5%；埃塞俄比亚 2011~2013 年抽检了分布于 3 个省的 188 只单峰骆驼，其阳性率为 96.3%。上述这些检测，都证实了单峰骆驼作为 MERS-CoV 的中间宿主和传染源。

（三）传播途径及易感人群

人感染 MERS-CoV，一般经呼吸道吸入被感染的单峰骆驼飞沫，频繁密切接触被感染的单峰骆驼或病人。

Adney 团队（2014）用牛冠状病毒为抗原，从私人处购买了 3 只成年骆驼（分别编号为 1、2、3，"1" 2 岁，"2" 3 岁；"3" 5 岁，并曾被阉割过），他们将所试骆驼在接种前 2 周饲养在动物 ABSL-3 实验室里。用 MERS-CoV（HCoV-EMC/2012 型菌株）为攻击毒株，接种之前用 50% 空斑试验（$TCID_{50}$）定量，病毒攻击总量为 $10^7/15mL$；尽量模仿自然感染的模式，设置了 3 种传播途径和量，这 3 种途径分别为气管（8mL）、鼻腔（3.3mL/ 单侧）和眼黏膜（0.2mL/ 单眼）。接种后 1~2 d 直至 7 d，可检出感染性的病毒（除 "1" 于接种后第 5 d 麻醉处死外），3 号试驼至 28 d 仍可检出病毒 RNA；接种攻击 14 d 开始产生中和抗体，3 号在 35 d 后中和抗体效价可达 1∶640；从 3 只血液、粪便、尿液中均未分离到病毒或检出病毒 RNA，3 只骆驼分别于 5、28 及 42 d 麻醉处死。临床症状观察从感染第 1 d 起即开始，一般呈一过性非典型症状，较为明显的是接种后 1~5 d 流鼻滴，第 2~5 d 肛温有些升高。病理有些变化，尤其是重症（"1"号）单峰骆驼，在咽后、纵隔、肠系膜和气管支气管淋巴结也检测到感染性病毒；"2"在上呼吸道基本未见损伤，在下呼吸道（气管、支气管和细支气管）的假分层上皮细胞中发现组织学损伤，但在肺泡中没有发现组织损伤。3 号在病理上基本未见变化，也检不出 MERS-CoV 抗原。这个研究证实单峰骆驼存在 MERS-CoV 重、轻和无症状的感染，人感染与单峰骆驼鼻腔喷出的飞沫和频繁密切接触有关。这种传播途径与韩国 2015 年的 MERS 疫情暴发类似。

（四）流行特征

2012 年，发现 MERS-CoV 后，从埃及、阿曼、卡塔尔、沙特和阿联酋患者分离的病毒其核苷酸序列与单峰骆驼分离株密切相关，而双峰驼、牛、羊、水牛、猪和野鸟均未检出 MERS-CoV 抗体阳性。流行病学调查 MERS-CoV 感染仍为中东地方病，发病后，病死率为 35%；虽然近几年已逐渐蔓延到欧洲、非洲、亚洲和北美洲等 27 个国家，特别是韩国在 2015 年有一次暴发流行，但也属于个体旅游性质引起，并是由医院院感管理不善引发的。

第三节　致病机制

MERS-CoV 经吸附和穿入一种多功能细胞感染人体，该细胞表面表达二肽基肽酶 4（DPP4，又称 CD26）蛋白，可广泛表达于肾脏、肺泡、小肠、肝脏和前列腺的上皮细胞和活化的白细胞上。与此相一致的是，MERS-CoV 可以感染几种人类细胞系，包括下呼吸、肾脏、肠道和肝细胞以及组织细胞，表明 MERS-CoV 组织在体外的取向范围比任何其他 CoV 都要广泛。因此 MERS-CoV 可引起急性、高致死性肺炎和肾功能障碍，并有各种临床症状，包括但不限于发热、咳嗽、咽喉痛、肌痛、胸痛、腹泻、呕吐和腹痛。在 MERS 动物模型中，肺感染显示中性粒细胞和巨噬细胞浸润和肺泡水肿。进入受体（DPP4）的 MERS-CoV 也在肾脏中高度表达，通过缺氧损伤或直接感染上皮引起肾脏功能障碍。而值得注意的是，与 SARS-CoV 不同，MERS-CoV 具有体外感染人树突状细胞和巨噬细胞的能力，从而帮助病毒破坏免疫系统。T 细胞是 MERS-CoV 的另一个靶点，因为它们的 CD26 含量很高。MERS-CoV 可能由于 T 细胞凋亡的刺激而解除抗病毒 T 细胞反应。同时该病毒还可能通过刺激减弱的先天免疫反应而导致免疫失调，并在体外和体内延迟促炎细胞因子诱导。因此该病毒感染人体后，其产生的致死率要比其他冠状病毒高。

第四节　实验室诊断

WHO 于 2012 年 12 月制定了 MERS-CoV 实验室诊断的临时性指南，并于 2018 年 1

月进行了第 4 次更新。

一、标本采集与运送

DPP4 已被证实为 MERS-CoV 的细胞受体，该受体表达于人非纤毛支气管上皮细胞和肺泡上皮细胞及巨噬细胞，少数表达于上呼吸道上皮细胞，因此，支气管肺泡灌洗，痰和气管等下呼吸道标本含有较高的病毒载量。WHO 的指南要求同时收集患者上呼吸道和下呼吸道的标本检测，期间应间隔 2~3d 采集呼吸道样本，直到临床痊愈。

应用血清进行抗体检测时，确认感染需要双份血清标本。血清样本应间隔 3~4 周采集，第 1 次采集应在症状开始的第 1 周进行。如果只能收集单一血清标本，则至少应在症状出现后 14 d 进行。标本采集后应尽快送到实验室，但可以在 4℃下存储和运输；当有可能超过 72 h 送达实验室时，应将标本在 − 20℃下储存且用干冰运输，应避免反复冻融标本。

二、RT-PCR 检测

常规确认 MERS-CoV 感染一般采用核酸扩增方法检测，必要时通过核酸测序进行确认。不推荐将病毒分离培养作为常规的诊断方法。目前已开发出三种用于 MERS-CoV 的 RT-PCR 检测试剂，其中包括针对 upE、ORF1b 和 ORF1a 基因的检测。针对 upE 检测因具有较高的灵敏度被推荐用于筛查，针对 ORF1a 的检测与针对 upE 的检测具有相同的灵敏度，而针对 ORF1b 的检测灵敏度则低于针对 ORF1a 的检测。此外，针对 MERS-CoV N 蛋白基因的两种检测方法可作为 upE 和 ORF1a 的替代性检测。这些方法不与其他人冠状病毒有交叉反应。其流程见图 2-10-2。

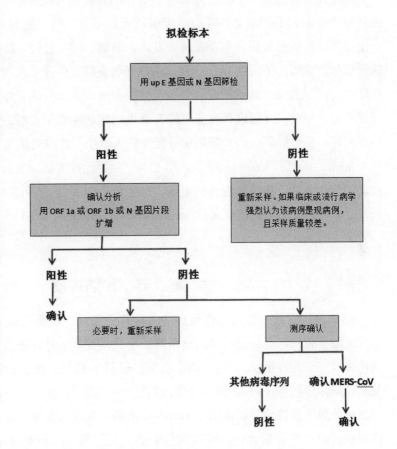

图 2-10-2　标本的核酸检测流程（引自 WHO，2018. https://apps.who.int/iris/bitstream/handle/10665/259952/WHO-MERS-LAB-15.1-Rev1-2018-eng.pdf;jsessionid=29102037B8AB84C9B71467）

三、血清学检测

血清学检测适用于按《国际卫生条例》需检测，但因条件限制无法开展核酸扩增检测的人员；应用血清学检测也用于确认 MERS-CoV 感染的病例、持续性暴发流行中的部分被调查人员感染的确认。一般血清学方法使用酶联免疫吸附试验（enzyme-linked immunosorbent，ELISA）和间接免疫荧光试验（indirect fluorescent assay，IFA），抗体呈 4 倍以上增高可以作为确诊依据。

出于生物安全考虑，RT-PCR 检测时，应在 P2 实验室生物安全柜中加样，而进行病毒分离和中和试验时，则必须在 P3 实验室进行。

第五节　临床表现及治疗

MERS 潜伏期为 2~14 d，通常为 5~6 d。MERS-CoV 感染的临床表现从无症状或者轻微呼吸道症状，到严重急性呼吸道疾病及死亡不等。但多数 MERS-CoV 确诊病例都患有严重的急性呼吸道疾病，主要表现为发热、咳嗽、呼吸急促。肺炎较为常见，严重时可引起呼吸和肾衰竭，需要在 ICU 得到人工通气和支持。影像学表现可包括单侧或双侧肺呈片状坏死，或呈混浊、间质浸润、实变和胸腔积液。少部分患者并发有胃肠道症状，包括腹泻和恶心、呕吐。呼吸道和胃肠道都有感染的症状在老年人群、免疫系统功能低下人群和患有癌症、慢性肺部疾病和糖尿病等慢性病人群中所造成的结果更为严重。

MERS-CoV 引发的病死率高达约 35%，主要治疗方法为支持疗法，也采用一些主动、被动的治疗方法，如使用恢复期血浆、推注免疫球蛋白、单抗和有效的治疗其他病的药物的治疗，并且还有最新的抗菌肽（antimicrobial peptides，AMPs）疗法。

第六节　预防控制

已知 MERS 是一种致死性很高的人兽共患疾病，疫苗靶点为可进入细胞且可产生中和反应的 S 蛋白。但目前研制的疫苗除了小鼠试验有效外，还没有一种商业化人用疫苗研制出来；至 2016 年止，只有 DNA 疫苗已进行 I 期临床试验，其他 4 类（减毒、亚单位及重组载体疫苗等）约 12 种候选疫苗均处于临床前研究阶段；目前认为用改造的 MVA 病毒载体及黑猩猩腺病毒载体用于 MERS 疫苗的研制较为合适。有人则认为 MERS 是散发性传染病，单峰骆驼是直接或间接的传染源，只要简单的研制兽用疫苗阻断 MERS-CoV 的传播就可达到防制目的。Haagmans 等用改良的活病毒疫苗（MVA）载体携 MERS-CoV S 蛋白基因经黏膜途径免疫单峰骆驼，发现该候选苗可以产生抗 MERS-CoV 的中和抗体，并可减少呼吸道感染性病毒，使所试骆驼症状减轻。

在人用疫苗未诞生之前，WHO 则建议采用非药物干预方式预防 MERS-CoV 的传播，

其中减少动物 - 人的传播、快速识别病例、追踪在医疗机构与确诊病例有关的所有密切接触者以及采取控制 MERS-CoV 感染的核心措施。就一般性防护而言，应加强对旅游者有针对性的宣传教育，前去参观有单峰骆驼和其他动物的农场、市场、饲料仓或其他可能存在感染性地域的人员应当采取一般性个人卫生措施，包括尽可能避免与动物的接触，接触动物前后应彻底洗手。除此之外，禁食未煮熟的骆驼肉或生骆驼奶。

（王晓欢　严延生）

参考文献

［1］Zaki AM，Van BS，Bestebroer TM，et al. Isolation of a novel coronavirus from a man with pneumonia in Saudi Arabia［J］. N Engl J Med，2012，367（19）：1814-1820. DOI：10.1056/NEJMoa1211721.

［2］Cotten M，Watson SJ，Kellam P，et al. Transmission and evolution of the Middle East respiratory syndrome coronavirus in Saudi Arabia：a descriptive genomic study［J］.Lancet，2013，382（9909）：1993-2002.

［3］Cotten M，Watson S J，Zumla A I，et al. Spread，circulation，and evolution of the Middle East respiratory syndrome coronavirus［J］.Mbio，2014，5（1）：245-256.

［4］Cui J，Li F，Shi ZL. Origin and evolution of pathogenic coronaviruses［J］.Nat Rev Microbiol，2019，17（3）：181-192. DOI：10.1038/s41579-018-0118-9.

［5］Wernery U，Lau SK，Woo PC. Genomics and zoonotic infections：Middle East respiratory syndrome［J］. Rev Sci Tech，2016，35：191-202.

［6］Lu R，Wang Y，Wang W，et al. Complete genome sequence of Middle East respiratory syndrome Coronavirus （MERS-CoV）from the first imported MERS-CoV case in China［J］. Genome Announc，2015，3.

［7］CorWidagdo W，Raj VS，Schipper D，et al. Differential expression of the Middle East respiratory syndrome coronavirus receptor in the upper respiratory tracts of humans and dromedary camels［J］.J Virol，2016，90：4838-4842.

［8］Letko M，Miazgowicz K，McMinn R，et al. Adaptive evolution of MERS-CoV to species variation in DPP4［J］. Cell Rep，2018，24（7）：1730-1737.DOI：10.1016/j.celrep.2018.07.045.

［9］Chafekar A，Fielding BC. MERS-CoV：Understanding the latest human Coronavirus threat［J］. Viruses，2018,10（2）：93. DOI：10.3390/v10020093.

［10］World Health Organization. Middle East respiratory syndrome coronavirus （MERS-CoV）.https：//www.who.int/emergencies/mers-cov/en/.

［11］World Health Organization.Middle East respiratory syndrome coronavirus（MERS-CoV）

[DB/OL]. http: //www.emro.who.int/health-topics/mers-cov/situation-update.html.

[12] Tyrel DA, Bynoe ML. Cultivation of a novel type of common cold virus in organ culture [J]. Br Med J, 1965, 1 (5448): 1467-1470. DOI: 10.1136/bmj.1.5448.1467.

[13] De Benedictis P, Marciano S, Scaravelli D, et al. Al-pha and lineage C betaCoV infections in Italian bats [J]. Virus Genes, 2014, 48: 366-371. DOI: 10.1007/s11262-013-1008.

[14] Wacharapluesadee S, Sintunawa C, Kaewpom T, et al. Group C betacorona-virus in bat guano fertilizer, Thailand [J]. Emerg Infect Dis, 2013, 19: 1349-1351. DOI: 10.3201/eid1908.130119.

[15] Ge XY, Li JL, Yang XL, et al. Isolation and characterization of a bat SARS-like coronavirus that uses the ACE2 receptor [J]. Nature, 2013, 503: 535 - 538. DOI: org/10.1038/nature12711.

[16] Annan A, Baldwin HJ, Corman VM, et al. Human betacoronavirus 2c EMC/2012-related viruses in bats, Ghana and Europe [J]. Emerg Infect Dis, 2013, 19: 456. DOI: 10.3201/eid1903.121503.

[17] Memish ZA, Mishra N, Olival KJ, et al. Middle East respiratory syndrome coronavirus in bats, Saudi Arabia [J]. Emerg Infect Dis, 2013, 19: 1819. DOI: 10.3201/eid1911.131172.

[18] Reusken CB, Haagmans BL, Muller MA, et al. Middle East respiratory syndrome coronavirus neutralising serum antibodies in dromedary camels: a comparative serological study[J]. Lancet Infect Dis, 2013, 13: 859-866. DOI: 10.1016/S1473-3099 (13) 70164-6.

[19] Haagmans BL, Al Dhahiry SHS, Reusken CBEM, et al. Middle East respiratory syndrome coronavirus in dromedary camels: an outbreak investigation [J]. Lancet Infect Dis, 2013, 14: 140-145. DOI: 10.1016/S1473-3099 (13) 70690-X.

[20] Azhar EI, El-Kafrawy SA, Farraj SA, et al. Evidence for camel-to-human transmission of MERS coronavirus [J]. N Engl J Med, 2014, 370: 2499-505. DOI: 10.1056/NEJMoa1401505.

[21] Müller MA, Meyer B, Corman VM, et al. Presence of Middle East respiratory syndrome coronavirus antibodies in Saudi Arabia: a nationwide, cross-sectional, serological study. Lancet Infect Dis. 2015;15: 559 - 564. DOI: 10.1016/S1473-3099 (15) 70090-3.

[22] Alraddadi BM, Watson JT, Almarashi A, et al. Risk factors for primary Middle East respiratory syndrome coronavirus illness in humans, Saudi Arabia, 2014 [J]. Emerg Infect Dis, 2016. DOI: 10.3201/eid2201.151340.

[23] Alagaili AN, Briese T, Mishra N, et al. Middle East respiratory syndrome coronavirus infection in dromedary camels in Saudi Arabia [J]. mBio, 2014, 5: e0088400814. DOI: 10.1128/mBio.00884-14.

［24］Meyer B，Müller MA，Corman VM，et al. Antibodies against MERS coronavirus in dromedary camels，United Arab Emirates，2003 and 2013［J］. Emerg Infect Dis，2014，20（4）：552-559. DOI：10.3201/eid2004.131746.

［25］Reusken CBEM，Messadi L，Feyisa A，et al. Geographic distribution of MERS coronavirus among dromedary camels，Africa［J］. Emerg Infect Dis，2014. DOI：10.3201/eid2008.140590.

［26］Reusken CBEM，Farag EABA，et al. Occupational exposure to dromedaries and risk for MERS-CoV infection，Qatar，2013-2014［J］. Emerg Infect Dis，2015，21（8）：1422-1425. DOI：10.3201/eid2108.150481.

［27］Adney DR，van Doremalen N，Brown VR，et al. Replication and shedding of MERS-CoV in upper respiratory tract of inoculated dromedary camels［J］. Emerg Infect Dis，2014，20：1999-2005. DOI：10.3201/eid2012.141280.

［28］Ro JS，Lee JS，Kang SC，et al. Worry experienced during the 2015 Middle East Respiratory Syndrome（MERS）pandemic in Korea［J］. PLoS One，2017，12（3）：e0173234. DOI：10.1371/journal.pone.0173234.

［29］Centers for disease control and prevention . MERS Clinical Features［DB/OL］. https：//www . cdc . gov/coronavirus/mers/clinical-features . html.

［30］Mustafa S，Balkhy H，Gabere MN. Current treatment options and the role of peptides as potential therapeutic components for Middle East Respiratory Syndrome（MERS）：A review. J Infect Public Health. 2018;11（1）：9-17.DOI：10.1016/j.jiph.2017.08.009.

［31］World Health Organization. Laboratory Testing for Middle East Respiratory Syndrome Coronavirus［EB/OL］. https：//apps.who.int/iris/bitstream/handle/10665/259952/WHO-MERS-LAB-15.1-Rev1-2018-eng.pdf;jsessionid=29102037B8AB84C9B71467.

［32］武桂珍.中东呼吸综合征（MERS-CoV）实验室生物安全［EB/OL］.（2016-05-04）［2020-05-01］. https：//wkretype.bdimg.com/retype/zoom/12056765561252d380eb6ef9pn=1&o=jpg_6&md5s.

［33］Haagmans BL，van den Brand JM，Raj VS，et al. An orthopoxvirus-based vaccine reduces virus excretion after MERS-CoV infection in dromedary camels［J］. Science，2016，351（6268）：77-81. DOI：10.1126/science.aad1283.

［34］World Health Organization. Middle East respiratory syndrome coronavirus（MERS-CoV）［EB/OL］. http：//www. who.int/news-room/fact-sheets/detail/middle-east-respiratory-syndrome-coronavirus-（mers-cov）.

［35］Song Z，Xu Y，Bao L，et al. From SARS to MERS，Thrusting Coronaviruses into the Spotlight. Viruses. 2019.11（1）：59. doi：10.3390/v11010059. PMID：30646565; PMCID：PMC6357155.

第十一章
埃博拉病毒病

埃博拉病毒病是由埃博拉病毒感染引起的一种急性传染病，引起人类和大猩猩严重系统性疾病甚至死亡。主要通过接触病人或感染动物的血液、体液、分泌物和排泄物以及被这些体液污染的物品等而感染，临床表现主要为突起发热、呕吐、腹泻、出血和多脏器损害，以系统性病毒复制、免疫抑制、异常炎症反应、大量体液和电解质流失、病死率高（25%~90%）为特征。1976 年，首次发现于非洲扎伊尔，主要在一些非洲国家间歇性暴发流行。2014 年，首次在西非国家城市中发生的埃博拉疫情，被世界卫生组织宣布为"国际关注的突发公共卫生事件"。

=== 第一节　病原学特征 ===

一、生物学分类

按照目前生物学分类，埃博拉病毒（Ebola virus，EBOV）属于单股负链病毒目（*Mononegavirales*）、丝状病毒科（*Filoviridae*）、埃博拉病毒属（Ebolavirus）。该病毒属共发现有 6 种病毒，分别是扎伊尔埃博拉病毒（Zaire Ebolavirus，ZEBOV）、苏丹埃博拉病毒（Sudan Ebolavirus，SEBOV）、莱斯顿埃博拉病毒（Reston Ebolavirus，REBOV）、塔伊森林埃博拉病毒（Tai Forest Ebolavirus，TAFV）、本迪布焦埃博拉病毒（Bundibugyo Ebolavirus，BEBOV）、Bombali ebolavirus（Bombali virus，BOMV）。其中，ZEBOV、SEBOV、TAFV、BEBOV 能够引起人类出现暴发疫情，REBOV 只能感染猪和非人灵长类，Bombali virus 仅感染蝙蝠。世界卫生组织 2018 年《国际疾病分类第 11 版》（ICD-11）确认了丝状病毒病（FVD）的两个主要亚类：由 BEBOV、ZEBOV、SEBOV 或 TAFV 引起的埃博拉病毒病（EBVD），以及由马尔堡病毒（MARV）或 Ravn 病毒引起的马尔堡病毒病（MVD）。

二、形态结构

埃博拉病毒为不分节段的单股负链 RNA 病毒，RNA 基因组全长约 19 000 核苷酸，编码 7 个蛋白：核蛋白（nucleoprotein，NP）、糖蛋白（glycoprotein，GP）、大蛋白（large protein，L）、病毒蛋白（viral protein，VP）VP24、VP30、VP35 和 VP40。每个基因是两侧存在 3′ 和 5′ 非翻译区（UTRs），埃博拉病毒的另外一个显著特征是其非翻译区存在基因重叠，即上游基因的终止位点 3′ 端与下游基因的起始点重叠。5 种埃博拉病毒（ZEBOV、SEBOV、REBOV、TAFV、BEBOV）的 VP35 和 VP40 之间、VP24 和 L 蛋白之间存在基因重叠；

除了 REBOV，其余几种病毒的 GP 和 VP30 蛋白也存在基因重叠。病毒颗粒呈长丝状体，可呈杆状、丝状、L 形、U 形、6 字形、环状等多种形态。病毒颗粒外有来自宿主细胞的脂质双分子层包膜，长度在 300~1 500nm，直径约 80 nm。

三、基因组结构及病毒蛋白功能

病毒基因组结构顺序为 3′-NP-VP35-VP40-GP/sGP-VP30-VP24-L-5′。在编码序列外，EBOV 的 3′端存在 50~70 个碱基的先导序列（leader），5′端存在长度不等的尾部序列（trailer），REBOV 仅 25 个碱基，ZEBOV 则长达 677 个碱基。其他病毒如 BEBOV 为 475 个碱基，TAFV 为 474 个碱基，SEBOV 为 381 个碱基，MARV 为 76－95 个碱基。3′末端和 5′末端存在保守序列，可能形成茎环结构，这些序列包含加帽信号和复制起始和转录启动子。

7 种病毒蛋白功能如下：NP 为形成核衣壳结构所必需，包裹病毒基因组，保护病毒 RNA 不被降解，是病毒核糖核蛋白（RNP）复合物的主要成分；VP35 为核衣壳结构蛋白，作为多聚酶的辅助因子，与其他单股负链病毒目成员的磷酸蛋白功能相当，是病毒复制和转录必需的成分，并具有阻断宿主干扰素和其他抗病毒活性的功能；VP40 为膜相关基质蛋白，形成病毒颗粒的丝状结构，连接核衣壳和宿主细胞来源的脂膜；VP24 与 NP、VP35 形成核衣壳，结合被感染宿主细胞质膜，在病毒颗粒组装过程中发挥作用，同时遏制宿主抗病毒活性。VP40 是最丰富的病毒蛋白，决定病毒构象，是病毒颗粒从宿主细胞出芽所必需；VP30 与 VP24、NP 组成核衣壳，是转录激活因子，支持病毒主要转录和 RNA 编辑。EBOV 的 L 蛋白是病毒最大的蛋白，具有 RNA 依赖的 RNA 多聚酶活性和病毒 mRNA 加帽酶活性，与 VP35 一起参与病毒基因组转录与复制。L 蛋白、NP、VP30、VP35 四种成分形成的 RNP 复合物足以驱动病毒基因组的转录与复制。除了糖蛋白 GP 基因之外，其余编码基因均为单顺反子。GP 基因通过与宿主细胞受体结合以及与核内体发生融合，介导病毒进入宿主细胞。GP 基因编码 3 种糖蛋白，其主要产物为可溶性糖蛋白 sGP，在病毒多聚酶复合物进行 RNA 编辑，埃博拉病毒下调其跨膜 GP 的表达，产生小的可溶性糖蛋白 ssGP。这种 RNA 编辑是区分埃博拉病毒和马尔堡病毒的特征之一。表达的全长 GP 经过翻译后加工成为 GP1 和 GP2 两个部分，两种可溶性糖蛋白为非结构蛋白，从感染细胞中分泌。丝状病毒的核心结构为核衣壳，由 RNA 基因组、NP、VP35、VP30、VP24 和 L 蛋白组成。GP 蛋白作为 I 型跨膜糖蛋白，其羧基末端插入该脂膜上。

四、抵抗力

埃博拉病毒为包膜病毒，对热有中度抵抗力。在体液或干燥表面能够持续数天保持感染性，在室温及 4℃存放 1 个月后，感染性无明显变化。死亡 1 周病例血液中能够检测到有感染性病毒，9 周内仍然能够检测到病毒 RNA。多种能够破坏包膜结构的物理、化学因素可以使病毒失去感染活性。60℃灭活病毒需要 1 h，100℃ 5 min 即可灭活。该病毒对紫外线、γ 射线、甲醛、次氯酸、酚类、季胺盐等消毒剂和脂溶剂敏感。

第二节 流行过程

一、传染源

埃博拉病毒为人兽共患病毒。自从发现埃博拉病毒以来，全球研究团队对病毒来源进行了大量追踪工作。过去 40 多年里，埃博拉病毒病暴发事件主要集中在非洲中部和西部，殃及人类、非人灵长类和羚羊（antelopes）等。这些动物病死率较高，显示它们不是埃博拉病毒的天然宿主或贮存库。2000 年以后埃博拉病毒病暴发增长，可能原因是人类与野生动物接触增加、森林破坏范围扩大、气候变化等。由于最初的 EVD 个案和暴发疫情与暴露于蝙蝠相关，因此蝙蝠一直被作为首位的病毒储存库候选对象。在非洲多个国家采集的不同种类蝙蝠仅检测到埃博拉病毒抗体，其体液和组织中也检出病毒 RNA，但尚未从蝙蝠中分离到有感染性的病毒，或者证实有蝙蝠猎手作为指征病例与某一次埃博拉暴发疫情相关。动物的生态学、出现季节、感染指征病例以及潜伏期的差异，都可能导致决定不同的贮存宿主。所有埃博拉病毒 RNA 在 3 种非洲果蝠、羚羊、猿、黑猩猩以及几种啮齿动物中检测到，除了蝙蝠，其他动物也可能充当蝙蝠感染的中间宿主。亚洲蝙蝠中检出 REBOV 抗体，但未见到血清学或 PCR 鉴定 SEBOV、BEBOV 的报道。埃博拉病毒传播给人类是部分地区将果蝠作为蛋白质来源，在处理野味过程中接触了被感染的果蝠。没有证据显示蚊媒或其他吸血昆虫能够传播埃博拉病毒。

目前，认为果蝠（fruit bat）是该病毒的贮存宿主，其他动物（包括非人灵长类、人类）接触这些动物、动物尸体或排泄物、被污染的果实等而被感染，偶尔发生跨种传播到其他物种，可能成为终末宿主、中间宿主或扩增宿主。普遍认为人类最初感染埃博拉病毒是接触了被感染的动物，如非人灵长类、果蝠等，这些动物被感染后，其尸体、组织、体液以及被各种体液污染的物品和果实都可能导致人类感染。发生这类跨种属传播事件之后，病毒能够通过人传播给他人，因此影响大量人群。病毒能够通过直接（如眼、鼻、口腔黏膜或破损皮肤）接触以下物品的方式进行扩散：

· 埃博拉病毒病患者或死者的血液或体液（尿、唾液、汗液、粪便、呕吐物、乳汁、精液）。

· 埃博拉病毒病患者或死者体液污染的物品（衣服、被褥、针头、医疗设备）。

· 被感染的果蝠或非人灵长类（猿、猴）。

· 康复埃博拉患者的精液，这些患者没有疾病症状，但病毒持续存在于某些体液。

虽然尚不明确是否存在通过食物传播埃博拉病毒的途径，但处理和食用被埃博拉病毒感染的野生动物肉及狩猎过程中，也可能传播病毒。

二、传播途径

埃博拉病毒可以通过密切接触被感染动物的血液、分泌物、器官或其他体液而传到人，比如在热带雨林中发病或者死亡黑猩猩、大猩猩、果蝠、猴子、森林羚羊和豪猪等，通常在屠宰、烹饪或食用时会接触到。随后埃博拉病毒通过人与人传播蔓延开来，方式是（通过破损皮肤或黏膜）直接接触埃博拉患者或死者体液（血液、汗液、粪便、尿液、唾液和精液）、污染的物品（脏衣物、床单、手套、防护装备和医疗废物等）。由于近年来发现病毒可以在 EBOV 感染幸存者精液中持续存在长达 18 个月，因此可能存在由男性传播给女性的性传播途径。尽管在唾液和肺分泌物中发现病毒，没有证据显示病毒能够通过空气传播。在医疗操作过程中，患者血液、体液可能形成气溶胶，因此所有医护人员需要穿戴适当的个人防护装备，尽可能避免院内感染风险。

三、人群易感性

人类普遍易感。2014 年，西非埃博拉疫情之前，几乎所有感染者为成人，可能原因是儿童接触野生动物机会较少，未参与护理病患或出席丧葬仪式。而在 2014 年西非疫情中，儿童感染者也很常见，可能反映了被感染人数十分巨大，已经发生了家庭内传播。性别分布，女性（54%）稍高于男性（46%），可能与女性是照顾家庭内患者的主要人员，接触体液机会较多有关。在疫情期间，感染风险较高的人员包括医务工作者、与感染者存在密切接触的家庭成员或其他人、在葬礼期间与尸体发生直接接触的哀悼者。

四、影响因素

首先，埃博拉病毒对物理、化学因素具有一定的抵抗力。EBOV 能够在干燥表面（门把手、台面）存活数小时，体液中的病毒在室温下能够存活数天，因此需要使用医院级别的消毒剂进行清洗和消毒。其次，EBOV 能够在体内持续存在相当长时间。急性感染后，多数 EBOV 感染幸存者在发病二周后病毒血症消失，但病毒可能会持续从尿液中排出，而一些"免疫学特权"位点如睾丸的曲细精管、眼前房、胎盘、中枢神经系统（特别是脑脊液）中，病毒会持续存在数周到数月。EVD 康复期患者在从医院出院数月之后，仍然可能传播 EBOV。

<hr>

第三节　流行特征

埃博拉病毒属于新发再发人兽共患病毒。1976 年 6—11 月，苏丹民主共和国靠近刚果民主共和国边境（以前称扎伊尔）发生疫情，患者表现为出血、呕吐、腹泻症状，共报告 284 例感染，病死率达 53%。1976 年 9 月，一名出现疟疾症状的患者在扎伊尔东北部一家医院就诊，肌内注射抗疟疾药物氯喹之后，疟疾症状消失，5d 后患者却出现埃博拉病毒病。随后疫情持续一个月，死亡 280 人，病死率达 88%。自从 1976 年首次发现埃博拉病毒以来，撒哈拉以南非洲国家包括苏丹、乌干达、刚果民主共和国、加蓬等出现 20 多起埃博拉暴发疫情，主要由 ZEBOV 和 SEBOV 引起（表 2-11-1），多数暴发发生在封闭的农村地区。2013—2016 年，西非国家的埃博拉疫情，主要集中在几内亚、塞拉利昂和利比里亚。累计报告发病数超过 28000 例，死亡超过 11000 例，可能实际疾病负担更高，总体病死率为 62.9%（95% CI 61.9%~64.0%）。2018 年以来，刚果民主共和国东部地区陆续发生埃博拉疫情，2019 年 7 月 17 日，WHO 宣布这次埃博拉疫情为"国际关注的突发公共卫生事件"，至 2020 年 6 月 25 日世界卫生组织才宣布疫情结束。而在此之前，一场新的埃博拉疫情已经在 2020 年 6 月 1 日在该国西部蔓延，目前仍然在继续。虽然埃博拉病毒病暴发疫情局限在非洲国家，由于国际旅行的便利，该疾病能够轻易传播到其他国家引起二代感染病例。而这些流行地区以外的国家，由于不熟悉埃博拉病毒病，容易导致不能及时诊断输入病例，带来可能出现医院内感染的风险。

表 2-11-1 历史上主要的埃博拉病毒病暴发事件

时间	国家	病毒	报告病例数	死亡病例数	病死率（%）
1976	刚果民主共和国	ZEBOV	318	280	88
1976	苏丹	SEBOV	284	151	53
1979	苏丹	SEBOV	34	22	65
1989	菲律宾	REBOV	3（无症状）	0	0
1990	美国	REBOV	4（无症状）	0	0
1994	加蓬	ZEBOV	52	31	60
1994	科特迪瓦	TAFV	1	0	0
1995	刚果民主共和国	ZEBOV	315	254	81
1996	加蓬	ZEBOV	91	66	72
2000	乌干达	SEBOV	425	224	53
2001—2002	加蓬	ZEBOV	65	53	82
2001—2002	刚果	ZEBOV	59	44	75
2003	刚果	ZEBOV	178	157	88
2004	苏丹	SEBOV	17	7	41
2005	刚果	ZEBOV	12	10	83
2007	刚果民主共和国	ZEBOV	264	187	71
2007	乌干达	BEBOV	149	37	25

时间	国家	病毒	报告病例数	死亡病例数	病死率（%）
2008	刚果民主共和国	ZEBOV	32	14	44
2008	菲律宾	REBOV	6（无症状）	0	0
2012	乌干达	SEBOV	24	17	71
2012	乌干达	SEBOV	7	4	57
2012	刚果民主共和国	BEBOV	57	29	51
2014	刚果民主共和国	ZEBOV	66	49	74
2014-2016	几内亚	ZEBOV	3811*	2543*	67
2014-2016	利比里亚	ZEBOV	10675*	4809*	45
2014-2016	塞拉利昂	ZEBOV	14124*	3956*	28
2014	尼日利亚	ZEBOV	20	8	40
2014	马里	ZEBOV	8	6	75
2017	刚果民主共和国	ZEBOV	8	4	50
2018-2020	刚果民主共和国	ZEBOV	3470**	2287	66
2020-	刚果民主共和国	ZEBOV	110***	47	43

★ 包括疑似、可能和确诊的埃博拉病毒病病例。

★★ 世界卫生组织于 2020 年 6 月 25 日宣布此次暴发结束。

★★★ 2020 年 6 月 1 日在刚果民主共和国西部暴发（该国第 11 次），与先前的暴发地点不一致。

第四节　致病机制

人类感染埃博拉病毒的指征病例，通常发生在狩猎野生动物、暴露于森林中动物尸体或接触公认的病毒贮存宿主蝙蝠，病毒由此得以跨种传播到人，进而引发埃博拉病毒病暴发。最初的感染带来后续的人与人传播，99% 的人间病例都是人与人传播。人类感染埃博拉病毒至出现症状，通常有 2~21d 潜伏期（典型的 6~10d）。典型的埃博拉病毒病包括三个阶段：起初数天内出现非特异发热、头痛、肌肉痛；接着是胃肠道疾病阶段，腹泻、呕吐、腹部不适、脱水；最后阶段是肝肾功能下降，出现严重代谢困难，由于黏膜出血、血样腹泻以及多器官衰竭引发抽搐、休克和死亡，从出现症状到死亡的过程大约为 16d。埃博拉病毒起初在抗原递呈细胞如巨噬细胞、树突状细胞中复制。但可以感染多种细胞类型，包括巨噬细胞、单核细胞、树突状细胞、枯否细胞、成纤维细胞、肝细胞以及肾上腺组织、内皮、表皮细胞，这样可能增加病毒血症期时间。病毒感染使细胞失去功能或细胞死亡被认为是病毒对引起埃博拉病毒病相关临床表现和症状的重要作用，如免疫系统衰竭将不能对病毒感染产生足够的免疫应答或降低凝血因子的产量。其他免疫机制也参与到埃博拉病毒感染的致病机制，包括抑制 I 型干扰素应答、下调细胞因子 / 趋化因子网络、树突状细胞和天然杀伤细胞（NK）功能受损。

埃博拉病毒的暴发性病程和高病死率是以下因素联合作用的结果：

_ 病毒抑制 I 型干扰素应答并迅速扩散到巨噬细胞、树突状细胞和全身其他类型细胞的能力。

_ 被感染细胞释放的介质发挥局部和系统性作用，包括急性胃肠道功能障碍。

_ 呕吐和腹泻引起体液流失，导致低血容量休克。

_ 被感染细胞坏死造成广泛组织损伤。

_ 适应性免疫反应受损，允许体内存在无法控制病毒血症。

_ 凝血功能障碍，系统性炎症引起局部组织缺血。

病毒感染始于病毒颗粒沉积于黏膜或皮肤，适应性免疫反应受损。促炎症介质引起内皮细胞功能失调，进一步带来血管通透性增加和体液外渗。被感染的巨噬细胞产生带纤维蛋白的组织因子沉积在脾、淋巴样组织、肾小球、近端肾小管。播散性微小血管血栓消耗凝血因子、内皮细胞功能失调、血小板功能受到抑制导致凝血障碍，微血管异常、低血容量、呕吐和腹泻进一步加剧体液流失，最终导致组织缺血和多器官衰竭。2013~2016 年西非埃博拉暴发疫情中，幸存者出现骨骼肌肉疼痛、树突状细胞和巨噬细胞吞噬病毒颗粒，病毒复制通过封闭干扰素产生和信号传递，关闭早期先天免疫应答；病毒在体内播散可能是通过树突状细胞迁移到淋巴样组织，释放病毒进入血液循环，导致肝、脾和其他组织固定巨噬细胞感染，随后传播到邻近的肝细胞、成纤维细胞和其他细胞。病毒复制带来的直接效应和宿主对感染的应答引起人体发病。病毒复制导致形成细胞内包涵体，细胞裂解。部分肝细胞坏死引起肝酶水平升高，肌炎产生肌肉痛和虚弱，肌羧激酶（CK）和天门冬氨酸氨基转移酶（AST）上升。肾小管细胞和小球上皮受损，引起肾功能障碍。宿主的应答包括被感染的树突状细胞、巨噬细胞、单核细胞产生促炎症细胞因子和趋化因子。这些免疫应答激活 T 淋巴细胞，重症或死亡病例中因为 T 细胞耗尽和凋亡而使 T 细胞免疫无效，致头痛、脑炎和眼科疾病，集中称之为 "后埃博拉综合征（post-Ebola syndrome）。长期的后遗症包括视力不清、后眼窝痛、丧失听力、神经认知不良、睡眠困难、疲劳、关节痛等。另外，埃博拉病毒感染幸存者的多种体液（包括乳汁、精液）中检出过病毒，病毒在精液中持续存在超过发病后 500d，可能通过性传播，引发严重担忧。

埃博拉病毒对人类的毒力主要取决于病毒种类或病毒毒株，与在非人灵长类动物观察到的结果相似。几种埃博拉病毒中，ZEBOV 毒力最强，REBOV 最弱。实验感染 ZEBOV 的非人灵长类动物进展迅速，几乎都是致死性的，低至 1 个空斑形成单位（PFU）的病毒都能够引起动物发病。病程受到接种病毒剂量的影响。例如，食蟹猴（cynomolgus macaques）肌内注射低剂量的 ZEBOV （10 PFU）在染毒 8~12d 后确认感染，而接种了高剂量病毒（10^3PFU）的动物则在染毒 5~8 d 后死亡。对于人类来说，感染病毒的途径影响疾病进程和最终结果。注射接种 ZEBOV 的平均潜伏期是 6.3d，接触暴露则为 9.5d。在非人灵长类动物评估 SEBOV 致病机制的研究不多，实验感染狒猴和食蟹猴观察到病程较 ZEBOV 慢得多，生存率也与人类疾病一致。利用非洲绿猴开展的小型队列研究显示，SEBOV 和 REBOV 感染均不致命。与 SEBOV 结果类似，感染 REBOV 的食蟹猴病程较长。肌内注射感染 SEBOV 的食蟹猴（10^3 PFU 剂量）通常在感染 7~12d 之后死亡，死亡率 50%~100%。感染 REBOV 的食蟹猴（10^3PFU 剂量）在感染 8~21d 死亡，死亡率 80%~100%。尚不清楚 TAFV 在非人灵长类动物中的毒力，也未完全阐明不同埃博拉病毒种类毒力差异的原因。有研究认为 GP 蛋白对病毒毒力产生主要影响。不同于 ZEBOV，REBOV 的 GP 蛋白表达不会破坏人类血管的脉管系统。最初报道 EBOV 的 GP 表达导致培养细胞死亡，后续研究显示这些细胞仅仅是不再互相连接，仍然是活的，说明表达 GP 蛋白可能是干扰细胞黏附，但不引发细胞死亡。因此认为 EBOV 可能是通过 RNA 编辑调节 GP 蛋白表达控制 GP 细胞毒性。

第五节　实验室诊断

针对埃博拉病毒的实验室诊断方法包括检测病毒基因组成分、病毒抗原和宿主免疫反应。传统检测埃博拉病毒的方法包括细胞培养（通常用 Vero 细胞，或其他猴细胞系如 MA–104 、CV–1）分离病毒、电子显微镜、免疫组化（IHC）和抗原 ELISA，依据的是病毒的细胞嗜性、病毒形态、抗原特征。检测病毒特异性 IgM 和 IgG 抗体的经典方法有免疫荧光（IFA）和病毒感染的细胞作为抗原的酶联免疫吸附试验（ELISA）。由于培养活的埃博拉病毒需要生物安全 4 级实验室（BSL–4），全球仅少数中心实验室才具备这样的条件。

开展 PCR 检测埃博拉病毒 RNA，只需要预先将样品在检测前在生物安全柜或手套箱内灭活，就可以在更大范围内进行实验室诊断。传统的逆转录 PCR （RT–PCR）是研究机构筛查埃博拉病毒感染的可靠工具，实时荧光 PCR（qRT–PCR）是埃博拉病毒病诊断的最常见手段，检测靶基因包括病毒 L 基因、NP 基因、GP 基因。为了减少假阳性，一般设立两个不同基因作为检测靶位点。有症状患者的 qRT–PCR 结果为阳性，通常死亡病例病毒载量较高。有的病例在病程早期 qRT–PCR 可能为阴性，对这类持续阴性的有症状患者需要进行随访。患者从埃博拉病毒病治疗中心出院需要至少连续两次检测阴性。

PCR 检测适合急性期感染的患者，从患者血液、羊水、乳汁、眼内液、眼泪、唾液、精液、粪便、脑脊液、汗液、尿液、阴道液等体液中均可以检测到病毒 RNA，甚至在血液检测阴性时，相当长一段时间内部分其他体液中还可以检测到病毒基因组成分。无论死亡病例还是非死亡病例，发病后 1~2 d 能够用 RT–PCR 检测到病毒 RNA，死亡病例血液中病毒 RNA 拷贝数超过 10^8 拷贝 / 毫升，一般高于非死亡病例。病毒抗原在发病后 3~6 d 通过 ELISA 方法检出，病毒 RNA 和病毒抗原在发病后 10 d 达到峰值。由于恢复期患者产生宿主免疫应答，病毒抗原在发病 7~16 d 以后下降。因此，患者体内病毒抗原可反映有效的免疫应答以及病毒从感染者体内清除状态。

已经有多种商品化 qRT-PCR 试剂盒用于埃博拉病毒实验室诊断，这类试剂盒通常有产业标准的特性，如能够监测 RNA 提取和扩增反应效率的内对照，或能够在更广温度范围储存的冻干试剂。qRT-PCR 的另外一个特征是半定量，能够反映病毒载量。病毒载量是患者预后的重要指标，入院患者病毒载量越高（Ct 越低），患者转归结果越差。2014—2016 年西非埃博拉暴发疫情中，qRT-PCR 的应用是实验室诊断的重要举措。不同国际机构派遣实验室团队加入埃博拉病毒病治疗中心，在现场开展疾病确诊和患者、接触者管理。从接收样品到做出诊断共计 4~6 h。但现场开展研究级别或商业 qRT-PCR 检测仍然需要足够的实验室设施、后勤支持和熟练的操作人员。因此，新的发展方向是研发自动化程度较高的一体机，集成了核酸提取、扩增和检测。作为补充，基于侧流免疫试验（LFIA）的快速检测病毒抗原试剂盒，能够在初级卫生中心现场或患者病床旁即时检测，数分钟即可出结果。相对于 qRT-PCR，这类快速诊断试剂盒的敏感性、特异性稍逊。

为了确定一起疑似 EVD 的实验室诊断，必须有提示 EVD 的症状和结合疑似在症状出现前 21d 暴露于 EVD 的证据。患者可能暴露接触过包括以下物品：EVD 患者或死者血液或体液；被 EVD 患者或死者血液或体液污染的物品；被 EBOV 感染的果蝠和非人灵长类动物（猿或猴子）；EVD 病人的精液。实验室检测呈阳性意味着确认了 EBOV 感染，需要立即通知公共卫生机构，启动突发公共卫生应急预案，迅速开展流行病学调查，特别是调查传染来源、患者活动轨迹、所有可能接触者。

在 2013—2016 年西非 EVD 暴发疫情中，通过不同团队平行开展深度测序，首次获得了大量患者 EBOV 毒株的分子流行病学证据。超过 1600 株接近全长基因组序列，包括来自单个患者的单个基因组，也有同一患者的多个基因组，以及不同患者的相同基因组。随后进行种系发生分析，追踪 EBOV 毒株在不同国家人群之间的运动并锁定了多次来回跨越边境的传播证据。基因组数据也证实了丝状病毒感染的经典流行病学模型，即这次暴发中所有 28 652 例病例都是直接人传人，最终追溯到单一的人类指征病例来源于几内亚，可能是人兽共患病毒传播。类似的分子流行病学调查正在变成常规工作，分子流行病学的重要性不仅局限于单个暴发事件，而是给科学家和决策者提供了 EBOV 毒株的长期进化信息，有助于未来疫苗和治疗药物的设计。

第六节　诊疗措施

一、临床特征

EBOV 感染到发病即潜伏期为 2~21 d（典型病例平均 6~12 d），与病毒种类和感染剂量、感染途径有关。初期症状为非特异发热，以身体不适、疲惫、肌肉痛为特征，数日后，多数患者出现胃肠道表现，厌食、恶心、呕吐、腹泻。大量体液流失，每日高达 10L。其他体征和症状有吞咽困难、头痛、结膜充血、腹痛、关节痛、斑丘疹。近半数患者与非正常出血，包括牙龈出血、瘀斑、静脉采血点渗血、结膜下出血、呕血和便血。

埃博拉病毒病的主要临床和实验室表现总结见表 2-11-2，分述如下。

胃肠道：EVD 常见大量水样便，伴随多次恶心呕吐，可能是血管内血液体积显著衰竭所致。发热后 5d 开始出现腹泻，每日 5L 或以上粪便。水样黏稠腹泻和大量粪便说明小肠甚至全部肠都在分泌，从死亡病例黏膜固有层观察到中度炎症。而口腔溃疡、吞咽困难导致摄入降低，大约 5% 患者临死前出现严重上消化道和或下消化道出血。腹痛伴随血清淀粉酶升高说明引发胰腺炎，加剧病情。

神经系统：EVD 患者在发热之前或发热后不久，经常出现神经肌肉虚弱和疼痛，丧失能量和体力。虚弱急性发作，常常是对称性、进行性的，上下肢同时发生。姿势不稳定导致步态障碍，严重的会出现呼吸肌功能障碍不能有效通气。患者发病高峰时期出现神志不清，病毒侵犯中枢神经系统引发脑部疾病。

眼睛：急性期患者出现葡萄膜炎（如：视觉模糊、怕光、失明）。

心脏：病毒感染心内膜，引起心包炎、心肌功能失调。患者心率通常较其他高热、脱水病例慢。

呼吸系统：由于 EBOV 感染没有上呼吸道症状，资源匮乏国家也较少全面评估患者肺功能，呼吸系统并发症了解甚少。但 EBOV 能够感染肺泡巨噬细胞、肺内皮细胞和肺间质细胞，曾经观察到包括多因素呼吸衰竭在内的下呼吸道并发症，同时多因素低氧血症和通气不畅引发呼吸衰竭。

肝：EVD 患者在早期通常出现中度到重度肝炎，持续恶化。AST 水平升高超过 ALT，比例超过 3:1，甚至更多，说明存在来自肝脏以外（如：肌肉）组织的 AST。肝细胞、血窦内皮细胞、枯否细胞感染后观察到多病灶坏死，但未出现转氨酶特别高的暴发性肝炎。血清胆红素升高，无黄疸。重症病例出现低血糖、低白蛋白血症和凝血异常，显示肝脏合成国内失调。

泌尿生殖系统：EVD 患者肾衰竭在重症病例和死亡病例常见。解剖发现病毒感染肾小管和肾小球内皮细胞，引起急性肾小管坏死，肌红蛋白也可以诱导肾小管损伤。

血液系统：EBOV 感染可能间接杀伤和消耗脾、淋巴结和其他淋巴组织中淋巴细胞，导致淋巴细胞减少。白细胞计数恢复后，引起嗜中心粒细胞为主的淋巴细胞增多。疾病早期血红蛋白和血细胞比容升高，血小板计数降低，而重症病例 PT/PTT/INR 升高，纤维蛋白分解产物增高。

内分泌系统：EVD 患者肾上腺功能不全出现非特异体征和症状（如：嗜睡、发热、呕吐、低血糖）。

皮肤：EVD 患者在疾病第一周躯干和四肢出现红色、无瘙痒斑丘疹，浅色皮肤患者更明显。皮疹通常成片，也可能脱落。

合并感染：患者可能同时感染细菌导致脓毒症。

表 2-11-2 埃博拉病毒病主要临床和实验室表现

疾病阶段	发病后时间	临床表现	实验室检查
早期发热	发病后 1~3d	发热、身体不适、疲劳、身体疼痛	WBC、淋巴细胞、血小板降低，AST、ALT、Hb、HCT 升高
胃肠道症状	发病后 3~10d	主要症状：腹部疼痛、恶心、呕吐、腹泻 相关症状：持续发热、虚弱、结膜充血、胸痛、吞咽困难、吞咽痛、关节痛、肌肉痛、呃逆、神志失常、皮疹	白细胞增多 AST/ALT 持续升高、血小板减少 BUN、肌酐升高，低血钾或高血钾、低镁血症、低钠血症、白蛋白血症 PT/PTT/INR 升高，纤维蛋白分解产物增高
休克、器官衰竭和其他并发症	发病后 7~12d	肾和/或呼吸衰竭（少尿、无尿、呼吸急促）脑病变和（或）脑膜脑炎（意识减弱、忧虑、颈项强直、惊厥） 细菌感染 胃肠道出血	可能与先前部分临床表现重叠，另外： 乳酸盐升高 碳酸氢盐、Hb、HCT 降低 低氧血症
康复	发病后 7~12d	异常体征和症状均消失摄入和能量增加	异常实验室检查消失
病后恢复期	发病后 6 个月	关节痛、肌肉痛、疲惫、腹痛、葡萄膜炎、听力丧失、神经认知异常	

注：WBC：白细胞；AST：天门冬氨酸氨基转移酶；ALT：丙氨酸氨基转移酶；BUN：血液尿素氮；PT：凝血酶原时间；PTT：部分凝血活酶时间；INR：国际标准化比值；Hb：血红蛋白；HCT：血细胞比容

二、治疗要点

在缺乏安全有效的抗病毒药物之前，对埃博拉病毒病的治疗主要是支持疗法。传统的 EVD 对患者的护理包括 3 个方面：维持或恢复正常生理功能的支持性护理，对身体不适或痛苦进行治疗，以及对可能出现的并发症、次级感染的治疗。在经过培训的医护人员认真管理和监督下采用补液疗法，注意水、电解质平衡，预防和控制出血，控制继发感染（特别是细菌感染），治疗肾衰竭和出血、DIC 等并发症，即可提高存活机会。有证据显示，在发病早期补液，维持水电解质和酸碱平衡，可明显提高存活率。使用平衡盐溶液，以维持有效血容量；加强胶体液的补充，包括白蛋白、低分子右旋糖酐等，以预防和治疗低血压休克。其他措施还有，使用甘草酸制剂保肝抗炎；输入新鲜冰冻血浆补充凝血因子；减少不必要的有创操作，严格无菌操作，及时发现继发感染；必要时进行血液净化治疗防止肾衰竭；及时开展氧疗等呼吸功能治疗防止呼吸衰竭等。

EBOV 感染的康复依赖于良好的支持性临床护理和患者的免疫反应。以往的 EVD 暴发事件中，由于缺乏有效的支持疗法，病死率接近 90%。相反的是，2014 年西非疫情处置，总体病死率为 40%~60%，患者在现代化医院中得到救治，病死率为 20% 以下。病死率的差异表明 EVD 患者的生存率与是否有足够的医疗工作人员、资源和设备支持密切相关。

在西非疫情暴发之后，先后尝试了不同的临床治疗实验，包括恢复期血浆或全血、抗体药物、小干扰 RNA、小分子化学抑制剂如法匹拉韦（favipiravir）等，均无显著效果。随后在 2018 年刚果民主共和国出现的 EVD 暴发中，启动了新一轮临床实验。2020 年 10 月，美国食品药品管理局（FDA）批准了首个治疗埃博拉病毒病的药物 Inmazeb。该药物为 3 种单克隆抗体组合（atoltivimab、 maftivimab、odesivimab-ebgn）。该药物同时针对病毒糖蛋白 GP 三个不同的、无重叠的表位，能够阻止病毒黏附和进入宿主细胞。相关临床试验在刚果民主共和国进行，154 名患者静脉注射 Inmazeb（每种抗体各 50 mg），168 名患者接受 ZMapp 或瑞德西韦（remdesivir）作为对照。28 d 后，Inmazeb 实验组死亡 33.8%，而对照组死亡 51%。接受 Inmazeb 患者治疗过程中常见症状有：发热、寒战、心搏过速、呼吸急促、呕吐。也是 EVD 常见症状。

同时进行临床实验的另外一种抗体药物，Mab114，也取得了与 Inmazeb 相似的结果，死亡率约 35%。而 2014 年备受关注的抗体药物 ZMapp，在 2015 年几个西非国家进行的临床试验中，由于最后招募到的患者人数仅 72 人，28 d 观察结果，对照组（仅接受优化的标准支持疗法）35 名患者死亡 13 人，ZMapp 实验组（在标准支持疗法基础上，按体重每千克 50 mg ZMapp 抗体，每隔 3d 静脉注射）36 名患者死亡 8 人。虽然接受 ZMapp 实验组死亡率较低，但差异并不具有统计学显著性。另外，据报道，新一代研制的人类抗体如 MBP134、FVM04、CA45，对保护 EBOV 感染取得了满意的临床前观察结果。

第七节 预防控制

一、预防策略

发展安全有效的疫苗是应对和控制人类传染病流行的重要策略。在发现埃博拉病毒之后，研究人员很快开始尝试研制 EBOV 疫苗。由于病毒 GP 蛋白是病毒进入宿主细胞的必需成分，也是宿主免疫应答的重要靶标，因此成为研制 EBOV 疫苗的主要病毒成分。首个 EBOV 疫苗为灭活疫苗，能够在豚鼠体内产生免疫保护。随后，研制了各种类型的 EBOV 疫苗开展临床前评估，包括 DNA 疫苗、病毒样颗粒（VLPs）疫苗、重组病毒载体疫苗、重组蛋白疫苗等。这些候选疫苗免疫效果在啮齿动物或非人灵长类动物模型进行评估，有的能够对 EVD 产生 100% 保护。

目前最先进的疫苗包括水疱口炎病毒（VSV）载体、人腺病毒 5 型和 26 型（hAd5、

hAd26）载体、黑猩猩腺病毒（ChAd3）载体、修饰过的安卡拉痘苗病毒（MVA）载体和 DNA 平台等策略。首个获得官方正式批准的埃博拉疫苗是俄罗斯研制的 GamEvac-Combi，以 rVSV-EBOV 进行基础免疫，用人 5 型腺病毒载体重组疫苗 rAd5-EBOV 进行加强免疫。2015 年 2 月，中国研制的 rAd5-EBOV 疫苗获得了中国食品药品监督管理总局（CFDA）批准。

美国 FDA 在 2019 年 12 月 19 日批准了埃博拉疫苗 rVSV-ZEBOV（商品名 Ervebo），为美国首个获得批准的埃博拉疫苗，只需要注射一次。在此之前，该疫苗取得 WHO 预认证，随后在刚果民主共和国、布隆迪、加纳、赞比亚这 4 个国家获得许可。另外一个疫苗在 2020 年 7 月获得欧盟批准，采用了两种不同疫苗成分，Zabdeno（Ad26.ZEBOV）和 Mvabea（MVA-BN-Filo），需要注射两次。首剂注射之后，56d 第二次注射加强针。该疫苗能够给成人和 1 岁以上儿童产生长时间免疫保护，能够用于有暴发风险国家的预防接种。

二、预防措施

在过去的 40 多年里，埃博拉病毒主要在非洲部分国家偶尔引起人类暴发疫情，这些地区的某些动物种群中可能存在低水平的动物流行（enzootic）。人类仅仅是在接触了被感染的动物、动物组织、体液或动物体液污染的物品才导致感染 EBOV，进而在人间传播病毒。因此，在这些地区生活或前往这些地区旅游时，需要在多种途径保护自己避免传播 EBOV：

（1）避免接触 EVD 患者血液和各种体液（尿、粪便、唾液、汗液、呕吐物、乳汁、脑脊液、精液、阴道液等）。

（2）在检测确认精液中没有病毒之前，避免接触 EVD 康复患者的精液。

（3）避免接触被 EVD 患者血液或体液污染的各种物品（衣物、床上用品、针头、医疗设备等）。

（4）出席 EVD 死者丧葬仪式时避免接触尸体或体液。

（5）避免接触蝙蝠和非人灵长类动物血液、体液以及这类动物的生肉。

（6）避免接触不明来源的野味。

前往其他有 EVD 暴发的国家和地区，也需要采用同样的预防策略，从这类地区返回时，建议自我隔离 21 天，如果出现 EVD 相关症状，及时就医治疗。

在发生 EVD 暴发疫情之后，高风险人群包括医医护人员、感染病例密切接触者和丧葬仪式中直接接触死者身体的悼念者这 3 类，因此科学、有序的疫情管理是控制疫情持续蔓延的重要措施。第一是防止 EBOV 在医疗机构（诊所或医院）播散，引起医护人员和其他疾病患者出现医院内感染事件。不同级别医疗机构（医院、诊所、卫生站）所有医护人员都应当知晓埃博拉病毒病及其传播模式，严格遵循推荐的感染防控措施，穿戴正确的个人防护装备。使用专用的最好是一次性医疗设备，妥善清洗和丢弃针头、注射器等器具。如果不是一次性用品，再次使用前必须严格消毒灭菌。第二是加强病患管理，隔离确诊病例，追踪、筛查密切接触者，以便切断传染源。第三是加强殡葬管理，减少病毒传播。EVD 死亡病例其体内病毒载量较高，只能由穿戴了适当个人防护设备的人员处理尸体，立即埋葬。WHO 建议让受过培训的殡葬服务团队处理埃博拉病毒病死者尸体，才能保障妥善、安全、有尊严地埋葬死者。第四是防止经性传播 EBOV。WHO 建议所有埃博拉病毒感染幸存者及其性伴侣应当接受健康咨询，男性 EVD 幸存者在发病后 12 个月内采取安全的性活动及卫生，或直到精液检测两次阴性为止。用肥皂和水彻底清洗接触过精液的物品，在此期间妥善处理、丢弃使用过的安全套，避免接触精液。

对于埃博拉疫区之外的国家和地区，日常的 EVD 防控措施包括密切关注 EVD 疫情发展动态，编制地区和部门应急预案；加强出入境检验与检疫，对可疑患者实行医学观察和留验，尤其是留意来自疫区疑似患者、非人灵长类动物及制品；提高临床实验室检测诊断能力，以便及时诊断包括 EBOV 在内的多种新发再发病毒；在中心城市建设负压病房，满足当地可能出现的输入性疑似病例临床救治的需求；加强医院感染控制培训，避免出现医院内感染；大力对公众宣传 EVD 的防治知识及控制措施，特别是出境旅游人群，提高公众的自我防护意识。

（张拥军　陈爱平）

参考文献

［1］Feldmann H, Feldmann F, Marzi A. Ebola: lessons on vaccine development［J］. Annu Rev Microbiol, 2018, 72: 423–446. DOI: 10.1146/annurev–micro–090817–062414.

［2］Jefferies M, Rashid H, Hill–Cawthorne GA, et al. A brief history of ebolavirus disease: paving the way forward by learning from the previous outbreaks［J］. Infect Disord Drug Targets, 2020, 20 (3): 259–266. DOI: 10.2174/1871526518666181001125106.

［3］Rauch S, Jasny E, Schmidt KE, et al. New Vaccine Technologies to Combat Outbreak Situations［J］. Front Immunol, 2018, 9: 1963. DOI: 10.3389/fimmu.2018.01963.

［4］Schindell BG, Webb AL, Kindrachuk J. Persistence and sexual transmission of filoviruses［J］. Viruses, 2018, 10 (12): 683. DOI: 10.3390/v10120683.

［5］Marzi A, Mire CE. Current Ebola virus vaccine progress［J］. BioDrugs, 2019, 33 (1): 9–14. DOI: 10.1007/s40259–018–0329–7.

［6］Gordon TB, Hayward JA, Marsh GA, et al. Host and viral proteins modulating Ebola and marburg virus egress［J］. Viruses, 2019, 11 (1): 25. DOI: 10.3390/v11010025.

［7］Malvy D, McElroy AK, de Clerck H, et al. Ebola virus disease［J］. Lancet, 2019, 393 (10174): 936–948. DOI: 10.1016/S0140–6736 (18) 33132–5. Epub 2019 Feb 15.

［8］Tembo J, Simulundu E, Changula K, et al. Recent advances in the development and evaluation of molecular diagnostics for Ebola virus disease［J］. Expert Rev Mol Diagn, 2019, 19 (4) : 325–340. DOI: 10.1080/14737159.2019.1595592.

［9 ］Kuhn JH, Amarasinghe GK, Basler CF, et al. ICTV virus taxonomy profile: filoviridae［J］. J Gen Virol, 2019, 100 (6) : 911–912. DOI: 10.1099/jgv.0.001252.

［10］Languon S, Quaye O. Filovirus disease outbreaks: a chronological overview［J］. Virology (Auckl) , 2019, 10: 1178122X19849927. DOI: 10.1177/1178122X19849927.

［11］Hoenen T, Groseth A, Feldmann H. Therapeutic strategies to target the Ebola virus life cycle［J］. Nat Rev Microbiol, 2019, 17 (10) : 593–606. DOI: 10.1038/s41579–019–0233–2.

［12］Hasan S, Ahmad SA, Masood R, et al. Ebola virus: A global public health menace: A narrative review［J］. J Family Med Prim Care, 2019, 8 (7) : 2189–2201. DOI: 10.4103/jfmpc. jfmpc_297_19.

［13］Kock RA, Begovoeva M, Ansumana R, et al. Searching for the source of Ebola: the elusive factors driving its spillover into humans during the West African outbreak of 2013–2016［J］. Rev Sci Tech, 2019, 38 (1) : 113–122. DOI: 10.20506/rst.38.1.2946.

［14］Baseler L, Chertow DS, Johnson KM, et al. The pathogenesis of Ebola virus disease［J］. Annu Rev Pathol, 2017, 12: 387–418. DOI: 10.1146/annurev–pathol–052016–100506.

［15］Iversen PL, Kane CD, Zeng X, et al. Recent successes in therapeutics for Ebola virus disease: no time for complacency［J］. Lancet Infect Dis, 2020, 20 (9) : e231–e237. DOI: 10.1016/ S1473–3099 (20) 30282–6.

［16］Richman D, Whitley RJ, Hayden FG. Clinical virology［M］. 4th ed Washington, DC: ASM Press, 2017.

［17］Moulay MustaphaEnnaji. Emerging and reemerging viral pathogens–Fundamental and basic virology aspects of human, animal and plant pathogens［J］. London, UK: Academic Press, 2020.

［18］Feldmann H, Sprecher A, Geisbert TW. Ebola［J］. N Engl J Med, 2020, 382 (19) : 1832–1842. DOI: 10.1056/NEJMra1901594.

［19］Zhu FC, Wurie AH, Hou LH, et al. Safety and immunogenicity of a recombinant adenovirus type–5 vector–based Ebola vaccine in healthy adults in Sierra Leone: a singlecentre, randomised, double–blind, placebo–controlled, phase 2 trial［J］. Lancet, 2017, 389 (10069) : 621–628. DOI: 10.1016/s0140–6736 (16) 32617–4.

［20］Kennedy SB, Bolay F, Kieh M, et al. Phase 2 placebo–controlled trial of two vaccines to prevent Ebola in Liberia［J］. N Engl J Med, 2017, 377 (15) : 1438–1447. DOI: 10.1056/ NEJMoa1614067.

［21］Henao–Restrepo AM, Camacho A, Longini IM, et al. Efficacy and effectiveness of an rVSV–vectored vaccine in preventing Ebola virus disease: final results from the Guinea ring vaccination, open–label, cluster–randomised trial（Ebola Ca Suffit!）［J］. Lancet, 2017, 389 (10068)：505–518. DOI: 10.1016/S0140–6736 (16) 32621–6.

［22］Knipe DM, Howley PM, editors. Fields virology［M］. 6th edition. Philadelphia: Lippincott Williams & Wilkins; 2013.

［23］Goldstein T, Anthony SJ, Gbakima A, et al. The discovery of Bombali virus adds further support for bats as hosts of ebolaviruses［J］. Nat Microbiol, 2018, 3: 1084－1089. DOI: 10.1038/s41564–018–0227–2.

［24］Gire SK, Goba A, Andersen KG, et al. Genomic surveillance elucidates Ebola virus origin and transmission during the 2014 outbreak［J］. Science, 2014, 345: 1369－1372. DOI: 10.1126/science.1259657.

［25］Leendertz SA, Gogarten JF, Dux A, et al. Assessing the evidence supporting fruit bats as the primary reservoirs for Ebola viruses［J］. Ecohealth, 2015, 13: 18–25. DOI: 10.1007/s10393–015–1053–0.

第十二章
马尔堡病毒病

马尔堡病毒（Marburg virus，MARV）的发现源自典型的生物实验室安全事故。1967 年，联邦德国的马尔堡、法兰克福和南斯拉夫的贝尔格莱德的 3 个生物实验室同时暴发了一种未知的传染病，病症以严重的发热、腹痛腹泻、大出血和休克为主，先后共有 31 人患病（马尔堡 23 人、法兰克福 6 人、贝尔格莱德 2 人），其中 7 人死亡。通过对患者血液和组织培养发现了一种未知病毒，电子显微镜观察其形态呈曲直多变的长丝状。研究者根据发病地点将其命名为马尔堡病毒。流行病学调查发现 3 个实验室均拥有来自乌干达的非洲长尾绿猴（*Cercopithecus aethiop*）作为实验动物，随后这些猴子被确定为传染源。马尔堡病毒是人类发现的第一种丝状病毒，也是目前已知的最危险烈性病毒之一，对该病毒活性标本的一切人工操作均需实行最高的 P4 级生物安全防护。其引起的马尔堡出血热（Marburg hemorrhagic fever，MHF）也称绿猴病，目前尚未开发出商用的疫苗和特效治疗方法，患者死亡率可高达 90%。可怕的致死率和拥有人传人的能力使得该病毒具有成为生物武器的潜在可能。马尔堡病毒在人间有过多次流行，大部分发生在非洲国家。1998—2000 年在刚果民主共和国和 2005 年在安哥拉暴发的疫情最为严重，患者病死率均超过 80%，引发世界广泛关注。

第一节　病原学特征

一、病原分类及形态结构

马尔堡病毒为 RNA 病毒，隶属于单分子负链 RNA 病毒目（*Mononegavirales*），丝状病毒科（*Filoviridae*），马尔堡病毒属（Marburgvirus），属内仅有马尔堡马尔堡病毒（*Marburg marburgvirus*）一个种（species），别名维多利亚湖马尔堡病毒（*Lake Victoria marburgvirus*）。后对种内已知的毒株基因组序列进行分析，发现种内系统发生树中至少分化为 5 个支系，其中 4 支系亲缘关系较近（序列差异度约 7%），另 1 支系亲缘关系较远（序列差异度约 21%），根据序列差异性，该 5 个支系毒株被进一步分为两种病毒，亲缘关系较近的 4 个支系，包括种内大部分分离株，命名为马尔堡病毒（Marburg virus，MARV）。亲缘关系较远的 1 个支系命名为拉夫病毒（Ravn virus，RAVV），最初来源为 1987 年的拉夫分离株，后在 1998—2000 年刚果（金）疫情、2007 年乌干达疫情中也分离到该病毒毒株。作为马尔堡病毒种内的两个成员，RAVV 和 MARV 病毒占据着相同的生境，且均可引发人类等灵长类动物的出血热症状。从英文名上应注意如下区分：Marburg virus 特指马尔堡病毒（the virus MARV），而 marburgvirus 则指的是马尔堡病毒和拉夫病毒（MARV and RAVV）。为方便描述和理解，本文综述对象为马尔堡病毒（the virus MARV）。

　　在电镜下观察，马尔堡病毒形态呈长棒状或蚯蚓状，曲折多变，可自身盘旋或缠绕成"U"形、"6"形、"L"形、圆环形等形态（见图 2-12-1 A-D）。通过对 VERO 细胞培养后纯化的病毒颗粒形态进行观察统计，其中丝状约 30%，"6"形约 37%，环状约 33%。马尔堡病毒长度可达 1 400 nm，平均约为 790 nm。病毒宽度为 75~80 nm。有研究表明最具感染性的病毒粒子的长度在 665nm 左右。病毒内部含有核糖核蛋白复合体（ribonucleoprotein complex），又称核衣壳（nucleocapsid），其直径约为 50nm，核衣壳呈螺旋状矩阵排布，其螺旋的轴距约为 5 nm，螺旋一周约包含 29.92 个核蛋白分子，每个核蛋白分子中包裹着约 6 个 RNA 碱基。核衣壳内部中心为高电子密度的中轴，其直径约为

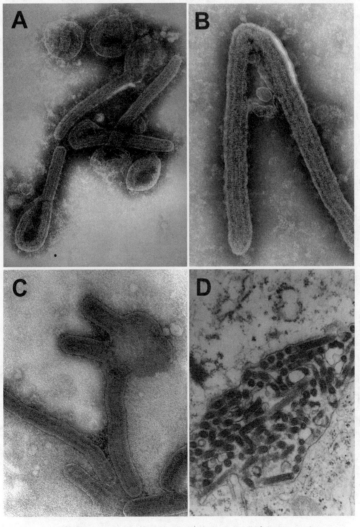

图 2-12-1　透射电镜下马尔堡病毒粒子形态

20 nm。马尔堡病毒的外层是一层具抗原性的病毒包膜（envelope），膜上布满了膜固定的膜外粒子（membrane-anchored peplomers），也称为刺突（Spikes）。刺突由病毒糖蛋白（GP）三聚体形成，形如不太规则的球状，从病毒表面突出的长度约 7 nm，相互之间间距约为10 nm。

A 未染色的病毒粒子电镜照片，B-C 负染着色的病毒粒子电镜照片，D 病人组织切片样本中聚集的病毒粒子电镜照片。图片来自美国疾控中心公共卫生图像库（Centers for Disease Control and Prevention Public Health Image Library，），编号分别为 ID#1873、ID#10813、ID#10814、ID#6606。可由 https://phil.cdc.gov/phil/details.asp 获取相关图片细节，所有图片均版权开放。

二、基因组及蛋白质

马尔堡病毒的基因组为非节段的单股负链 RNA，各分离株基因组全长在 19 111~19 114 nt。相对分子质量约为 4.2×10^6，约占病毒粒子总质量的 1.1%。从基因组靠近 3′端开始，包含 7 个按顺序依次排列的编码基因（顺序为 3′-NP-VP35-VP40-GP-VP30-VP24-L-5′），基因都位于高度保守的转录起始位点和终止信号之间，起始位点为3′-NNCUNCNUNUAAUU-5′，终止位点为 3′-UAAUUCUUUUU-5′。7 个基因分别编码：核蛋白（nucleoprotein，NP）、聚合酶辅助因子（polymerase cofactor，VP35）、基质蛋白（matrix protein，VP40）、糖蛋白（glycoproteins，$GP_{1,2}$）、转录激活因子（transcriptional activator，VP30）、核糖核蛋白复合体关联蛋白（RNP complex-associated protein 24，VP24）、依赖于 RNA 的 RNA 聚合酶（RNA-dependent RNA polymerase，L）。马尔堡病毒的基因组中存在基因间区，7 个编码基因中除 VP35 和 VP40 为重叠基因，其余基因两两间均由 4~97 nt 的非保守的基因间区隔开。基因组结构示意图见图 2-12-2。基因编码的 7 个蛋白各有其重要功能，相关概述如表 2-12-2 所示。

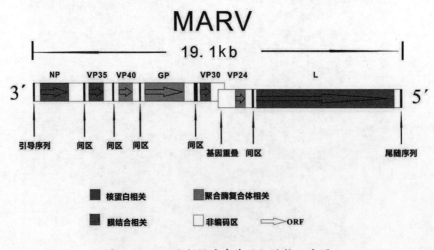

图 2-12-2　马尔堡病毒基因组结构示意图

7 个基因用方框表示，其中颜色部分为编码序列，无色部分为非编码区。不同颜色代表基因编码蛋白的相关功能，基因中箭头代表 ORF。

表 2-12-1　马尔堡病毒蛋白概述

蛋白（缩写）	编码基因	氨基酸长度	分子质量	特征	功能	参考文献
核蛋白（NP）	NP	695	94kDa	核糖核蛋白复合体组分；感染细胞及病毒粒中丰度第 2 的蛋白；包含 2 个独立的功能亚单位，分子间寡聚形成螺旋聚合物；包裹 RNA 基因组；病毒出芽脱胞功能；病毒转录复制关键蛋白	形成核衣壳和细胞内包涵体；基因组和反义基因组 RNA 的包壳；参与基因组复制及转录	[4, 7, 22, 24–32]
聚合酶辅助因子（VP35）	VP35	329	32kDa	核糖核蛋白复合体组分；磷酸化；包裹双链 RNA 和部分功能蛋白	复制酶 – 转录酶辅助因子；通过干扰 RIG-I 通路和 IRF–3、IRF–7 抑制先天免疫应答，抑制蛋白激酶 R 活性	[4, 7, 22, 33–37]
基质蛋白（VP40）	VP40	303	38kDa	感染细胞及病毒粒中丰度第 1 的蛋白；包含 2 个独立的功能亚单位，分子间寡聚形成 2 聚体、环型 6 聚体及 8 聚体；结合单链 RNA，VP35；疏水性蛋白；膜相关蛋白；结合 NEDD4 及 Tsg101 蛋白	基质成分，调控基因组转录和复制，调节病毒粒子形态形成及出芽，抑制 JAK–STAT 通路。干扰素信号拮抗剂	[4, 7, 22, 38–41]
刺突糖蛋白（GP1,2）	GP	681	170~200kDa	I 型跨膜和 I 类融合蛋白；分为 GP1 和 GP2 两个亚单位；成熟蛋白在 GP1,2 异质二聚体上构成三聚体并插入膜内；N– 和 O– 糖基化、酰化、磷酸化程度大，肿瘤坏死因子 α 转换酶 (TACE) 转换 GP1,2 成可溶性状态 (GP1,2Δ)	病毒粒子通过细胞黏附因子吸附易感细胞；决定病毒的细胞和组织向性；内溶酶体结合 NPC1 后诱导细胞 – 病毒膜融合；通过干扰宿主免疫限制因子 tetherin 抑制先天免疫反应；GP1,2Δ 功能未知	[4, 7, 22, 26, 32, 33, 38, 42–48]
转录激活因子（VP30）	VP30	281	28kDa	核糖核蛋白复合体组分；六聚锌指蛋白；与单链 RNA、NP 和 L 相结合；磷酸化	转录起始、再起始及转录反终止作用；转录增强（但程度不及埃博拉病毒的 VP30）	[4, 7, 22, 49, 50]

续表

蛋白（缩写）	编码基因	氨基酸长度	分子质量	特征	功能	参考文献
核糖核蛋白复合体关联蛋白（VP24）	VP24	253	24kDa	核糖核蛋白复合体组分；同质四聚体；疏水及膜相关蛋白	调控基因组转录及复制；调控病毒粒子形态形成及脱孢；靶向KEAP1激活Nrf2诱导的细胞保护反应	[4, 7, 22, 51-54]
依赖于RNA的RNA聚合酶（L）	L	2331	~220kDa	核糖核蛋白复合体组分；同源二聚体形式；与基因组、基因组反义RNA、VP35和VP30结合；mRNA加帽酶	基因组复制及mRNA复制	[4, 7, 22, 55]

三、理化特征

马尔堡病毒理化特性与丝状病毒科其他病毒病类似，在室温及4℃存放35 d其感染性基本不变，–70℃可以长期保存。病毒对热有中度抵抗力，56℃ 30 min不能完全灭活，但60℃ 1 h感染性丧失。含氯消毒剂、脂溶剂、酚类消毒剂、β–丙内酯、过氧乙酸、酚类等均可灭活。对紫外线、γ射线敏感，一定剂量可灭活病毒。

第二节 流行过程

一、传染源

马尔堡病毒主要传染源为受感染的动物或患者，人类感染后可成为重要的人际传播传染源。病毒传染能力与患者症状程度相关，越严重传染性越强，潜伏期患者传染性较弱。马尔堡病毒自然宿主目前仍未查明，灵长类动物虽有传染病毒的历史，但抗体研究未能找出明确证据。接种实验证明灵长类易出现与人类相似的出血热症状并导致快速死亡，因此其可能并非马尔堡病毒的自然宿主。有研究表明，猪对丝状病毒科病毒敏感且通过接种后能出现体内增殖并排毒的情况，因此WHO认为应当将猪看作马尔堡出血热疫情时期可能的扩增宿主。对人类感染马尔堡病毒的流行病学调查发现，接触蝙蝠是感染病毒的一个重大关联线索，患者中多有长期接触和进出存在北非果蝠（*Rousettus aegyptiacus*）（图2-12-3）群落栖息的矿山或者洞穴的历史。2009年，美国疾病预防控制中心在乌干达洞穴中捕获到携带马尔堡病毒的果蝠，该病毒序列与2007年患病矿工身上的病毒十分相似。2018年，在赞比亚等地的北非果蝠体内分离到的马尔堡病毒，系统进化分析表明其序列与刚果民主共和国暴发的疫情所获病毒序列亲缘关系非常接近。后续研究表明，北非果蝠群落带毒率随着行为模式改变而有高低变化，繁育期季节的带毒率最低。除北非果蝠外，其余种类蝙蝠也有类似情况。据统计，83% 的人类野外感染时间为蝙蝠群落带毒的高峰期。目前蝙蝠被广泛认为是马尔堡病毒的自然宿主之一。一些灵长类动物为传播宿主。

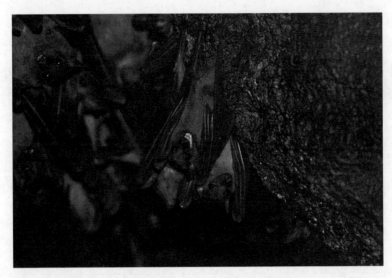

图 2-12-3　北非果蝠（*Rousettus aegyptiacus*）

北非果蝠（*Rousettus aegyptiacus*），目前被认为是马尔堡病毒的自然宿主之一（引自 Miraglia, C. M. 2019）。

二、传播途径

马尔堡病毒主要是通过密切接触进行人际传播，继发病例接触患者带病毒的分泌物、血液、排泄物、呕吐物、汗液、唾液等经黏膜或破损皮肤获得感染。精液也是潜在传染源之一，有患者在临床康复后 7 周通过性传播方式感染伴侣。恢复期患者在 3 个月内可从分泌物中分离到病毒。潜伏期病人也具有传染性，但其传播能力较弱。缺乏必要防护的亲属照顾患者期间的密切接触、医护人员对患者实施治疗的不规范操作，如违规接触受污染的注射器械或者被患者使用过的针头扎伤等可导致医源性感染。在实验室中对受感染的实验动物进行接触和实验操作也可能导致病毒传播，引发实验室传播。此外，一些不良丧葬习俗使得人群接触死者，捕猎野生动物等也是病毒传播的可能途径。目前还不能确定病毒可以通过空气传播，但有动物实验显示马尔堡病毒可以通过气溶胶形式传播给猕猴。对北非果蝠研究表明，其可通过唾液和排泄物内存在的病毒进行蝙蝠间的水平传播，但果蝠携带的蜱类寄生虫暂未发现传播马尔堡病毒的能力。

三、人群易感性、季节分布、地区分布及影响因素

马尔堡出血热各年龄组均可发病，无性别倾向，也无明显时间性和季节性倾向，但可能与当地蝙蝠群落的行为模式具有一定关联。马尔堡病毒人际传播事件迄今为止主要集中在非洲地区。因其自然宿主目前仍然不甚明确，所以还无法精确定位的疫区地理分布。一般认为有果蝠活动的区域均有暴发马尔堡出血热疫情的可能性。

第三节 流行特征

马尔堡病毒传染力强，密切接触者和医护工作者易成为继发感染病例。马尔堡出血热致死率极高，患者多迅速死亡，并不能有效维持病毒存活和扩散，由此可判断人类不是该病毒自然传播周期中的必要环节。马尔堡病毒侵袭事件实际上多为人类在野外意外感染和继发的有限传播，迄今为止国际上一共有 11 次详细的报道，详见表 2-12-2。

表 2-12-2 马尔堡病毒人间疫情概况

年份	国家（地区）	病例数	死亡数	病死率	流行病特点
1967	联邦德国（马尔堡、法兰克福）	29	7	24%	实验室暴露，从非洲引进的长尾绿猴为传染源
1967	南斯拉夫（贝尔格莱德）	2	0	0%	实验室暴露，从非洲引进的长尾绿猴为传染源
1975	南非（约翰内斯堡）	3	1	33%	首例为澳大利亚人，曾到津巴布韦旅游，南非发病并感染旅伴和护士
1980	肯尼亚	2	1	50%	首例为法国人，有肯尼亚旅游史和山洞探险史，并感染 1 名医生
1987	肯尼亚	1	1	100%	丹麦人，有肯尼亚旅游史和山洞探险史
1998–2000	刚果民主共和国	154	128	83%	马尔堡病毒有记录的首次大规模暴发，疫情中心为一座金矿，患者多为矿工
2004–2005	安哥拉	374	329	88%	马尔堡病毒有记录的第二次大规模暴发，城市间的人间传播，死亡率极高
2008	美国（输入病例）	1	0	0%	美国旅游者，有乌干达洞穴参观史
2008	荷兰（输入病例）	1	1	100%	荷兰旅游者，有乌干达洞穴参观史
2012	乌干达	15	4	27%	乌干达多个地区发生的疫情，患者毒株序列相似度为 99.9%，表明为一个来源的人间传播
2014	乌干达	1	1	100%	患者为 30 岁男性，其感染毒株序列与 2009 年在 Python 洞穴捕获蝙蝠携带的毒株相似度极高

第四节　致病机制

在临床上对马尔堡病毒的病原学和发病机制进行研究一直比较困难，因为其有限的病例导致临床资料非常稀少，且很多资料记录并不完善，甚至存在差错。这种情况下动物实验对致病机制的研究就尤为重要。猪、鼠、猴、蝙蝠、狒狒等动物均曾应用于马尔堡病毒的致病机制和抗病毒药物的调查和研发，在各种动物模型中，非人类的灵长类动物被认为是最能真实反应病毒对人体侵袭的过程。目前关于马尔堡致病机制的理论多数来源于对灵长类动物的实验研究数据。

马尔堡病毒感染有如下特点。

一、利用免疫细胞进行复制和体内传播

马尔堡病毒一旦进感染者体内即开始对免疫系统进行侵犯，最初的靶细胞为树突状细胞（Dendritic cell）、单核细胞（Monocyte）和吞噬细胞（Macrophage），病毒在这些免疫细胞内开始最初的复制。豚鼠感染实验显示 24 h 内病毒便已在巨噬细胞中复制。猕猴和人类在感染后 2 d 体内可发现被感染的单核细胞。病毒跟随这些感染细胞进一步入侵局部淋巴结，受感染的单核细胞和巨噬细胞会释放趋化因子等促炎介质，对感染动物的基因表达谱分析显示出此时补体系统、单核细胞和巨噬细胞的定向趋化相关基因出现上调现象。这些细胞因子的释放促使更多细胞向感染部位聚集。促使病毒更大规模感染免疫细胞，并随着这些细胞通过淋巴和血液循环逐渐扩散到一些免疫器官和组织，完成病毒在体内的初期增值和传播。

二、广泛器官受累和大量组织坏死

病毒可抑制体内 I 型干扰素的分泌，恒河猴和猕猴的动物实验发现，感染第 1 天起促 I 型干扰素的相关基因就受到病毒影响。这利于其进一步侵袭。肝脏和肾上腺富含大量免疫细胞，因此成为病毒向全身扩散的重要靶器官，通过显微观察被感染的肝脏可见 Kupffer 细胞肿胀变形，肝细胞大量被破坏，呈透明状改变，内容物通常含有很多细胞碎屑和病毒颗粒。这个时期肝脏和肾上腺会受到严重损害，使得肝酶类指标异常升高，肾上腺皮质功能受损，导致凝血因子合成异常，可诱发出血症状及后期低血溶休克。马尔堡病毒具有广泛的细胞向性，肝细胞、肾上腺皮质细胞、纤维母细胞等其他细胞均可被感染，随病程发展，病毒可在体内广泛器官内进行大量复制和扩散，对猴子的动物实验中，感染的猴子在 6d 后所有器官与分泌物中均可检测到病毒。病毒的全身性感染导致组织出现大规模坏死。感染细胞和坏死细胞可异常释放促炎介质，导致患者出现全身性的炎症反应综合征。大量细胞因子还会激活外源凝血途径，造成血管功能失调，通透性增加，内皮细胞损伤，血小板数量大量降低，引发凝血功能障碍。

三、诱使淋巴细胞凋亡导致特异性免疫失效。

间接性破坏淋巴细胞，使特异性免疫失效是马尔堡病毒对患者造成严重感染和致命伤害的重要原因之一。马尔堡病毒并不能有效感染淋巴细胞（lymphocyte），但在患者体内感染过程中可诱使大量淋巴细胞迅速发生凋亡，使得感染者免疫系统受到抑制，机体对病毒缺乏免疫应答，血清学方法甚至难以查到特异性抗体。淋巴细胞的凋亡是病毒感染后的一系列影响因素相结合导致的，一方面病毒感染的单核细胞和巨噬细胞释放促凋亡可溶性因子，直接作用于淋巴细胞；另一方面病毒在树突细胞中进行复制将影响树突细胞启动获得性免疫，失去树突细胞支持信号的淋巴细胞则会发生凋亡。

第五节　实验室诊断

马尔堡病毒极具生物安全风险，感染导致的马尔堡出血热是目前已知的对人类致死性最高的病毒性出血热之一。WHO 将其归为生物安全危险度 4 级病原微生物，是《人间传染的病原微生物名录》内危害程度归为第一类病原微生物。实验室活动中，要求马尔堡病毒培养需在 BSL-4 实验室进行；动物感染实验需在 ABSL-4 实验室进行；未经培养的感染材料的操作在 BSL-3 实验室；灭活材料的操作可在 BSL-2 实验室中进行。进行核酸或血清学检测时所有材料需灭活处理。

马尔堡病毒实验室诊断目前可通过抗体、核酸和病毒培养的方法实现。

一、核酸检测

为目前早期诊断、早期发现马尔堡病毒感染的重要检测方法。采用荧光定量 PCR 进行病毒核酸检测，患者标本中扩增到相关核酸片段可确诊马尔堡病毒感染。发病后 3 d 内和 16 d 之后血标本中马尔堡病毒核酸检出率低，发病后 3~10 d 血标本病毒核酸检出率高，应尽量在此阶段采样进行检测。检测阴性不能排除马尔堡病毒感染，需结合病例的流行病学史和临床表现进行综合判断。核酸扩增引物信息如表 2-12-3。

表 2-12-3　核酸扩增引物信息表

引物名称	序列（基因组位置）	基因组靶标	扩增长度
Filo-A	ATCGGAATTTTTCTTTCTCATT (13213-13234)	L 基因	
Filo-B	ATGTGGTGGGTTATAATAATCACTGACATG (13631-13601)	L 基因	414bp

逆转录扩增条件如下：

94℃预变性 2 min，然后   94℃变性 30 s，55℃退火 30 s，72℃延伸 1 min，反应 40 循环，最后 72℃延伸 10 min。

二、抗原抗体检测

通过对疑似患者样品中马尔堡病毒自身组分的直接检测，或对病人体内产生的特异抗体进行检测，可确诊患者是否感染。抗原抗体检测可应用于感染早期、中期及后期，是应急检测和回溯性调查的重要手段。

病毒抗原检测：主要是用酶联免疫法检测马尔堡病毒 N 蛋白抗原。病毒抗原检测阳性可确诊。发病后 3 d 内血标本中马尔堡病毒抗原检出率低，发病后 3~10d 血标本病毒抗原检出率高。因患者标本中的抗原检测可能会受到一些外界干扰因素影响，可能会出现假阴性结果，检测阴性不能排除马尔堡病毒感染，应尽可能佐以其他检测方法的结果进行综合判断。

马尔堡病毒抗体检测主要是通过酶联免疫吸附试验（ELISA），适用于血清和血浆样本。血清特异性 IgM 抗体采用捕获法 ELISA 方法检测。该检测适用于马尔堡病毒感染急性期及恢复期样本，最早可在感染后 2 d 内检测到抗体，发病后 10~30 d 内检出率高，IgM 抗体阳性可确诊。目前采用间接法 ELISA 检测血清特异性 IgG 抗体。IgG 抗体可在患者体内较稳定地存在 2 年以上，单份血清马尔堡病毒 IgG 抗体阳性提示曾感染马尔堡病毒，双份血清马尔堡病毒 IgG 抗体阳转或恢复期滴度较急性期 4 倍或者以上增高者可确诊。

三、细胞培养分离病毒

病毒分离虽然需时较长，但对于马尔堡疑似病例的诊断无疑是最直观、最准确的手段，从患者标本中分离出病毒是确诊的"金标准"，也是对马尔堡病毒开展科学研究的重要途径。病毒培养需在 BSL-4 实验室进行，马尔堡病毒可在许多细胞系中良好生长，如人宫颈癌细胞系细胞（HELA 细胞）、人羊膜细胞、鸡胚成纤维细胞、绿猴肾细胞（Vero 细胞）和果蝠的一些细胞系等，通常使用 Vero 或 Vero E6 细胞进行分离培养。感染病毒后细胞病变（CPE）并不明显，可结合核酸检测、抗原抗体检测、间接免疫荧光试验（IFA）、电镜检查病毒颗粒等方法进行确认。

第六节 诊疗措施

一、临床表现

马尔堡病毒感染的潜伏期(从被感染到出现症状的时间间隔)为 2~21 d，通常为 8~10 d，病程为 14~16 d。临床表现为全身性系统损害，患者会突然出现症状，初期症状与流感类似，难以与其他疾病相分辨。通常表现为急起高热（可能伴随心动过缓）、体温可达 40℃以上，寒战、抽筋和全身不适，有腹痛、恶心、严重水样腹泻等胃肠道症状，常有干咳、咽炎和咽喉异物感，也可能出现乏力、厌食、剧烈头痛及躯干肌肉酸痛。处于这一阶段的患者外表面容憔悴，眼窝深陷，面无表情，被描述为"魔鬼样"特征，且极度嗜睡。患病第5~7 d，患者皮肤会出现一种全身性红斑和丘疹。丘疹无痒感，消退后会导致皮肤脱皮。致命性病例通常在这个时期会出现严重出血表现，经常是多个部位出血，皮肤常见淤点或紫斑。呕吐物和粪便中带有鲜血，伴有鼻腔、牙龈和阴道出血，弥散性血管内凝血。静脉穿刺部位的自发性出血等，晚期常伴随中枢神经系统症状，该阶段患者出现意识模糊、昏迷，存在神志失常、谵妄、易怒以及攻击行为。死亡最常发生在症状出现之后的第8~9 d，一般在此之前会出现多器官衰竭、严重失血和休克。幸存病例常在首发症状6~11 d后好转，恢复期约需5周。恢复期期间可能会出现关节疼痛，这与该阶段抗原抗体复合物的形成和集聚有关。伴随出现的还有身体其他部位疼痛和乏力感，也可见睾丸炎、脊髓炎、结膜炎、肝功能不全、神经功能障碍等后遗症。

二、临床诊断

本病的诊断依据流行病学史、临床表现和实验室检查。马尔堡病毒临床诊断较为困难，因为病人临床症状与其他一些病毒和细菌性感染疾病非常类似，最易混淆的疾病就是疫区常见的疟疾和伤寒。此外还有诸如黄热病、基孔肯雅热、暴发性病毒性肝炎、鼠形斑疹伤寒、志贺菌病、流行性脑脊髓膜炎、鼠疫、钩端螺旋体病等一系列疾病。流行病学史对于临床诊断非常重要，如患者发病3周以内是否有过马尔堡出血热流行区的旅游史，是否在当地进行了森林或洞穴的探险活动，是否在当地医院接受过治疗并接触过一些类似症状的病人，是否在当地接触过野生动物，尤其是蝙蝠、猴子或猿类等，均可有助于临床上对马尔堡出血热进行诊断。使用抗疟类及抗生素类药物治疗效果不佳的病患应重点考虑。

病人的一些常规化验和生化指标是临床诊断的重要参考，病毒对肝脏的损伤会导致患者肝酶指标异常，通常是天冬氨酸转氨酶（AST）和丙氨酸转氨酶（ALT）升高（AST > ALT）。在发病后6~8d AST升至最高。病毒对肾脏的损伤会导致患者肾功能紊乱，常出现蛋白尿。患者血液中白细胞和血小板明显减少，白细胞减少表现为淋巴细胞出现急剧减少，外周血白细胞计数可降至1000/μL，血小板可降至$5 \times 10^5/\mu$L。伴中性粒细胞计数增高，未成熟白细胞数量增高。出现弥散性血管内凝血（DIC）的患者可见血浆纤维蛋白原减少，纤维蛋白降解产物增加。

三、治疗措施

目前对马尔堡病毒尚无特效治疗药物，一些疫苗和血清类制剂正在研发中，部分已经在动物模型中进行了评估。有研究显示早发现、早隔离、对症治疗，包括退热、镇静、供氧、止血、保护重要脏器功能等，及积极的支持治疗，可提高生存率。国家卫健委推荐由中华医学会专家制定的《马尔堡出血热诊断和治疗方案》中对马尔堡出血热治疗的措施，摘录如下。

1. 一般支持治疗：应卧床休息，就地隔离治疗。给高热量、适量维生素流食或半流食。

2. 液体疗法：补充足够的液体和电解质，补液应以等渗液和盐液为主，常用的有平衡盐液和葡萄糖盐水等，以保持水、电解质和酸碱平衡。

3. 恢复期病人血清治疗：如给早期病人注射恢复期患者的血清，可能有效。

4. 对症和并发症治疗：有明显出血者应输新鲜血，以提供大量正常功能的血小板和凝血因子；血小板数明显减少者，应输血小板；对合并有弥散性血管内凝血者，可用肝素等抗凝药物治疗。心功能不全者应用强心药物；肾性少尿者，可按急性肾衰竭处理：限制入液量，应用利尿剂，保持电解质和酸碱平衡，必要时采取透析疗法；肝功能受损者可给予保肝治疗。重症病人可酌情应用抗生素预防感染。

第七节　预防控制

一、控制传染源

马尔堡出血热目前尚未在我国发生，但随着全球贸易和旅游的日益繁荣、我国与非洲国家的联系更加深入，必须重视该病毒的输入风险。对传染源控制上，加强口岸管控，对来自疫区的人员和动物（尤其是灵长类动物）进行严格检疫。对疑似马尔堡出血热的病人采取早发现、早报告、早隔离、早治疗的措施。最短时间内追踪病人密切接触者并开展流行病学调查，加强密切接触者管理，尤其与患者发病后 3 周内有过密切接触的人员都应实施相应的医学隔离观察。

二、切断传播途径

对严格隔离的疑诊病例和病人，应收入负压病房隔离治疗。对其排泄物及污染物品均严格消毒。医护人员应严格按照生物安全要求和操作规范进行医护工作，应尽可能使用一次性医疗器具，使用后器具应及时消毒处理，防止潜在医源性感染风险。

严格规范污染环境的消毒工作，严格标本采集程序，实验室操作应在相应生物安全防护等级实验室中进行。实验动物一旦出现疑似病例，应全部扑杀和焚毁，房舍和用具应彻底消毒，杜绝实验室感染。

尽量避免与野生动物近距离接触，坚决制止捕猎、加工野生动物和食用野味的陋习。动物食品必须经烹饪成熟食后再食用，避免病从口入。不饲养灵长类作为宠物，禁止从非洲地区进口潜在的宿主动物用作宠物用途。

三、保护易感人群

人群对马尔堡病毒普遍易感，疾病预防控制部门应加强对群众的科普宣传，在疫区公民应避免接触病人和发病动物，加强个人防护，减少人际传播。对口岸等可能接触到病原体的工作人员、从事相关研究的实验室人员和医护人员应接受必要的防护知识培训，工作时应配备有效的个人防护装备。马尔堡出血热恢复期患者应禁止性交 3 月，直到体液内检查无病毒。

（黄为）

参考文献

［1］Slenczka WG. The Marburg virus outbreak of 1967 and subsequent episodes ［J］. Curr Top Microbiol Immunol, 1999;235: 49–75. DOI: 10.1007/978–3–642–59949–1_4.

［2］Hartman AL, Towner JS, Nichol ST. Ebola and marburg hemorrhagic fever ［J］. Clin Lab Med, 2010, 30 (1) : 161–177. DOI: 10.1016/j.cll.2009.12.001.

［3］Rougeron V, Feldmann H, Grard G, et al. Ebola and Marburg haemorrhagic fever ［J］. J Clin Virol, 2015, 64: 111–119. DOI: 10.1016/j.jcv.2015.01.014.

［4］Olejnik J, Mühlberger E, Hume AJ. Recent advances in marburgvirus research ［J］. F1000Res, 2019, 8: F1000 Faculty Rev–704. DOI: 10.12688/f1000research.17573.1.

［5］Beer B, Kurth R, Bukreyev A. Characteristics of Filoviridae: Marburg and Ebola viruses ［J］. Naturwissenschaften, 1999, 86 (1) : 8–17. DOI: 10.1007/s001140050562.

［6］Shimizu N. Marburg virus disease: epidemiology, symptomatology, management and prognosis ［J］. Nihon Rinsho, 1980, 38 (2) : 303–307.

［7］Slenczka W, Klenk HD. Forty years of marburg virus［J］. J Infect Dis, 2007, 196 Suppl 2: S131–S135. DOI: 10.1086/520551.

［8］Ascenzi P, Bocedi A, Heptonstall J, et al. Ebolavirus and Marburgvirus: insight the Filoviridae family［J］. Mol Aspects Med, 2008, 29 (3) : 151–185. doi: 10.1016/j.mam.2007.09.005.

［9］Stock I. Marburg and Ebola hemorrhagic fevers—pathogens, epidemiology and therapy［J］. Med Monatsschr Pharm, 2014, 37 (9) : 324–332.

［10］Shimada T. Ebola hemorrhagic fever/Ebola virus disease – Marburg disease – Lassa fever ［J］. Nihon Rinsho, 2016, 74 (12) : 1998–2002.

［11］Miraglia CM. Marburgviruses: An Update ［J］. Lab Med. 2019, 50 (1) : 16–28. DOI: 10.1093/labmed/lmy046.

［12］Towner JS, Khristova ML, Sealy TK, et al. Marburgvirus genomics and association with a large hemorrhagic fever outbreak in Angola ［J］. J Virol, 2006, 80 (13) : 6497–6516. DOI: 10.1128/JVI.00069–06.

［13］Towner JS, Amman BR, Sealy TK, et al. Isolation of genetically diverse Marburg viruses from Egyptian fruit bats ［J］. PLoS Pathog, 2009, 5 (7) : e1000536. DOI: 10.1371/journal. ppat.1000536.

［14］Kuhn JH, Amarasinghe GK, Basler CF, et al. ICTV Virus Taxonomy Profile: Filoviridae ［J］. J Gen Virol, 2019, 100 (6)：911–912. DOI: 10.1099/jgv.0.001252

［15］Kuhn JH. Guide to the Correct Use of Filoviral Nomenclature ［J］. Curr Top Microbiol Immunol, 2017, 411: 447–460. DOI: 10.1007/82_2017_7

［16］Geisbert TW, Jaax NK. Marburg hemorrhagic fever: report of a case studied by immunohistochemistry and electron microscopy ［J］. UltrastructPathol, 1998, 22 (1)：3–17. DOI: 10.3109/01913129809032253

［17］Song JD, Qu JG, Hong T. Characterization of Marburg virus morphology ［J］. Chin J Virol, 2014, 30: 292–297.

［18］Wan W, Kolesnikova L, Clarke M, et al. Structure and assembly of the Ebola virus nucleocapsid ［J］. Nature, 2017, 551: 394–397.

［19］Feldmann H, Mühlberger E, Randolf A, et al. Marburg virus, a filovirus: messenger RNAs, gene order, and regulatory elements of the replication cycle ［J］. Virus research, 1992, 24: 1–19.

［20］Mavrakis M, Kolesnikova L, Schoehn G, et al. Morphology of Marburg virus NP–RNA［J］. Virology, 2002, 296: 300–307.

［21］Enterlein S, Schmidt KM, Schümann M, et al. The marburg virus 3' noncoding region structurally and functionally differs from that of ebola virus ［J］. J Virol. 2009, 83 (9)：4508–4519. DOI: 10.1128/JVI.02429–08

［22］Brauburger K, Hume AJ, Mühlberger E, Olejnik J. Forty–five years of Marburg virus research ［J］. Viruses, 2012, 4: 1878–1927.

［23］Schmidt KM, Mühlberger E. Marburg Virus Reverse Genetics Systems ［J］. Viruses, 2016, 8 (6)：178. DOI: 10.3390/v8060178

［24］Becker S, Huppertz S, Klenk HD, Feldmann H. The nucleoprotein of Marburg virus is phosphorylated ［J］. J Gen Virol, 1994, 75 (Pt 4)：809–818. DOI: 10.1099/0022–1317–75–4–809.

［25］Becker S, Rinne C, Hofsäss U, et al. Interactions of Marburg virus nucleocapsid proteins ［J］. Virology, 1998, 249: 406–417.

［26］Swenson DL, Warfield KL, Kuehl K, et al. Generation of Marburg virus–like particles by co–expression of glycoprotein and matrix protein ［J］. FEMS Immunol Med Microbiol, 2004, 40 (1)：27–31. DOI: 10.1016/S0928–8244 (03) 00273–6

［27］DiCarlo A, Möller P, Lander A, et al. Nucleocapsid formation and RNA synthesis of Marburg virus is dependent on two coiled coil motifs in the nucleoprotein ［J］. Virol J, 2007, 4: 105.DOI: 10.1186/1743–422X–4–105

［28］Kolesnikova L, Strecker T, Morita E, et al. Vacuolar protein sorting pathway contributes to the release of Marburg virus ［J］. J Virol. 2009, 83 (5) : 2327–2337. DOI: 10.1128/JVI.02184–08

［29］DiCarlo A, Biedenkopf N, Hartlieb B, et al. Phosphorylation of Marburg virus NP region II modulates viral RNA synthesis ［J］. J Infect Dis, 2011, 204 Suppl 3: S927–S933. DOI: 10.1093/infdis/jir319

［30］Mittler E, Kolesnikova L, Herwig A, et al. Assembly of the Marburg virus envelope［J］. Cell Microbiol, 2013, 15 (2) : 270–284. DOI: 10.1111/cmi.12076

［31］Schudt G, Kolesnikova L, Dolnik O, et al. Live–cell imaging of Marburg virus–infected cells uncovers actin–dependent transport of nucleocapsids over long distances ［J］. Proc Natl Acad Sci U S A, 2013, 110 (35) : 14402–14407. DOI: 10.1073/pnas.1307681110

［32］Gai W, Zheng X, Wang C, et al. Marburg virus–like particles by co–expression of glycoprotein and matrix protein in insect cells induces immune responses in mice ［J］. Virol J, 2017, 14 (1) : 204. DOI: 10.1186/s12985–017–0869–3

［33］Sanchez A, Trappier SG, Strher U, et al. Variation in the glycoprotein and VP35 genes of Marburg virus strains ［J］. Virology, 1998, 240: 138–146

［34］Bale S, Julien JP, Bornholdt ZA, et al. Marburg virus VP35 can both fully coat the backbone and cap the ends of dsRNA for interferon antagonism ［J］. PLoSPathog, 2012, 8 (9) : e1002916. DOI: 10.1371/journal.ppat.1002916

［35］Ramanan P, Edwards MR, Shabman RS, et al. Structural basis for Marburg virus VP35–mediated immune evasion mechanisms ［J］. Proc Natl Acad Sci U S A, 2012, 109 (50) : 20661–20666. DOI: 10.1073/pnas.1213559109

［36］Bruhn JF, Kirchdoerfer RN, Urata SM, et al. Crystal Structure of the Marburg Virus VP35 Oligomerization Domain ［J］. J Virol, 2017, 91 (2) : e01085–16. DOI: 10.1128/JVI.01085–16

［37］Liu B, Dong S, Li G, et al. Structural Insight into Nucleoprotein Conformation Change Chaperoned by VP35 Peptide in Marburg Virus ［J］. J Virol, 2017, 91 (16) : e00825–17. DOI: 10.1128/JVI.00825–17

［38］Kolesnikova L, Ryabchikova E, Shestopalov A, Becker S. Basolateral budding of Marburg virus: VP40 retargets viral glycoprotein GP to the basolateral surface ［J］. J Infect Dis, 2007, 196 Suppl 2: S232–S236. DOI: 10.1086/520584

［39］Makino A, Yamayoshi S, Shinya K, et al. Identification of amino acids in Marburg virus VP40 that are important for virus–like particle budding ［J］. J Infect Dis, 2011, 204 Suppl 3 (Suppl 3) : S871–S877. DOI: 10.1093/infdis/jir309

［40］Liang J, Sagum CA, Bedford MT, et al. Chaperone–Mediated Autophagy Protein BAG3 Negatively Regulates Ebola and Marburg VP40–Mediated Egress ［J］. PLoS Pathog. 2017,13 (7) : e1006519. DOI: 10.1371/journal.ppat.1006519

［41］Koehler A, Pfeiffer S, Kolesnikova L, Becker S. Analysis of the multifunctionality of

Marburg virus VP40［J］. J Gen Virol, 2018, 99 (12)：1614–1620. DOI: 10.1099/jgv.0.001169

［42］Feldmann H, Volchkov VE, Volchkova VA, Klenk HD. The glycoproteins of Marburg and Ebola virus and their potential roles in pathogenesis［J］. Arch Virol Suppl, 1999, 15: 159–169. DOI: 10.1007/978-3-7091-6425-9_11

［43］Snger C, Mühlberger E, Ltfering B, et al. The Marburg virus surface protein GP is phosphorylated at its ectodomain［J］. Virology. 2002, 295: 20–29.

［44］Mittler E, Kolesnikova L, Hartlieb B, et al. The cytoplasmic domain of Marburg virus GP modulates early steps of viral infection［J］. J Virol, 2011, 85 (16)：8188–8196. DOI: 10.1128/JVI.00453-11

［45］Harrison JS, Koellhoffer JF, Chandran K, Lai JR. Marburg virus glycoprotein GP2: pH–dependent stability of the ectodomain α –helical bundle［J］. Biochemistry, 2012, 51: 2515–2525.

［46］Kajihara M, Marzi A, Nakayama E, et al. Inhibition of Marburg virus budding by nonneutralizing antibodies to the envelope glycoprotein［J］. J Virol, 2012;86 (24)：13467–13474. DOI: 10.1128/JVI.01896-12

［47］Cheng H, Lear–Rooney CM, Johansen L, et al. Inhibition of Ebola and Marburg Virus Entry by G Protein–Coupled Receptor Antagonists［J］. J Virol, 2015, 89 (19)：9932–9938. DOI: 10.1128/JVI.01337-15

［48］Liu N, Tao Y, Brenowitz MD, et al. Structural and Functional Studies on the Marburg Virus GP2 Fusion Loop［J］. J Infect Dis, 2015, 212 Suppl 2 (Suppl 2)：S146–S153. DOI: 10.1093/infdis/jiv030

［49］Enterlein S, Volchkov V, Weik M, et al. Rescue of recombinant Marburg virus from cDNA is dependent on nucleocapsid protein VP30［J］. J Virol, 2006, 80 (2)：1038–1043. DOI: 10.1128/JVI.80.2.1038-1043.2006

［50］Tigabu B, Ramanathan P, Ivanov A, et al. Phosphorylated VP30 of Marburg Virus Is a Repressor of Transcription［J］. J Virol, 2018, 92 (21)：e00426–18. DOI: 10.1128/JVI.00426-18

［51］Bamberg S, Kolesnikova L, Mller P, et al. VP24 of Marburg virus influences formation of infectious particles［J］. J Virol, 2005, 79 (21)：13421–13433. DOI: 10.1128/JVI.79.21.13421-13433.2005

［52］Edwards MR, Johnson B, Mire CE, et al. The Marburg virus VP24 protein interacts with Keap1 to activate the cytoprotective antioxidant response pathway［J］. Cell Rep, 2014, 6 (6)：1017–1025. DOI: 10.1016/j.celrep.2014.01.043

［53］Edwards MR, Basler CF. Marburg Virus VP24 Protein Relieves Suppression of the NF–κB Pathway Through Interaction WithKelch–like ECH–Associated Protein 1［J］. J Infect Dis, 2015, 212 Suppl 2 (Suppl 2)：S154–S159. DOI: 10.1093/infdis/jiv050

［54］Johnson B, Li J, Adhikari J, et al. Dimerization Controls Marburg Virus VP24-dependent Modulation of Host Antioxidative Stress Responses ［J］. J Mol Biol, 2016, 428 (17)：3483-3494. DOI: 10.1016/j.jmb.2016.07.020

［55］Mühlberger E, Sanchez A, Randolf A, et al. The nucleotide sequence of the L gene of Marburg virus, a filovirus: homologies with paramyxoviruses and rhabdoviruses ［J］. Virology. 1992, 187: 534-547.

［56］Kortepeter MG, Bausch DG, Bray M. Basic clinical and laboratory features of filoviral hemorrhagic fever ［J］. J Infect Dis, 2011, 204 Suppl 3: S810-S816. DOI: 10.1093/infdis/jir299.

［57］Messaoudi I, Amarasinghe GK, Basler CF. Filovirus pathogenesis and immune evasion: insights from Ebola virus and Marburg virus ［J］. Nat Rev Microbiol, 2015, 13 (11)：663-676. DOI: 10.1038/nrmicro3524

［58］Siragam V, Wong G, Qiu XG. Animal models for filovirus infections ［J］. Zool Res, 2018, 39 (1)：15-24. DOI: 10.24272/j.issn.2095-8137.2017.053

［59］Brannan JM, He S, Howell KA, et al. Post-exposure immunotherapy for two ebolaviruses and Marburg virus in nonhuman primates ［J］. Nat Commun, 2019, 10 (1)：105. DOI: 10.1038/s41467-018-08040-w

［60］Bauer MP, Timen A, Vossen A, van Dissel JT. Marburg haemorrhagic fever in returning travellers: an overview aimed atclinicians ［J］. Clin Microbiol Infect, 2019, 21S: e28-e31. DOI: 10.1111/1469-0691.12673

［61］Amman BR, Carroll SA, Reed ZD, et al. Seasonal pulses of Marburg virus circulation in juvenile Rousettus aegyptiacus bats coincide with periods of increased risk of human infection［J］. PLoS Pathog, 2012, 8 (10)：e1002877. DOI: 10.1371/journal.ppat.1002877

［62］Swanepoel R, Smit SB, Rollin PE, et al. Studies of reservoir hosts for Marburg virus［J］. Emerg Infect Dis, 2007, 13 (12)：1847-1851. DOI: 10.3201/eid1312.071115

［63］Pawska JT, Jansen van Vuren P, Kemp A, et al. Marburg Virus Infection in Egyptian Rousette Bats, South Africa, 2013-2014 ［J］. Emerg Infect Dis, 2018, 24 (6)：1134-1137. DOI: 10.3201/eid2406.172165

［64］Geisbert TW, Daddario-DiCaprio KM, Geisbert JB, et al. Marburg virus Angola infection of rhesus macaques: pathogenesis and treatment with recombinant nematode anticoagulant protein c2 ［J］. J Infect Dis, 2007, 196 Suppl 2 (Suppl 2)：S372-S381. DOI: 10.1086/520608

［65］Lin KL, Twenhafel NA, Connor JH, et al. Temporal Characterization of Marburg Virus Angola Infection following Aerosol Challenge in Rhesus Macaques ［J］. J Virol, 2015, 89 (19)：9875-9885. DOI: 10.1128/JVI.01147-15

［66］Ewers EC, Pratt WD, Twenhafel NA, et al. Natural History of Aerosol Exposure with Marburg Virus in Rhesus Macaques ［J］. Viruses, 2016, 8 (4)：87. DOI: 10.3390/v8040087

［67］Amman BR, Jones ME, Sealy TK, et al. Oral shedding of Marburg virus in experimentally infected Egyptian fruit bats（Rousettus aegyptiacus）［J］. J Wildl Dis, 2015, 51 (1)：113-124. DOI: 10.7589/2014-08-198

［68］Hensley LE, Jones SM, Feldmann H, et al. Ebola and Marburg viruses: pathogenesis and development of countermeasures［J］. Curr Mol Med, 2005, 5 (8)：761-772. DOI: 10.2174/156652405774962344

［69］Schuh AJ, Amman BR, Apanaskevich DA, et al. No evidence for the involvement of the argasid tick Ornithodorosfaini in the enzootic maintenance of marburgvirus within Egyptian rousette bats Rousettus aegyptiacus［J］. Parasit Vectors, 2016, 9: 128. DOI: 10.1186/s13071-016-1390-z

［70］Allaranga Y, Kone ML, Formenty P, et al. Lessons learned during active epidemiological surveillance of Ebola and Marburg viral hemorrhagic fever epidemics in Africa［J］. East Afr J Public Health, 2010, 7 (1)：30-36.

［71］Roddy P, Thomas SL, Jeffs B, et al. Factors associated with Marburg hemorrhagic fever: analysis of patient data from Uige, Angola［J］. J Infect Dis, 2010, 201 (12)：1909-1918. DOI: 10.1086/652748

［72］Zehender G, Sorrentino C, Veo C, Fiaschi L, et al. Distribution of Marburg virus in Africa: An evolutionary approach［J］. Infect Genet Evol, 2016, 44: 8-16. DOI: 10.1016/j.meegid.2016.06.014

［73］Peterson AT, Lash RR, Carroll DS, Johnson KM. Geographic potential for outbreaks of Marburg hemorrhagic fever［J］. Am J Trop Med Hyg, 2006, 75 (1)：9-15. DOI: 10.4269/ajtmh.2006.75.1.0750009

［74］Maganga GD, Bourgarel M, Ella GE, et al. Is Marburg virus enzootic in Gabon［J］. J Infect Dis, 2011, 204 Suppl 3: S800-S803. DOI: 10.1093/infdis/jir358

［75］Pigott DM, Golding N, Mylne A, et al. Mapping the zoonotic niche of Marburg virus disease in Africa［J］. Trans R Soc Trop Med Hyg, 2015, 109 (6)：366-378. DOI: 10.1093/trstmh/trv024.

［76］Johnson ED, Johnson BK, Silverstein D, et al. Characterization of a new Marburg virus isolated from a 1987 fatal case in Kenya［J］. Arch virol Suppl, 1996, 11: 101-114.

［77］Bausch DG, Borchert M, Grein T, et al. Risk factors for Marburg hemorrhagic fever, Democratic Republic of the Congo［J］. Emerg Infect Dis, 2003, 9: 1531-1537.

［78］Outbreak of Marburg virus hemorrhagic fever--Angola, October 1, 2004-March 29, 2005［J］. MMWR Morb Mortal Wkly Rep, 2005, 54 (12)：308-309.

［79］Ligon BL. Outbreak of Marburg hemorrhagic fever in Angola: a review of the history of the disease and its biological aspects［J］. Semin Pediatr Infect Dis, 2005, 16 (3)：219-224. DOI:

10.1053/j.spid.2005.05.001

[80] Ndayimirije N, Kindhauser MK. Marburg hemorrhagic fever in Angola——fighting fear and a lethal pathogen [J]. N Engl J Med, 2005, 352 (21): 2155-2157. DOI: 10.1056/NEJMp058115.

[81] Imported case of Marburg hemorrhagic fever - Colorado, 2008 [J]. MMWR Morb Mortal Wkly Rep, 2009, 58 (49): 1377-1381.

[82] Timen A, Koopmans MP, Vossen AC, et al. Response to imported case of Marburg hemorrhagic fever, the Netherland [J]. Emerg Infect Dis, 2009, 15: 1171-1175.

[83] Knust B, Schafer IJ, Wamala J, et al. Multidistrict Outbreak of Marburg Virus Disease-Uganda, 2012 [J]. J Infect Dis, 2015, 212 Suppl 2 (Suppl 2): S119-S128. DOI: 10.1093/infdis/jiv351

[84] Nyakarahuka L, Ojwang J, Tumusiime A, et al. Isolated Case of Marburg Virus Disease, Kampala, Uganda, 2014 [J]. Emerg Infect Dis, 2017, 23: 1001-1004.

[85] Warfield KL, Swenson DL, Negley DL, et al. Marburg virus-like particles protect guinea pigs from lethal Marburg virus infection [J]. Vaccine, 2004, 22: 3495-3502.

[86] Warfield KL, Bradfute SB, Wells J, et al. Development and characterization of a mouse model for Marburg hemorrhagic fever [J]. J virol, 2009, 83: 6404-6415.

[87] Hensley LE, Alves DA, Geisbert JB, et al. Pathogenesis of Marburg hemorrhagic fever in cynomolgus macaques [J]. J Infect Dis, 2011, 204 Suppl 3: S1021-S1031. DOI: 10.1093/infdis/jir339

[88] Perry DL, Bollinger L, White GL. The Baboon (Papio spp.) as a model of human Ebola virus infection [J]. Viruses, 2012, 4: 2400-2416.

[89] Smither SJ, Nelson M, Eastaugh L, et al. Experimental respiratory Marburg virus haemorrhagic fever infection in the common marmoset (Callithrix jacchus) [J]. Int J Exp Pathol, 2013, 94 (2): 156-168. DOI: 10.1111/iep.12018

[90] Hlzer M, Krhling V, Amman F, et al. Differential transcriptional responses to Ebola and Marburg virus infection in bat and human cells [J]. Sci Rep, 2016, 6: 34589. DOI: 10.1038/srep34589

[91] Marzi A, Banadyga L, Haddock E, et al. A hamster model for Marburg virus infection accurately recapitulates Marburg hemorrhagic fever [J]. Sci Rep, 2016, 6: 39214. DOI: 10.1038/srep39214

[92] Mire CE, Geisbert JB, Borisevich V, et al. Therapeutic treatment of Marburg and Ravn virus infection in nonhuman primates with a human monoclonal antibody [J]. Sci Transl Med, 2017, 9 (384): eaai8711. DOI: 10.1126/scitranslmed.aai8711

[93] Gai W, Zheng X, Wang C, et al. Marburg virus-like particles produced in insect cells

induce neutralizing antibodies in rhesus macaques ［J］. J Med Virol, 2017, 89 (12) : 2069–2074. doi: 10.1002/jmv.24832

［94］Zhang L, Li Q, Liu Q, et al. A bioluminescent imaging mouse model for Marburg virus based on a pseudovirus system ［J］. Hum VaccinImmunother, 2017, 13 (8) : 1811–1817. DOI: 10.1080/2164551.017.1325050

［95］Nicholas VV, Rosenke R, Feldmann F, et al. Distinct Biological Phenotypes of Marburg and Ravn Virus Infection in Macaques ［J］. J Infect Dis, 2018, 218 (suppl_5) : S458–S465. DOI: 10.1093/infdis/jiy456.

［96］Prescott J, Guito JC, Spengler JR, et al. Rousette Bat Dendritic Cells Overcome Marburg Virus–Mediated Antiviral Responses by Upregulation of Interferon–Related Genes While Downregulating Proinflammatory Disease Mediators ［J］. mSphere, 2019, 4 (6) : e00728–19. DOI: 10.1128/mSphere.00728–19

［97］Alves DA, Glynn AR, Steele KE, et al. Aerosol exposure to the angola strain of marburg virus causes lethal viral hemorrhagic Fever in cynomolgus macaques ［J］. Vet Pathol, 2010, 47 (5) : 831–851. DOI: 10.1177/0300985810378597

［98］Fritz EA, Geisbert JB, Geisbert TW, et al. Cellular immune response to Marburg virus infection in cynomolgus macaques ［J］. Viral immunol, 2008, 21: 355–363.

［99］Connor JH, Yen J, Caballero IS, et al. Transcriptional Profiling of the Immune Response to Marburg Virus Infection ［J］. J Virol, 2015, 89 (19) : 9865–9874. DOI: 10.1128/JVI.01142–15

［100］Mar'iankova RF, Glushakova SE, Pyzhik EV, et al. The penetration of the Marburg virus into eukaryotic cells ［J］. VoprVirusol, 1993, 38 (2) : 74–76.

［101］Shifflett K, Marzi A. Marburg virus pathogenesis – differences and similarities in humans and animal models ［J］. Virol J, 2019, 16 (1) : 165. DOI: 10.1186/s12985–019–1272–z

［102］Koehler A, Kolesnikova L, Welzel U, et al. A Single Amino Acid Change in the Marburg Virus Matrix Protein VP40 Provides a Replicative Advantage in a Species–Specific Manner ［J］. J Virol, 2015, 90 (3) : 1444–1454. DOI: 10.1128/JVI.02670–15

［103］Martines RB, Ng DL, Greer PW, et al. Tissue and cellular tropism, pathology and pathogenesis of Ebola and Marburg viruses ［J］. J Pathol, 2015, 235 (2) : 153–174. DOI: 10.1002/path.4456

［104］Grolla A, Lucht A, Dick D, et al. Laboratory diagnosis of Ebola and Marburg hemorrhagic fever ［J］. Bull Soc PatholExot, 2005, 98 (3) : 205–209.

［105］Yang Y, Bai L, Hu KX, et al.Multiplex real–time PCR method for rapid detection of Marburg virus and Ebola virus Chin J Exp Chin Virol. 2012, 26: 313–315.

［106］Geisbert TW, Feldmann H. Recombinant vesicular stomatitis virus–based vaccines against Ebola and Marburg virus infections ［J］. J Infect Dis, 2011, 204 Suppl 3 (Suppl 3) : S1075–S1081. DOI: 10.1093/infdis/jir349

［107］Smith LM, Hensley LE, Geisbert TW, et al. Interferon–β therapy prolongs survival in rhesus macaque models of Ebola and Marburg hemorrhagic fever ［J］. J Infect Dis, 2013, 208 (2) : 310–318. DOI: 10.1093/infdis/jis921

［108］Reynolds P, Marzi A. Ebola and Marburg virus vaccines ［J］. Virus genes, 2017, 53: 501–515.

［109］Marzi A, Menicucci AR, Engelmann F, et al. Protection Against Marburg Virus Using a Recombinant VSV–Vaccine Depends on T and B Cell Activation ［J］. Front Immunol, 2019, 9: 3071. DOI: 10.3389/fimmu.2018.03071

［110］Suschak JJ, Schmaljohn CS. Vaccines against Ebola virus and Marburg virus: recent advances and promising candidates ［J］. Hum VaccinImmunother, 2019, 15 (10) : 2359–2377. DOI: 10.1080/21645515.2019.1651140

第十三章
亨德拉病

亨德拉病（Hendra disease，HD）是由亨德拉病毒（Hendra virus，HeV）引起的一种新的人兽共患病毒性疾病。迄今为止，仅在马和人中发现自然获得的症状性感染，累及呼吸系统和（或）中枢神经系统且疾病进展迅速，感染后死亡率很高。人通过与严重感染的马接触而获得该疾病，其特征为流感样症状，可发展为严重的肺炎甚至死亡，或脑炎，包括头痛、高热和嗜睡等症状。

第一节　病原学特征

一、HeV 的发现与起源

亨德拉病毒属于副黏病毒科（Paramyxoviridae）、副黏病毒亚科（Paramyxovirinae）中新建立的亨尼帕病毒属（Henipavirus）。HD 首次暴发于 1994 年澳大利亚昆士兰州布里斯班郊区的亨德拉镇，由此而得名。当时，感染的 21 匹马中有 14 匹出现严重的急性呼吸道症状，并在 2 周内死亡或给予安乐死，在索引母马（index mare）死亡之前与之密切接触的两个人在 5~6 d 后出现症状，其中一位是驯马师，迅速发展为多器官功能衰竭并且形成动脉血栓，在进入重症监护室 7 d 后死亡。这位病死的驯马师的血清与被感染的马的血清产生中和反应，猜测两者很可能感染了同一种病毒。最初 HD 的暴发被怀疑为非洲马瘟，但经过后来的一系列诊断被否定。在马的组织和发病死亡的病人中都能分离到同一种病毒，该病毒能与从恢复期马和人获得的抗血清产生交叉中和反应，并且通过对马进行实验感染深入研究，认为所分离到的病毒为该病的病原。

1994 年首次分离出 HeV，该病毒最初被称为马麻疹病毒（Equine morbillivirus），当时副黏病毒亚科仅包括 3 个属，分别是呼吸道病毒属（Respirovirus），麻疹病毒属（Morbillivirus）和风疹病毒属（Rubulavirus）。尽管 HeV 的病毒体和核衣壳表现出副黏病毒亚家族成员的典型形态特征，其遗传组织与呼吸道病毒和麻疹病毒属中病毒的遗传物质相似，其 N 蛋白的氨基酸序列与麻疹病毒属的同源性稍高于其他副黏病毒，HeV 和麻疹病毒的氨基酸同源性从 17% ~ 21%（P 蛋白）到 40% ~ 42%（F 蛋白），与其他的副黏病毒相比分别为 6% ~ 10%，但 HeV 较麻疹病毒属内各病毒之间的同源性低得多，因而 HeV 不适合划分至现有的任何属。随后于 2002 年与在 HeV 之后发现的尼帕病毒（Nipah virus，NiV）由于两者间序列的同源性共同组成了副黏病毒科的一个新属－亨尼帕病毒属

（*Henipavirus*）。NiV 的蛋白有 92% 的氨基酸与 HeV 一致，而 P 和 V 蛋白则有变化，氨基酸的一致性为 80%～85%。

二、形态结构

HeV 有囊膜，呈球形或丝状，病毒颗粒大小不均，直径 40～600 nm，长度为 1900 nm，螺旋状对称。病毒颗粒表面有两种不同类型、长度不一的双绒毛纤突（15nm 和 18 nm），使得病毒粒子具有双条纹（double-fringed）外观。约 95% 的毒粒具有这种双条纹外观，5% 的毒粒仅是单条纹（single-fringed）外观。

三、 基因组结构和功能

HeV 为单股负链 RNA 病毒。HeV 基因组明显比副黏病毒科家族的其他成员的基因组更长，长度为 18 234 个核苷酸。HeV 基因组有 6 个开放阅读框，分别编码 6 种主要的蛋白：核衣壳蛋白（nucleocapsid protein，N）、磷蛋白（phosphoprotein，P）、基质蛋白（matrix protein，M）、融合蛋白（fusion protein，F）、黏附蛋白（glycoprotein，G）和聚合酶蛋白（large RNA-dependent RNA polymerase protein，L），顺序为 3'-N-P-M-F-G-L-5'。HeV 基因组的 3' 和 5' 末端是高度保守和互补的。这 6 种蛋白质对病毒嗜性及其在宿主免疫系统中的复制和逃避具有关键作用。

N 蛋白呈非典型的人字形，类似于副黏病毒科的其他成员。它是病毒体中最丰富的蛋白质，通常在细胞质内形成聚集体。L 蛋白是最大的结构蛋白，但蛋白丰度最低。它是病毒 RNA 聚合酶，对于病毒复制至关重要。RNA 基因组黏附在 N 蛋白上，P 蛋白和 L 蛋白是核衣壳的组成部分，N、P 和 L 蛋白与新形成的 RNA 基因组相互作用形成核糖核蛋白复合物（ribonucleoprotein complex，RNP）。除 P 基因外，其他基因都编码一种蛋白质。除编码 P 蛋白外，P 基因还编码了一些较小的蛋白，如 V、W 和 C 蛋白。已在感染 HeV 的细胞中得到证实，C 和 V 蛋白遍布整个细胞质，而 W 蛋白存在于细胞核（而非核仁）中，V、W 和 C 蛋白功能尚不完全清楚。P 基因产物抑制干扰素（interferon，IFN）介导的先天免疫，P、V、W 和 C 蛋白，可逃避宿主的抗病毒反应。这些蛋白质使病毒能够阻断 IFN 反应中的多个信号传导途径，其中最有特色的是 JAK-STAT 信号通路。P、V 和 W 蛋白通过与转录因子 STAT1 的相互作用靶向阻断 JAK-STAT 信号通路。P、V、W 和 C 蛋白阻碍 IFN-α/β 反应，而 IFN-α/β 是机体对病毒感染的先天免疫反应的一个关键因子。V 和 W 蛋白可以抑制细胞因受到刺激而产生 IFN-α/β，P、V 和 W 蛋白可以阻断 IFNs 信号传导和诱导细胞产生抗病毒状态的能力，C 蛋白可以通过不良的特征机制来抑制 IFN-α/β 的抗病毒作用。此外，N 蛋白也可以阻止宿主 IFN 信号传导反应。N 蛋白剂量依赖性地抑制 I 型和 II 型 IFN 反应，并且抑制作用是由其核心结构域介导的。N 蛋白通过阻止 STAT1 和 STAT2 的核质转运而对 JAK/STAT 信号通路具有拮抗活性。STATs 复合物在表达 N 蛋白的细胞中受到了阻碍，STAT 核积累减少，致使 STAT 复合物的启动子占用率低，进而导致干扰素刺激基因（interferon-stimulated genes，ISGs）下调。N 蛋白通过其 IFN 拮抗作用参与病毒致病性。

M 蛋白是病毒包膜的基础，M 蛋白和细胞膜组成囊膜将核衣壳包围起来，M 蛋白对于病毒体的组装和发芽、病毒形态的形成很重要。从病毒包膜突出了两个主要的膜锚定糖蛋白，其中一种糖蛋白在亨尼帕病毒中称为 G 蛋白，它是一种 II 型膜蛋白，是病毒体附着到宿主细胞所需要的糖蛋白，不具有血凝素或神经氨酸酶活性［这种糖蛋白在呼吸道病毒中被称为血凝素神经氨酸酶（hemagglutinin - neuraminidase，HN）蛋白，在麻疹病毒中被称为血凝素（hemagglutinin，H）蛋白］。另一种主要糖蛋白是融合蛋白（F），它是一种 I 型膜蛋白，由 2 个连接的多肽 F_1 和 F_2 组成，它们是通过 F_0 前体蛋白的裂解而产生的。它在中性 pH 环境下介导病毒和宿主细胞膜的融合，从而将病毒 RNP 传递到宿主细胞质中。F 蛋白和 G 蛋白是病毒附着和内化过程的关键，有助于病毒进入细胞，也可以诱导产生中和抗体。G 蛋白与其细胞表面受体 ephrin B2 和 ephrin B3 结合，它们在神经元、动脉内皮和平滑肌细胞上表达最高。结合后激活 F 蛋白，F 蛋白经过多步构象改变后形成 6- 螺旋结构，驱动病毒体与宿主细胞膜融合时，包含病毒 RNA 和核壳体蛋白的病毒核衣壳释放到胞质中，感染宿主细胞，从而启动病毒复制过程。合成的 F 蛋白无活性，需要被组织蛋白酶激活。P、G、F 蛋白影响病毒与宿主细胞的相互作用和毒力。

HeV 基因组比任何其他副黏病毒的基因组长约 2 700 nt（15%），除 L 基因外，额外的长度均处于其他 5 个转录单位的 3′末端的较长的非翻译区。虽然 HeV 基因组比副黏病毒亚科的各属大，但除 P 蛋白外，其他蛋白与各属中的大小都大致相同。HeV P 蛋白比同源呼吸道病毒和风疹病毒长 100~200 个氨基酸。

第二节　流行过程

一、传染源

HeV 最显著的生物学特征之一是其宿主范围。副黏病毒科的其他病毒都具有宿主特异性，而 HeV 却可以感染多种动物以及人。

1. 翼蝠（Pteropid bats）：又叫狐蝠（flying-foxes），是 HeV 的自然宿主，成群栖息和出动觅食，主要以水果和花蕊为食。对澳大利亚所有的 4 种狐蝠（*Pteropus alecto*，*P. conspicillatus*，*P. poliocephalus* 和 *P. scapulatus*）进行血清学调查，发现 HeV 中和抗体普遍存在狐蝠体内，证实了澳大利亚所有的 4 种狐蝠属物种中发生了 HeV 感染，但狐蝠感染无症状。血清阳性率随狐蝠种类而异，*Pteropus alecto* 和 *P. conspicillatus* > *P. poliocephalus* > *P. scapulatus*。*Pteropus alecto* 和共生的 *P. conspicillatus* 的物种密度与马感染 HeV 的例数呈强正相关，或许并非所有种类的狐蝠都是 HeV 的有效宿主。另外，从狐蝠中分离出 HeV 进一步支持血清学和流行病学证据。

2. 马：回顾性研究表明，狐蝠感染 HeV 的报道早于最早的马病例。马可能是中间宿主，人类患 HD 均是由 HeV 先从狐蝠传到马再蔓延而来。

3.其他可能的宿主：2011 年，在疫情暴发地区的一只狗体内发现 HeV 抗体，但未显示出疾病迹象。2013 年，在调查与 HeV 相关的马死亡时也发现了类似的犬类病例。为了更好地评估 HeV 感染对狗的影响及其潜在的传播风险，在生物安全 4 级（biosafety level 4，BSL4）条件下将狗暴露于 HeV，狗容易感染 HeV，但只表现出轻微的疾病症状或没有临床征象。尚未确定人与感染 HeV 的狗接触的风险水平。

除蝙蝠、马、狗和人以外，没有自然感染 HeV 的报道。对其他哺乳动物进行体内接种，如小鼠、金仓鼠、猫、雪貂、猪和豚鼠，可导致疾病发生，增加了除马以外的动物作为溢出宿主（spillover hosts）的可能性。但并非所有物种都对 HeV 易感，对大鼠、鸡和兔子进行实验性接种未出现临床症状，部分物种接种后可产生 HeV 中和抗体。

二、传播途径

1.接触传播：目前认为 HeV 的主要传播途径是密切的直接接触。

（1）马 – 人：所有感染 HeV 的人类病例都具有与感染 HeV 的马密切接触的流行病学上的强关联，因此密切接触是 HeV 的传播途径之一。目前认为，马 – 人的传播是通过黏膜和（或）破损的皮肤接触了有传染性的体液而感染了 HeV。对与已感染 HeV 的马和人接触的人进行血清学检测，结果显示血清学阴性，推测该病毒不容易传播给人类。与感染 HeV 或感染并死亡的马的分泌物或体液（如鼻分泌物或血液）直接物理接触，可能是感染 HeV 的一个必要条件。另外，尚无证据确证 HeV 在人 – 人之间传播。

（2）狐蝠 – 人：HeV 在狐蝠群体内传播是通过接触了已被感染动物的分泌物。对翼蝠属物种（*Pteropus* species）进行实验接种，在多种体液和分泌物中检测到 HeV，包括血液、尿液、唾液和分娩液。对经常与狐蝠接触的蝙蝠处理者（其中许多人都有蝙蝠咬伤或抓伤史）进行血清监测（serosurveillance），未能证明有血清转化（seroconversion）。目前也还没有证据论证 HeV 在狐蝠 – 人之间传播。

（3）狐蝠 – 马：HeV 是如何从狐蝠向马传播的尚不清楚，马很可能是摄入了被狐蝠的尿液、粪便、分娩产物或唾液污染的植物（牧草）或饲料而感染的。HeV 在马之间的传播是比较罕见的，当马匹们近距离接触（如在同一马厩里、围场里的伴侣马（companion horses））时可能出现 HeV 传播。HeV 可能能在体外中短暂存活，利于其在马群中传播。被感染的马可以在临床症状出现之前通过鼻腔分泌物排出病毒 RNA。

2.其他可能的传播途径：有研究发现 HeV 存在胎盘传播的可能。HeV 对温度和 pH 的变化敏感，环境传播的可能性很小。

三、人群易感性

Ephrin-B2 和 ephrin-B3 是 HeV 的功能受体，而 ephrin-B2 和 ephrin-B 在人类和动物中高度保守的特性使得 HeV 具有明确的宿主特性，但 HeV 的传染性较低。高危人群主要是与马密切接触者，如饲养马的人、驯马师以及兽医等。

四、影响因素

1. 繁殖周期和营养压力：HeV 在狐蝠群体内的复制和通过体液和分泌物排泄的流行情况似乎每年都在变化，表现出与每种狐蝠繁殖周期和营养压力期相关的季节高峰。由于沿海森林面积减少继而导致的自然粮食资源减少，近几年来城郊和城市狐蝠的数量有所增加。城市里的花园为狐蝠提供了丰富而可靠的食物供应，从而减少了狐狸觅食和长途迁徙的需求。这导致了狐蝠与马（HeV 的主要溢出宿主）和人类之间的相互作用增加。

2. 物种差异：不同的物种对 HeV 的易感性不一致。狐蝠、马等动物容易感染 HeV，而鸡、兔等对 HeV 不易感。一些物种感染后不表现出症状，导致人为疏忽的无意传播，增加了潜在传播风险。感染动物与人类接触的密切程度也会影响人类感染 HeV 的风险。

第三节　流行病学特征

一、地区分布和时间分布

HD 暴发主要发生在澳大利亚，具有本地化的特点。1994—2015 年，发生了 52 起马 HeV 感染溢出事件（spillover events），都是发生在澳大利亚昆士兰州或新南威尔士州北部，与狐蝠栖息地一致。

二、人群分布

自 1994 年以来，尽管在马中出现了许多零星的 HD 暴发，人类感染仍然很少见，上述的 52 起事件中仅有 5 次发生人感染 HeV，但致死率很高，一共 7 个 HeV 感染者中有 4 个死亡。

第四节　临床表现和治疗

一、临床症状及病理改变

1. 人：人感染 HeV 后，潜伏期为 5~21 d，发病初期可出现轻度的流感样症状，如发热、咽痛、肌痛、咳嗽以及呼吸道等症状，胸片可显示弥漫性肺泡影，伴双侧肺泡浸润及间质浸润。部分病例可直接出现或由呼吸道症状进展为致命性的脑膜炎、脑炎，可引起高热、头痛、嗜睡、抽搐、昏迷等严重的神经系统症状，MRI 显示病灶局限于基底神经节和大脑皮质灰质，随着疾病的进展，病灶增加可累及白质。脑电图在病情初期可显示双边、高压、无癫痫样的慢波活动，随着病情进展，可恶化到不稳定的慢波活动和周期性的尖峰放电的背景节律，伴有致痫灶的发展。实验室检测结果可显示典型的血小板减少和轻度中性粒细胞减少，ALT、AST、GGT、乳酸脱氢酶和肌酸磷酸激酶升高，呼吸困难的患者出现血氧不足，脑炎患者的脑脊液蛋白和白细胞升高。根据已有的报告显示，感染 HeV 的病死率为 57%，其中 1 人死于多器官衰竭，伴有间质性肺炎，其余患者死于脑炎。HeV 可在患者的神经元、肺细胞、肾小球、肾小管、血管等组织细胞中检测到。

死亡患者尸检结果显示，人感染 HeV 的一般特征是弥散性血管炎，包括心脏、肾脏、大脑、脑膜、胃肠道等广泛组织器官内皮细胞炎症、缺血、坏死。大脑皮质出现大量的炎性病变，伴有大量的巨噬细胞、淋巴细胞浸润和少量的浆细胞，血管周围白细胞浸润聚集，部分病例在小脑、大脑皮质、海马体、基底神经节和白质束都发现了坏死斑块。这些病变表现为严重的神经细胞丧失，可伴有胶质细胞增殖和多发性血管炎引起的梗死。在神经元和胶质细胞中可检测到病毒抗原。肺部出现严重的炎症和坏死，肺泡内有大量的巨噬细胞和炎性细胞浸润，肺泡壁细胞和巨噬细胞中均可检测到病毒抗原。肾小球和肾小管周围也可见炎症和坏死，在肾小球和肾小管中也可检测到病毒抗原。在肾脏、肺部、淋巴结等部位发现合胞体细胞。

2. 马：马感染 HeV 后，潜伏期 4~16d，临床上可出现发热，面部水肿，心动过速，食欲不振，呼吸急促，呼吸困难，视力丧失，头部倾斜旋转，嗜睡，肌肉痉挛，定向障碍和共济失调等神经症状，晚期常出现大量的黄色或血性泡沫样鼻腔分泌物。该病病程进展很快，部分病马可在出现临床症状后 48~72 h 内死亡，呼吸窘迫、呼吸频率加快、鼻腔出现泡沫样分泌物是病马死亡前常见的呼吸体征。

在马感染 HeV 的早期，会发生血管病变，引起血管壁水肿出血，内皮细胞纤维蛋白样变性，以及形成合胞体。在感染后期，HeV 可到达全身的各种细胞组织，如脑、肾、胃肠道、脾脏、各种淋巴结和心肌等。此外，还引起神经元坏死和局灶性胶质增生。尸检报告显示，出现呼吸道感染症状患马的下呼吸道病变尤为明显，肺水肿、肺淋巴管扩张、充血以及肺部实变是最常见改变。胸膜表面可见瘀点性出血，肺实质可见斑片状出血，气管常被白色或血性泡沫阻塞，淋巴结肿胀充血，胃肠道和肾周组织可见散在的瘀点和瘀斑，生殖道、鼻黏膜、肾上腺、肝脏、心脏等广泛组织器官出现小血管病变。

3. 其他动物：在实验条件下，猫、雪貂、仓鼠、猪、豚鼠和非人灵长类动物等多种动物被证明对 HeV 易感，用于建立 HeV 感染动物模型。目前仅有雪貂和非人灵长类动物模型可以完全模拟 HeV 感染人的发病机制。这些动物模型涵盖了人类感染 HeV 引起严重的呼吸道症状、神经系统疾病和广泛性血管炎。

猪经口鼻接种 HeV，可引起呼吸道症状和轻度神经系统疾病，在鼻、口、眼拭子以及粪便中均可检测到 HeV。

猫经口服、鼻腔或皮下试验接种 HeV 后，出现马和人相似的症状，如发热，呼吸困难、张嘴呼吸、呼吸频率增加等呼吸道症状，并伴有肺水肿。病毒能够在肺脏、脾脏、肾脏、大脑、胸腔液、肝脏、淋巴结、直肠、尿液、膀胱、心肌和血液中检测到。

非洲绿猴经气管接种 HeV 后，出现与人相似的症状，活动减少，严重的呼吸道症状和神经系统疾病，全身性血管炎以及死亡。尸检显示肺水肿，脑膜出血、水肿，血管炎以及形成合胞体细胞。

雪貂经口服和鼻接种 HeV 后，也出现呼吸道症状和神经系统疾病，随着病情进展出现死亡。病理结果显示支气管肺泡炎、广泛性血管炎、脾炎等多器官组织变性坏死。

实验条件下豚鼠感染 HeV 也发病，接种后 7~12d 表现呼吸困难，感染动物还可出现精神沉郁、流产、神态虚弱、无征兆的突然死亡等。

DJ Middleton 等人的研究结果显示，HeV 对犬的致病性不高，一般无明显临床症状，但其口腔分泌物对人有潜在传播风险。

二、治疗

目前，HeV 感染患者尚无特效治疗药物，采取的治疗方法主要是对症支持治疗。

体外实验证明，利巴韦林对病毒 RNA 的合成有抑制作用，但利巴韦林的临床效果尚不明确，一名 HeV 暴露者在予以 5d 静脉注射利巴韦林和口服羟化氯喹，患者未出现流感样疾病及呼吸系统症状，但在疗程结束后不久出现脑炎，并最终死亡。在感染 HeV 并使用利巴韦林治疗的非洲绿猴中也发现类似的情况。

一种干扰素诱导剂 poly（I）–poly（C12U）和 RNA 干扰技术正在评估对 HeV 感染的治疗效果。

单克隆抗体的被动免疫治疗是一种用于病毒暴露后治疗，Zhu 等研究者分离出一种用于中和 HeV G 蛋白的单克隆抗体 m102.4，在体外对 HeV 具有抑制活性的作用，并被证明可以有效地预防雪貂感染。Bossart 等人研究显示，单克隆抗体 m102.4 对非洲绿猴暴露 HeV 后治疗有效。尽管单克隆抗体 m102.4 的安全性和有效性尚不明确，但在获得伦理批准和个人同意后，可提供给高危暴露者用于高危暴露后临床症状出现前的预防。

Chad E.Mire 等研究者分离出一种中和抗 –F 蛋白单克隆抗体 h5B3.1，它可以阻断促进 HeV 与宿主细胞膜融合所需的 F 蛋白构象变化，对暴露 HeV 的雪貂进行治疗均有效果。研究结果表明，针对 HeV G 蛋白和 F 蛋白的联合治疗，抑制病毒与宿主细胞融合的治疗设计是开发 HeV 治疗药物的一个方向。

第五节　实验室诊断

感染 HeV 后出现的临床症状和病理学变化缺乏足够的特异性，因此对于该病的诊断应结合流行病学史调查、临床表现和实验室检查，实验室诊断结果至关重要。由于 HeV 一旦从实验室中泄漏，可能对实验室工作人员以及当地的畜牧业产生极大的影响，因此在进行与 HeV 相关的工作应在生物安全 4 级防护水平（BSL-4）下操作。一旦怀疑检测到 HeV，所有可疑样品都必须在 BSL-4 实验室中操作。我国已将 HeV 列入 BSL-4 实验室所从事的病原体名录。

一、标本采集与运送

用于实验室诊断的样品可以采集患者新鲜的血液、尿液、鼻拭子、咽拭子、直肠拭子或死亡患者的肺、肾、脑和脾等组织。在采集样品过程中一定要做好安全防护。

由于 HeV 对环境温度敏感，因此要用无菌操作采集样品后贮藏于 −80℃ 或在冷藏的条件下立即送往实验室诊断。如为棉拭样品，则应将其浸入病毒运输液中冷藏递送。运输液可用 BPS 或 Hanks 液（pH7.2），加入 10% 的小牛血清和青霉素、链霉素和卡那霉素。

可使用 QIAamp 病毒 RNA 微型提取试剂盒（Qiagen）提取血清、鼻咽拭子液和脑脊液等样品中的病毒 RNA，使用 QIAshredder 和 RNeasy 微型试剂盒（Qiagen）提取组织中的 RNA。

二、病毒分离鉴定

病毒的分离培养是诊断 HeV 感染的基本方法，实验操作需要在安全 4 级实验室（BSL–4）进行。用于 HeV 分离的细胞较多，最常见的是 Vero E6（ATCC C1008）或 Vero（ATCC CCL81）细胞，还包括 MDBK（bovine kidney）、BHK（baby hamster kidney）、RK13（rabbit kidney）、LLC–MK2（monkey kidney）等。

取 200~500μL 的血液、尿液、鼻咽拭子或经 0.2μm 过滤器过滤的肾、脾、肺、脑等组织的匀浆，在 Vero E6（ATCC C1008）或 Vero（ATCC CCL81）细胞中 37℃ 孵育 1 h，转入新的培养基 37℃ 培养 5 d，在 Vero 单层细胞上形成典型的合胞体，细胞培养传育 2 代后如不出现合胞体病变，可判定为阴性。

三、电子显微镜观察

在电子显微镜下可观察到典型的 HeV 粒子结构特征，特别是具有双绒毛样纤突，免疫电镜（immunoelectron microscopy）可以准确定位 HeV 在组织细胞内的位置。

四、免疫组化

免疫组化只对死亡病例的组织进行检测，用于 HeV 的诊断很安全。检测经过甲醛固定组织中的病毒抗原，既安全又可以对保存的标本进行回顾性研究。较常用的标本是脑、肺、淋巴结、脾和肾脏以及怀孕动物的子宫、胎盘、胎儿等组织。

五、血清学检测

目前常用于 HeV 诊断的血清学方法有间接免疫荧光测定（IFA）、免疫印迹（WB）、酶联免疫测定（ELISA）和血清中和试验（SNT），抗体滴度上升 4 倍以上作为感染依据。在这些诊断方法中，SNT 和 ELISA 比较可靠。

1. SNT：血清中和试验是金标准试验，采用微量法，按常规在细胞培养板上进行，可以检测患者血清中是否存在 HeV 特异性中和抗体。实验应在 BSL–4 条件下进行。

2. ELISA：ELISA 试验是一种可以不在 BL4 实验室中进行的安全、快速的血清学检测方法，包括直接 ELISA 、间接 ELISA 以及捕获 ELISA。通常用于对疑似感染或已接触 HeV 患者的血清进行初步筛查，尤其适用于流行病学调查和监测研究期间的大样本筛查。ELISA 试验的缺点是特异性差，因此需要对其结果进行进一步的分析，现行的解决方法是用中和反应对 ELISA 反应物进行进一步测试，只有当 2 个试验的结果一致时才可以认为是阳性。近年，为了解决 ELISA 特异性差的问题，Axel 等人建立了一种新的间接 ELISA 试验（HeVsG iELISA），研究结果显示，HeVsG iELISA 的特异度明显升高（97.1%，95%CI：95.1%~98.4%），但灵敏度略有下降（84.2%，95%CI：60.4%~96.6%），可适用于阳性样本进行后续的随访监测等。

六、RT-PCR 检测

为了快速、灵敏、定量的检测 HeV RNA，目前已开发出多种方案，包括传统的 RT-PCR、基于 SYBR 绿色染料或 TaqMan 探针的实时 RT-PCR。此外，LAMP-LFD 程序为 HeV 的识别提供一种有价值的方法。RT-PCR 是目前用于人和动物急性感染 HeV 的首选方法。

1.传统的 RT-PCR：使用一对引物（forward：5'GGC TAC AAC GAG AAA TTT GTG 3'；reverse：5'TTC TAG CAT TGT CCT TGG GAT 3'）特异性扩增一段 200bp 的 HeV M 蛋白基因片段。

2.Real-Time RT-PCR：在传统 RT-PCR 的基础上，Smith 等人开发了一种基于 TaqMan 探针的实时 RT-PCR 用于检测 HeV。使用引物（forward：5'-CTTCGACAAAGACGG AACCAA-3'，nt 5755-5775；reverse：5'-CCAGCTCGTCGGACAAAATT-3，nt 5823-5804）和探针（5'-（FAM）TGGCATCTTTCATGCTCCATCTCGG（TAMRA）-3'，nt 5778-5802）检测 HeV M 基因的保守区域，诊断速度快，而且可以降低诊断的假阳性率。

七、其他实验室诊断

近年，许多新方法如重组的假病毒（Pseudotype viruses）、液体蛋白阵列（Liquid protein array）、微球悬浮阵列检测方法（Microsphere suspension array）、磁性纳米颗粒免疫分析的集成芯片装置（an integrated lab-on-a-chip device using a magnetic nanoparticle immunoassay）、基于磁性纳米粒子与藻红蛋白快速检测方法等开发应用于检测或鉴别 HeV。

第六节　预防控制

目前为止，感染 HeV 后既无有效的药物可供治疗，也无有效的人用疫苗可供预防。Ploquin 等人的研究结果显示，一种表达 NiV G 蛋白的重组腺相关疫苗对仓鼠预防 HeV 感染的有效性只用 50%。一种基于可溶性 G 糖蛋白的 HeV 疫苗正在研究中，该疫苗能在动物体内诱导产生强中和性抗体。Chayan 等人的研究结果显示，G 蛋白与 M 蛋白抗原表位是设计抗 HeV 多肽亚单位疫苗的靶点。

根据以往的研究结果显示，HeV 主要通过马这个中间宿主传播给人。因此，在人用疫苗诞生之前，采取非药物干预方式防止人通过马暴露感染 HeV 显得尤为重要，有效的控制措施主要有以下两个方面。

一、防止蝙蝠将 HeV 传播给马

第一，尽量减少马接触飞狐及其体液的可能性，如移走飞狐栖息和觅食的树木，或阻止马在这些树的附近居住和放牧。

第二，为马接种疫苗。目前仅有一种商用 HeV 马疫苗（Equivac HeV）——HeV sG 亚单位疫苗，2012 年在澳大利亚上市使用，经过详细评估，2015 年正式注册。为马接种该疫苗可以保护马免受 HeV 感染，通过保护马的健康而减少人类感染的风险，将病马从 HeV 向人传播的传播链中移除。

二、防止马将 HeV 传播给人

HeV 对理化因素抵抗力不强，一般消毒剂（如含氯消毒剂）和高温容易将其灭活，应加强马场的清洁消毒。与病畜或疑似病畜接触的人员应做好标准预防，使用适当的个人防护设施，如穿着隔离衣、胶鞋、戴手套、洗手及踏脚消毒等，避免直接接触到病畜的体液、血液或分泌物。此外还应加强进出口马匹的检疫，持续监测疫情，将病畜或疑似病畜与其他健康动物隔离，做到及早发现并采取积极的措施防止播散。

（余芳琳 高 敏）

参考文献

［1］Hazelton B，Ba Alawi F，Kok J，et al. Hendra virus：a one health tale of flying foxes，horses and humans ［J］. Future Microbiol，2013，8（4）：461-474.

［2］Hess IM，Massey PD，Walker B，et al. Hendra virus：what do we know ［J］. N S W Public Health Bull，2011，22（5-6）：118-22.

［3］龙贵伟，宋桂强，聂福平，等. 亨德拉病毒概况［J］. 中国畜牧兽医，2007，34（4）：96-98.

［4］Selvey LA，Wells RM，McCormack JG，et al. Infection of humans and horses by a newly described morbillivirus ［J］. Med J Aust，1995，162（12）：642-645.

［5］Tulsiani SM，Graham GC，Moore PR，et al. Emerging tropical diseases in Australia. Part 5. Hendra virus ［J］. Ann Trop Med Parasitol，2011，105（1）：1-11.

［6］Murray K，Selleck P，Hooper P，et al. A morbillivirus that caused fatal disease in horses and humans［J］. Science，1995，268（5207）：94-97.

［7］Murray K，Rogers R，Selyey L，et al. A novel morbillivirus pneumonia of horses and its transmission to human［J］. Emerg Infect Dis，1995，1（1）：31-33.

［8］于维军，朱其太. 一种新的人畜共患病毒病——亨德拉病［J］. 中国兽医杂志，2002，38（9）：34-36.

［9］Guold AR. Comparison of the deduced matrix and fusion protein sequences of equine morbillivirus with cognate genes of the Paramyxoviridae［J］. Virus Res，1996，43（1）：17-31.

［10］Hyatt AD，Zaki SR，Goldsmith CS，et al. Ultrastructure of Hendra virus and Nipah virus within cultured cells and host animals［J］. Microbes Infect，2001，3（4）：297-306.

［11］Rollin PE，Rota PA，Zaki S，Ksiazek TG. Hendra and Nipah viruses. In：Manual of Clinical Microbiology［M］. 10th ed. Washington：ASM Press，2011.

［12］Wang LF，Yu M，Hansson E，et al. The exceptionally large genome of Hendra virus：support for creation of a new genus within the family Paramyxoviridae［J］. J Virol，2000，74（21）：9972-9979.

［13］Monaghan P，Green D，Pallister J，et al. Detailed morphological characterisation of Hendra virus infection of different cell types using super-resolution and conventional imaging［J］. Virol J，2014，11：200.

［14］Wang L，Harcourt BH，Yu M，et al. Molecular biology of Hendra and Nipah viruses［J］. Microbes Infect，2001，3（4）：279-287.

［15］Halpin K，Young PL，Field HE，et al. Isolation of Hendra virus from pteropid bats：a natural reservoir of Hendra virus［J］. J Gen Virol，2000，81（Pt 8）：1927-1932.

［16］Jackie P，Deborah M，WANG L F，et al. A recombinant Hendra virus G glycoprotein-based subunit vaccine protects ferrets from lethal Hendra virus challenge［J］. Vaccine，2011，29（34）：5623-5630.

［17］Sugai A，Sato H，Takayama I，et al. Nipah and Hendra Virus Nucleoproteins Inhibit Nuclear Accumulation of Signal Transducer and Activator of Transcription 1 （STAT1）and STAT2 by Interfering with Their Complex Formation［J］. J Virol，2017，91（21）：e01136-17.

［18］Shaw ML. Henipaviruses employ a multifaceted approach to evade the antiviral interferon response［J］. Viruses，2009，1（3）：1190-1203.

［19］Basler CF. Nipah and hendra virus interactions with the innate immune system［J］. Curr Top Microbiol Immunol，2012，359：123-152.

［20］Eaton BT，Broder CC，Middleton D，et al. Hendra and Nipah viruses：different and dangerous［J］. Nat Rev Microbiol，2006，4（1）：23-35.

［21］Bonaparte MI，Dimitrov AS，Bossart KN，et al. Ephrin-B2 ligand is a functional receptor for Hendra virus and Nipah virus［J］. Proc Natl Acad Sci U S A，2005，102：10652-

10657.

［22］Negrete OA，Levroney EL，Aguilar HC，et al. EphrinB2 is the entry receptor for Nipah virus，an emergent deadly paramyxovirus［J］. Nature，2005，436：401-405.

［23］Bishop KA，Stantchev TS，Hickey AC，et al. Identification of Hendra virus G glycoprotein residues that are critical for receptor binding［J］. J Virol，2007，81（11）：5893-5901.

［24］Wang B，Zhang N，Qian KX，et al. Conserved molecular players for axon guidance and angiogenesis［J］. Curr Protein Pept Sci，2005，6（5）：473-478.

［25］Zhang J，Hughes S. Role of the ephrin and Eph receptor tyrosine kinase families in angiogenesis and development of the cardiovascular system［J］. J Pathol，2006，208（4）：453-461.

［26］Adams RH，Wilkinson GA，Weiss C，et al. Roles of ephrinB ligands and EphB receptors in cardiovascular development：demarcation of arterial/venous domains，vascular morphogenesis，and sprouting angiogenesis［J］. Genes Dev，1999，13（3）：295-306.

［27］Hickey AC，Broder CC. The mechanism of henipavirus fusion：examining the relationships beween the attachment and fusion glycoproteins［J］. Virol Sin，2009，24（2）：110-120.

［28］于慧娜，蒋铭敏，王磊. 亨德拉病毒感染［J］. 预防医学情报杂志，2008，24（8）：626-628.

［29］Diederich S，Sauerhering L，Weis M，et al. Activation of the Nipah virus fusion protein in MDCK cells is mediated by cathepsin B within the endosome-recycling compartment［J］. J Virol，2012，86（7）：3736-3745.

［30］Popa A，Carter JR，Smith SE，et al. Residues in the hendra virus fusion protein transmembrane domain are critical for endocytic recycling［J］. J Virol，2012，86（6）：3014-3026.

［31］Eaton BT，Broder CC，Wang LF. Hendra and Nipah Viruses：Pathogenesis and Therapeutics［J］. Curr Mol Med，2005，5（8）：805-816.

［32］Field HE. Hendra virus ecology and transmission［J］. Curr Opin Virol，2016，16：120-125.

［33］Field H，de Jong C，Melville D，et al. Hendra virus infection dynamics in Australian fruit bats［J］. PLoS One，2011，6：e28678.

［34］Smith CS，Skelly C，Kung N，et al. Flying-fox species diversity-a spatial risk factor for Hendra virus infection in horses in Eastern Australia［J］. PLoS One，2014，9（6）：e99965.

［35］Middleton D. Hendra virus［J］. Vet Clin North Am Equine Pract，2014，30（3）：

579–589.

［36］Williason MM, Hooper PT, Slleck PW, et al. Transmission studies of Hendra virus（equine morbillivirus）in fruit bats, horses and cats［J］. Aust Vet J, 1998, 76（12）: 813–818.

［37］Westbury HA, Hooper PT, Selleck PW. Equine morbillivirus pneumonia: susceptibility of laboratory animals to the virus［J］. Aust Vet J, 1995, 72（7）: 278–279.

［38］Weingartl HM, Berhane Y, Czub M. Animal models of henipavirus infection: a review［J］. Vet J, 2009, 181（3）: 211–220.

［39］McCormack JG, Allworth AM, Selvey LA, et al. Transmissibility from horses to humans of a novel paramyxovirus, equine morbillivirus（EMV）［J］. J Infect, 1999, 38（1）: 22–23.

［40］Mahalingam S, Herrero LJ, Playford EG, et al. Hendra virus: an emerging paramyxovirus in Australia［J］. Lancet Infect Dis, 2012, 12（10）: 799–807.

［41］Selvey L, Taylor R, Arklay A, et al. Screening of bat carers for antibodies to equine morbillivirus［J］. Commun Dis Intell, 1996, 20（22）: 477–478.

［42］Plowright RK, Foley P, Field HE, et al. Urban habituation, ecological connectivity and epidemic dampening: the emergence of Hendra virus from flying foxes（Pteropus spp.）［J］. Proc Biol Sci, 2011, 278（1725）: 3703–3712.

［43］Halpin K, Hyatt AD, Fogarty R, et al. Pteropid bats are confirmed as the reservoir hosts of henipaviruses: a comprehensive experimental study of virus transmission［J］. Am J Trop Med Hyg, 2011, 85（5）: 946–951.

［44］Field H, Young P, Yob JM, et al. The natural history of Hendra and Nipah viruses.［J］ Microbes Infect, 2001, 3（4）: 307–314.

［45］Goldspink LK, Edson DW, Vidgen ME, et al. Natural Hendra virus infection in flying–foxes – tissue tropism and risk factors［J］. PLoS One, 2015, 10（6）: e0128835.

［46］Scanlan JC, Kung NY, Selleck PW, et al. Survival of hendra virus in the environment: modelling the effect of temperature［J］. Ecohealth, 2015, 12（1）: 121–130.

［47］Breed AC, Breed MF, Meers J, et al. Evidence of endemic Hendra virus infection in flying–foxes（Pteropus conspicillatus）– implications for disease risk management［J］. PLoS One, 2011, 6（12）: e28816.

［48］World Health Organization.Hendra virus disease［DB/OL］.［2020–05–05］.（https://www.who.int/health–topics/hendra–virus–disease#tab=tab_2）.

［49］Liu D. Hendra Virus［J］. Molecular Detection of Animal Viral Pathogens［J］. 2016: 431–436.

［50］Mire CE, Satterfield BA, Geisbert TW. Pathogenesis of Hendra Virus in Humans

〔M〕.Human Emerging and Re-emerging Infections：Viral and Parasitic Infections，2015，1：207 -225.

〔51〕Nakka P，Amos G J，Saad N，et al. MRI findings in acute Hendra virus meningoencephalitis〔J〕. Clin Radiol，2012，67（5）：420-428.

〔52〕Wong KT，Robertson T，Ong BB，et al. Human Hendra virus infection causes acute and relapsing encephalitis〔J〕. Neuropathol Appl Neurobiol，2009，35（3）：296-305.

〔53〕Khusro A，Aarti C，Pliego AB，et al. Hendra Virus Infection in Horses：A Review on Emerging Mystery Paramyxovirus〔J〕. J Equine Vet Sci，2020，91：103149.

〔54〕Halpin K，Rota P. A Review of Hendra Virus and Nipah Virus Infections in Man and Other Animals〔J〕. Zoonoses Infections Affecting Humans and Animals，2015：997-1012.

〔55〕Dhondt KP，Mathieu C，Chalons M，et al. Type I interferon signaling protects mice from lethal henipavirus infection〔J〕. J Infec Dis，2013，207（1）：142 -151.

〔56〕Li M，Hyatt CE，Weingartl HM. Experimental inoculation study indicates swine as a potential host for Hendra virus〔J〕. Vet Res，2010，41（3）：33.

〔57〕Williamson MM，Torres-Velez FJ. Henipavirus：A review of laboratory animal pathology〔J〕. Vet Pathol，2010，47（5）：871 - 880.

〔58〕Rockx B，Bossart KN，Feldmann F，et al. A novel model of lethal Hendra virus infection in African green monkeys and the effectiveness of ribavirin treatment〔J〕. J Virol，2010，84（19）：9831 - 9839.

〔59〕Guillaume V，Wong KT，Looi RY，et al. Acute Hendra virus infection：Analysis of the pathogenesis and passive antibody protection in hamster model〔J〕. Virol，2009，387（2）：459-465.

〔60〕Zhu Z，Dimitrov AS，Bossart KN，et al. Potent neutralization of Hendra and Nipah viruses by human monoclonal antibodies〔J〕. J Virol，2006，80（2）：891- 899.

〔61〕Middleton DJ，Riddell S，Klein R，et al. Experimental Hendra virus infection of dogs: virus replication，shedding and potential for transmission〔J〕. Aust Vet J，2017，95（1/2）：10-18.

〔62〕Kirkland PD，Gabor M，Poe I，et al. Hendra Virus Infection in Dog，Australia，2013〔J〕. Emerg Infect Dis，2015，21（12）：2182-2185.

〔63〕Bhattacharya S，Dhar S，Banerjee A，et al. Detailed Molecular Biochemistry for Novel Therapeutic Design Against Nipah and Hendra Virus：A Systematic Review〔J〕. Curr Mol Pharmacol，2020，13（2）：108-125.

〔64〕Rockx B，Bossart KN，Friederike F，et al. A novel model of lethal Hendra virus infection in African green monkeys and the effectiveness of ribavirin treatment〔J〕. J Virol，2010，84（19）：9831-9839.

［65］Aguilar HC，Lee B. Emerging paramyxoviruses：Molecular mechanisms and antiviral strategies［J］. Expert Rev Mol Med，2011，13：e6.

［66］Zhu Z，Bossart KN，Bishop KA，et al. Exceptionally potent cross-reactive neutralisation of Nipah and Hendra viruses by a human monoclonal antibody［J］. J Infect Dis，2008，197（6）：846–853.

［67］Bossart KN，Zhu Z，Middleton D，et al. A neutralizing Human monoclonal antibody protects against lethal disease in a new ferret model of acute Nipah virus infection［J］. PLoS Path，2009，5（10）：e1000642.

［68］Bossart KN，Geisbert TW，Feldmann H，et al. A neutralizing human monoclonal antibody protects African green monkeys from Hendra virus challenge［J］. Sci Transl Med，2011，3（105）：103–105.

［69］Dang HV，Chan YP，Park YJ，et al. An antibody against the F glycoprotein inhibits Nipah and Hendra virus infections［J］. Nat Struct Mol Biol，2019，26（10）：980–987.

［70］Mire CE，Chan YP，Borisevich V，et al. A Cross- Reactive Humanized Monoclonal Antibody Targeting Fusion Glycoprotein Function Protects Ferrets Against Lethal Nipah Virus and Hendra Virus Infection［J］. J Infect Dis，2020，221（4）：S471–S479.

［71］中国合格评定国家认可中心. 生物安全四级实验室管理指南［M］. 北京：中国质检出版社，2015：176–179.

［72］Wang LF，Daniels P. Diagnosis of henipavirus infection：Current capabilities and future directions［J］. Curr Top Microbio Immunol，2012，359：179–196.

［73］Kaku Y，Noguchi A，Marsh GA，et al. Antigen capture ELISA system for henipaviruses using polyclonal antibodies obtained by DNA immunization［J］. Arch Virol，2012，157（8）：1605–1609.

［74］McNabb L，Barr J，Crameri G，etal. Henipavirus microsphere immuno-assays for detection of antibodies against Hendra virus［J］. J Virol Methods，2014，200：22–28.

［75］Colling A，Lunt R，Bergfeld J，et al. A network approach for provisional assay recognition of a Hendra virus antibody ELISA：test validation with low sample numbers from infected horses［J］. J Vet Diagn Invest，2018，30（3）：362–369.

［76］Feldman KS，Foord A，Heine HG，et al. Design and evaluation of consensus PCR assays for henipaviruses［J］. J Virol Methods，2009，161（1）：52–57.

［77］Petkovic K，Metcalfe G，Chen H，et al. Rapid detection of Hendra virus antibodies：an integrated device with nanoparticle assay and chaotic micromixing［J］. Lab Chip，2016，17（1）：169–177.

［78］Gao Y，Pallisterb J，Lapierrea F，et al. A rapid assay for Hendra virus IgG antibody detection and its titre estimation using magnetic nanoparticles and phycoerythrin [J] . J Virol Methods, 2015, 222: 170-177.

[79]Brodera CC,. Weirb DL, Reid P A. Hendra virus and Nipah virus animal vaccines[J]. Vaccine, 2016, 34（30）: 3525-3534.

[80] Mustafa Z. Approaches in the development of vaccines against Hendra and Nipah virus [J] . Int J Adv Res, 2016, 4(10): 898-904.

[81] Aurlie P, Judit S, Cyrille M, et al. Protection against henipavirus infection by use of recombinant adeno-associated virus-vector vaccines [J] . J Infect Dis 2013, 207（3）: 469-478.

[82] Broder Christopher C, Xu K, Nikolov Dimitar B, et al. A treatment for and vaccine against the deadly Hendra and Nipah viruses [J] . Antiviral Research, 2013, 100（1）: 8-13.

[83] Kumar Saha C, Hasan M, Hossain S, et al. In silico identification and characterization of common epitope-based peptide vaccine for Nipah and Hendra viruses [J] . Asian Pac J Trop Med, 2017, 10（6）: 529-538.

[84] Manyweathers J, Field H, Jordan D, et al. Risk Mitigation of Emerging Zoonoses: Hendra Virus and Non-Vaccinating Horse Owners [J] . Transbound Emerg Dis, 2017, 64（6）: 1898-1911.

[85] Mendez D, Bttner P, Speare R. Response of Australian veterinarians to the announcement of a Hendra virus vaccine becoming available [J] . Aust Vet J, 2013, 91（8）: 328-331.

第十四章
尼帕病毒病

尼帕病毒病（Nipah virus disease，NVD）是由携带尼帕病毒（Nipah virus，NiV）的果蝠（Pteropus spp.）引起的一种人兽共患病，人发病后致死率可达32%~70%，甚至更高。NiV的宿主广泛，Pteropus属是尼帕病毒的天然储存宿主，猪、马等家畜是主要的中间宿主，人感染后可发生人–人直接传播。1998年9月，马来西亚首先报道发现由猪传至人引发严重的呼吸道及（或）脑炎综合征，1999年3月，新加坡从马来西亚进口生猪引发12个屠宰工感染、其中1例病死的事件。马来西亚和新加坡的疫情至1999年5月结束，约有116万头猪被捕杀，276人发病，107人死亡，病死率达38.8%，死者多呈脑炎症状。在南亚和东南亚地区已发生12起NVD疫情，最近的一次疫情发生于2018年5月印度南部的Kerala邦，共确诊19例，死亡17例，病死率为89.5%。由于NVD病死率高，因此，该病已两次被世界卫生组织（WHO）确定为优先研发和防控的病毒性传染病。我国目前尚无尼帕病毒病发生的报道，但我国南方部分地区处在Pteropus属的地域分布区内，同时在地理位置上毗邻东南亚和南亚疫情国家，存在较高的输入风险，加强该病的病原传播方式、致病机制和防控策略等研究具有重要意义。

=== 第一节　病原学特征 ===

一、NiV的形态、结构、分类和生物安全

NiV属于副黏病毒科（*Paramyxoviridae*）亨尼帕病毒属（*Henipavirus*）2个种中的一个，为单股负链非节段的RNA病毒。病毒呈球形，直径150~200 nm，具有单层包膜，嵌有与受体结合的融合蛋白和糖蛋白抗原突起，基质蛋白排列于包膜下。NiV与副黏病毒科的其他种属不同，但与同属的亨德拉病毒（Hendra virus，HeV）密切相关，全基因组符合率达80%，其抗体与同属的HeV能产生交叉反应，与其他副黏病毒科的种属则不反应，此外，其他副黏病毒科的种（如麻疹病毒、呼吸道合胞病毒、副流感病毒1，3型等）感染的动物谱很窄，但NiV感染的动物谱较宽，除猪、马外，还可感染狗、猫、山羊、野猪和啮齿类等多种动物。广谱感染的原因，与其利用肾上腺素–B2及或B3（ephrinB2/B3）为受体有关，ephrinB2主要在神经元、内皮细胞、动脉周围的光滑肌细胞、胎盘组织、脾及淋巴结窦小管内侧细胞表达，而ephrinB3则主要在淋巴细胞中表达，这也就是NiV常引起急性淋巴细胞坏死的主要原因，此外，ephrinB2/B3作为受体在很多哺乳动物中都很保守。

由于 NVD 的高致死率，对 NiV 分离、鉴定等实验操作必须在生物安全 4 级实验室（biosafty laboratory level-4，BSL-4）进行。

二、NiV 基因组与分子特征

NiV 从动物分离和从人分离的基因组基本一致，但由于传播方式的不同，NiV 基因簇有所不同。如最早暴发疫情的国家马来西亚，其为农业国，猪场是其出口生猪赚取外汇最主要的行业之一，果蝠→猪→人→人是马来西亚 NiV 感染传播的最主要方式；而孟加拉国则是伊斯兰教国家，不养猪，其传播方式而是以食用污染的枣棕榈汁引起的感染为主，并导致人传人疫情发生。所以，全基因组遗传进化树分为两个簇，一是孟加拉簇（NiV-B），全长 18 252 nts，另一为马来西亚簇（NiV-M），全长 18 246 nts，前者只比后者多 6nts。各个基因间的转录和终止信号高度保守，5′ 和 3′ 末端也高度保守，分别为 5′-UCCUUGGUUCU-3′ 和 3′-AAUUCUUUUU-5′。基因组共编码 6 个结构蛋白基因，从基因组 3′ 始依次为核衣壳蛋白（N）基因、磷酸化蛋白（P）基因、基质蛋白（M）基因、融合蛋白（F）基因、糖蛋白（G）和多聚酶（L）基因，这 6 个基因经翻译后形成各自具有功能的蛋白，各基因间有不经翻译、作用不详、长短不均的核苷酸间隔（图 2-14-1）。NiV 首先利用产生中和抗体的 G 蛋白吸附到侵染的细胞受体上并变构，由细胞蛋白酶将 F

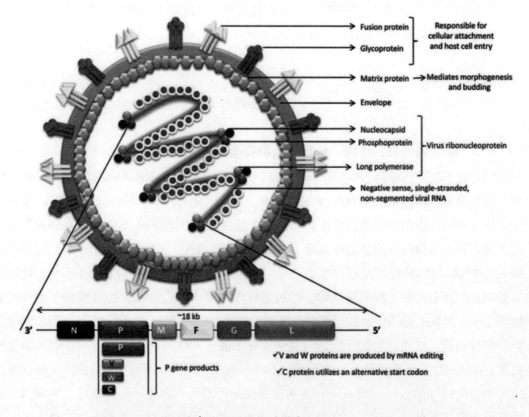

图 2-14-1　尼帕病毒的分子结构（引自 Singh RK, et al. 2019）

蛋白裂解为 F1 和 F2，细胞与含 F1 亚基结合，促使 NiV 病毒膜与细胞膜融合，使 NiV 基因组进入宿主细胞；M 蛋白在维持病毒的形态方面包括出芽生殖起作用；N、P 和 L 蛋白附着在病毒 RNA 上形成 vRNA。N 是核衣壳，主要作用在于保护 RNA 链；L 蛋白在 NiV 中含量虽少，但其具有 RNA 聚合酶活性，在病毒的复制和转录过程中发挥重要作用；P 蛋白由 3 种重要的附属蛋白组成，即 C、V 和 W 蛋白，C 蛋白调节病毒 RNA 的合成和毒力因子的产生，V 和 W 蛋白作用于抑制干扰素诱导启动子的激活，因此，这两蛋白与毒株的毒力密切相关。

三、NiV 的理化特征

NiV 在一些果汁或芒果中能存活 3 d，而在 22 ℃下人工配制的枣棕榈汁（13% 蔗糖，0.21% BSA, pH 7.0）中能存活 7 d，在果蝠尿中半衰期为 18 h。NiV 在中性环境中相对较稳定，70 ℃至少可活 1 h，100 ℃ 15 min 才可被灭活，但在酸碱环境中存活较差，肥皂和市售洗涤剂如次氯酸钠等均可灭活 NiV。

第二节　NVD 的传播和流行病学特点

一、NiV 的储存宿主和传染源

蝙蝠是仅次于啮齿动物的第二大类哺乳动物，也是唯一的一种能飞行的哺乳动物，目前分在翼手目（Chiroptera order），下有两大亚目，体形及翼展较大的食果蝠亚目和体形及翼展较小的食虫蝠亚目。从 1998 年在马来西亚发现疫情至 2018 年 5 月印度的 Kerala 邦总共发生了 12 起 NVD 疫情，这些疫情由 4 种果蝠（*P. vampyrus*、*P. hypomelanus*、*P.lylei* 和 *P.giganteu*）引起。在免疫学上，Zhou 等（2016）用人、马、猪和鸟等脏器标本与澳大利亚黑头果蝠 P. alecto 进行干扰素（interferons，IFNs）基因的比较，证实 *P. alecto* 有一个高度收缩的 I 型 IFN 家族，但比起其他哺乳动物的 IFN，其位点小很多，并且该位点仅由 10 个 IFN 组成，包括 3 个功能性 IFN-α 位点，3 个 IFN-α 基因在未受感染与受感染的蝙蝠组织和细胞中均能稳定表达，表达 IFN-α 不受病毒感染的影响；稳定表达的 IFN-α 可诱导具有抗病毒活性和抗 DNA 损伤相关的 IFN 刺激基因（ISG）的产生，ISG 也可与致命性病毒共存。*P. alecto* 具有代表性，可以认为作为机体一线抗感染作用的 IFN-α 不起作用，这是蝙蝠能够携带致命性病毒而本身又不得病的重要特征。作为天然宿主，果蝠可以把病原传给中间宿主扩增或污染食物和环境造成其他动物和人的感染死亡，这就起到传染源的作用。

二、NiV 的传播方式

NiV 从动物传播给人的方式有 4 种。一是畜养的猪作为中间宿主传播。在 1998 年初次暴发时，感染了 NiV 的果蝠通过唾液或尿液直接污染了猪食，猪感染病毒后产生呼吸道及神经系统症状，病猪再引起饲养员的感染，而病人的神经系统症状常被误认为乙脑疫情，引起应对疫情的错误判断，最后造成人传人的后果。1999 年 3 月，新加坡从马来西亚进口生猪引发 12 个屠宰工感染的疫情，也是一次猪作为中间宿主的传播。二是携带 NiV 的果蝠，其唾液或尿液污染了枣棕榈汁，食用这种污染的枣棕榈汁或其经发酵成含酒精的饮料造成了感染的发生。孟加拉国起先误报疫情为果蝠不明原因的人传人事件，与其近邻的印度也发生类似事件，后用红外线摄像复原了果蝠污染枣棕榈汁的过程，才使得携带 NiV 的 *P.giganteu* 引起疫情发生的过程得到证实。三是马作为中间宿主传播。2014 年，发生在菲律宾的疫情，传染源最可能是果蝠，首先是马被感染，再由马传给人，最后发生人传人病例。四是推测人吸入源于高处栖息、感染病毒的果蝠体液（唾液或尿液）微滴而感染。2018 年 5 月，印度的 Kerala 邦疫情，在指示病例家附近捕获了 *Pteropus* 属 52 只、*Rousettus* 属 12 只和 5 只鸟，RT-PCR 在 *Pteropus* 属果蝠的喉和直肠棉拭子标本中检出 13 只阳性，其中从 3 只阳性果蝠的肝、肾标本中用套式 PCR 扩出 342 bp 的核衣壳 DNA 片段，与从 9 个病例扩出的片段比较，其符合率为 99.7%~100%，因此，推测本次 NVD 疫情是携带 NiV 的果蝠体液感染人后引起人传人事件。总之，这 4 种传播方式最早的传染源应该均为感染了 NiV 的果蝠（*Pteropus spp.*），其唾液及尿液可以感染人。

三、 NiV 传播的易感人群

马来西亚 NVD 疫情的暴发源于感染的猪，猪作为中间宿主又感染了饲养员，人发病后通过密切接触的方式感染陪护者；而新加坡病例的传染源为马来西亚进口的生猪，因此把全国受影响的 521 个屠宰工集中，包括卖肉或其他密切接触者在内 1 469 例进行抗 NiV-IgM、IgG 中和抗体检测，感染者只集中在屠宰工中，检测发现 22 例感染者，12 例有肺炎和（或）脑炎症状，10 例为无症状感染者，其他人群均未被感染。在孟加拉国，2001 年至 2007 年期间，暴发了多起 NVD 疫情，病例都是饮用了被果蝠污染的枣棕榈汁或其经发酵成含 4~8 度酒精饮料（当地称为 "tari"）的成年男性感染者及发病后陪护他们的密切接触者。Fogarty 等（2007）证明饮用污染的枣棕榈汁是疫情发生的主要原因。Islam 等（2016）从 2010 年 12 月到 2014 年 3 月在医院监测到的 NVD 疫情中，选择 14 个传染来源不明的病例进行流行病学调查，发现其中死亡的 8 个病例均为饮用 "tari" 的成年男性，余 6 例为女性陪护者。在印度 Kerala 邦疫情报告 60~71 d 后，对治疗病例的 155 个医护人员及 124 个密切接触者进行为期 21 d 的抗体监测，只有 3 例阳性感染者（2 例 IgG、IgM 阳性，1 例仅 IgM 阳性）。因此，可以认为 NiV 的易感人群为接触病猪的养猪职业者和爱好饮用污染的枣棕榈汁及其制品者，与本病患者密切接触的陪护者也是易感者，但未见密切接触者感染死亡的报道。

第三节 致病机制

研究证实,在人发病早期 NiV 攻击的靶点是支气管上皮细胞(bronchial epithelial cells)和 II 型肺泡上皮细胞(type II alveolar epithelial cells)。在动物实验模型中,从支气管和肺泡上皮细胞中可检出病毒。这些细胞被感染后可诱导释放出炎症细胞因子,如白细胞介素 1a(IL-1a)、白细胞介素 6(IL-6)、白细胞介素 8(IL-8)和粒细胞集落刺激因子(G-CSF)、CXC 趋化因子 10(CXCL10)等,导致急性呼吸窘迫综合征样(ARDS-like)疾病产生;随着病情发展,病毒可从呼吸道上皮细胞浸润进入肺部内皮细胞,其后病毒可与宿主白细胞结合的形式或由浸润途径进入血流,随后,机体的肺、脾、肾及脑部成为靶点,引起肺、肾、心、脑等多器官的衰竭。

有两条独特途径可使病毒侵入中枢神经系统(central nervous system,CNS),一是通过血液途径(脉络丛或大脑血管),二是通过嗅觉神经元进入。由于 CNS 被病毒感染引起神经症状,结果造成血脑屏障(blood brain barrier,BBB)的崩溃并促进白细胞介素 1b(IL-1b)和肿瘤坏死因子 α(TNF-α)在脑内的表达,进一步恶化脑部症状;其次在 CNS 受感染的情况下,NiV 增殖快,在脑部形成病毒包涵体,促使脑部灰质和白质斑块的出现,致脑神经坏死。

第四节 实验室特异性诊断

亨尼帕病毒属含有 NiV 和 HeV 两个种,它们之间的遗传符合率高达 80%,因此,对这两种病毒感染的疫情性质和病人的确诊需要实验室进行诊断区别。这两种病毒属于致命性病毒的范畴,病毒分离鉴定虽不难,但必须在生物安全等级最高的 BSL-4 实验室进行。BSL-4 实验室数量很少,运行条件非常严格,因此,对临床病例的确诊、常规监测和流行病学调查,主要依靠 qRT-PCR 和 ELISA 方法。

一、qRT-PCR

NiV 有 6 个蛋白基因,合成量最大的是 N 基因,因此,众多学者多采用 N 基因作为一步法 qRT-PCR 的引物进行检测,由于 N 基因复制量大,作为确诊的依据有保证,但也存在着与 HeV 有交叉反应而无法确定基础感染量的问题。Jensen 等(2018)依据病毒膜与宿主细胞膜发生融合,使得病毒遗传物质进入机体细胞需要 G 蛋白黏附变构与 F 蛋白裂解的机制,分别在 NiV-M 和 NiV-B 株设计了 F 间区与部分 G 区的引物,并设计了 6 羧基荧光素(6-FAM)和 TAMURA 引物。该一步法 qRT-PCR 比其他测 N 基因的一步法敏感性要低,不能用于监测和流行病学调查,但其能特别地区分 NiV-M 和 NiV-B 株的感染,而且能计算出病毒感染量与细胞病变的关系,这是其独特之处。

二、ELISA 法

有两种不同性质的 ELISA 检测方法。一是测抗原。用捕获抗原的 ELISA 检测方法，其主要目的在于检出标本中的 NiV 抗原。Chiang 等（2010）用 γ 射线灭活 NiV 后免疫 BALB/c 小鼠获得 2 株分别抗 N 及 P 蛋白的单克隆抗体（monoclonal antibody，mAb），这两株 mAb 可用于检出 NiV 感染及区分 HeV 的感染；Kaku 等（2012）用抗 NiV N 蛋白的兔多克隆抗体（polyclonal antibody，pAb）进行 NiV 感染的诊断。二是测抗体。用重组全长的 N 蛋白和截短的克隆的 G 蛋白检测猪血清中抗 NiV 抗体。这两种方法不同之处在于前者在聚乙烯板上包被的是 mAb 或 pAb，检测的是抗原，多用于临床病例的诊断；而后者在板上包被的是克隆的抗原，检测的是抗体，可用于常规监测及流行病学调查。

第五节　临床症状及治疗

果蝠感染 NiV 后，不论是传给猪或马或污染枣棕榈汁，最后均引起人的感染，但不同传染途径产生的临床症状有所不同，NiV–MY 主要引起脑炎，而 NiV–BD 主要引起严重的肺炎症状。人感染 NiV 后，潜伏期 3~14 d 不等，共有症状一般从发热开始，很快发生高热。发热后出现昏睡和头疼，出现脑炎症状，产生节段性肌阵挛、反射减弱或消失、肌张力低下等神经系统症状，最终在 1~2 d 内发展为休克等脑炎并发症；肺炎症状在发高热时期一般表现为非典型肺炎，伴随咳嗽、呕吐、肌痛、呼吸困难等症状，有些病例可能出现败血症、肾衰竭、胃肠道出血等严重并发症。患脑炎症状者，也多有表现为呼吸窘迫。

治疗药物方面，第 1 类是趋向性治疗药物：mAb。针对 NiV 表面的 F 和 G 蛋白为靶点，Guillaume 等（2004、2006、2009）先后研制出鼠源性 mAb 和 pAb，首先用于被动免疫治疗仓鼠为模型的 NiV 感染；Geisbert 等（2014）研制出全人源化的具有中和抗体作用的 mAb m102.4，该单抗也可用于非人灵长类（非洲绿猴）抗 NiV 感染的免疫治疗，研究结果是治疗组所有 12 只感染了 NiV 的非洲绿猴全部存活，而对照组中 10 只非洲绿猴，就有 8 只死亡，其治疗效果十分明显。第 2 类是化学合成药物：一是利巴韦林（ribavirin），在 2018 年印度南部 Kerala 邦的疫情有使用，但需要很严格的其他支持疗法的配合；二是法匹那韦（favipiravir）（T–705），其药理作用是作为 RNA 聚合酶抑制剂，使 NiV 难以复制，在动物（仓鼠）研究中法匹那韦可产生完全保护效果；三是正在研究的脂肽酶抑制剂，Mathieu 等（2018）证实该药物可作用于 F 蛋白，使 NiV 遗传物质不能进入细胞。这 3 种化学合成药物除第 1 种临床治疗有用过外，其他 2 种还未用于人体治疗。此外，NVD 恢复期患者血浆经检验合格也可以用于治疗。

第六节　防控策略

防控策略包括4个方面。一是做好宣传教育工作。提倡"One Health"，即多学科共同合作使人类、动物和环境三者成为一个健康整体。政府部门要加强动物、人和环境卫生的重要性认识，切实加大新发传染病防控的宣传教育和发展研究手段，这是防止发生此类高致命性传染病至关重要的一个方面。二是加强疾病监测。对马来西亚养猪场的猪监测表明，猪感染NiV可引起从温和到严重疾病的产生，病猪的死亡率为1%~5%，对猪病来说，其病死率不是很高，但其可致饲养员的感染，最终致人传人发生。因此，养殖场所要远离蝙蝠的栖息地，同时应对果蝠开展病毒抗体的监测，并在该地区设点对人类开展监测。三是要充分做好国际合作。密切监视疫情的发生发展，按要求严格做好国际卫生检疫，防止感染但未发病的患者或病畜流入国内。四是加强疫苗研发。由于该病的高致死率，WHO已两次提议对包括该病在内10种人兽共患病予以优先研发（R&D）。对该病而言，已知其流行期短，很难进行完整的临床试验。因此，对于人类这种高致死性疾病，起码应在实验室研究、及可能的情况下研发出可产生中和抗体的疫苗作为应急疫苗备用。

第七节　结　论

蝙蝠分离株RaTG13全基因组序列与SARS-CoV-2比较，相符率为96.2%，因此推测蝙蝠可能是SARS-COV-2的宿主。而果蝠已证实是尼帕病毒病的传染源，可见蝙蝠与多种新发传染病关联紧密。石正丽团队曾于2004—2007年从我国10个省捕获了9个种的蝙蝠，其中既有食果蝠也有食虫蝠。其中采集血液标本692份，咽拭子和肛拭子各为67份和479份。在692份血液标本中检出33份尼帕病毒抗体阳性标本，其中25份阳性标本中有17份经重组的尼帕病毒Western Blot试验所证实。但从67份咽拭子和479份肛拭子中均未能扩出尼帕病毒核酸。2006—2007年该团队从云南同一个地方的3种鼠耳蝠（*Myotis*）中均检出尼帕病毒抗体，而2007年从海南省棕果蝠（*Rousettus leschenaultia*）中也检出尼帕病毒抗体。这说明一方面尼帕病毒确已感染我国的蝙蝠，但另一方面因检测时间等缘故，未能检测到中和抗体及尼帕病毒核酸，提示我们要设点进行常规监测，以保证我国对该病的安全防控。

（林志龙　严延生）

参考文献

［1］卢洪洲，梁晓峰 . 新发传染病［M］. 3 版 . 北京：人民卫生出版社，2018, 194-198.

［2］Looi LM, Chua KB. Lessons from the Nipah virus outbreak in Malaysia［J］. Malays J Pathol, 2007, 29 (2): 63-67.

［3］Centers for Disease Control and Prevention. Update: outbreak of Nipah virus-Malaysia and Singapore, 1999［J］. MMWR, 1999, 48 (16): 335-337.

［4］World Health Organization. Emergencies preparedness, response.Nipah virus-India［EB/OL］. (2018-08-07)［2020-08-08］.https: //www.who.int/csr/don/07-august-2018-nipah-virus-india/en/.

［5］Sweileh WM. Global research trends of World Health Organization's top eight emerging pathogens［J］. Global Health, 2017, 13 (1): 9. DOI: 10.1186/s12992-017-0233-9

［6］Mehand MS, Al-Shorbaji F, Millett P, et al. The WHO R&D Blueprint: 2018 review of emerging infectious diseases requiring urgent research and development efforts［J］. Antiviral Res, 2018 , 159: 63-67. DOI: 10.1016/j.antiviral.2018.09.009.

［7］Centers for Disease Control and Prevention. Henipavirus outbreaks and Pteropus distribution map［EB/OL］. (2014-03-20)［2020-08-08］.https: //www.cdc.gov/vhf/nipah/outbreaks/distribution-map.html.

［8］Xu K, Broder CC, Nikolov DB. Ephrin-B2 and ephrin-B3 as functional henipavirus receptors［J］. Semin Cell Dev Biol, 2012, 23 (1): 116-123. DOI: 10.1016/j. semcdb.2011.12.005 .

［9］Mirza AM, Aguilar HC, Zhu Q, et al. Triggering of the newcastle disease virus fusion protein by a chimeric attachment protein that binds to Nipah virus receptors［J］. J Biol Chem, 2011, 286 (20): 17851-17860.DOI: 10.1074 /jbc.M111.233965.

［10］Singh RK, Dhama K, Chakraborty S, et al. Nipah virus: epidemiology, pathology, immunobiology and advances in diagnosis, vaccine designing and control strategies – a comprehensive review［J］.Vet Q, 2019, 39 (1): 26-55. DOI: 10.1080/01652176.2019.1580827.

［11］Prescott J, DeBuysscher BL, Feldmann F, et al. Single-dose live-attenuated vesicular stomatitis virus-based vaccine protects African green monkeys from Nipah virus disease［J］. Vaccine, 2015, 33 (24): 2823－2829. DOI: 10.1016/j.vaccine.2015.03.089.

［12］Chua KB, Bellini WJ, Rota PA, et al. Nipah virus: a recently emergent deadly paramyxovirus［J］. Science, 2000, 288 (5470): 1432-1435. DOI: 10.1126/science.288.5470.1432.

［13］de Wit E, Bushmaker T, Scott D, et al.Nipah virus transmission in a hamster model［J］.

Plos Negl Trop Dis, 2011, 5 (12): e1432. DOI: 10.1371/journal.pntd.0001432.

［14］Hassan MZ, Sazzad HMS, Luby SP, et al. Nipah virus contamination of hospital surfaces during outbreaks, Bangladesh, 2013–2014［J］. Emerg Infect Dis, 2018, 24 (1): 15–21. DOI: 10.3201/eid2401.161758.

［15］Zhou P, Tachedjian M, Wynne JW, et al. Contraction of the type I IFN locus and unusual constitutive expression of IFN-α in bats［J］. Proc Natl Acad Sci USA, 2016, 113 (10): 2696–2701. DOI: 10.1073/pnas.1518240113.

［16］Sharma V, Kaushik S, Kumar R, et al. Emerging trends of Nipah virus: a review［J］. Rev Med Virol, 2019, 29 (1): e2010. DOI: 10.1002/rmv.2010 .

［17］Fogarty R, Halpin K, Hyatt AD, et al. Henipavirus susceptibility to environmental variables［J］. Virus Res, 2008, 132 (1/2): 140－144. DOI: 10.1016/j.virusres.2007.11.010.

［18］Khan MS, Hossain J, Gurley ES, et al. Use of infrared camera to understand bats' access to date palm sap: implications for preventing Nipah virus transmission［J］. Ecohealth, 2010, 7 (4): 517–525. DOI: 10.1007/s10393–010–0366–2.

［19］Ching PK, de los Reyes VC, Sucaldito MN, et al. Outbreak of Henipavirus Infection, Philippines, 2014［J］. Emerg Infect Dis, 2015, 21 (2): 328–331.DOI: 10.3201/eid2102.141433.

［20］Pragya D. Yadav, Anita M. Shete, G. Arun Kumar, et al. Nipah Virus Sequences from Humans and Bats during Nipah Outbreak, Kerala, India, 2018［J］. Emerg Infect Dis, 2019, 25 (5): 1003–1006. DOI: 10.3201/ eid2505. 181076.

［21］Chan KP, Rollin PE, Ksiazek TG, et al. A survey of Nipah virus infection among various risk groups in Singapore［J］. Epidemiol Infect, 2002, 128: 93－98.DOI: 10.1017/S0950268801006422.

［22］Islam M, Sazzad H, Satter S, et al. Nipah virus transmission from bats to humans associated with drinking traditional liquor made from Date Palm Sap, Bangladesh, 2011－2014［J］. Emerg Infect Dis, 2016, 22 (4): 664–670. DOI: 10.3201/eid2204.151747.

［23］Kumar C, Sugunan AP, Yadav P, et al. Infections among contacts of patients with Nipah virus, India［J］.Emerg Infect Dis, 2019, 25 (5): 1007–1010. DOI: 10.3201/eid2505.181352.

［24］Rockx BD, Kramer J, Callison J, et al. Clinical outcome of henipavirus infection in hamsters is determined by the route and dose of infection［J］. J Virol, 2011, 8: 7658－7671. DOI: 10.1128/JVI.00473–11.

［25］Munster VJ, Prescott JB, Bushmaker T, et al. Rapid Nipah virus entry into the central nervous system of hamsters via the olfactory route［J］. Sci Rep, 2012, 2: 736.DOI: 10.1038/srep00736.

［26］Guillaume V, Lefeuvre A, Faure C, et al. Specific detection of Nipah virus using real–time RT–PCR (TaqMan)［J］. J Virol Methods, 2004, 120 (2): 229－237. DOI: 10.1016/

j.jviromet.2004.05.018.

［27］Chang LY, Ali AR, Hassan SS, et al. Quantitative estimation of Nipah virus replication kinetics in vitro［J］. Virol J, 2006, 3: 47. DOI: 10.1186/1743-422X-3-47.

［28］DeBuysscher BL, de Wit E, Munster VJ, et al. Comparison of the pathogenicity of Nipah virus isolates from Bangladesh and Malaysia in the Syrian hamster［J］. PLoS Negl Trop Dis, 2013, 7 (1): e2024.DOI: 10.1371/ journal.pntd.0002024.

［29］Jensen KS, Adams R, Bennett RS, et al. Development of a novel real-time polymerase chain reaction assay for the quantitative detection of Nipah virus replicative viral RNA［J］.PLoS One, 2018, 13 (6): e0199534. DOI: 10.1371/journal.pone.0199534.

［30］Chiang CF, Lo MK, Rota PA, et al. Use of monoclonal antibodies against Hendra and Nipah viruses in an antigen capture ELISA［J］. Virol J, 2010, 7: 115. DOI: 10.1186/1743-422X-7-115.

［31］Kaku Y, Noguchi A, Marsh GA, et al. Antigens capture ELISA system for Henipaviruses using polyclonal antibodies obtained by DNA immunization［J］. Arch Virol, 2012, 157 (8): 1605 - 1609.DOI: 10.1007/s00705-012-1338.

［32］Fischer K, Diederich S, Smith G, et al. Indirect ELISA based on Hendra and Nipah virus proteins for the detection of henipavirus specific antibodies in pigs［J］. PLoS One, 2018, 13 (4): e0194385.DOI: 10.1371/journal.pone.0194385.

［33］Hossain MJ, Gurley ES, Montgomery JM, et al. Clinical presentation of Nipah virus infection in Bangladesh［J］. Clin Infect Dis, 2008, 46 (7): 977 - 984. DOI: 10.1086/529147.

［34］Williamson MM, Torres-Velez FJ. Henipavirus: a review of laboratory animal pathology［J］.Vet Pathol, 2010, 47 (5): 871 - 880. DOI: 10.1177/0300985810378648.

［35］Guillaume V, Contamin H, Loth P, et al. Nipah virus: vaccination and passive protection studies in a hamster model［J］. J Virol, 2004, 78 (2): 834 - 840. DOI: 10.1128/JVI.78.2.834-840.2004.

［36］Guillaume V, Contamin H, Loth P, et al. Antibody prophylaxis and therapy against Nipah virus infection in hamsters［J］. J Virol, 2006, 80 (4): 1972 - 1978. DOI: 10.1128/JVI.80.4.1972-1978.2006.

［37］Guillaume V, Wong KT, Looi RY, et al. Acute Hendra virus infection: analysis of the athogenesis and passive antibody protection in the hamster model［J］. Virology, 2009, 387 (2): 459 - 465. DOI: 10.1016/j.virol.2009.03.001.

［38］Geisbert TW, Mire CE, Geisbert JB, et al. Therapeutic treatment of Nipah virus infection in nonhuman primates with a neutralizing human monoclonal antibody［J］. Sci Transl Med, 2014, 6 (242): 242ra82.DOI: 10.1126/scitranslmed.3008929.

［39］Dawes BE, Kalveram B, Ikegami T, et al. Favipiravir (T-705)protects against Nipah virus infection in the hamster model［J］. Sci Rep, 2018, 8 (1): 7604. DOI: 10.1038/s41598–018–25780–3.

［40］Mathieu C, Porotto M, Figueira TN, et al. Fusion inhibitory lipopeptides engineered for prophylaxis of Nipah virus in primates［J］. J Infect Dis, 2018, 218 (2): 218‒227. DOI: 10.1093/infdis/jiy152.

［41］Sharma V, Kaushik S, Kumar R, et al. Emerging trends of Nipah virus: a review［J］. Rev Med Virol, 2019, 29 (1): e2010. DOI: 10.1002/rmv.2010.

［42］Ge XY, Li JL, Yang XL, et al. Isolation and characterization of a bat SARS–like coronavirus that uses the ACE2 receptor［J］. Nature, 2013, 503 (7477): 535‒538. DOI: 10.1038/nature12711.

［43］Li Y, Wang J, Hickey AC, et al. Antibodies to Nipah or Nipah–like viruses in bats, China［J］. Emerg Infect Dis, 2008, 14 (12): 1974–1976. DOI: 10.3201/eid1412.080359.

第十五章
拉沙热

　　拉沙热（Lassa Fever）是发生在西非的病毒性急性传染病，该病是一种独特的出血热，主要发生在塞拉利昂、利比里亚、几内亚、尼日利亚这几国。该病早在 1950 年就被报道，但直到 1969 年，在尼日利亚的拉沙村才被首次确认，当时导致两名患者死亡，这也是拉沙热名字的由来。拉沙热是病毒性出血热的一员，病毒性出血热可由几个不同科的病毒引起，这些病毒都有可能导致具有出血热特征的疾病。最新估计表明，在西非，每年有 300 万人感染拉沙热，造成 5000 人死亡。拉沙热的病原体是拉沙病毒（Lassa virus），该病毒隶属于沙粒病毒科（Arenaviridae）。人类感染拉沙病毒后，绝大多数不引起临床症状，少部分病例出现重症甚至死亡。该病毒可侵犯染肝脏、脾脏、肾脏等多个器官和组织。拉沙热是一种人兽共患疾病，能够在啮齿动物宿主之间相互传播，人类主要通过接触携拉沙病毒的啮齿动物宿主（主要为非洲多乳鼠，Mastomys natalensis）感染。

第一节　病原学特征

一、沙粒病毒的分类

　　拉沙病毒（Lassa virus）隶属于布尼亚病毒目（Bunyavirales）沙粒病毒科（Arenaviridae，ARV）的哺乳动物沙粒病毒属（*Mammarenavirus*，MARV）。按沙粒病毒的地理位置分布，可将其划分为新大陆沙粒病毒（New world arenaviruses，NWARV）、旧大陆沙粒病毒（Old world arenaviruses，OWARV），NWARV 主要分布在美洲，OWARV 主要分布在欧洲、亚洲和非洲，相关的研究还表明，NWARV 和 OWARV 感染宿主动物后，可以引起不同类型的免疫反应。根据国际病毒分类委员会（The International Committee on Taxonomy of Viruses，ICTV）最新统计，已经发现的全部沙粒病毒科的病毒可以被划分为 4 属共计 50 种。这 4 个属分别是：触角沙粒病毒属（*Antennavirus*，AARV）、哈特曼沙粒病毒属（*Hartmanivirus*，HARV）、爬行动物沙粒病毒属（*Reptarenavirus*，RARV）和哺乳动物沙粒病毒属（*Mammarenavirus*，MARV）。其中 AARV 包含两种病毒，温岭鳚鱼沙粒病毒 1 和 2（Wēnlǐng frogfish arenaviruses 1 and 2，WlFAV-1/2），这个属仅有两种病毒，目前只在鱼体内发现，未发现人类感染。HARV 不能引起人类疾病，是在 2017 年才被划分为属的沙粒病毒，目前报道的 HARV 有 4 种，均发现于芬兰的赫尔辛基大学医学院哈特曼研究所的相关研究。RARV 主要引起全世界范围内蛇类感染，已经被证实是蛇包涵体疾病的病原体，目前的研究已经发现有 5 种 RARV，均不能感染人类引起相关疾病。MARV 包含有 39 种病毒，这当中能够感染人的有 7 种（表 2-15-1），其中包括著名的致命性病毒性出血热，即拉沙热的病原体——拉沙病毒。

表 2-15-1 能够感染人的 MARV 动物宿主及致病症状

病毒名称	所导致疾病	动物宿主	症状 / 体征
淋巴细胞脉络丛脑膜炎病毒（LCMV）	淋巴细胞脉络丛脑膜炎病毒（LCM）	小家鼠（Mus domesticus）	无菌性脑膜炎，发热性疾病
拉沙病毒（LASV）	拉沙热（LF）	多乳鼠（Mastomys natalensis）	与出血发热相关的多系统疾病
胡宁病毒（JUNV）	阿根廷出血热（AHF）	壮暮鼠（Calomis musculinus}	病毒性出血热伴血小板减少、神经系统疾病和出血
马秋博病毒（MACV）	玻利维亚出血热	胼胝暮鼠（Calomis callosus）	病毒性出血热
瓜纳瑞托病毒（GTOV）	委内瑞拉出血热	短尾茎鼠（Zygodontomys brevicauda）	病毒性出血热
萨比亚病毒（SABV）	巴西出血热	未知	广泛的肝坏死和病毒性出血热
怀特沃特阿罗约病毒（WWAV）	尚未命名	白喉林鼠（Neotoma albigula）	出血热伴肝衰竭

二、拉沙病毒颗粒

拉沙病毒与沙粒病毒科的其他成员一样，在电镜下呈现出典型的沙粒样，这也是此科病毒命名的依据。拉沙病毒颗粒通常呈现出球形和多形性，其颗粒直径为 50~200 nm，包裹着致密的脂溶性包膜，在包膜的外层还覆盖着多个长 8~10 nm 的糖蛋白棒状突起，棒状突起具有独特的头部和柄部区域，棒状突起之间相隔 10 nm（见图 2-15-1）。

三、拉沙病毒的蛋白

拉沙病毒含有 4 种结构蛋白，分别是核蛋白（nucleoprotein，NP）、糖蛋白（glycoprotein，GP）、RNA 依赖的 RNA 聚合酶（RNA-dependent RNA polymerase，L）、结合锌的基质蛋白（Zinc finger matrix protein，Z），各蛋白位置见图 2-15-2。4 种结构蛋白中，NP 的含量最多，分子量为 60~68 kD，NP 包裹着拉沙病毒的基因组，形成核糖蛋白体（ribonucleo protein，RNP）。GP 的分子量为 70~80 kD，是由糖蛋白前体（glycoprotein precursor，GPC）水解产生，在高尔基体内，GPC 可水解成为成熟的糖蛋白 GP1、GP2 以及稳定的信号肽（stable signal

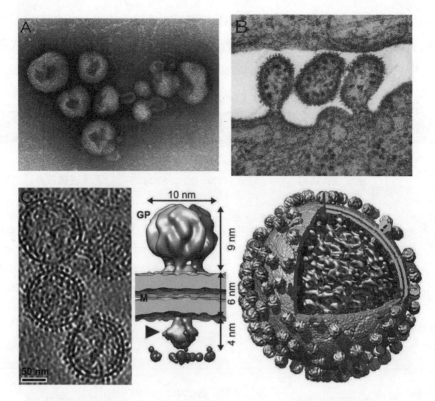

图 2-15-1　拉沙病毒的颗粒示意图（引自 Patwardhan A，et al. 2017）

A　电镜下的拉沙病毒

B　透射电镜下，拉沙病毒的颗粒（图中绿色粒子）

C　从左到右，拉沙病毒的层析成像切片，糖蛋白突起的亚层构建图，拉沙病毒的断层构建图

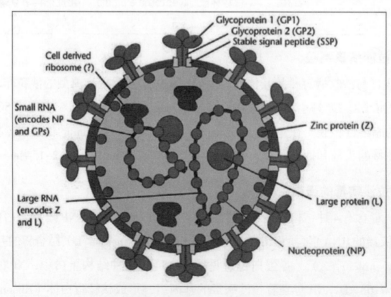

（引自 Radoshitzky S R，et al. Arch Virol，2015，160（7）：1851-74.）

图 2-15-2　拉沙病毒的结构蛋白示意图（引自 Ohanu M E，et al. 2019）

peptide，SSP），GP1、GP2、SSP 作为同源三聚体嵌插在病毒表面，起着融合机器的作用，GP1 介导细胞表面以及内部的受体与病毒结合，GP2 调节病毒与细胞的融合。L 蛋白的分子质量为 250~450 kD，L 蛋白含量最少，它的功能是介导病毒基因组复制和转录，还能介导病毒 RNA 的"抢 5′ 帽"（即 cap-snatching，参与 cap 抓取的蛋白质，在这个过程中，一个细胞 mRNA 在 5′ cap 后被少量核苷酸切割，由此产生的 10~13 个核苷酸的长帽段作为启动病毒 mRNA 合成的引物，类似的还有流感病毒和汉坦病毒）过程。Z 蛋白是一种基质蛋白，分子质量为 10~14 kDa，它能在病毒包膜上自动结合和聚集，参与病毒装配和出芽，能够与 GPC、NP 相互作用，对 RNA 的转录进行负调控，还能作为干扰素的拮抗剂。

四、拉沙病毒基因组

拉沙病毒基因组包含两个分节段核酸片段，分别是小片段（S）和大片段（L），S 片段长约 3.5 kb，L 片段长约 7.2 kb，均为单股负链 RNA。基因组片段 3′ 端未翻译区（UTR）包含 RNA 复制和基因转录的基因组启动子和反基因组启动子，S 片段和 L 片段的 5′ 端和 3′ 端在每个末端包含 19~30 个核苷酸的 UTR 区域反向互补形成类似手柄的结构。S 和 L 片段在极性相反的非重叠开放阅读框（ORF）中分别编码 2 个蛋白，S 片段编码 GPC 和 NP，L 片段编码 Z 蛋白和 L 蛋白，这些 ORF 被非编码基因间区（IGRs）形成的"发夹样"结构分隔开来，模式图见图 2-15-3，IGRs 在结构依赖转录终止和病毒粒子装配和出芽中发挥作用。

五、拉沙病毒的基因分型

根基编码拉沙病毒的 4 种结构蛋白的核酸序列，可以对拉沙病毒进行分型，相关研究中，利用这种分型方法将近年来发现的拉沙病毒划分为 I-V 基因型，详见图 2-13-4、图 2-13-5、图 2-13-6、图 2-13-7。

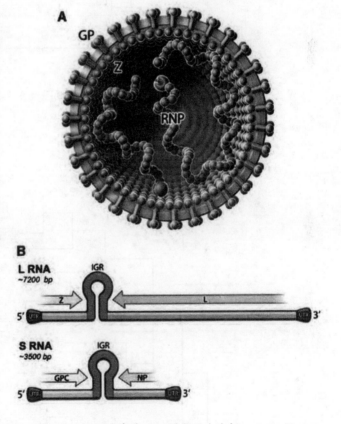

图 2-15-3　拉沙病毒基因组模式图（引自 Radoshitzky S R，et al. 2015）

A 包裹拉沙病毒基因组的 RNP；B 拉沙病毒 S 和 L 片段基因组模式图

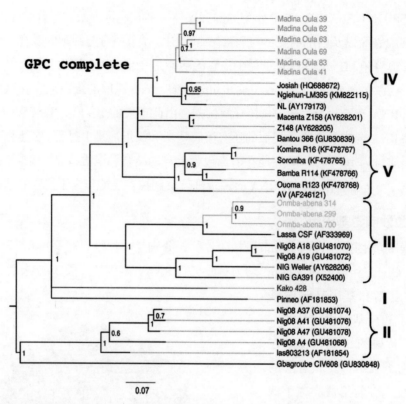

图 2-15-4　基于拉沙病毒 GPC 核苷酸序列的系统发育树（引自 Olayemi A，et al. 2016）

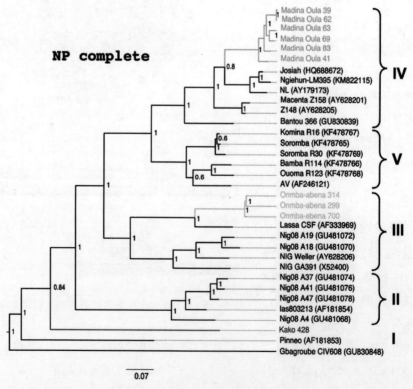

图 2-15-5　基于拉沙病毒 NP 核苷酸序列的系统发育树（引自 Olayemi A，et al. 2016）

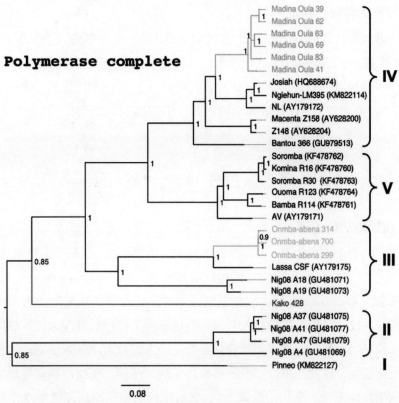

图 2-15-6　基于拉沙病毒 L 蛋白核苷酸序列的系统发育树（引自 Olayemi A，et al. 2016）

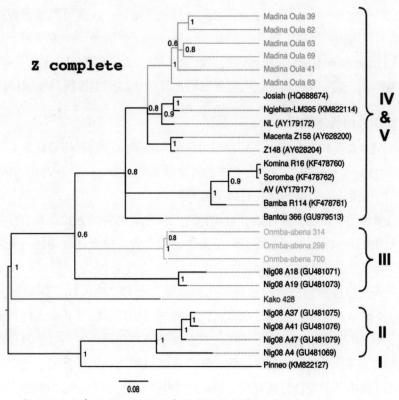

图 2-15-7　基于拉沙病毒 Z 蛋白核苷酸序列的系统发育树（引自 Olayemi A，et al. 2016）

六、拉沙病毒理化特征

拉沙病毒颗粒在蔗糖、氯化铯、二乙酰氨基三碘苯甲酸甲基葡胺中的浮力密度分别是：1.17 g/cm³（蔗糖）、1.19 g/cm³（氯化铯）、1.16 g/cm³（二乙酰氨基三碘苯甲酸甲基葡胺）。拉沙病毒在体外相对不稳定，在 pH 5.5 以下和 pH 8.5 以上可以迅速灭活。对有机溶剂和各类射线敏感，有机溶剂、紫外线和伽玛射线，可以使其在低于 56℃ 的条件下很快被灭活。

第二节 流行过程

一、拉沙热的传染源

拉沙热病人和隐性感染者，以及拉沙病毒的动物储存宿主，都是拉沙热的重要传染源。拉沙病毒的主要储存宿主为啮齿动物，包括有多乳鼠（Mastomys natalensis）、黑家鼠（Rattus rattus）和草鼠（Lemniscomys）。有相关研究发现，在人类和啮齿类动物基因组中，广泛和长期存在着与拉沙热相对抗的相关基因，这也说明了拉沙病毒作为拉沙热的病原体，已经存在了很长时间。啮齿动物感染拉沙病毒后，绝大多数为无症状感染，这期间其体内会有病毒的大量复制，这就为拉沙热的传播提供了病原基础。在拉沙热高发地区，多种啮齿动物拉沙病毒抗体阳性，平均阳性率 8%，大龄啮齿动物拉沙病毒抗体水平明显高于小龄啮齿动物。在拉沙热的主要流行地区——西非地区，拉沙病毒最主要宿主为多乳鼠，多乳鼠有极强的繁殖能力，活动能力强，在卫生条件差的地区，经常可以发现多乳鼠出没于食物储存区域和住房拥挤区域，这为拉沙病毒传播提供了有利条件。近年来，在尼日利亚的非洲木鼠（Hylomyscus pamfi）和几内亚多乳鼠（Mastomys erythroleucus）体内分离到了拉沙病毒，这显示，拉沙病毒的进化可能导致更加复杂化的宿主传播和地域传播。

二、拉沙热的传播途径

拉沙热作为人畜共患疾病，一切有机会接触到携带拉沙病毒传染源都有可能造成拉沙热的传播，拉沙病毒在啮齿动物和人类中的传播动态见图 2-13-8。在对拉沙病毒的研究中，已经发现可能传播拉沙病毒的途径有以下几种。

1. 人与啮齿动物密切接触传播：这是拉沙热最主要的传播方式。人直接接触被拉沙病毒感染动物的血液、粪便、尿液等其他分泌物，或者食用被上述分泌物污染的食物，都可能感染拉沙病毒引起拉沙热的传播。

2. 人－人密切接触传播：拉沙热病人的血液、咽部、呕吐物、尿液等分泌物中能成功分离到拉沙病毒，这证实了拉沙病毒人间传播的可能性。拉沙病毒人间传播的主要实例为医院内感染，其主要原因是病毒感染的医疗器械或注射器等物品被重复使用，这种院内感染的方式往往容易造成较大范围的传播和严重的后果。相关研究通过建立数学模型对医院内感染的拉沙热病例综合分析显示，5% 的拉沙热病例可以引起 20% 的二代发病率，但此研究仅为理论模型，缺乏与之相支持的实际资料。在早些年的研究中已经阐明，采取简

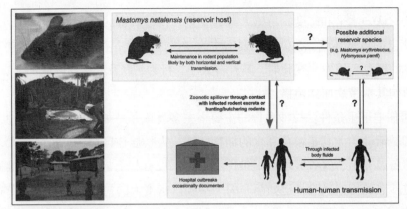

图 2-15-8 拉沙病毒在啮齿动物和人类中的传播动态（引自 Gibb R，et al. 2017）（引自 Asogun DA，et al. 2019）

单防护措施就能有效控制拉沙病毒人与人之间的传播，遏制拉沙病毒的医院内感染。

3. 空气气溶胶传播：拉沙热病人的急性期，可在其咽部分离到拉沙病毒，理论上，拉沙病毒可以通过飞沫，发生空气气溶胶传播，有报道啮齿动物携带的拉沙病毒可以通过气溶胶传染给人类，但目前没有人和人之间通过气溶胶传播拉沙热的相关报道。在研究啮齿动物的实验室中，拉沙病毒可以稳定存在于空气气溶胶中，啮齿动物可以通过气溶胶相互传播拉沙病毒。

4. 性传播：拉沙热患者发病后，可以续 3 个月在病人精液中检测到拉沙病毒，这提示拉沙病毒可以通过性传播途径传播，但拉沙热不可能变成性传播疾病，因为拉沙病毒已经具备了独特的主要传播途径，这种潜在的性传播感染方式，很难发展为传统的性传播疾病。国内外研究中，少有关于由性传播感染拉沙热的报道。

5. 垂直传播：主要是指拉沙病毒在啮齿动物宿主中的垂直传播，经垂直传播感染拉沙病毒的子代啮齿动物可以保持很长时间无症状持续感染状态，有利于拉沙病毒的进一步广泛传播。目前，没有人类垂直感染拉沙病毒的相关报道，但孕妇感染拉萨病毒后，其死亡风险将增加。

总之，拉沙病毒的主要传播方式是啮齿动物之间的相互传播，人感染拉沙病毒也主要是接触带毒啮齿动物，人与人之间日常无体液交换的接触一般不引起拉沙病毒的传播。

三、拉沙热的人群易感性

人群对拉沙病毒普遍易感，在拉沙热流行区域，人群血清拉沙病毒抗体阳性率可以到达 50%。在拉沙热的流行地区研究中发现，感染拉沙的人群主要集中在 20~39 岁，可能与这部分人群接触啮齿动物机会多有关。绝大多数的拉沙热感染者能清除病毒最终康复，无症状感染者也占有较大比重，拉沙热重症患者可能与免疫功能缺陷以及免疫抑制有关。

四、 拉沙热传播的影响因素

拉沙病毒传播环节中，所有能影响人类与拉沙病毒宿主接触的因素都能最终影响拉沙热传播，这些因素包括有：宿主栖息自然环境、人类居住地卫生条件、人类风俗习惯、季节变化、人类认知水平和态度、易感人群的变化、拉沙病毒的变异等。

宿主栖息的自然环境。拉沙热主要宿主为啮齿类动物（主要是非洲多乳鼠），当啮齿类动物宿主的栖息环境发生变化时，其种群大小、行为，以及其活动区域都会有相应变化，这些都能影响其携带病原体传播。

人类居住地卫生条件。拉沙病毒的主要宿主多乳鼠是一种与人类共生物种，它经常在人类住房区域活动，尤其是粮食和水的储存区域。人类居住区域人口密度越大，意味着相对应粮食储备越充足，这些区域卫生条件不好时，极有利于与人类共生多乳鼠的滋生，从而增加了拉沙热的传播风险，比如西非的一些人口密度大的村庄，是拉沙热疫情重灾区。

人类风俗习惯。在西非的一些地区，居民们还保留捕杀老鼠的游戏和食用鼠肉的风俗，这又大大增加了该地区人群感染拉沙热的风险。

季节变化。季节的变化主要通过以下 2 个因素来影响拉沙病毒的传播，包括有：①季节性的水资源改变，在旱季到来时，啮齿类动物可能由于栖息地水源的缺乏，而主动往水资源相对丰富的人群居住区迁移。②啮齿动物的季节性活动强度不同，当到了啮齿动物的繁殖季节，其活动更加频繁。以上因素都可能增加啮齿动物与人类接触的机会，从而促进拉沙病毒的传播。

人类认知水平和态度。病毒性传染病的传播情况很大程度上与人类认知和对待态度有关。比如在初期应对 2019 新型冠状病毒肺炎疫情时，由于对其认知不足导致疫情迅速蔓延，比如埃博拉疫情形势在西非的一些国家仍然严峻，是由于宗教、传统文化以及其他因素导致当地人没能够采取积极防控埃博拉的态度。相关研究还指出，拉沙热的传播与人们的对拉沙热的认知、对待态度和做法有着重要关系。在西非的一些国家和地区，人们仍然缺乏对拉沙热的认识，这可能成为拉沙热在西非持续传播的重要影响因素。

易感人群的变化。目前缺乏有效疫苗对拉沙病毒进行主动免疫，除西非地区因被动免疫获得保护性抗体的部分人群以外，其他人群对拉沙病毒普遍易感。各种因素引起易感人群变化都会影响拉沙热的传播，如新生人口的增加，人群抗体水平变化因素。新生人口由于免疫空白，对多种病毒易感性高于其他人群，新生人口的增加有利于拉沙热的传播。拉沙热的感染者度过急性期后，中和抗体会在体内持续增加，甚至可能在人体类存在长达 40 年，拉沙热在西非已经流行多年，其人群的抗体水平会对拉沙热的传播造成影响，有研究指出，每年会有一定比例的拉沙热感染者中和抗体转为阴性，这部分中和抗体转阴的人群又会重新成为易感人群。

拉沙病毒变异。引发传染性疾病的病毒，尤其是 RNA 病毒，通常会发生有利于传播的相关变异，从而加速病毒传播。如动物流感病毒变异可以使其在人群中更好地持续感染和传播，2019 年新型冠状病毒发生变异有利于其更好地传播。拉沙病毒在长期的宿主动物感染中，因为免疫逃逸等多种机制的影响，可能发生基因组多样性增加和其致病力的变化，这些变化可以有利于拉沙病毒的扩散和传播。

第三节　流行病学特征

一、拉沙热的地区分布

拉沙热有着明显的地域特征，在全世界范围内，几乎所有拉沙热病例都来自西非，其他地区报道的拉沙热病例多为西非输入性病例。西非国家中，报告有拉沙热病例的国家主要有几尼日利亚、几内亚、贝宁、利比里亚、塞拉利昂、布基纳法索、马里、加纳、多哥、科特迪瓦（详见图 2-15-9）。近 10 年来，多个西非国家有拉沙热的暴发流行，其中

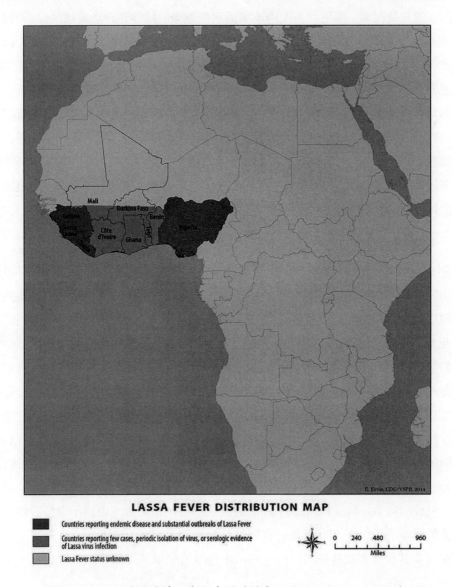

LASSA FEVER DISTRIBUTION MAP

- Countries reporting endemic disease and substantial outbreaks of Lassa Fever
- Countries reporting few cases, periodic isolation of virus, or serologic evidence of Lassa virus infection
- Lassa Fever status unknown

图 2-15-9　拉沙热疫情国家分布图（引自 Asogun DA，et al. 2019）

蓝色标注为大量报告本土拉沙热暴发疫情的国家，绿色标注为报告拉沙热病例较少，但能定期分离拉沙病毒或有血清学证据的国家；灰色标注为拉沙热报告现状不明确的国家

包括有尼日利亚、利比里亚、贝宁、多哥，拉沙热疫情最严重的国家是尼日利亚，在尼日利亚多个地区都常年有拉沙热的暴发流行，相关研究指出，在尼日利亚，多达 22 个地区报道拉沙热的流行。除以上非洲国家外，这 10 年来有报道拉沙热的国家还有 2015 年美国、2016 年德国、2016 年瑞典，这 3 个国家报道的拉沙热病例都属于输入性病例，都有拉沙热疫区国家旅行史，其中美国的拉沙热病例发病前曾去过利比里亚，德国的第一例病例也曾到过多哥，瑞典的病例曾到过利比里亚。并且，德国报道的拉沙热病例还发生了人与人之间的二次传播，这也是拉沙热研究中，为数不多的跨境传播病例的二次传播实例。以上非洲以外国家拉沙热疫情显示，尽管目前拉沙热流行仍有着明显的地域隔离，主要集中在非洲大陆，尤其是西非，但随着人类跨地域活动的频繁，拉沙热跨境传播风险将持续存在。

早年间关于西非拉沙热人群抗体水平的研究显示，在西非多个国家和地区，拉沙热人群抗体水平差异较大，其中抗体阳性率最高（25%~55%）的居民分布在靠近塞拉利昂和利比里亚西南边界的热带雨林地区，以及几内亚草原地区。抗体阳性率低的人群分布在山区和沿海地区，该研究表明，在拉萨热主要流行的西非地区，拉沙热的流行也有明显的地域特点。此外，在撒哈拉以南的国家马里进行的拉沙热的病原学相关研究中发现，马里的各个地区捕获的多乳鼠的拉沙病毒的检出率区别很大（0%~52%，平均为 19.4%），多乳鼠带毒率较高的是农村地区，该研究从传染源的角度说明，在西非国家的各个地区，拉沙热的感染风险也存在较大差异，因而存在明显的地区差异。

二、拉沙热的时间分布

近年来（2016—2019 年），西非报道的拉沙热病例呈现出增长趋势，特别是尼日利亚。目前的研究显示，拉沙热报道病例的增加并非由于新毒株导致，而是许多因素共同作用的结果，包括监测水平提高、人口数量增加等。

在尼日利亚对 2016—2018 年拉沙热的监测研究中发现，拉沙热有明显的季节性特点，在每年的第 1~4 周和 7~9 周出现拉沙热确诊病例的最高峰（图 2-13-10），此发病高峰时节正好是西非地区的旱季（11 月至次年 4 月）。在关于拉沙热的季节性传播影响因素的研究中发现，拉沙热有 2 个高风险期，高风险期从一年结束到第二年 3 月，研究还发现降雨和拉沙热发病率成负相关，在旱季，啮齿动物会主动迁徙到人类居住地附近活动和繁殖，这个时期的繁殖高峰可以出现啮齿动物的种群高峰。这使得人类与啮齿动物接触机会增加，促进了拉沙热在人群中的传播。此外，2012—2018 年间，尼日利亚的伊鲁阿专科教学医院（Irrua Specialist Teaching Hospital）收治的拉沙热病例相关研究也显示出拉沙热的流行，有着明显的旱季高发的季节性特征，这期间的病例随月份的分布见图 2-13-11。除尼日利亚外，在西非其他国家拉沙热的流行也显示出典型的旱季高发的特点，比如几内亚、利比里亚。

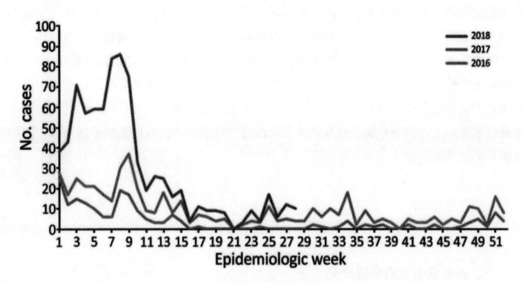

图 2-15-10　尼日利亚 2016—2017 年拉沙热确诊病例的周趋势图（引自 Akhmetzhanov AR，et al. 2019）

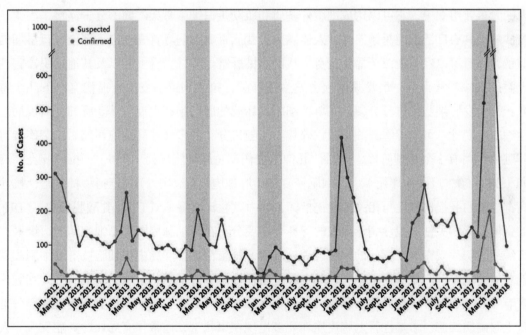

图 2-15-11　尼日利亚某医院收治拉沙热病例的时间分布（引自 Olugasa BO，et al. 2015）
图中蓝色曲线表示拉沙热临床诊断疑似病例，红色曲线表示确诊病例（经荧光定量 PCR 检测阳性），
图中灰色阴影表示该地区的典型旱季，灰色区域与拉沙病例高峰相重叠。

三、拉沙热的人群分布

沙热发病有着明显的人群特点。多项研究表明，拉沙热的人群致死率为 1%~2%，其
中住院患者的病死率更是高达 15%。有研究指出，孕妇感染拉沙病毒容易引发流产，感染

拉沙病毒的孕妇相比其他人群，死亡率更高。此外，旅行者感染拉沙病毒也具有较高的死亡率，其原因可能由于报道病例数较少，存在偏倚，或由于旅行者本身属于拉沙热免疫空白人群。西非一家医院的拉沙病例监测研究中显示，拉沙热主要感染群体年龄是20~39岁，女性多于男性（1.28:1）。在感染拉沙热的儿童病例中发现，男童明显高于女童，可能的原因是男童与啮齿动物接触的机会更多。值得注意的是，在对拉沙热病人的处理过程中，出现较多医护人员感染，这是拉沙热的人间传播二代病例中占有比重最多的人群，需加强医护人员的个人防护。

第四节 致病机制

一、拉沙病毒致病病理改变

拉沙病毒的一个重要受体是营养不良聚糖蛋白（dystroglycan，DG），DG是一种广泛表达且保守的细胞外基质（extracellular matrix，ECM）蛋白受体。DG存在于哺乳动物体内的大多数组织中，它可以构成细胞外基质和肌动蛋白细胞骨架之间的分子连接，因此，拉沙病毒具有广泛的组织倾向性。人体感染拉沙病毒后，病毒首先在进入部位进行早期的增殖，然后可以经过血液传播到全身，从而感染肝脏、脾脏、肾上腺以及其他组织器官。人类感染拉沙病毒后，最常见的损害发生在肝脏，拉沙病毒引发的肝损伤有以下几个特征：①诱发肝细胞的有丝分裂。②单核细胞对坏死的肝细胞产生反应。③肝细胞出现局灶性细胞质变性，可发现吞噬细胞凋亡碎片。④随机分布的多灶性肝细胞坏死。拉萨病毒对肝脏的作用有3个病理阶段，即活性肝细胞损伤期（肝细胞坏死<20%）、拉沙肝炎高峰期（20%~50%肝细胞坏死）、肝细胞恢复期（肝细胞坏死<10%）。值得一提的是，拉沙病毒导致的肝损伤程度与相关的生化指标，如丙氨酸转氨酶（ALT）、乳酸脱氢酶（LDH）的量值没有相关性。拉沙病毒导致的脾坏死主要分布在小动脉周围淋巴细胞鞘的边缘区，组织细胞切片观察可在坏死的细胞碎片外发现纤维蛋白，脾静脉内皮细胞被淋巴细胞和其他单核细胞浸润。拉沙病毒感染的肾上腺，在显微镜下可见网状带与髓质交界处的细胞内含有嗜酸性包涵体，包涵体呈球形、透明，大多数坏死细胞为肾上腺皮质细胞，少部分是肾上腺髓质细胞。多灶性肾上腺皮质坏死多出现在束状带，通常伴有局灶性炎症反应。人体感染拉沙病毒以后，一般不会引起凝血功能的障碍，很少发现感染者凝血因子减少，也没发现感染者出现弥散性血管内凝血，只是在严重拉沙热病例体内，可以检测到血小板中度减少。

二、拉沙病毒进入宿主细胞

拉沙病毒在营养不良聚糖（DG）介导的特殊途径下进入宿主细胞。DG的核心蛋白最初合成为一条多链肽，可自行加工处理成为在外围 α-DG 和跨膜 β-DG。α-DG 能与细胞外基质蛋白（ECM）相互作用，β-DG 在细胞质表面，能与细胞骨架受体蛋白相结合，并将 DG 复合物固定在肌动蛋白细胞骨架上。溶酶体相关膜蛋白 1（lysosome-associated membrane protein 1，LAMP1）是拉沙病毒进入晚期核内体（Late endsome）的作用因子。在晚期核内体的酸性条件下，拉沙病毒从其高亲和力受体 DG 中分离并与 LAMP1 结合，然后在 LAMP1 的作用下触发有效融合。

　　拉沙病毒进入细胞的过程示意图见 2-13-12。首先，在细胞表面，拉沙病毒的 GP1 主动与 α-DG 暴露出的基质多糖连接点相结合，然后通过大胞饮作用启动特殊途径进入细胞。晚期核内体的逐步酸化导致拉沙病毒 GP1 的结构发生相应变化，GP1 与 DG 分离开，并适应性显示出组氨酸三联体的低 PH 构象。质子化作用的残基（H230）将 GP1 锁定在预融合状态，避免其过早发生融合。LAMP1 能中和带有 H230 的 GP1 的正电荷，并触发其与晚期核内体/溶酶体（Late endsome/lysosome）的限制膜的有效融合。

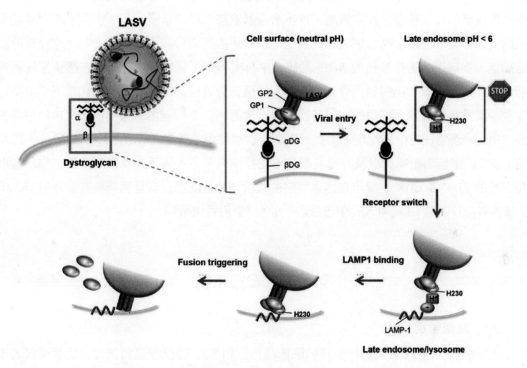

图 2-15-12　拉沙病毒进入细胞的过程示意图（Torriani G，2017）

三、机体对拉沙病毒的免疫反应

　　在人体内，拉沙病毒主要攻击的目标是骨髓细胞和抗原传递细胞（antigen-presenting cells，APC）这两类细胞，如巨噬细胞和树突细胞（dendritic cells，DCs），在这些细胞内，拉沙病毒可以进行大量的复制。拉沙病毒感染能拮抗 APC 的成熟与激活，从而导致抗原处理和呈递受损。经拉沙病毒感染的 APC 可以迁移到淋巴结，在整个感染的过程中，APC 的成熟都会受到拉沙病毒的影响，从而造成机体适应性免疫反应失调以及清除病毒的能力减弱。在拉沙热死亡病例中观察到适应性免疫反应的缺失，可能是由于拉沙病毒对 APC 功能的彻底破坏。此外，拉沙病毒也能影响 DCs 的成熟，未成熟 DCs 在识别拉沙病毒抗原时，会出现免疫耐受甚至是免疫抑制。在对沙粒病毒的研究中发现，有一种和拉沙病毒高度相似的非致病性沙粒病毒——马波拉病毒（Mopeia virus，MOPV），MOPV 也能在 DCs 和巨噬细胞中大量增殖，但与拉沙病毒感染不同，感染 MOPV 的这些细胞能够被强烈激活，进而增加相关免疫因子的表达，包括有 CD80、CD86、CD40、type I IFN、TNF-α、IL-6。这表明，高水平的 APC 激活是机体产生保护性免疫反应的特征，而在拉沙病毒感染时，这些细胞的激活受损，是发病的决定性因素。拉沙病毒感染机体后，I 型干扰素（IFN）参与的免疫应答在早期控制感染中发挥着关键作用，主要通过抑制病毒的复制和激活病毒特异性的适应性免疫应答来实现的。动物实验发现，缺乏 I 型干扰素受体的小鼠接触到拉沙病毒时，能发生致死性感染。此外，在拉沙病毒感染的非人类灵长类动物（non-human primates，NHPs）研究中，也再次证实 I 型干扰素在抵抗拉沙病感染中发挥重要作用。感染拉沙病毒后，在整个急性发病期，抗体水平都维持在较低水平，到了疾病恢复期后的很长时间，才会增加到较高水平，这显示出，拉沙热的感染可能主要是由细胞免疫介导的。这一点，在印度关于拉沙热的 NHPs 的研究中再次得到了证实，实验动物在感染拉沙病毒后 5~15d 观察到 T 细胞短暂而强烈的活化和增值，有效地控制了感染。相比之下，那些感染拉沙病发展成为致命疾病的实验动物体内，检测不到 T 细胞的相关反应。在拉沙病毒感染 NHPs 的动物试验中还发现，严重的疾病与次级淋巴组织的 T 细胞减少、短暂性淋巴细胞减少、T 细胞增殖减少以及病毒复制的不受控制有关。人体感染拉沙病毒后，拉沙病毒特异性的 CD4+ 和 CD8+ T 细胞在感染早期被激活，并且能够在恢复后持续被检测到，CD4+ T 细胞对拉沙病毒 GPC 和 NP 的记忆反应可在感染后持续数年。

第五节 诊疗措施

一、临床特征

拉沙热可以表现出来多种多样的临床特征，约 80% 的拉沙热病例没有症状或仅表现出轻微的症状（发热、不适、头痛、胸痛）。拉沙热潜伏期为 2~21 d，感染拉沙热可以有广泛的临床表现，从无症状到轻症、重症、甚至死亡。在尼日利亚对拉沙热病例的临床症状的研究中发现，出现各种临床症状病例所占比例差异很大，其中最多的是发热（96.4%），黄疸最少（2.2%），详见表 2-13-2。拉沙热的进行性发展病程较长，按其发病的特点可将拉沙热的进行性发展病程分为 4 个阶段，各个阶段的主要临床症状也有所不同，典型拉沙热病程的临床症状详见表 2-13-3。

表 2-15-2　拉沙热各种症状及所占比例

症状	百分比（%）	指标阳病例性数 / 有效数据病例数
发热	96.4	(348/361)
头痛	58.7	(210/358)
呕吐	49.4	(177/358)
疲劳、乏力	43.3	(155/358)
腹痛	40.2	(144/358)
食欲不振	33	(118/358)
咳嗽	30.4	(109/358)
腹泻	26.8	(96/358)
咽喉痛	22.1	(79/358)
胸痛	21.3	(76/357)
肌肉痛	18.5	(66/357)
出血	17	(61/358)
关节痛	16.5	(59/357)
呼吸困难	14.8	(53/357)
意识不清	4.8	(17/357)
结膜炎	4.5	(16/358)
丧失方向感	4.2	(15/357)
皮疹	3.6	(13/358)
畏光	3.4	(12/357)
呃逆	2.5	(9/358)
黄疸	2.2	(8/358)

（引自 Ilori EA, et al. 2019）

表 2-15-3　拉沙热进行性发展典型病程

病程阶段	发病症状
第一阶段（发病 1~3d）	全身无力和不适。高热，>39℃，峰值为 40~41℃
第二阶段（发病 4~7d）	咽喉痛（通常伴有白色渗出斑）；头痛；背部、胸部、侧面、或腹痛；结膜炎；恶心和呕吐；腹泻；咳嗽、咳痰；蛋白尿；低血压（收缩压 < 100mm Hg);贫血
第三阶段（发病 7 天 d）	面部水肿；抽搐；黏膜出血（口、鼻、眼）；内出血；犯困、丧失方向感
第四阶段（发病 14 天 d）	昏迷或死亡

（引自 Ibekwe T. 2012）

二、鉴别诊断

拉沙热确诊，必须结合多方面因素来综合诊断。包括有疑似的临床症状、流行病学调查、实验室检测三个主要因素。

拉沙热临床症状多而复杂，而且缺乏典型特征，针对拉沙热的临床诊断往往缺乏特异性，在临床上很难与其他的出血热区分，尤其是在拉沙热的发病初期，更是难以对拉沙热进行诊断。

在拉沙热的诊断中，流行别学调查有重要意义，通过流行病学调查，可以弄清拉沙热病例是否有拉沙热传染源接触史，拉沙热疫区活动史，以及与之密切接触的其他人员。流行病学调查除了能帮助确诊拉沙热病例之外，对拉沙热的防控还有着极其重要的作用。

实验室检测，是拉沙热的特异性诊断，对及时确诊拉沙热病例以及拉沙热疫情的防控有重要的意义。

三、治疗

拉沙热病人是拉沙病毒的传染源，在对拉沙热病人进行治疗时，应注意隔离治疗，保护其他人员不被感染。

对拉沙热的治疗主要以支持治疗为主，包括对拉沙热病例各种症状的对症治疗以及病人生命体征的维持治疗等。

中和抗体治疗拉沙热，有研究显示，采取动物模型，使用单克隆抗体治疗感染拉沙病毒的非灵长类动物获得了很好治疗效果。但目前还没有该方法用于拉沙热病人治疗的相关报道。

利巴韦林（ribavirin）在国际上被推荐用于治疗拉沙热。但有研究指出，利巴韦林只有在治疗转氨酶（AST）升高的拉沙热病例时，能降低其死亡风险，治疗轻症患者时，可能会增加患者死亡风险，需对利巴韦林治疗拉沙热进行科学的疗效评估。

第六节　实验室检测

实验室检测是拉沙热确诊的主要依据，拉沙热实验室检测主要基于病原学和血清学相关检测（包括病毒分离、病毒核酸检测、抗原抗体检测）。

一、拉沙病毒分离

通过细胞培养分离病毒是病毒性疾病诊断的金标准，从疑似病例标本中分离出拉沙病毒也是拉沙病毒诊断的金标准。拉沙热患者从发病开始就出现病毒血症，一些能够存活下来的病人，其血液中的病毒滴度在第6天后开始下降，而对于致命性病例来说，病毒血症可以持续到死亡，这表明，可以从这期间的病例标本中分离到拉沙病毒，可以分离到拉沙病毒的病例标本包括病人血清、咽拭子、尿液、脑脊液等。此外，在拉沙热死亡的病例尸检中，可以从其组织器官（肝脏、脾脏、肺、肾脏、心脏、胎盘）中分离出拉沙病毒。拉沙病毒分离的实验过程必须在4级生物安全实验室条件（BSL-4）下进行，拉沙病毒分离是将疑似含有病毒的病例标本接种到相应的单层细胞上，一般使用的细胞是 Vero-E6（非洲绿猴肾细胞系 E6 型），然后在 37℃条件下进行细胞培养。病毒分离的阳性结果会产生相应的细胞病变效应，如细胞变圆、脱落等，但是这些细胞病变没有特异性，必须借助其他实验手段来对病毒进行鉴定，如 RT-PCR、病毒抗原检测、电子显微镜等。

病毒分离方法检测拉沙病毒的优点是不限于拉沙病毒的遗传变异，当出现变异毒株时，此方法仍能检出，病毒分离还可以为进一步的研究提供基础。但是，病毒分离方法用于确诊拉沙病毒也有着明显的缺点，该实验必须是在 BSL-4 实验条件下进行，必须用其他方法对分离的病毒进行鉴定，不便于在落后的拉沙热疫情地开展，且该方法的检测周期长，一般需要几天时间才能完成，不能用于疾病的快速诊断，一般用于病毒的相关科学研究中。

二、拉沙病毒核酸检测

实时荧光逆转录聚合酶链式反应（Real-time RT-PCR）方法是常用的实验室病原学检测方法，该方法具有高特异性和敏感性，也是拉沙热临床确诊常用的标准。该方法可快速地检测大量的样本，与病毒分离相比，PCR 方法可以更及时检出病例中的拉沙病毒，并且可使用经过病毒灭活的标本，检测中的生物安全更好把控。Real-time RT-PCR 除了能及时检出标本中的拉沙病毒外，还能通过循环阈值（CT）来评估拉沙病毒的含量。基于高特异性引物的使用，PCR 方法具有很高特异性，能检出标本中的低拷贝数病毒。但是基于特异性引物的 PCR 方法检测拉沙病毒时，仍存在问题，因为对于拉沙病毒等高度多样化的病原体，遗传多样性会直接影响检测结果，即使是一个引物中的单个核苷酸变异也可能对检测的敏感性产生显著的负面影响，这取决于核苷酸变异的位置。这要求在使用 PCR 方法检测拉沙病毒时，需要根据所检测的病毒毒株，不断地改进和设计 PCR 方法中使用的特异性的引物，才能保证可靠的检测质量。

三、抗原抗体检测

在拉沙热流行地区，鉴于拉沙病毒的基因组多样性和当地的实验室条件有限，通常使用基于抗原 - 抗体的血清学检测方法代替 PCR 方法来进行拉沙病毒的相关检测。与基于引物 / 探针的 PCR 方法相比，抗原 - 抗体的检测方法的特异性可能会有所欠缺，但是该方法更具有灵活性，抗原检测血清型相同的多种基因型的病原。拉沙病毒抗原抗体检测常使用酶联免疫吸附（enzyme-linked immunosorbent assay，ELISA）实验方法，该方法简单、有效且快速，可以在拉沙热流行国家的相对简陋的实验室内开展。使用靶向拉沙病毒核蛋白的 ELISA 方法对多样性的拉沙病毒株进行检测时，其稳定性会优于 PCR 方法。

拉沙热患者发病第一周，其体内可检测到拉沙病毒核蛋白抗原，并且其含量会在第二周随着病人体内的免疫球蛋白的升高而降低，致死性病例抗原水平会明显高于非致死病例。

拉沙热病人，其体内拉沙病毒抗原血症持续的时间通常较短，对于急性拉沙病毒感染，抗原检测比抗体检测更具有特异性，并且，以抗原检测结果作为诊断拉沙热时间上要早于抗体检测，更有利于病人快速确诊。但由于机体免疫反应，拉沙热病人过了急性期后，血清抗原可能不能被检测到，只能依赖于抗体检测进行确诊。如今，在拉沙热的血清型检测领域，多种快速有效的检测方法正在不断地被研发和推广使用，如包被多重抗原的 ELISA 方法、胶体金快速检测法，这些基于血清学的方法促进了拉沙热的快速诊断。

<hr/>

第七节　预防控制

一、　拉沙热疫情的监测

在拉沙热流行地区，对拉沙热疫情的监测包括有人群的监测和动物宿主的监测。对人群监测主要是针对人群拉沙病毒抗体 IgG 的监测，通过对人群拉沙病毒抗体 IgG 的监测，可及时了解各个地区拉沙热的流行情况，各个时期的流行情况，以及流行的主要人群；对拉沙热动物宿主的检测包括两方面内容，动物宿主携带的拉沙病毒情况以及动物宿主的抗体水平，通过对动物宿主的监测，能够了解各个地区存在的拉沙病毒动物宿主的分布情况、动物宿主数量、其携带拉沙病毒的带毒率、动物宿主的抗体水平。通过这些监测指标，可以及时掌握相关疫情信息，及时处理和预判发展趋势，有针对性地制定防治措施。

二、　动物宿主的防控

拉沙热动物宿主防控主要是啮齿动物的防控。早些年防控宿主动物的重要手段是大范围地杀灭啮齿动物，但是拉沙热的主要宿主多乳鼠广泛分布在西非地区，大范围灭鼠不可能实施，只能通过各种手段减少与多乳鼠以及其排泄物的接触机会。包括：①进行宣传教育，提高人群卫生意识。②加强住宿及周边环境整治，改善卫生条件。③改变不利于健康的风俗习惯，减少啮齿动物接触机会。

三、人群防护

首先是特殊人群的防护，拉沙热人群二次传播主要是由拉沙热病人传给医护人员，因此这类人员在接触拉沙热病人时，应该加强个人防护，应严格穿戴个人防护用品（防护服、手套、帽子、口罩等）接触病人以及接触病人的相关物品。

目前，仍然没有针对拉沙病毒的上市疫苗，不能进行有效的主动人群免疫，但多种针对拉沙病毒的疫苗已经在研究和开发进行中，已经取得了较好的进展。在研的疫苗大体上分为减毒活疫苗、灭活疫苗、DNA 疫苗、重组疫苗 4 种。值得一提的是，拉沙病毒的重组疱疹性口炎病毒疫苗（VSV–LASV–GPC）已经准备进入临床三期测试，一种能够有效预防拉沙病毒的可靠疫苗可能很快就要上市。

第八节　展　望

　　拉沙热现阶段只是在西非地区爆发和流行，越来越多传播实例证明拉沙热存在着跨境传播的风险。截至目前，我国尚未发现拉沙热的输入性病例，随着我国飞速发展，我国与非洲国家之间的贸易规模越来越大，我们与之的合作关系越来越密切，人员往来越来越复杂，我国公民感染拉沙热的风险也会越来越大。因此，我们不能放松警惕，应时刻做好拉沙热以及其他输入性疾病的防控，及时发现输入病例，杜绝二次传播。虽然类似拉沙热之类的传染性疾病让人恐慌，但纵观人类史上的每一次与疾病的较量，都是人类取得了最后的胜利。随着科学技术的不断进步，人类对抗包括拉沙热在内的传染性疾病的技术手段也会越来越成熟，相信在不久的将来，人类能攻克包括拉沙热在内的诸多传染性疾病。

（彭靖尧）

参考文献

　　［1］Happi A N, Happi C T, Schoepp R J. Lassa fever diagnostics: past, present, and future［J］. Curr Opin Virol, 2019, 37: 132-138.

　　［2］Iannetta M, Di Caro A, Nicastri E, et al. Viral hemorrhagic fevers other than ebola and lassa［J］. infect Dis Clin North Am, 2019, 33 (4) : 977-1002.

　　［3］Houlihan C, Behrens R. Lassa fever［J］. Bmj, 2017, 358: j2986.

　　［4］Fernandes J, De Oliveira R C, Guterres A, et al. Co-circulation of clade C new world Arenaviruses: New geographic distribution and host species［J］. Infect Genet Evol, 2015, 33: 242-245.

　　［5］Ly H. Differential immune responses to new world and old world mammalian arenaviruses［J］. Int J Mol Sci, 2017, 18 (5) , 1040.

　　［6］Radoshitzky S R, Buchmeier M J, Charrel R N, et al. ICTV Virus Taxonomy Profile: Arenaviridae［J］. J Gen Virol, 2019, 100 (8) : 1200-1201.

　　［7］Shi M, Lin X D, Chen X, et al. The evolutionary history of vertebrate RNA viruses［J］. Nature, 2018, 556 (7700) : 197-202.

　　［8］Garry R F. 50Years of Lassa Fever Research［J］. Curr Top Microbiol Immunol, 2020, 10: 1007.

　　［9］Pontremoli C, Forni D, Sironi M. Arenavirus genomics: novel insights into viral diversity, origin, and evolution［J］. Curr Opin Virol, 2019, 34: 18-28.

　　［10］West B R, Hastie K M, Saphire E O. Structure of the LCMV nucleoprotein provides a template for understanding arenavirus replication and immunosuppression［J］. Acta Crystallogr D

Biol Crystallogr, 2014, 70 (Pt 6) : 1764–1769.

[11] Bederka L H, Bonhomme C J, Ling E L, et al. Arenavirus stable signal peptide is the keystone subunit for glycoprotein complex organization [J] . mBio, 2014, 5 (6) : e02063.

[12] Hastie K M, Zandonatti M, Liu T, et al. Crystal structure of the oligomeric form of lassa virus matrix protein Z [J] . J Virol, 2016, 90 (9) : 4556–4562.

[13] Shao J, Liang Y, Ly H. Roles of arenavirus Z protein in mediating virion budding, viral transcription–inhibition and interferon–beta suppression [J] . Methods Mol Biol, 2018, 1604: 217–227.

[14] Ohanu M E, Nwafia I N. Lassa fever: Time to eradicate the deadly disease in Nigeria [J] . Niger J Clin Pract, 2019, 22 (1) : 144–145.

[15] Hass M, Westerkofsky M, Müller S, et al. Mutational analysis of the lassa virus promoter [J] . J Virol, 2006, 80 (24) : 12414–12419.

[16] Radoshitzky S R, Bào Y, Buchmeier M J, et al. Past, present, and future of arenavirus taxonomy [J] . Arch Virol, 2015, 160 (7) : 1851–1874.

[17] Olayemi A, Cadar D, Magassouba N, et al. New hosts of the lassa virus [J] . Sci Rep, 2016, 6: 25280.

[18] Andersen K G, Shylakhter I, Tabrizi S, et al. Genome–wide scans provide evidence for positive selection of genes implicated in Lassa fever [J] . Philos Trans R Soc Lond B Biol Sci, 2012, 367 (1590) : 868–877.

[19] Fichet–Calvet E, Becker–Ziaja B, Koivogui L, et al. Lassa serology in natural populations of rodents and horizontal transmission [J] . Vector Borne Zoonotic Dis, 2014, 14 (9) : 665–674.

[20] Lecompte E, Fichet–Calvet E, Daffis S, et al. Mastomys natalensis and Lassa fever [J] . West Africa. Emerg Infect Dis, 2006, 12 (12) : 1971–1974.

[21] Bonwitt J, Kelly A H, Ansumana R, et al. Rat–atouille: A Mixed Method Study to Characterize Rodent Hunting and Consumption in the Context of Lassa Fever [J] . Ecohealth, 2016, 13 (2) : 234–247.

[22] Fisher–Hoch S P. Lessons from nosocomial viral haemorrhagic fever outbreaks [J] . Br Med Bull, 2005, 73–74: 123–137.

[23] Lo Iacono G, Cunningham A A, Fichet–Calvet E, et al. Using modelling to disentangle the relative contributions of zoonotic and anthroponotic transmission: the case of lassa fever [J] . PLoS Negl Trop Dis, 2015, 9 (1) : e3398.

[24] Drosten C, Kümmerer B M, Schmitz H, et al. Molecular diagnostics of viral hemorrhagic fevers [J] . Antiviral Res, 2003, 57 (1–2) : 61–87.

[25] Helmick C G, Webb P A, Scribner C L, et al. No evidence for increased risk of Lassa

fever infection in hospital staff [J] . Lancet, 1986, 2 (8517) : 1202-1205.

[26] Salam A P, Horby P W. The breadth of viruses in Human Semen [J] . Emerg Infect Dis, 2017, 23 (11) : 1922-1924.

[27] Feldmann H. Virus in semen and the risk of sexual transmission [J] . N Engl J Med, 2018, 378 (15) : 1440-1441.

[28] Mariën J, Sluydts V, Borremans B, et al. Arenavirus infection correlates with lower survival of its natural rodent host in a long-term capture-mark-recapture study [J] . Parasit Vectors, 2018, 11 (1) : 90.

[29] Kayem N D, Benson C, Aye C Y L, et al. Lassa fever in pregnancy: a systematic review and meta-analysis [J] . Trans R Soc Trop Med Hyg, 2020, 114 (5) : 385-396.

[30] Gibb R, Moses L M, Redding D W, et al. Understanding the cryptic nature of Lassa fever in West Africa [J] . Pathog Glob Health, 2017, 111 (6) : 276-288.

[31] Russier M, Pannetier D, Baize S. Immune responses and Lassa virus infection [J] . Viruses, 2012, 4 (11) : 2766-2785.

[32] Fisher-Hoch S, Mccormick J B, Sasso D, et al. Hematologic dysfunction in Lassa fever [J] . J Med Virol, 1988, 26 (2) : 127-135.

[33] Bonwitt J, Sáez A M, Lamin J, et al. At home with mastomys and Rattus: human-rodent interactions and potential for primary transmission of Lassa Virus in Domestic Spaces [J] . Am J Trop Med Hyg, 2017, 96 (4) : 935-943.

[34] Mylne A Q, Pigott D M, Longbottom J, et al. Mapping the zoonotic niche of Lassa fever in Africa [J] . Trans R Soc Trop Med Hyg, 2015, 109 (8) : 483-492.

[35] Ter Meulen J, Lukashevich I, Sidibe K, et al. Hunting of peridomestic rodents and consumption of their meat as possible risk factors for rodent-to-human transmission of Lassa virus in the Republic of Guinea [J] . Am J Trop Med Hyg, 1996, 55 (6) : 661-666.

[36] Akhmetzhanov A R, Asai Y, Nishiura H. Quantifying the seasonal drivers of transmission for Lassa fever in Nigeria [J] . Philos Trans R Soc Lond B Biol Sci, 2019, 374 (1775) : 20180268.

[37] Awosanya E J. Post-epidemic awareness and knowledge of Lassa fever among residents in affected community in Ibadan, Oyo State, Nigeria [J] . Vet World, 2018, 11 (8) : 1059-1063.

[38] Bond N, Schieffelin J S, Moses L M, et al. A historical look at the first reported cases of Lassa fever: IgG antibodies 40 years after acute infection [J] . Am J Trop Med Hyg, 2013, 88 (2) : 241-244.

[39] Andersen K G, Shapiro B J, Matranga C B, et al. clinical Sequencing uncovers origins and evolution of Lassa Virus [J] . Cell, 2015, 162 (4) : 738-750.

[40] Brosh-Nissimov T. Lassa fever: another threat from West Africa [J] . Disaster Mil

Med, 2016, 2: 8.

［41］Maxmen A. Deadly Lassa-fever outbreak tests Nigeria's revamped health agency ［J］. Nature, 2018, 555 (7697) : 421-422.

［42］Ilori E A, Furuse Y, Ipadeola O B, et al. Epidemiologic and Clinical Features of lassa fever outbreak in Nigeria, January 1-May 6, 2018 ［J］. Emerg Infect Dis, 2019, 25 (6) : 1066-1074.

［43］Ezeomah C, Adoga A, Ihekweazu C, et al. Sequelae of Lassa Fever: Postviral cerebellar ataxia ［J］. open Forum Infect Dis, 2019, 6 (12) : ofz512.

［44］Ehlkes L, George M, Samosny G, et al. Management of a Lassa fever outbreak, Rhineland-Palatinate, Germany, 2016. Euro Surveill, 2017, 22 (39) : 16-00728.

［45］Grahn A, Bräve A, Lagging M, et al. Imported case of Lassa fever in Sweden with encephalopathy and sensorineural hearing Deficit ［J］. Open Forum Infect Dis, 2016, 3 (4) : ofw198.

［46］Safronetz D, Sogoba N, Lopez J E, et al. Geographic distribution and genetic characterization of Lassa virus in sub-Saharan Mali ［J］. PLoS Negl Trop Dis, 2013, 7 (12) : e2582.

［47］Asogun D A, Günther S, Akpede G O, et al. Lassa Fever: Epidemiology, Clinical Features, Diagnosis, Management and Prevention ［J］. Infect Dis Clin North Am, 2019, 33 (4) : 933-951.

［48］Ilori E A, Frank C, Dan-Nwafor C C, et al. Increase in Lassa Fever Cases in Nigeria, January-March 2018 ［J］. Emerg Infect Dis, 2019, 25 (5) : 1026-1027.

［49］Siddle K J, Eromon P, Barnes K G, et al. Genomic Analysis of Lassa Virus during an Increase in Cases in Nigeria in 2018 ［J］. N Engl J Med, 2018, 379 (18) : 1745-1753.

［50］Ehichioya D U, Hass M, Olschläger S, et al. Lassa fever, Nigeria, 2005-2008 ［J］. Emerg Infect Dis, 2010, 16 (6) : 1001-1004.

［51］Purushotham J, Lambe T, Gilbert S C. Vaccine platforms for the prevention of Lassa fever ［J］. Immunol Lett, 2019, 215: 1-11.

［52］Yun N E, Walker D H. Pathogenesis of Lassa fever. Viruses, 2012, 4 (10) : 2031-2048.

［53］Jae L T, Raaben M, Herbert A S, et al. Virus entry. Lassa virus entry requires a trigger-induced receptor switch ［J］. Science, 2014, 344 (6191) : 1506-1510.

［54］Li S, Sun Z, Pryce R, et al. Acidic pH-Induced Conformations and LAMP1 Binding of the Lassa Virus Glycoprotein Spike ［J］. PLoS Pathog, 2016, 12 (2) : e1005418.

［55］Torriani G, Galan-Navarro C, Kunz S. Lassa Virus Cell Entry Reveals New Aspects of Virus-Host Cell Interaction ［J］. J Virol, 2017, 91 (4) : e01902-16.

［56］Schaeffer J, Carnec X, Reynard S, et al. Lassa virus activates myeloid dendritic cells but suppresses their ability to stimulate T cells [J] . PLoS Pathog, 2018, 14 (11) : e1007430.

[57] Baize S, Kaplon J, Faure C, et al. Lassa virus infection of human dendritic cells and macrophages is productive but fails to activate cells [J] . J Immunol, 2004, 172 (5) : 2861–2869.

[58] Yun N E, Poussard A L, Seregin A V, et al. Functional interferon system is required for clearance of lassa virus [J] . J Virol, 2012, 86 (6) : 3389–3392.

[59] Oestereich L, Lüdtke A, Ruibal P, et al. Chimeric mice with competent hematopoietic immunity reproduce key features of severe lassa fever [J] . PLoS Pathog, 2016, 12 (5) : e1005656.

[60] Baize S, Marianneau P, Loth P, et al. Early and strong immune responses are associated with control of viral replication and recovery in lassa virus–infected cynomolgus monkeys [J] . J Virol, 2009, 83 (11) : 5890–5903.

[61] Flatz L, Rieger T, Merkler D, et al. T cell–dependence of Lassa fever pathogenesis [J] . PLoS Pathog, 2010, 6 (3) : e1000836.

[62] Akpede G O, Asogun D A, Okogbenin S A, et al. Lassa fever outbreaks in Nigeria [J] . Expert Rev Anti Infect Ther, 2018, 16 (9) : 663–666.

[63] Okokhere P, Colubri A, Azubike C, et al. Clinical and laboratory predictors of Lassa fever outcome in a dedicated treatment facility in Nigeria: a retrospective, observational cohort study [J] . Lancet Infect Dis, 2018, 18 (6) : 684–695.

[64] Ibekwe T. Lassa fever: the challenges of curtailing a deadly disease [J] . Pan Afr Med J, 2012, 11: 55.

[65] Cross R W, Hastie K M, Mire C E, et al. Antibody therapy for Lassa fever [J] . Curr Opin Virol, 2019, 37: 97–104.

[66] Raabe V, Koehler J. Laboratory Diagnosis of Lassa Fever. J Clin Microbiol, 2017, 55 (6) : 1629–1637.

[67] Bausch D G, Rollin P E, Demby A H, et al. Diagnosis and clinical virology of Lassa fever as evaluated by enzyme–linked immunosorbent assay, indirect fluorescent–antibody test, and virus isolation [J] . J Clin Microbiol, 2000, 38 (7) : 2670–2677.

[68] Drosten C, Göttig S, Schilling S, et al. Rapid detection and quantification of RNA of ebola and marburg viruses, lassa virus, Crimean–Congo hemorrhagic fever virus, Rift Valley fever virus, dengue virus, and yellow fever virus by real–time reverse transcription–PCR [J] . J Clin Microbiol, 2002, 40 (7) : 2323–2330.

[69] Vieth S, Drosten C, Lenz O, et al. RT–PCR assay for detection of Lassa virus and related Old World arenaviruses targeting the L gene [J] . Trans R Soc Trop Med Hyg, 2007, 101 (12) : 1253–1264.

[70] Branco L M, Grove J N, Boisen M L, et al. Emerging trends in Lassa fever: redefining the role of immunoglobulin M and inflammation in diagnosing acute infection [J] . Virol J, 2011, 8:

478.

[71] Satterly N G, Voorhees M A, Ames A D, et al. Comparison of mag Pix assays and enzyme-linked immunosorbent assay for detection of hemorrhagic fever viruses [J]. J Clin Microbiol, 2017, 55 (1) : 68-78.

[72] Salami K, Gouglas D, Schmaljohn C, et al. A review of Lassa fever vaccine candidates[J]. Curr Opin Virol, 2019, 37: 105-111.

[73] Warner B M, Safronetz D, Stein D R. Current research for a vaccine against Lassa hemorrhagic fever virus [J]. Drug Des Devel Ther, 2018, 12: 2519-2527.

[74] Kofman A, Choi M J, Rollin P E. Lassa Fever in Travelers from West Africa, 1969-2016 [J]. Emerg Infect Dis, 2019, 25 (2) : 245-248.

[75] Lehmann C, Kochanek M, Abdulla D, et al. Control measures following a case of imported Lassa fever from Togo, North Rhine Westphalia, Germany, 2016 [J]. Euro Surveill, 2017, 22 (39) : 17-88.

第十六章
裂谷热

裂谷热（Rift Valley fever, RVF）是由裂谷热病毒（Rift Valley fever virus, RVFV）引起的一种病毒性人畜共患病，是非洲最重要的病媒传播疾病之一，严重影响反刍动物和人类健康，并导致经济严重落后。裂谷热病毒于 1930 年在肯尼亚裂谷的羊群暴发疫情调查中被发现，主要流行于非洲和阿拉伯半岛地区。

第一节　病原学特征

一、病毒形态

裂谷热病毒属于核糖病毒界（Riboviria）负 RNA 病毒门（Negarnaviricota）复杂病毒亚门（Polyploviricotina）艾略特病毒纲（Ellioviricetes）布尼亚病毒目（Bunyavirales）白蛉纤细病毒科（Phenuiviridae）白蛉病毒属（*Phlebovirus*）。

裂谷热病毒通常呈球形或多形性（见图 2-16-1），直径 80~120nm，由一个包膜和一个核糖核衣壳（RNP）组成，病毒表面含有糖蛋白突起，其直径为 5~10nm，包裹在大约 5nm 厚的脂质双层包膜中。包膜通常来源于高尔基体膜，偶尔也来源于细胞膜表面，由含

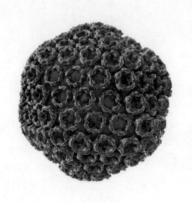

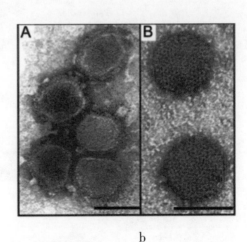

a

b

图 2-16-1　裂谷热病毒示意图。

a：3D 示意图；b：①A 负染透射电镜显示多形态 RVFV 颗粒。②B 负染透射电镜显示球形 RVFV 颗粒（引自 Ikegami T. 2012）

Gn 和 Gc 糖蛋白异质二聚体的脂质双分子层组成，这些异质二聚体由 122 个分子体（110个六聚体和 12 个五聚体）组成，以 20 面体（T=12）晶格排列。病毒核糖核衣壳的直径为 2~2.5 nm，长度 200~3000 nm，通常呈螺旋对称形态。

该病毒抵抗力较强，室温下可存活 7 d，在 –60℃ 以下病毒可存活多年，能够抵抗 0.5% 石炭酸长达 6 个月，56℃ 40 min 及 0.1% 甲醛可以灭活病毒，病毒对乙醚、酸和脂溶剂敏感。

二、病毒基因结构

裂谷热病毒为有包膜分节段的单股 RNA 病毒，基因组包括 3 个 RNA 基因片段（见图 2-16-2），分别命名为小（S）、中（M）和大（L）。病毒的 3 个基因片段在其 3′ 和 5′

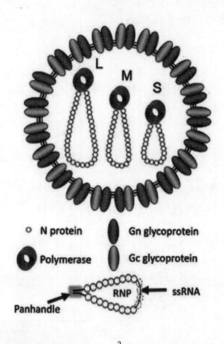

a

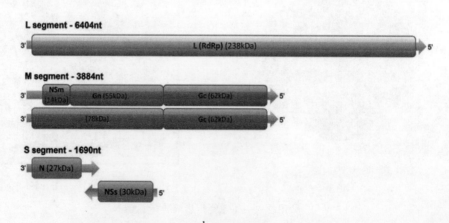

b

图 2-16-2　RVFV 基因组示意图

（a. RVF 病毒粒子与固定在病毒包膜上的 Gn 和 Gc 糖蛋白示意图；b. RVF 基因组 S、M、L 片段示意图）

（引自 Paweska JT.2015；Wright D，et al，2019）

末端的核苷酸序列高度保守，可通过碱基配对形成稳定的锅柄状结构和非共价的封闭环状RNAs。L片段全长6 404 bp，编码RNA依赖的RNA聚合酶L蛋白，负责转录和基因组复制。M片段全长3 884 bp，只有一个开放阅读框架（ORF），编码结构糖蛋白Gn和Gc，以及非结构蛋白NSm（14 kDa）和78 kDa。Gn与Gc蛋白为病毒的囊膜蛋白，参与宿主细胞的附着、穿透、病毒粒子的组装和逃离感染细胞，可与宿主细胞表面受体结合，诱导机体产生抗体，是病毒主要的免疫原结构蛋白，可作为研制疫苗和中和抗体的主要靶点。NSm和78 kDa是辅助蛋白，在细胞培养中似乎不是病毒复制缩必须的，它们的功能尚不完全清楚。NSm蛋白主要通过抑制细胞凋亡在病毒致病过程中发挥作用。78kDa蛋白包括整个NSm和Gn蛋白，也可称为NSm2或NSm'蛋白，该蛋白为非结构蛋白，且M-RNA中共有5个起始密码子均用于表达78kDa蛋白。78kDa糖蛋白的功能尚不完全清楚，但似乎在蚊子细胞中表达的病毒粒子中发挥了结构作用，而在哺乳动物细胞中表达的病毒粒子中则没有，这表明78 kDa蛋白在昆虫载体中发挥了重要作用，缺乏78 kDa蛋白的突变病毒在蚊虫载体中传播不佳或不传播。

S片段全长1 690 bp，利用双义策略编码核衣壳（N）蛋白和NSs蛋白。N蛋白是病毒粒子含量最丰富的蛋白，对病毒粒子衣壳的形成，转录和复制至关重要。N蛋白具有免疫原性，能诱导体液和细胞免疫，但产生的抗体不具有中和活性，可用作诊断抗原。N蛋白可与vRNA和L蛋白共同构成RNP复合物，保护基因组vRNA不被降解。NSs蛋白是主要的毒力因素，在RVFV感染早期产生，具有多种功能，可通过抑制IFN-β基因转录、促进蛋白激酶（PKR）降解和抑制宿主转录来抑制哺乳动物宿主细胞的抗病毒反应。NSs蛋白在核中呈条带丝状，这种特性对于在细胞质中复制的病毒来说是相当独特的，并且是该病毒独有的，不与其他布尼亚病毒的NSs蛋白共享。

三、基因分型

目前发现，裂谷热只有一种血清型。裂谷热病毒分布区域广泛，但遗传多样性表现较低，RVFV基因组序列相对保守，点突变分布随机，没有明显的核苷酸高变区。Bird等对33株病毒的全基因组S、M和L片段进行分子进化研究，将其分为A~G 7个亚型（见图2-16-3）。在每个亚型中都可以发现不同地理起源的裂谷热病毒毒株，这表明裂谷热病毒基因型在整个非洲广泛传播和移动。A和B亚型曾引起3次大流行，A亚型引起1977—1979年埃及裂谷热大流行，B型主要引起1997—1998年肯尼亚和2000年沙特阿拉伯的大流行。我国2016年发生的首例输入性病例，对其进行基因序列分析，发现S片段属于A亚型，M和L片段属于E亚型。

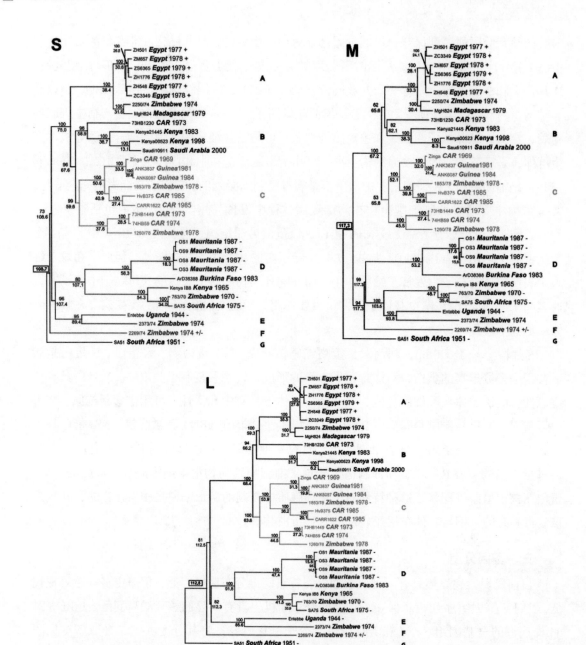

图 2-16-3 裂谷热 S、M、L 片段的基因分型（引自 Bird BH，et al. 2007）

四、病毒复制

裂谷热病毒的复制周期与其他负链 RNA 病毒相似（图 2-16-4），分 3 个步骤：①附着、吸收和融合。②转录、翻译和复制。③病毒转配和释放。RVFV 附着在宿主膜上，在低 pH 条件下，由 Gn/Gc 受体介导，通过病毒内吞作用与细胞膜融合，释放核衣壳进入细胞质中。复制的所有阶段都发生在细胞质中，病毒粒子通过在高尔基体中出芽成熟，新形成的 RVFV 病毒粒子随后从高尔基复合体进入质膜，并在那里被释放。

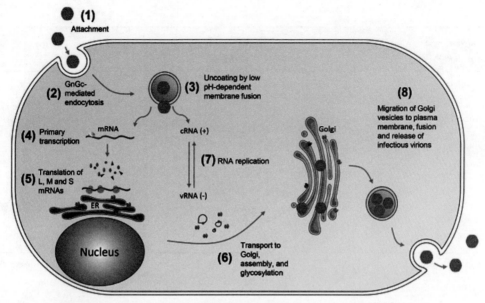

图 2-16-4　RVFV 的复制周期（引自 Wright D，et al. 2019）

第二节　流行过程

一、传染源

携带病毒的蚊媒和被感染的动物都是该病的主要传染源。RVFV 的宿主范围非常广泛（见表 2-16-1），既可感染人，也可以感染家畜和野生哺乳动物，特别是山羊、绵羊、牛、骆驼等反刍类家畜。家养反刍动物是该病毒的放大宿主，被感染后出现病毒血症，从而成为蚊子的感染源，进一步增强传播的可能性。许多野生动物的裂谷热抗体检测呈阳性，包括：红顶瞪羚、瞪羚、弯角羚羊、赤鹿、羚羊、波切尔斑马、黑貂羚、非洲大羚羊、疣猪、非洲丛林象、长颈鹿、非洲水牛、黑斑羚、黑犀牛等，但该病毒在这些物种中只引起轻微或不明显的疾病。尽管血清学证据表明，大量非洲野生动物物种可能在裂谷热的流行病学中发挥作用，但它们是否为放大宿主及在病毒的隐蔽维持中可能发挥的作用尚不清楚。

表 2-16-1　裂谷热病毒：宿主范围和疾病严重程度

高死亡率（~100%）	严重疾病、堕胎、死亡	严重疾病、流产、病毒血症	感染、病毒血症	难治性感染
羔羊	绵羊	猴子	马	豚鼠
小牛	牛	骆驼	猫	兔子
小孩	山羊	老鼠	狗	猪
小狗	水牛	灰松鼠	猴子	刺猬

续表

高死亡率 （～100%）	严重疾病、堕胎、死亡	严重疾病、流产、病毒血症	感染、病毒血症	难治性感染
小猫	人类			青蛙
白老鼠				鸡
仓鼠				金丝雀
野鼠				鸽子
田鼠				长尾小鹦鹉
家鼠				

（引自 Paweska JT. 2015）

　　蚊虫既是 RVFV 的宿主，又是传播媒介，已从多个属的蚊虫中分离出裂谷热病毒（见表 2-16-2）。伊蚊是主要的宿主和病媒，而库蚊、按蚊和曼蚊是重要的次级病媒，可导致裂谷热的流行。该病毒还可从其他蚊子属以及蜱、苍蝇和蠓虫中分离出来，但是它们在生物传播中的作用尚不清楚。

表 2-16-2　昆虫属在裂谷热生命周期中的潜在作用

种属	媒介类型
伊蚊	主要动物宿主和媒介
库蚊	次级媒介
曼蚊	次级媒介
按蚊	次级媒介
海蚊	次级媒介
蚊的一种 Eretmapodites	次级媒介
库蠓	尚不清楚
白蛉	尚不清楚
苍蝇	尚不清楚

（引自 Hartman A. 2017）

二、传播途径

　　1.接触传播：人对 RVFV 普遍易感，主要通过直接或间接接触受感染动物的组织、血液或器官等引起，特别是与堕胎有关的情况，流产的胎儿材料和胎盘膜中含有大量病毒颗粒，可通过屠宰、接生、执行兽医程序、处理畜体或胎儿过程中经皮肤伤口或黏膜传染给人。许多回顾性研究表明，接触、处理、生活在动物产品附近和消费动物产品都是导致RVFV感染可能性增加并导致更严重后果的因素。因此，牧民、屠宰工人和兽医等职业的感染风险较高。

2. 蚊媒传播：蚊媒传播是RVFV在自然界循环和传播的主要方式。人类通过蚊虫叮咬而被感染，成为蚊虫感染的放大宿主，另外，也可由其他昆虫叮咬引起，如蠓、白蛉等，这些昆虫被认为是感染的机械传递物。

虽然蚊子叮咬是裂谷热在动物中的主要感染机制，但在大规模流行期间，其他传播机制也发挥了作用，包括主动媒介传播、感染性动物移动和被动媒介传播。

3. 其他传播方式：人也可以通过食用未煮熟或未经高温消毒的被感染动物的肉、奶而感染裂谷热。因气溶胶导致的实验室感染偶有报道，但较少见。到目前为止，尚未证明裂谷热可在人与人之间传播，也没有任何关于RVFV传播给卫生保健工作者和裂谷热在城市暴发的报告。在一例免疫抑制患者出现症状4个月后，从尿液和精液中分离到病毒RNA，但是，裂谷热病毒是否可通过性行为传播尚不清楚。另外，在人类病例中有记录表明，裂谷热病毒可以从母亲垂直传播到胎儿，体外实验也表明，裂谷热病毒可以直接感染人类胎盘组织。

三、易感人群

人群对裂谷热普遍易感，任何年龄组均可感染发病，大多数为隐性感染，感染后可获得持久免疫力。

四、影响因素

影响裂谷热病毒在自然界循环传播的因素很多，主要包括气候、地理特点、蚊子种类和密度、易感动物等。

RVFV的循环和传播有地方流行性模式（流行间期）和流行性模式两种（见图2-16-5）。在正常降雨情况下，病毒可通过伊蚊经卵传播，也可通过伊蚊感染反刍动物而维持低水平循环，使病毒处于地方流行性状态；而在强降雨天气后，洪水注入蚊子栖息的低洼地，在土壤中休眠的伊蚊卵被诱导孵化，大批感染病毒的伊蚊出现，这些蚊子将裂谷热病毒传播到脊椎动物等放大宿主上，引起新的暴发和流行。不同地区，蚊子的种类和密度是不同的，不同种类的蚊子在病毒的循环传播中扮演的角色也是不同的，伊蚊是维持病毒性质和引发疾病暴发的主要媒介，而库蚊是重要的扩增载体。

另外，人类、家畜和野生动物之间的接触日益增加，非洲内外的贸易和动物流动增加，都可能导致该病毒的地理传播进一步扩大。

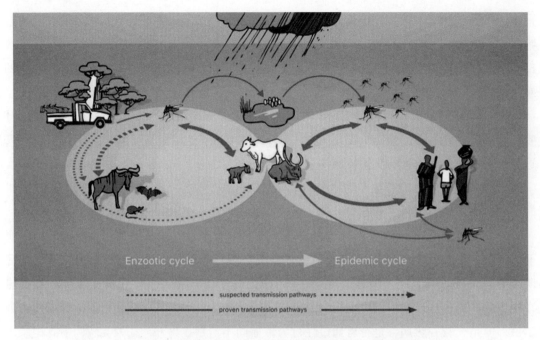

图 2-16-5　裂谷热病毒的生态学及其维持机制（引自 Hartman A. 2017）

第三节　流行特征

一、时间分布

该病一年四季均可发病，主要与媒介蚊虫的活动有关。大规模裂谷热暴发的时间分布既不是季节性的，也不是年度的，而是与水的存在有关，因为蚊子的繁殖受限于水。在非洲东部和南部，裂谷热的暴发通常与持续的强降雨和洪水有关，裂谷热的大规模暴发间隔不定期，为 5~15 年；而在干旱的非洲北部和西部，裂谷热的暴发主要与土地灌溉有关，暴发周期可长达 15~30 年或者更长时间。

裂谷热的流行主要由蚊子、扩增宿主和生态条件之间复杂的相互作用组成，故每个地区的流行时间不尽相同，但裂谷热在动物中的暴发通常先于人类。

二、地理分布

1930 年，在肯尼亚大裂谷的奈瓦沙湖（Lake Naivasha）岸边暴发了一场绵羊突然死亡和堕胎的大疫情，首次发现了该病毒，并命名为裂谷热病毒。在此之后，该病毒的地理分布有所扩大，包括非洲大陆的大多数国家、马达加斯加和沙特阿拉伯半岛。1977~1979 年在埃及大暴发标志着该病毒第一次在撒哈拉沙漠北部被发现，并与尼罗河沿岸阿斯旺大坝的建设有短暂联系。1979 年，该病毒首次在非洲大陆以外的马达加斯加岛被分离出来。2000 年和 2001 年首次穿过红海，在非洲以外的阿拉伯半岛出现，并导致了人类和牲畜的大规模暴发。2016 年 7 月，中国则首次报道了裂谷热输入性病例，同年，尼日尔、南苏丹和冈比亚也发生了裂谷热人间病例。2018 年 5 月，南非再次出现裂谷热病例。

目前，裂谷热主要分布在非洲东部和南部的肯尼亚、津巴布韦、赞比亚、纳米比亚、索马里等国家，埃及、沙特阿拉伯、也门也发现了大规模流行（见图 2-16-6）。迄今为止，病毒已经跨越几个重大物理屏障，考虑到急剧的环境变化、人类、家畜和野生动物之间的接触日益增加、非洲内外的贸易和动物流动增加，该病毒的地理传播进一步扩大是存在的。

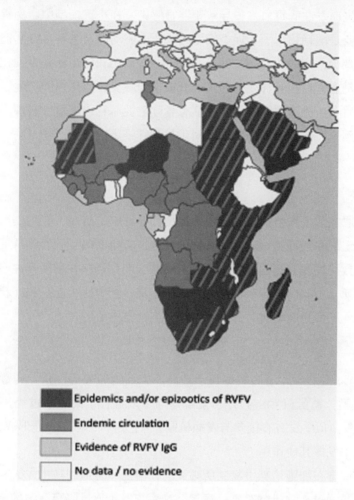

图 2-16-6 裂谷热的地理分布（引自 Rissmann M，et al. 2020）（引自 Ly HJ，et al. Virol J. 2016;13：118.）

三、人群分布

所有人群均可感染，但儿童发病较少，这可能是因为成年人的年龄大，比儿童有更多的时间接触裂谷热病毒，也有可能是由于职业风险的增加导致。男性多于女性，动物养殖和屠宰人员、兽医等为高危人群。最近一项研究发现，妇女流产和裂谷热病毒感染之间存在关联，这也暗示了另一个危险人群。

第四节 致病机制

目前，裂谷热的致病机制尚未完全清楚。

一、发病机制

RVFV 可能通过淋巴管从感染部位转移到局部淋巴结。病毒在淋巴结中复制，并扩散到循环系统中，产生原发性病毒血症，导致靶器官感染。在小鼠模型中，病毒在肝脏和大脑中的发病机制主要是由趋化因子和促炎细胞因子反应驱动的。感染 RVFV 能导致典型血清学改变，白细胞减少，血清酶升高，并伴有严重的肝损伤和血小板减少。在出现出血症状后，关键的损害是血管炎和肝坏死。严重的肝损伤会减少凝血蛋白的产生，促进弥散性血管内凝血功能障碍和血流障碍的发生。重症患者弥散性血管内凝血，表现为出血时间延长，凝血酶原时间延长，部分凝血酶活性时间延长，纤维蛋白降解产物升高，纤维蛋白原减少。

二、病理改变

RVFV 复制的原发部位和组织病理的主要部位都在肝脏，然而，在感染严重期间，病毒几乎可以在所有组织和细胞类型中发现。病理性肝损害是 RVFV 的常见特征，肝坏死和转氨酶升高是人类致死性裂谷热的早期标志物。肝细胞变化迅速并发展为大面积坏死，在镜下观察，原发坏死灶主要由细胞质和核碎片的密集聚集物组成，能见到杆状或椭圆形的核内嗜酸性包涵体，肝细胞破坏明显，肝脏大部分正常结构消失。

三、毒力因子

糖蛋白 Gn 与 Gc 是病毒穿透和病毒粒子逃离感染细胞的关键，介导病毒通过特定受体进入多种细胞类型。糖蛋白 Gn 与 Gc 可能都参与了病毒粒子的装配过程，并与 N 蛋白相互作用，虽然 N 蛋白似乎没有直接参与发病机制，但它是病毒粒子衣壳形成的必要条件，并在病毒生命周期中发挥其他作用。

NSs 蛋白不是病毒在细胞培养中复制所必需的，但是却是抑制宿主先天病毒防御的主要毒力因子，主要是通过 4 种机制对抗抗病毒 IFN 系统：①通过隔离宿主细胞蛋白 p44 和 XPB，阻断宿主 mRNA 的转录，抑制转录因子 IIH（TFIIH）的成熟。②促进感染细胞的细胞核内 TFIIH 亚基 p62 的降解（见图 2-16-7）。③通过 SAP30 复合物将转录因子 YY1 结合在干扰素 -β 启动子上抑制其激活。④在感染早期促进双链 RNA 依赖性蛋白激酶 PKR 降解，抑制真核起始因子 2α 的磷酸化（见图 2-16-8）。此外，已有研究表明，SAP30 属于 Sin3A/NCoR/HDAC 抑制因子复合物，SAP30 直接与 YY1 相互作用，参与调控许多基因的表达转录，包括 IFN-β。从理论上讲，所有启动子与 SAP30 和（或）YY1 相互作用的基因都有可能是 NSs/SAP30 依赖的异常转录调控的靶点，这可能解释了该病毒引起流产、出血热或肝炎等致病原因。

RVFV 复制的所有步骤发生在细胞质中,而 NSs 聚集在感染细胞的细胞核中,形成丝状结构,与困在这结构中的细胞核蛋白相互作用,但 NSs 丝状结构与宿主细胞基因组建立相互作用的能力迄今尚未被分析。但有研究表明,即使 DNA 大部分被排除在 NSs 丝外,结构异染色质的周围着丝粒 DNA 序列也是与 NSs 丝状结构密切相关的,且 NSs 和结构异染色质的周围着丝粒 DNA 序列的相互作用随着纤维尺寸的增长而逐渐增强,导致染色体内聚和偏析缺陷高发。RVFV 感染对遗传信息的影响,在小鼠成纤维细胞和绵羊肾胎细胞上也可以观察到,这可能是感染 RVFV 后导致胎儿畸形和流产高发的原因。

NSm 蛋白也被认为是 RVFV 的主要毒力因子。有研究表明,NSm 蛋白在节肢动物载体中的作用可能比哺乳动物宿主中的作用更重要,NSm 的缺失大大降低了埃及伊蚊中 RVFV 的感染率和传播率,导致 RVFV 建立感染和逃离中肠的能力下降,但却并没有完全阻断。目前,在细胞水平上,还不清楚 NSm 是如何促进裂谷热病毒在蚊子中肠建立感染并促进其传播的能力。NSm 的生物学功能在很大程度上仍不为人所知,因为该蛋白不是细胞培养中病毒生长所必需的,也不是哺乳动物宿主的发病机制所必需的。有研究证实,NSm 通过抑制 STP 诱导 caspase 8 和 caspase 9 的活性来抑制病毒诱导的细胞凋亡,说明 NSm 在没有其他病毒蛋白的情况下也能发挥其抗凋亡的作用。

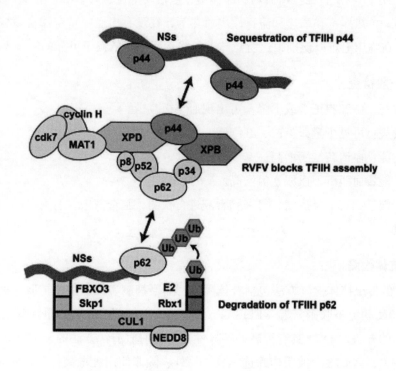

图 2-16-7 RVFV NSs 介导的 TFIIH 抑制示意图(引自 Ly HJ, et al. 2016)

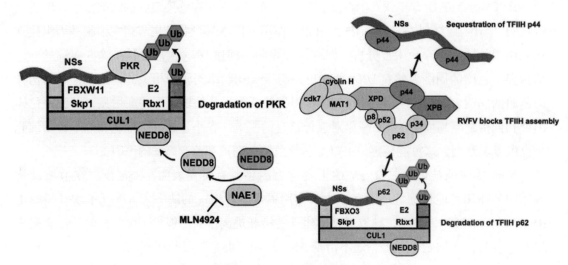

图 2-16-8　RVFV NSs 介导的 PKR 降解示意图（引自 Ly HJ, et al. 2016）

第五节　实验室诊断

裂谷热属于 RNA 病毒性出血热病原体组，包括埃博拉、马尔堡、拉沙热、克里米亚 - 刚果出血热、黄热病、登革热和流行性出血热等，在没有出血或特定器官表现的情况下，裂谷热病毒在临床上难以识别，这就意味着最终诊断主要依赖于可靠的实验室检测。

一、一般检查

1. 血常规：白细胞正常或下降，可出现血小板减少。

2. 尿常规：可见少量尿蛋白、红细胞、管型。

3. 肝功能：血清转氨酶增高。

4. 肾功能：血肌酐、血尿素氮增高。

5. 脑脊液：如有脑炎症状，可采脑脊液进行检测，脑脊液中含有大量的白细胞，主要是淋巴细胞。

二、抗体检测

RVFV 的传统抗体检测方法包括补体固定，血凝抑制实验，免疫扩散，病毒中和实验（VNTs）和酶联免疫吸附实验（ELISAs）。目前，VNTs 和 ELISAs 是疾病暴发和监测研究中更常用的方法，VNTs 具有很高的特异性，是目前血清学方法的金标准。但是，VNTs 比较费时费力，因此很少被用作筛选工具。另外，除非使用无毒菌株，否则 VNTs 必须在较高等级的生物防护实验室里进行。与传统方法相比，ELISAs 方法更安全，能够快速在动物和人类开展裂谷热抗体检测，缺点是一次只能检测单一的病毒抗原。目前，几种使用全细胞裂解液或纯化病毒抗原的 ELISAs 试剂已被开发，但是，这些试剂的生产必须在高生物防护实验室内进行，生产成本较高，并且存在病毒没有完全灭活的风险。基于 RVFV

重组核衣壳蛋白的间接 ELISA（I-ELISA）已有报道，具有较高的分析准确度，可用于特异性抗体检测。

1.血清特异性 IgM 抗体检测：感染早期出现，在感染后第 4~60 d 均可检测到 IgM 抗体，可用于裂谷热的早期诊断。

2.血清特异性 IgG 抗体检测：一般情况下，感染后 1 周可出现 IgG 抗体，可维持数年，有数据表明，在没有后续接触的情况下，分别在感染后 12 年和 25 年的两名患者标本中仍检测到 IgG 抗体，可以用于确定血清阳性率和历史感染率。应同时采集急性期和恢复期双份血清，恢复期血清中裂谷热 IgG 抗体滴度比急性期 ≥ 4 倍升高才具有诊断意义，恢复期血清应与急性期血清间隔 14 d 后采集。

三、病原学检测

1.病毒抗原检测：可通过多种免疫方法在血液和其他组织中快速检测病毒抗原，包括琼脂凝胶免疫扩散、切片免疫染色和 ELISA。有试验表明，动物感染后第 1~2d 就可检到特异性病毒抗原。

2.核酸检测：通常在病毒感染期能检测到病毒核酸，多数患者能在病程 4d 内的血清中检测到。分子检测方法已从标准的 RT-PCR 发展到高通量、快速、实时定量的荧光 RT-PCR 方法。该方法具有很高的灵敏度和特异性，检测限可以达到 5~10 个拷贝数，能对疾病进行早期诊断，适用于流行期间的高通量检测。

但是，该方法需要高度专业化的实验室设备，精密的试剂、训练有素的实验室人员。目前，针对大 RNA 片段的实时反转录环介导等温扩增（RTLAMP）也被广泛使用，该方法除了诊断准确和检测速度快以外，另一个重要优势是设备便宜简单，可以使用便携式设备在偏远地区开展检测工作。

3.病毒分离：病毒分离是 RVFV 感染的实验室确认方法，但该方法必须在 BSL-3 实验室进行，该方法用时长，费用高，存在活病毒风险，且不如 RT-PCR 方法敏感。通常采集发病 4 d 内患者血清标本，用 Vero、BHK-21 和 C6/36 等敏感细胞进行病毒分离，在光学显微镜下观察细胞病变（CPE），RVFV 感染最容易观察到的 CPE 是细胞裂解死亡，C6/36 细胞通常产生的病毒滴度较高，但 C6/36 细胞中 CPE 不明显。

第六节 诊断及鉴别诊断

一、诊断依据

1.流行病学史：生活居住在裂谷热流行地区或近期有疫区逗留史，特别是在罕见大雨和大范围洪水后，随后出现羊、山羊、牛的流产，家畜新生儿死亡率高的地区，与感染动物有接触史或被蚊虫叮咬史。

2. 临床表现：裂谷热的潜伏期为 2~6d，最短可缩至几小时，裂谷热早期临床症状无明显特异性，似流感样症状，病人突然出现发热（常为双相热）、头痛、乏力、伴畏寒、寒战、肌肉关节痛等症状，大多数病例症状相对轻微，常在 14d 内完全恢复，部分病例可表现为多系统受累，表现为视网膜炎、出血、脑炎、肝损害等。

3. 实验室检查：①裂谷热病毒抗原检测阳性。②血清中裂谷热 IgM 抗体检测阳性。③恢复期血清中裂谷热 IgG 抗体滴度比急性期 ≥ 4 倍升高。④从患者标本中检出裂谷热病毒 RNA。⑤从患者标本中分离到裂谷热病毒。

二、诊断

1. 疑似病例：具有上述流行病学史和临床表现的，可高度怀疑为裂谷热。

2. 确诊病例：疑似病例具备上述诊断依据中实验室检查的任何一项，即可诊断为实验室确诊病例。

三、鉴别诊断

由于裂谷热在发病早期的症状无明显特异性，因此需要与流行性感冒、流行性乙型脑炎、病毒性肝炎、其他病毒性出血热、布氏杆菌病、Q 热、疟疾、蜱传立克次体等进行鉴别，以尽快明确诊断。

1. 流感：主要以发热、头痛、肌痛和全身不适起病，体温可达 39~40℃，可伴有畏寒、寒战、全身酸痛，呼吸道症状较轻，高热多于发病 3~4 d 后消退，确诊需进行核酸检测或病毒分离。

2. 病毒性肝炎：临床上主要表现为全身乏力、食欲不振、恶心、呕吐、肝肿大或肝功能损害，部分病人可有黄疸和发热。重症肝炎有出血倾向、肝性脑病，但无 DIC 出血表现。

3. 乙脑：夏秋季流行，有蚊虫叮咬史，主要特征是高热、惊厥、昏迷和脑膜刺激征，一般没有出血症状和肝损害。

4. 疟疾：主要表现为间歇性寒战、高热、多汗，血涂片找到寄生虫即可确诊。

5. 其他病毒性出血热：要注意与肾综合征出血热、拉沙热、登革出血热等其他病毒性出血热进行鉴别诊断，可通过实验室检测确诊。

第七节 临床与治疗

一、临床症状

人在感染裂谷热之后，大多数患者是自限性发热性疾病，1%~2% 患者可发展为更严重的疾病，出现暴发性肝炎、神经障碍、视力丧失或出血性综合征，在住院的重症患者中，病死率为 10%~20%。

1. 自限性发热疾病：起病急，发热、伴有严重寒战、头痛、乏力、肌肉关节痛，偶尔还会出现鼻出血、腹痛、贫血等症状。常为双相热，体温通常在症状出现后第 4 d 降至正常水平，但在体温恢复后 1~3 d 内，部分患者再次出现高烧，伴严重头痛数天。病程通常在 4~7 d 后体温恢复正常，症状明显改善，体温恢复正常后，部分患者可出现冠状动脉血栓形成，腿部持续疼痛 2 周，腹部持续不适数周。患者一般在 14 d 内完全恢复。

2. 神经系统疾病：可单独出现，也可和出血热同时出现，病人可表现为突然发热、僵直和睡后头痛，精神异常，惊厥、低氧血症、麻木和昏迷、视觉幻觉、多涎、舞蹈病样运动、脑膜刺激征、可经历暂时性视力丧失，但没有明显的视网膜病变。在这类患者中，脑脊液中含有大量的白细胞，主要是淋巴细胞，表明可能发生病毒性脑膜炎或脑膜脑炎，脑组织病理学特点是局灶性坏死，并浸润淋巴细胞和巨噬细胞。部分存活病例可有后遗症，如偏瘫。

3. 视力丧失：裂谷热病毒感染中有 2%~5% 发生眼病疾病，多发生在病程 1~3 周，患者往往自诉视力模糊或视力部分下降。病人可患有黄斑病变或视网膜病变。单眼或双眼受累，受累眼睛黄斑水肿，黄斑区域覆盖有含有白色肿块的渗出物，伴或不伴视网膜出血、血管炎、梗死或玻璃体混浊。此外，部分患者还出现视网膜脱离、葡萄膜炎或动脉闭塞。该病可在 10~12 周内自愈，不带来任何长期影响。但如果黄斑出现病变，视力不能完全恢复，尽管渗出液被吸收，黄斑和辅助区仍可保留脉络膜视网膜瘢痕，部分患者在 RVFV 感染几个月后视力出现部分改善，约 50% 的患者可导致单眼或双眼永久性失明。

4. 出血热：裂谷热致死性病例常伴有出血表现，多发生在病程 2~4 d，死亡时间因病例而异。最典型的症状是突然发病，出现发热、身体僵直、恶心、呕吐、头痛，出现全身黄斑皮疹，手臂、四肢、眼睑瘀斑，牙龈出血，胃肠黏膜出血，低血压、呕血、黑便、腹泻、咽喉痛、肺炎、黄疸、肝脾肿大等症状。有出血热症状患者的病死率很高，约为 50%，多数患者在出现症状后 3~6 d 内死亡，部分患者在出现症状后 12~17 d 内死亡。重症病例多死于出血、急性肝损伤，但是值得注意的是，一些不表现出黄疸或出血的患者常死于肾衰竭或弥散性血管内凝血（DIC）。

二、临床治疗

由于大多数裂谷热患者症状相对较轻且病程较短，因此这类患者不需要任何特殊治疗。对于较为严重的病例，该病尚无特效药物治疗，也主要是对症和一般性支持治疗方法，包括补液，应避免使用影响肝、肾或凝血的药物。目前，还没有获得许可的疫苗和抗病毒药物用于人体。

1. 对症和支持治疗：①高热：以物理降温为主，也可使用小剂量解热镇痛药，避免大量出汗。②呕吐：可适当补充水分，防止因呕吐导致脱水，呕吐严重者可给予甲氧氯普胺、维生素 B_6 治疗。③出血：发现 DIC，可早期应用肝素钠等抗凝药物治疗，也可应用血液制品作为替代疗法治疗 DIC，包括浓缩血小板悬液、新鲜冰冻血浆、新鲜全血、凝血酶原复合物等。④肝损伤：应保肝治疗、退黄疸、营养支持，可给予甘草酸制剂用药治疗。

⑤肾衰竭：限制入液量，应用利尿剂，保持电解质和酸碱平衡，必要时采取透析疗法。

⑥颅内高压：注意监测水、电解质和酸碱平衡，同时密切观察生命体征、呼吸节律、瞳孔等变化，可给予 20% 甘露醇用药治疗。

2. 抗病毒治疗：利巴韦林因在动物实验和细胞培养中有抗 RVFV 作用，因此被视为裂谷热的潜在抗病毒治疗药物，可考虑在早期试用。但是利巴韦林通过血脑屏障的作用有限，可能会限制在治疗预防迟发性神经疾病方面的有效性。在裂谷热病毒感染的实验动物中，利巴韦林可能增加患神经疾病的可能性，因此不推荐利巴韦林用于治疗无并发症的裂谷热。

第八节　预防控制

一、控制传染源

建立主动监测和哨群监测，及早发现动物病例，因为裂谷热在动物中的暴发通常先于人类，应当与动物部门建立联系，了解当地的动物疫情信息，建立积极的动物卫生监测系统以发现新病例，为人间疫情的防控提供预警。一旦发现受感染的动物或畜群，可通过控制蚊子、限制或禁止动物移动，禁止屠宰牲畜或在处理尸体或流产胎儿时至少使用预防措施（手套、口罩和长罩袍）来防止进一步传播。

另外，有针对的动物疫苗接种可作为高危地区的一种控制措施，可在动物疫情发生前，给动物接种灭活疫苗或减毒活疫苗，但是值得注意的是，这些疫苗存在免疫原性差、生产困难、接种后流产和家畜畸形等问题，除了非洲以外，没有安全、有效的疫苗获准用于兽医应用，即使非洲正在使用的灭活疫苗和减毒活疫苗，也仅仅是在有限范围内使用。

二、切断传播途径

1. 避免与患病动物组织、体液等接触，不食用未煮熟的肉、奶等，在兽疫疫区内，所有动物产品在食用前都应经过加热处理。

2. 灭蚊防蚊。蚊子在病毒的传播和繁殖中起着重要的作用，因此应采取有效的手段消灭蚊虫。立即在家畜养殖场所和人群密集地方，采取消除蚊虫孳生地、药物喷洒等多种措施减少蚊虫孳生，降低蚊媒密度，控制疫情播散。

三、保护易感人群

保护人类免受裂谷热侵害的最有效办法是接种疫苗，但是目前尚无可供人类接种的疫苗。有研究发现，一种候选疫苗 ChAdOx1 RVF，对绵羊、山羊和牛的裂谷热病毒显示 100% 的疗效。ChAdOx1 RVF 疫苗也计划用于人类，因为表达其他抗原的 ChAdOx1 载体已证明具有良好的安全性，ChAdOx1 RVF 疫苗的首次人体试验计划于 2020 年进行。

防护措施主要为：①在屠宰及处理患病动物时做好个人防护。尽量避免接触受感染的动物，这被认为是裂谷热病毒最重要的预防措施，应穿戴适当防护服，戴口罩、手套、勤洗手，防止裂谷热病毒从动物传染给人。②采取个人防蚊措施。人们应该采取保护措施来避免蚊虫叮咬，可以使用蚊帐和个人驱虫剂保护自己，穿彩色衣服、长袖衣服和裤子，尽量避免露营等户外活动，特别是在病媒蚊虫叮咬的高峰期。③虽然未证实裂谷热在人与人之间传播，但仍然存在通过接触受感染血液或组织传染给卫生保健工作者的潜在风险，因此，采集疑似裂谷热病例用于诊断的标本，应由经过系统培训的工作人员处理，并在相应生物安全防护的实验室中进行处理。

四、加强对赴疫区人员以及兽医等高危人群的宣教

在缺乏特定治疗和疫苗的情况下，提高对裂谷热感染危险因素的认识，是减少人类感染和死亡的唯一实际途径。公众对发病迹象、症状和危险因素的认知对防止该病进一步向人传播至关重要，因此应向对赴疫区人员开展宣教，提高防病意识，加强个人防护，减少暴露机会，避免直接与患病动物组织、体液等接触，不食用未煮熟的肉、奶等；兽医、实验室人员或医护人员在接触染病动物或病人时，必须加强个人防护。

五、提高发现和应对能力，建立健全突发疫情应急处置机制

制定裂谷热的相关技术指南及风险防范策略，加强学习，提高医务人员对裂谷热的发现、识别能力，提高疾控人员对裂谷热的流行病学调查和疫情处置能力。建立健全突发疫情应急处置机制，强化技术和物资储备，加强多部门合作和联防联控，制定综合防控措施，提高疫情应对能力。

六、建立国家边境防疫安全屏障

强化国家边境防疫安全理念，加强风险管理，建立国家边境防疫安全屏障，加强对口岸动物及入境人员的检疫工作，严防国外染病动物及人间病例输入我国。

（赵　华）

参考文献

［1］Wright D, Kortekaas J, Bowden TA, et al. Rift Valley fever: biology and epidemiology［J］. J Gen Virol. 2019; 100: 1187-1199.

［2］Walker PJ, Siddell SG, Lefkowitz EJ, et al. Changes to virus taxonomy and the International Code of Virus Classification and Nomenclature ratified by the International Committee on Taxonomy of Viruses (2019)［J］. Arch Virol, 2019, 164: 2417-2429.

［3］Freiberg AN, Sherman MB, Morais MC, et al. Three-dimensional organization of Rift Valley fever virus revealed by cryoelectron tomography［J］. J Virol. 2008;82: 10341-10348.

［4］Piper ME, Sorenson DR, Gerrard SR. Efficient cellular release of Rift Valley fever virus requires genomic RNA [J]. PLoS One, 2011, 6: 0018070.

[5] Zamoto–Niikura A, Terasaki K, Ikegami T, et al. Rift valley fever virus L protein forms a biologically active oligomer [J]. J Virol, 2009, 83: 12779–12789.

[6] Walter CT, Barr JN. Recent advances in the molecular and cellular biology of bunyaviruses [J]. J Gen Virol, 2011, 92: 2467–2484.

[7] Carnec X, Ermonval M, Kreher F, et al. Role of the cytosolic tails of Rift Valley fever virus envelope glycoproteins in viral morphogenesis [J]. Virology, 2014, 448: 1–14.

[8] Gauliard N, Billecocq A, Flick R, et al. Rift Valley fever virus noncoding regions of L, M and S segments regulate RNA synthesis [J]. Virology, 2006, 351: 170–179.

[9] Ferron F, Li Z, Danek EI, et al. The hexamer structure of Rift Valley fever virus nucleoprotein suggests a mechanism for its assembly into ribonucleoprotein complexes [J]. PLoS Pathog, 2011, 7: 12.

[10] Samso A, Bouloy M, Hannoun C. Demonstration of circular ribonucleic acid in the Lumbo virus (Bunyavirus) [J]. C R Acad Hebd Seances Acad Sci D, 1976, 282: 1653–1655.

[11] Hartman A. Rift Valley Fever [J]. Clin Lab Med, 2017, 37: 285–301.

[12] Gogovi GK, Almsned F, Bracci N, et al. Modeling the Tertiary Structure of the Rift Valley Fever Virus L Protein. Molecules, 2019, 24.

[13] Lopez N, Muller R, Prehaud C, et al. The L protein of Rift Valley fever virus can rescue viral ribonucleoproteins and transcribe synthetic genome–like RNA molecules [J]. J Virol, 1995, 69: 3972–3979.

[14] Gaudreault NN, Indran SV, Balaraman V, et al. Molecular aspects of Rift Valley fever virus and the emergence of reassortants [J]. Virus Genes. 2019, 55: 1–11.

[15] Paweska JT. Rift Valley fever [J]. Rev Sci Tech, 2015, 34: 375–389.

[16] de Boer SM, Kortekaas J, Spel L, et al. Acid–activated structural reorganization of the Rift Valley fever virus Gc fusion protein [J]. J Virol, 2012, 86: 13642–13652.

[17] Pepin M, Bouloy M, Bird BH, et al. Rift Valley fever virus (Bunyaviridae: Phlebovirus) : an update on pathogenesis, molecular epidemiology, vectors, diagnostics and prevention [J]. Vet Res, 2010, 41: 2010033.

[18] Gerrard SR, Bird BH, Albario CG, et al. The NSm proteins of Rift Valley fever virus are dispensable for maturation, replication and infection [J]. Virology, 2007, 359: 459–465.

[19] Won S, Ikegami T, Peters CJ, et al. NSm and 78–kilodalton proteins of Rift Valley fever virus are nonessential for viral replication in cell culture [J]. J Virol, 2006, 80: 8274–827.

[20] Liu L, Celma CC, Roy P. Rift Valley fever virus structural proteins: expression, characterization and assembly of recombinant proteins [J]. Virol J, 2008, 5: 5–82.

[21] Won S, Ikegami T, Peters CJ, et al. NSm protein of Rift Valley fever virus suppresses

virus-induced apoptosis [J]. J Virol, 2007, 81: 13335-13345.

[22] Terasaki K, Won S, Makino S. The C-terminal region of Rift Valley fever virus NSm protein targets the protein to the mitochondrial outer membrane and exerts antiapoptotic function [J]. J Virol, 2013, 87: 676-682.

[23] Kreher F, Tamietti C, Gommet C, et al. The Rift Valley fever accessory proteins NSm and P78/NSm-GN are distinct determinants of virus propagation in vertebrate and invertebrate hosts [J]. Emerg Microbes Infect, 2014, 3: 1.

[24] Weingartl HM, Zhang S, Marszal P, et al. Rift Valley fever virus incorporates the 78 kDa glycoprotein into virions matured in mosquito C6/36 cells [J]. PLoS One, 2014: 9.

[25] Terasaki K, Makino S. Interplay between the Virus and Host in Rift Valley Fever Pathogenesis [J]. J Innate Immun, 2015,7: 450-458.

[26] Fafetine JM, Tijhaar E, Paweska JT, et al. Cloning and expression of Rift Valley fever virus nucleocapsid (N) protein and evaluation of a N-protein based indirect ELISA for the detection of specific IgG and IgM antibodies in domestic ruminants [J]. Vet Microbiol, 2007, 121: 29-38.

[27] Jansen van Vuren P, Potgieter AC, Paweska JT, et al. Preparation and evaluation of a recombinant Rift Valley fever virus N protein for the detection of IgG and IgM antibodies in humans and animals by indirect ELISA [J]. J Virol Methods, 2007, 140: 106-114.

[28] Phoenix I, Nishiyama S, Lokugamage N, et al. N-Glycans on the rift valley fever virus envelope glycoproteins gn and gc redundantly support viral infection via DC-SIGN [J]. Viruses. 2016;8.

[29] Mottram TJ, Li P, Dietrich I, et al. Mutational analysis of Rift Valley fever phlebovirus nucleocapsid protein indicates novel conserved, functional amino acids [J]. PLoS Negl Trop Dis, 2017: 11.

[30] Ikegami T, Narayanan K, Won S, et al. Rift Valley fever virus NSs protein promotes post-transcriptional downregulation of protein kinase PKR and inhibits eIF2alpha phosphorylation [J]. PLoS Pathog, 2009, 5: 6.

[31] Ikegami T, Makino S. The pathogenesis of Rift Valley fever [J]. Viruses, 2011, 3: 493-519.

[32] Bird BH, Khristova ML, Rollin PE, et al. Complete genome analysis of 33 ecologically and biologically diverse Rift Valley fever virus strains reveals widespread virus movement and low genetic diversity due to recent common ancestry [J]. J Virol, 2007, 81: 2805-2816.

[33] Nfon CK, Marszal P, Zhang S, Weingartl HM. Innate immune response to Rift Valley fever virus in goats [J]. PLoS Negl Trop Dis, 2012, 6: 24.

[34] Liu J, Sun Y, Shi W, et al. The first imported case of Rift Valley fever in China reveals a genetic reassortment of different viral lineages [J]. Emerg Microbes Infect, 2017, 6: 136.

［35］Garry CE, Garry RF. Proteomics computational analyses suggest that the carboxyl terminal glycoproteins of Bunyaviruses are class II viral fusion protein (beta-penetrenes)［J］. Theor Biol Med Model, 2004, 1: 1742-4682.

［36］Bouloy M, Weber F. Molecular biology of rift valley Fever virus［J］. Open Virol J, 2010, 4: 8-14.

［37］Ikegami T. Molecular biology and genetic diversity of Rift Valley fever virus［J］. Antiviral Res, 2012, 95: 293-310.

［38］Evans A, Gakuya F, Paweska JT, et al. Prevalence of antibodies against Rift Valley fever virus in Kenyan wildlife［J］. Epidemiol Infect, 2008, 136: 1261-1269.

［39］Murithi RM, Munyua P, Ithondeka PM, et al. Rift Valley fever in Kenya: history of epizootics and identification of vulnerable districts［J］. Epidemiol Infect, 2011, 139: 372-380.

［40］Gerdes GH. Rift Valley fever［J］. Rev Sci Tech, 2004, 23: 613-623.

［41］Linthicum KJ, Britch SC, Anyamba A. Rift Valley Fever: An emerging mosquito-borne disease［J］. Annu Rev Entomol, 2016, 61: 395-415.

［42］Pépin M.Rift Valley fever［J］. Med Mal Infect, 2011, 41: 322-329.

［43］Brustolin M, Talavera S, Nuez A, et al. Rift Valley fever virus and European mosquitoes: vector competence of Culex pipiens and Stegomyia albopicta［J］. Med Vet Entomol, 2017, 31: 365-372.

［44］Davies FG, Highton RB. Possible vectors of Rift Valley fever in Kenya［J］. Trans R Soc Trop Med Hyg, 1980, 74: 815-816.

［45］Fontenille D, Traore-Lamizana M, Diallo M, et al. New vectors of Rift Valley fever in West Africa［J］. Emerg Infect Dis, 1998, 4: 289-293.

［46］Flick R, Bouloy M. Rift Valley fever virus［J］. Curr Mol Med, 2005, 5: 827-834.

［47］Msimang V, Thompson PN, Jansen van Vuren P, et al. Rift valley fever virus exposure amongst farmers, farm workers, and veterinary professionals in central south Africa［J］. Viruses, 2019: 11.

［48］Métras R, Porphyre T, Pfeiffer DU, et al. Exploratory space-time analyses of Rift Valley Fever in South Africa in 2008-2011［J］. PLoS Negl Trop Dis, 2012, 6: 28.

［49］Grossi-Soyster EN, Lee J, King CH, et al. The influence of raw milk exposures on Rift Valley fever virus transmission［J］. PLoS Negl Trop Dis, 2019: 13.

［50］Al-Hamdan NA, Panackal AA, Al Bassam TH, et al. The risk of nosocomial transmission of Rift Valley fever［J］. PLoS Negl Trop Dis, 2015: 9.

［51］Haneche F, Leparc-Goffart I, Simon F, et al. Rift Valley fever in kidney transplant recipient returning from Mali with viral RNA detected in semen up to four months from symptom onset, France, autumn 2015［J］. Euro Surveill, 2016, 21: 1560-7917.

［52］Adam I, Karsany MS. Case report: Rift Valley Fever with vertical transmission in a pregnant Sudanese woman［J］. J Med Virol, 2008, 80: 21132.

［53］McMillen CM, Arora N, Boyles DA, et al. Rift Valley fever virus induces fetal demise in Sprague-Dawley rats through direct placental infection［J］. Sci Adv, 2018: 4.

［54］Bird BH, Ksiazek TG, Nichol ST, et al. Rift Valley fever virus［J］. J Am Vet Med Assoc, 2009, 234: 883-893.

［55］Rissmann M, Stoek F, Pickin MJ, et al. Mechanisms of inter-epidemic maintenance of Rift Valley fever phlebovirus［J］. Antiviral Res, 2020, 174: 21.

［56］Meegan JM, Hoogstraal H, Moussa MI. An epizootic of Rift Valley fever in Egypt in 1977［J］. Vet Rec, 1979, 105: 124-125.

［57］McMillen CM, Hartman AL. Rift Valley fever in animals and humans: Current perspectives［J］. Antiviral Res, 2018, 156: 29-37.

［58］Jansen van Vuren P, Kgaladi J, Msimang V, et al. Rift Valley Fever Reemergence after 7 Years of Quiescence, South Africa, May 2018. Emerg Infect Dis, 2019, 25: 338-341.

［59］Sabin AB, Blumberg RW. Human infection with Rift Valley fever virus and immunity twelve years after single attack［J］. Proc Soc Exp Biol Med, 1947, 64: 385-389.

［60］Grossi-Soyster EN, Banda T, Teng CY, et al. Rift Valley Fever Seroprevalence in Coastal Kenya［J］. Am J Trop Med Hyg, 2017, 97: 115-120.

［61］Baudin M, Jumaa AM, Jomma HJE, et al. Association of Rift Valley fever virus infection with miscarriage in Sudanese women: a cross-sectional study［J］. Lancet Glob Health, 2016, 4: e864-e71.

［62］Gray KK, Worthy MN, Juelich TL, et al. Chemotactic and inflammatory responses in the liver and brain are associated with pathogenesis of Rift Valley fever virus infection in the mouse ［J］. PLoS Negl Trop Dis, 2012, 6: 28.

［63］Boshra H, Lorenzo G, Busquets N, et al. Rift valley fever: recent insights into pathogenesis and prevention［J］. J Virol, 2011, 85: 6098-6105.

［64］Shieh WJ, Paddock CD, Lederman E, et al. Pathologic studies on suspect animal and human cases of Rift Valley fever from an outbreak in Eastern Africa, 2006-2007［J］. Am J Trop Med Hyg, 2010, 83: 38-42.

［65］Reed C, Lin K, Wilhelmsen C, et al. Aerosol exposure to Rift Valley fever virus causes earlier and more severe neuropathology in the murine model, which has important implications for therapeutic development［J］. PLoS Negl Trop Dis, 2013: 7.

［66］Filone CM, Heise M, Doms RW, et al. Development and characterization of a Rift Valley fever virus cell-cell fusion assay using alphavirus replicon vectors［J］. Virology, 2006, 356: 155-164.

［67］Ly HJ, Ikegami T. Rift Valley fever virus NSs protein functions and the similarity to other bunyavirus NSs proteins［J］. Virol J, 2016, 13: 016–0573.

［68］Billecocq A, Spiegel M, Vialat P, et al. NSs protein of Rift Valley fever virus blocks interferon production by inhibiting host gene transcription［J］. J Virol, 2004, 78: 9798–9806.

［69］Le May N, Dubaele S, Proietti De Santis L, TFIIH transcription factor, a target for the Rift Valley hemorrhagic fever virus［J］. Cell, 2004, 116: 541–550.

［70］Iben S, Tschochner H, Bier M, et al. TFIIH plays an essential role in RNA polymerase I transcription［J］. Cell, 2002, 109: 297–306.

［71］Le May N, Mansuroglu Z, Léger P, et al. A SAP30 complex inhibits IFN–beta expression in Rift Valley fever virus infected cells［J］. PLoS Pathog, 2008, 4: 0040013.

［72］Crabtree MB, Kent Crockett RJ, Bird BH, et al. Infection and transmission of Rift Valley fever viruses lacking the NSs and/or NSm genes in mosquitoes: potential role for NSm in mosquito infection［J］. PLoS Negl Trop Dis, 2012, 6: 1.

［73］Mansuroglu Z, Josse T, Gilleron J, et al. Nonstructural NSs protein of rift valley fever virus interacts with pericentromeric DNA sequences of the host cell, inducing chromosome cohesion and segregation defects［J］. J Virol, 2010;84: 928–939.

［74］Struthers JK, Swanepoel R. Identification of a major non–structural protein in the nuclei of Rift Valley fever virus–infected cells［J］. J Gen Virol, 1982, 60: 381–384.

［75］Bird BH, Albario CG, Nichol ST. Rift Valley fever virus lacking NSm proteins retains high virulence *in vivo* and may provide a model of human delayed onset neurologic disease［J］. Virology, 2007, 362: 10–15.

［76］Kading RC, Crabtree MB, Bird BH, et al. Deletion of the NSm virulence gene of Rift Valley fever virus inhibits virus replication in and dissemination from the midgut of Aedes aegypti mosquitoes［J］. PLoS Negl Trop Dis, 2014: 8.

［77］Pollitt E, Zhao J, Muscat P, et al. Characterization of Maguari orthobunyavirus mutants suggests the nonstructural protein NSm is not essential for growth in tissue culture［J］. Virology, 2006, 348: 224–232.

［78］Crespo León F, Gutiérrez Díez F, Rodríguez Ferri F, et al. The translation into Spanish of the OIE Manual of diagnostic tests and vaccines for terrestrial animals (mammals, birds and bees): problems, solutions and conclusions［J］. Rev Sci Tech, 2005, 24: 1095–1104.

［79］Swanepoel R, Struthers JK, Erasmus MJ, et al. Comparison of techniques for demonstrating antibodies to Rift Valley fever virus［J］. J Hyg, 1986, 97: 317–329.

［80］Caplen H, Peters CJ, Bishop DH. Mutagen–directed attenuation of Rift Valley fever virus as a method for vaccine development［J］. J Gen Virol, 1985, 66: 2271–2277.

［81］Wichgers Schreur PJ, van Keulen L, Kant J, et al. Four–segmented Rift Valley fever virus-based vaccines can be applied safely in ewes during pregnancy [J]. Vaccine, 2017, 35: 3123-3128.

[82] Ragan IK, Davis AS, McVey DS, et al. Evaluation of fluorescence microsphere immunoassay for detection of antibodies to rift valley fever virus nucleocapsid protein and glycoproteins [J]. J Clin Microbiol, 2018, 56: 01626-17.

[83] Niklasson B, Peters CJ, Grandien M, et al. Detection of human immunoglobulins G and M antibodies to Rift Valley fever virus by enzyme-linked immunosorbent assay [J]. J Clin Microbiol, 1984, 19: 225-229.

[84] Paweska JT, Burt FJ, Anthony F, et al. IgG-sandwich and IgM-capture enzyme-linked immunosorbent assay for the detection of antibody to Rift Valley fever virus in domestic ruminants[J]. J Virol Methods, 2003, 113: 103-112.

[85] Paweska JT, Jansen van Vuren P, Swanepoel R. Validation of an indirect ELISA based on a recombinant nucleocapsid protein of Rift Valley fever virus for the detection of IgG antibody in humans [J]. J Virol Methods, 2007, 146: 119-124.

[86] Javelle E, Lesueur A, Pommier de Santi V, et al. The challenging management of Rift Valley Fever in humans: literature review of the clinical disease and algorithm proposal [J]. Ann Clin Microbiol Antimicrob, 2020, 19: 020-0346.

[87] Williams R, Ellis CE, Smith SJ, et al. Validation of an IgM antibody capture ELISA based on a recombinant nucleoprotein for identification of domestic ruminants infected with Rift Valley fever virus [J]. J Virol Methods, 2011, 177: 140-146.

[88] Bird BH, Bawiec DA, Ksiazek TG, et al. Highly sensitive and broadly reactive quantitative reverse transcription-PCR assay for high-throughput detection of Rift Valley fever virus [J]. J Clin Microbiol, 2007, 45: 3506-3513.

[89] Drosten C, Gttig S, Schilling S, et al. Rapid detection and quantification of RNA of Ebola and Marburg viruses, Lassa virus, Crimean-Congo hemorrhagic fever virus, Rift Valley fever virus, dengue virus, and yellow fever virus by real-time reverse transcription-PCR [J]. J Clin Microbiol, 2002, 40: 2323-2330.

[90] Garcia S, Crance JM, Billecocq A, et al. Quantitative real-time PCR detection of Rift Valley fever virus and its application to evaluation of antiviral compounds [J]. J Clin Microbiol, 2001, 39: 4456-4461.

[91] Jansen van Vuren P, Paweska JT. Laboratory safe detection of nucleocapsid protein of Rift Valley fever virus in human and animal specimens by a sandwich ELISA [J]. J Virol Methods, 2009, 157: 15-24.

[92] Escadafal C, Paweska JT, Grobbelaar A, et al. International external quality assessment of molecular detection of Rift Valley fever virus [J]. PLoS Negl Trop Dis, 2013: 7.

[93] Le Roux CA, Kubo T, Grobbelaar AA, et al. Development and evaluation of a real-time reverse transcription-loop-mediated isothermal amplification assay for rapid detection of Rift Valley fever virus in clinical specimens [J]. J Clin Microbiol, 2009, 47: 645-651.

[94] Peyrefitte CN, Boubis L, Coudrier D, et al. Real-time reverse-transcription loop-mediated isothermal amplification for rapid detection of rift valley Fever virus [J]. J Clin Microbiol, 2008, 46: 3653-3659.

[95] Smith MR, Schirtzinger EE, Wilson WC, et al. Rift Valley Fever Virus: Propagation, Quantification, and Storage [J]. Curr Protoc Microbiol, 2019, 55: 92.

[96] Anderson GW, Jr, Saluzzo JF, Ksiazek TG, et al. Comparison of in vitro and in vivo systems for propagation of Rift Valley fever virus from clinical specimens [J]. Res Virol, 1989, 140: 129-138.

[97] Cêtre-Sossah C, Zeller H, Grandadam M, et al. Genome analysis of Rift Valley fever virus, Mayotte [J]. Emerg Infect Dis, 2012, 18: 969-971.

[98] Al-Hazmi A, Al-Rajhi AA, Abboud EB, et al. Ocular complications of Rift Valley fever outbreak in Saudi Arabia [J]. Ophthalmology, 2005, 112: 313-318.

[99] Mansfield KL, Banyard AC, McElhinney L, et al. Rift Valley fever virus: A review of diagnosis and vaccination, and implications for emergence in Europe [J]. Vaccine, 2015, 33: 5520-5531.

[100] Faburay B, LaBeaud AD, McVey DS, et al. Current Status of Rift Valley Fever Vaccine Development [J]. Vaccines, 2017: 5.

[101] Warimwe GM, Gesharisha J, Carr BV, et al. Chimpanzee adenovirus vaccine provides multispecies protection against Rift Valley fever [J]. Sci Rep, 2016: 6.

[102] Antrobus RD, Coughlan L, Berthoud TK, et al. Clinical assessment of a novel recombinant simian adenovirus ChAdOx1 as a vectored vaccine expressing conserved Influenza A antigens [J]. Mol Ther, 2014, 22: 668-674.

第十七章
克里米亚 - 刚果出血热

克里米亚 – 刚果出血热（Crimean Congo hemorrhagic fever，CCHF）是人类最严重的病毒性疾病之一，是由正克里米亚 – 刚果出血热病毒（Crimean–Congo hemorrhagic fever orthonairovirus），原名克里米亚 – 刚果出血热病毒（Crimean–Congo hemorrhagic fever virus，CCHFV），引起的蜱传动物源性传染病。CCHF 于 1944~1945 年在克里米亚的苏联军人中首次暴发（克里米亚出血热，CHF），此后通过新生小白鼠分离到病毒（CHF 病毒，CHFV），1956 年又从前比属刚果分离到病毒（Congo virus），后证实在克里米亚和刚果引起疾病的病毒是一样的，称之为克里米亚 – 刚果出血热病毒（CCHFV）。

CCHFV 是一种负链 RNA 病毒，属于布尼亚病毒目（Bunyavirales）内罗病毒科（Nairoviridae）。CCHFV 主要的宿主和媒介是以璃眼蜱属（*Hyalomma genus*）为主的硬体蜱，虽然也有少量证据显示其他蜱种，如扇头蜱（*Rhipicephalus*）和革蜱（*Dermacentor*），也可能作为媒介。家畜等脊椎动物和野兔等野生动物可以成为 CCHFV 的扩增宿主。在非洲、南部和东部欧洲、中东和亚洲都有发现宿主璃眼蜱，这些地区都有 CCHF 病例的报告，在我国主要流行于新疆地区，又称为新疆出血热（Xinjiang hemorrhagic fever，XHF）。据估计，每年有 10 000~15 000 人感染 CCHFV，尽管其中大多数是亚临床并未被认识到。

人被携带 CCHFV 的蜱叮咬、接触感染有 CCHFV 动物的内脏、皮毛及血液等体液而感染，还可以通过密切接触 CCHF 病人及其分泌物和排泄物等发生感染。CCHF 临床表现除具有一般病毒性出血热的基本特点外，以皮肤、黏膜出血点和出血斑、消化道出血、鼻腔出血等为特征，病死率在 5%~30%。

===== 第一节 病原学特征 =====

一、病毒分类

国际病毒分类委员会（ICTV）2017 年第 10 次报告，将原布尼亚病毒科升级为布尼亚病毒目（Bunyavirales），新命名的布尼亚病毒目可分为 9 科 13 属。根据新的分类，9 个病毒科中的 4 个，包括汉坦病毒科（Hantaviridae）、内罗病毒科（Nairoviridae）、泛布尼亚病毒科（Peribunyaviridae）和白纤病毒科（Phenuiviridae），都含有对人类有致病性的病毒。内罗病毒科现确定有 1 个病毒属，即正内罗病毒属（*Orthonairovirus*），该属下含 12 个病毒种 35 个不同的病毒。内罗病毒科病毒的一个主要特征是通过蜱传播，这使它们有别于布尼亚病毒目中的其他成员。

内罗病毒科病毒根据抗体交叉反应分为 7 个血清型，其中最重要的是 CCHF 血清群和正内罗绵羊病病毒（Nairobi sheep disease orthonairovirus）。CCHF 血清群包括 CCHFV、Hazara 病毒（HAZV）和 Khazan virus（KHAV）。正内罗绵羊病病毒包括内罗毕羊病毒（Nairobi sheep disease virus，NSDV）、Dugbe 病毒（DUGV）和 Kupe 病毒（KUPV）。内罗病毒中只有 3 种成员是已知的与公共卫生有关的病原体，即 CCHFV、DUGV 和 NSDV，后者主要是绵羊和山羊的病原体，DUGV 在人类中引起轻微的发热性疾病和血小板减少症。

二、形态结构和理化特性

负染色电镜观察鼠脑和细胞培养的 CCHFV 颗粒呈球形，直径为 90~105 nm，经戊二醛固定后可见明显的 8~10nm 长的表面突起。在 CCHFV 感染的细胞中可以看到高尔基体和空泡的扩张和增殖，在高尔基体中可见直径 85~95 nm 的圆形或椭圆形颗粒，病毒在高尔基体膜上装配，含病毒的空泡移动到细胞表面，通过芽生把病毒释放到细胞外。病毒颗粒的核心通常是电子透明的，在颗粒的表浅切面中可以看到宽 9~10 nm 的有规则排列的链。细胞内的病毒颗粒与胞外颗粒有显著性差异，后者密度更均匀并显示出发达的外部边缘。

病毒粒子由四种结构蛋白组成，即两个内部蛋白：转录酶蛋白和核蛋白，以及插在病毒膜内的两个外部糖蛋白，糖蛋白组成的钉状物布满病毒脂膜，负责病毒粒子与细胞受体的结合。病毒基因组片段被核蛋白包裹，基因 5′–UCUCAAAGA 和 3′–AGAGUUUCU 末端的 9 个核苷酸互补序列在所有内罗毕病毒中都是保守的，末端核苷酸之间的链内碱基配对可以形成稳定的柄状结构和非共价闭环状 RNA 分子，有助于布尼亚病毒基因组的圆形外观。

CCHFV 有很强的抗冻能力，但当暴露在 60℃ 15 min 或 37℃ 7 h 会失去活性，病毒 RNA 对脱氧胆酸钠、氯仿和乙醚特别敏感。

三、病毒基因组结构

CCHFV 基因组为单股、负链、分节段 RNA，根据基因组的大小划分为大（Large，L）、中（Middle，M）、小（Small，S）3 个节段，L 片段编码 RNA 依赖 RNA 聚合酶（RdRP）、S 片段和 M 片段分别编码核蛋白（NP）和糖蛋白（GP）。L、M 和 S 片段的 5′ 和 3′ 末端都存在互补的非编码区（non-coding regions，NCRs），通过其他布尼亚病毒的推测，末端碱基配对提供了与病毒 RdRp 相互作用的功能性启动子区。完整的 NCRs 序列在不同的病毒片段之间有所不同，但都能够启动基因组的衣壳化、转录、复制并包装成新的病毒粒子。

S 片段（~1.6 kb）编码 NP，负责 RNA 结合。病毒 RNA 的包装涉及 NP 的寡聚化，蛋白质的头尾相互作用形成一个螺旋结构。直到最近，CCHFV 的三个片段每一个都被认为编码一个蛋白质。然而，第二个蛋白质，非结构的 S（NSS），在 S 片段中在与 NP 基因相反的方向编码，表明 CCHFV 可能是双义病毒。然而，CCHFV 中的双义编码包含重叠的编码区。这与布尼亚病毒和沙粒病毒中的双义编码不同，这两种病毒中的病毒蛋白以相反的方向编码，并被一个作为转录终止信号的基因间区分开。

M 片段（~5.4 kb）编码病毒糖蛋白 G_N 和 G_C，与其他布尼亚病毒一样，合成多蛋白前体经过蛋白水解切割后产生成熟的糖蛋白。G_N 对于 G_C 具有类似伴随的功能，G_N 必须存在才能发生正确折叠。CCHFV 糖蛋白含有大量半胱氨酸残基，表明存在多个二硫键和一个复杂的二级结构。G_N 的 N 末端具有黏蛋白样特征，有广泛 O 糖基化（O-glycosylation）的潜在可能，类似于存在于其他病毒糖蛋白中的黏蛋白结构域，尤其是埃博拉病毒的糖蛋白，埃博拉病毒糖蛋白中的黏蛋白样区域已被证明在细胞圆形表型和免疫逃避方面发挥重要作用。目前尚不清楚这一结构域在 CCHFV 发病机制中是否起重要作用，但作为病毒编码的唯一膜蛋白，G_N 和 G_C 与细胞表面受体相互作用介导病毒进入细胞，并作为中和抗体的靶标。

CCHFV 和其他内罗毕病毒的 L 片段几乎是其他布尼亚病毒 L 片段的两倍，其单个开放读码框长度超过 12 000 个核苷酸，编码一个近 4000 个氨基酸的多聚蛋白。CCHFV L 聚合酶与一个高保守的卵巢瘤样蛋白酶（ovarian tumor-like protease，OTU）结构域（35-152 氨基酸）和一个 C2H2 锌指型结构域（606-632 氨基酸），存在于所有的 CCHFV，提示内罗病毒 L 蛋白除了已知的布尼亚病毒具有的聚合酶功能外，可能还有其他功能。

CCHFV 的 S 片段与其他布尼亚病毒的相当，但 M 和 L 片段明显大于其他布尼亚病毒。基因组片段或病毒 RNA 被 NP 和 L 蛋白包裹形成基因组核糖核蛋白复合物（RNP）。基因组 RNPs 通过获得脂质包膜和表面糖蛋白 G_N 和 G_C 被包装成病毒颗粒，利用 G_N 和 G_C 的可溶性胞外结构域进行的研究表明 G_C 在与靶细胞结合中起主要作用。病毒通过网格蛋白依赖性内吞作用进入宿主细胞，一旦进入细胞质，病毒 RdRp 与蛋白质壳体包裹的基因组片段相互作用，合成互补正链中间体，用作负链合成的模板。成熟病毒颗粒的出芽发生在高尔基体内。

四、分型

1970 年首次命名 CCHFV 时，认为来自不同地理区域的病毒抗原结构是无法区分的。然而，核酸序列分析技术的发展揭示了 CCHFV 广泛的遗传多样性。通过对 S 片段进行部分或全序列测定分析，可以鉴定出世界上不同地理区域存在的不同基因型的 CCHFV 毒株，从而促进了相关流行病学研究。最近也有一些基于 M 片段的分型研究。根据这些研究，已经鉴定了 8 个遗传谱系。

第一个欧洲谱系包括在东欧发现的病毒，覆盖了从巴尔干半岛通过土耳其再到俄罗斯的区域。这些病毒与其他分支的病毒明显不同，包括含有 2002 年在邻国伊朗 CCHF 暴发检测到的病毒。

从希腊的扇头蜱（Rhipicephalus bursa）中分离到 AP92 病毒，与欧洲毒株不同，AP92 形成了一独立支系，而且致病性较低。这种遗传差异可能归因于不同种类的蜱媒和（或）邻近山脉的遗传隔离。

第 3 支由来自中亚的哈萨克斯坦、塔吉克斯坦、乌兹别克斯坦和中国的毒株组成，它们是密切相关的。系统发育分析表明，中国 CCHFV 分离物可分为 3 个群，其中一个群与尼日利亚分离物的亲缘关系更近。

来自伊朗、马达加斯加和巴基斯坦的分离物形成了第 4 个支系。部分 S 段核苷酸序列显示在伊朗发现的一些病毒株与来自巴基斯坦和马达加斯加的毒株聚集在不同的谱系，表明至少有两个 CCHFV 谱系可能在伊朗共同传播。

在伊朗发现的其余毒株与来自塞内加尔、毛里塔尼亚的病毒株密切相关，它们共同形成了第 5 个支系。

最后，非洲有 3 个不同的支系：首先是来自塞内加尔、毛里塔尼亚和南非的毒株，其次是来自尼日利亚和中非共和国，第 3 个是来自乌干达。

这些分型表明，特定的 CCHFV 谱系可以跨越很大的地理距离。例如，密切相关的病毒可以在南非和西非或在伊拉克和中国发现，在某些地理区域也可以发现多种病毒遗传谱系。CCHFV 感染的牲畜（或未感染牲畜携带感染的蜱）通过贸易而流动，可以解释病毒基因谱系在区域内的流动。CCHFV 基因谱系的迁移，特别是跨越更远的距离以及畜牧贸易不相连的区域，也可能涉及迁徙的动物或候鸟，这些动物和鸟或感染有病毒或携带病毒感染的蜱。尽管一些研究表明鸟类尚未感染 CCHFV，但鸵鸟和几种西非地面觅食的鸟类已经表明易感染病毒，也可以不被感染，但随着自身的活动而移动附着在身上的感染蜱。如对主要候鸟迁徙路线的研究表明，这种迁徙方式可以为西非和南非地区之间的病毒谱系联系提供合理的解释。

然而，病毒的全基因组测序显示，随着 M 片段交换的增多，CCHFV 表现出更大的多样性。CCHFV 广泛的地理分布与在不同地理区域的病毒分离株间的遗传多样性相关，病毒分离株的 S 和 L 片段的序列差异分别为 20% 和 22%，而 M 片段序列差异可以高达 31%。

此外，分节段基因组 RNA 病毒会发生基因重配，从而导致遗传多样性。CCHFV 基因组的分段特性，当两个以上病毒共同感染同一细胞时有发生基因交换的可能。在蜱或脊椎动物被不同病毒株共同感染的过程中，基因组之间的重配在该病毒多样性的形成中发挥了作用。在 CCHFV 中，S 和 L 片段的重配发生在同类群内，S 和 L 片段可以共同进化，M 片段间的重配不限于同类群并可能导致新的基因型。

第二节　流行过程与特征

从 12 世纪开始，塔吉克斯坦就已经发现了几例与 CCHF 相关的疾病，但关于这种疾病的第一份记录报告是在 1944 年发表的，当时在克里米亚半岛的苏联军队中发生了急性发热疾病并多数伴有出血和休克，故称之为克里米亚出血热（Crimean hemorrhagic fever，CHF），约 200 名军人住院治疗，约 10% 死亡。前往进行调查的研究人员注意到，由于大面积的耕地在德国占领期间被遗弃，野兔及其他蜱的野生动物种群数量增加，参与恢复农业生产的士兵和农场工人遭受了大量蜱的叮咬，提示是一种由蜱传播的感染。受限于无法培养致病因子，直至 1967 年发现注射 CHF 患者的样本或受感染的蜱会使小鼠发生致死性疾病。用乳鼠培养病毒、滴定样品和生产抗原进行免疫学检测，使得有关 CHF 病毒（CHFV）在自然界中的循环、检测人和动物血清中是否存在病毒特异性抗体的研究迅速增加。到 20 世纪 60 年代末，苏联研究人员选择了从病人分离到的 Drozdov 毒株作为 CHFV 的标准参考毒株。

1969 年认识到 Drozdov 病毒与 1956 年从刚果民主共和国分离并命名为刚果病毒（Congo virus）在血清学上相同，至此，这种疾病已知的地理范围进一步扩大。自从在刚果民主共和国发现病毒以来，Congo virus 已经从尼日利亚和乌干达的动物和蜱中发现，并在非洲广泛传播。1970 年，将这些病毒统一命名为 CCHFV。

到目前为止，CCHFV 是引起人类疾病的所有蜱传病毒中地理分布最广泛，是仅次于登革病毒的第二种广泛分布的对人类具有致病性的虫媒病毒。2017 年，世界卫生组织更新了地图（WHO：Geographic Distribution of Crimean–Congo Haemorrhagic Fever 2017），总结了 CCHFV 的地理分布，根据所增加的风险评估措施，从病毒学和血清学证实为 CCHFV 并且有媒介蜱存在以及病例的数量，对这些国家进行评估。

一、传染源

蜱是传播媒介也是宿主：CCHFV 只能在硬蜱中持续存在。实验研究表明，当软蜱实验性感染 CCHFV 时，病毒不能传播到组织中，也不能跨发育阶段持续存活。没有证据表明蚊子或除硬蜱以外的其他节肢动物是 CCHFV 的合适宿主。未受感染的蜱在吸食病毒血症的动物、或与受感染蜱共同吸食动物血液时，受到感染。CCHFV 可以在蜱的整个生命周期中持续存在，也可以垂直传播给下一代，因此，蜱既是媒介也是宿主。

CCHFV 已在多种类蜱中检测到，但只有少数被证明是病毒的媒介和宿主。CCHFV 地理分布与已知的璃眼蜱属蜱的分布具有良好的重叠性，表明璃眼蜱属的一些种类参与了其自然循环。虽然 CCHFV 也在非璃眼蜱种类中检测或分离到，如扇头蜱属（Rhipicephalus）、革蜱属（Dermacentor）和硬蜱（Ixodes），仍然没有证据表明这些蜱在自然界中传播病毒或支持病毒的活跃聚集。相反，非璃眼蜱种类可能如同宿主蜱一样以同一寄主为食而获得病毒，但这样的感染可能是溢出的结果，而对于病毒在自然界中的维系或传播并不重要。

脊椎动物扩增宿主：CCHFV 在自然界中存在于地方性蜱 – 脊椎动物宿主 – 蜱循环中，脊椎动物在感染后不到 2 周内就会发展为病毒血症，并可以将病毒传播给吸血的蜱，脊椎动物是 CCHFV 的扩增宿主。血清阳性率调查表明大型食草动物最容易受到感染。小型脊椎动物如野兔和刺猬对维持病毒种群很重要，因为它们经常感染幼虫阶段的蜱，然后这些蜱会在生命的不同阶段将病毒垂直传播。大型脊椎动物可以在同一时间感染几十只蜱虫，也可以通过水平传播扩大病毒范围。

几乎所有家畜和野生脊椎动物都容易感染 CCHFV。曾有过几起 CCHF 疫情与穆斯林宗教节日宰牲节有关，因为在此期间数百万牲畜被输入城市并被宰杀。大多数感染 CCHFV 的脊椎动物只出现短暂性病毒血症，而没有明显的疾病，CCHFV 哺乳动物宿主的鉴定主要依赖于从家畜或偶尔从野生动物身上采集的血清中检测到病毒特异性抗体。家畜血清学调查一直是了解 CCHFV 流行区域的传统方法。一般来说，这些研究已经表明家畜中的抗体阳性与人类病例的发生有关，动物携带蜱的百分比随着蜱寄生率的季节性变化而变化，成年动物比幼年动物更常发现血清阳性。通过血清学调查和其他生态学研究，发现了野生和家养动物宿主。

鸟类在维持和传播 CCHFV 中的作用：璃眼蜱和其他多宿主寄生蜱的幼虫和若虫经常从地面觅食的鸟类身上吸血，并且在蜕皮时通常附着在它们身上。但没有证据表明被 CCHFV 感染的蜱吸食的鸟类会产生病毒血症，鸟类显然不是病毒复制的宿主。一些研究人员未能在南非 37 种不同的野生鸟类身上检测到 CCHFV 抗体，在实验接种 CCHFV 的鸟中未发现病毒血症。然而，鸟类却可通过携带感染了 CCHFV 的蜱飞行数百千米导致疾病的传播。

在南非 CCHF 的一个独特特征是疾病发生在鸵鸟养殖场的工人中，这些工人在屠宰和剥皮的过程中接触了蜱。一项调查发现存在 CCHF 的农场里约有四分之一的鸵鸟体内有 CCHFV 的抗体，但是其他种类的 500 多只鸟类中均没有显示病毒感染的迹象。实验性感染表明，鸵鸟会产生数天的足够高滴度的病毒血症，从而会起到传播病毒的作用。

二、传播途径

蜱的传播：CCHFV 在蜱之间可经卵垂直传播，也可以宿主动物为媒介进行水平传播。CCHFV 的蜱媒在从幼虫→若虫→成虫的蜕变过程中，其组织中的病毒能够复制，在其交配过程中可以将病毒从成年雌性传播到卵或从成年雄性传播到雌性。蜱通过吸血摄入被感染血液中的病毒后，CCHFV 在蜱的中肠内壁复制，然后扩散到多种不同的组织，在唾液腺和生殖器官达到最高滴度。因为雌性蜱可以产下数千枚卵，即使是很低的传播率，也足以维持大量受感染蜱的数量。

在一些脊椎动物中，被感染的蜱叮咬后，病毒会在组织中复制并在血液中扩散，为其他蜱提供了感染来源。存在于蜱唾液中的病毒还可以直接传播到附近进食（共同喂养）的其他蜱，因为它不需要宿主动物为病毒血症，但可以导致病毒在蜱之间的传播。蜱唾液中存在的物质似乎通过共同喂养增强了病毒的传播。在成年雌性中，这种直接的感染病毒可能会加强经卵巢传播的概率。

未成熟的蜱一旦完成了吸血，可能会在蜕皮到下一个龄期时留在宿主身上或者脱落、蜕皮、寻找新的宿主。璃眼蜱属的某些种类，如边缘璃眼蜱（Hyalomma marginatum）是"双宿主"蜱，幼虫和若虫以啮齿动物、野兔、地面觅食的鸟类或其他小动物为食，但成年时以羊、牛和其他大型哺乳动物为食。其他种类是"三宿主"蜱，每次蜕皮都会从宿主脱落。

因此，特定的蜱—宿主周期对 CCHFV 在自然疫源地的循环有很强的影响。一些种类等待被动地遇到脊椎动物（潜伏蜱），但璃眼蜱是一种狩猎蜱，可以搜寻到 400 m 的范围寻找宿主（包括人类），为了吸饱血，雌性蜱可以在宿主身上停留数周。因此，将病毒传播给以同一动物为食的其他蜱的可能性增加了。一些边缘璃眼蜱携带病毒贯穿其各个生命阶段，因此是真正的 CCHFV 自然宿主。

动物传播：CCHFV 通常在地方性蜱—脊椎动物—蜱的循环中自然循环，而不被注意。CCHFV 已经从许多家养和野生脊椎动物中分离出来，包括牛和山羊、绵羊、野兔、刺猬，甚至还有家养狗。几种野生哺乳动物的血清中都有抗 CCHFV 的抗体，血清流行病学研究也在欧洲、亚洲和非洲各地的家养牛、马、驴、绵羊、山羊和猪中检测到抗 CCHFV 的抗体。总之，脊椎动物作为媒介蜱的血液来源是必不可少的，并且在 CCHFV 的维持和传播中涉及到的脊椎动物种类非常广泛。

璃眼蜱和其他蜱类媒介在其成熟过程中对从大小动物吸血的需求，有助于解释 CCHF 的一些流行传播特征。在小型哺乳动物如野兔和刺猬以及大型哺乳动物，如羊和牛充裕的地区，病毒可以悄无声息地传播，人的病例只是因农牧民接触牲畜时被感染病毒的蜱叮咬偶尔发生。相比之下，如果一个地区有很多小型哺乳动物，但很少有大型哺乳动物，任何进入该地区的人都可能被觅食的成年蜱主动发现，导致大量的感染。这似乎是 1944 年克里米亚的情况，在德国占领期间野兔在废弃的农场大量繁殖而牲畜的数量急剧减少，导致在进驻的士兵以及在该地区重新安置的集体农场工人中病例激增，反映了成年璃眼蜱寻找大型动物作为吸血来源的迫切需求。

三、易感人群

人类是 CCHFV 的终末宿主，人类通过蜱叮咬或在裸露皮肤上挤压感染的蜱而被感染，也可通过皮肤或黏膜接触感染动物的血液或组织而感染。疾病最常见于春季和夏季，此时正值璃眼蜱和其他媒介蜱的成熟阶段，在寻找转变为成虫所需的血液。在温暖的冬季过后经常会看到病例数量的增加，而这有利于被感染蜱的存活。

牲畜和屠宰场工作人员以及在流行地区参与屠宰的人员，职业暴露危险，使感染的风险增加。据报道，CCHF 在阿富汗、伊朗和巴基斯坦流行，尤其是在游牧民及其牲畜经常流动的边境地区。在巴基斯坦境内以及巴基斯坦、伊朗和阿富汗之间进行的动物和动物皮毛的交易过程中，人们处理动物或动物皮毛、屠宰感染的牲畜并与蜱或 CCHF 患者密切接触，成为 CCHFV 在人群中传播的主要原因。

医疗机构中存在 CCHFV 在人与人之间的传播，导致医护人员中的高感染率。发生在医护人员间的感染通常是由于在医院工作时接触了 CCHF 病例的血液或身体分泌物所致。缺乏足够的个人防护还发生过因液体飞溅和针刺伤造成的传播。然而，大量研究已经表明标准的屏障护理方法足以防止 CCHF 在病人护理环境中的传播。法国和英国都发生过输入性 CCHF 病例，但没有进一步的人际传播。在俄罗斯有过几例怀疑为气溶胶传播，但没有找到确切的证据。有几例母婴传播病例的报告，新生儿出现严重出血综合征并死亡，但更多类似情况没有受到感染，表明病毒并非在所有病例中都垂直传播。人们在有地方性流行的国家或地区旅行时也存在感染的风险。综合文献回顾显示，在 1960 年至 2016 年间报道了 21 例输入性病例，其中 12 例死亡，4 例为继发性（医院）感染。

四、影响因素

璃眼蜱偏爱干燥的气候和干旱的植被，富有小型和大型哺乳动物的地区能够支持这种蜱的食血性和生命周期的不同阶段。环境因素（如气候）和人类行为是一个地区内建立和维持 CCHF 地方性流行的决定性因素。人类可通过改变土地使用、娱乐活动，以及转移和买卖感染的家畜来改变 CCHFV 的传播风险。

五、地区分布

CCHF 的地理分布与硬蜱特别是璃眼蜱属相一致。在欧洲，边缘璃眼蜱是 CCHFV 的主要媒介，而亚洲璃眼蜱（Hyalomma asiaticum）则为亚洲地区的主要媒介。2006 年，在荷兰和德国南部首次检测到边缘璃眼蜱，2011 年，印度首次报道了与小亚璃眼蜱（Hyalomma anatollicum）有关的 CCHFV。由于璃眼蜱分布广泛，可以作为宿主的动物数量众多，以及地中海国家有利的干旱环境和植被，还拥有大大小小的哺乳动物，CCHF 的发病率在未来几年中有可能会增加并蔓延到尚未受到感染的地区。

目前，CCHF 在许多地区流行，如非洲、亚洲、东欧和中东。CCHFV 的分布范围覆盖了蜱传病毒最大的地理范围，来自 4 个地区超过 30 个国家有病毒分离和（或）疾病的报告。

欧洲：自从认识 CHF 并于 1967 年成功分离到病原，使得有关 CHFV 的研究迅速增加，更多的病毒被分离到，从 2002 年到 2008 年发病率明显上升，确诊病例超过 1 000 例，病死率为 3.2%，CCHFV 已成为欧亚大陆公众健康的严重威胁。

1953—2008 年期间保加利亚报道超过 1500 例 CCHF 病例，人的感染主要发生在春夏季东部地区从事农业和其他易发生蜱暴露工作的人群。在疾病最流行地区的牲畜中检测到了 CCHFV 特异性抗体，并且在 900 只蜱样本中经 RT-PCR 检测到 2% 的阳性。保加利亚西南部最近报道了一聚集性病例的疫情，是在之前从未发生过疫情的地区。

CCHF 是整个巴尔干半岛的地方病。20 世纪 50 年代早期，科索沃爆发了疫情并持续有病例报告。1995 年到 2013 年间，科索沃共报告 CCHF 病例 228 人，病死率 25.5%，2013—2016 年期间又有 32 名患者接受治疗，其中 11 人死亡。在流行地区的牲畜和人中有 10%~20% 检测到病毒特异性抗体。1986 年，阿尔巴尼亚首次认识 CCHF，此后发生过零星病例和暴发。

希腊于 1975 年首次发现 CCHFV，是从山羊身上的囊形扇头蜱（Rhipicephalus bursa）中分离出病毒株 AP92。尽管在当地人群中检测到 CCHFV 抗体，但在随后的 33 年内没有发现任何病例，因此提出与其他 CCHFV 分离株有显著序列差异的 AP92 并不致人类疾病。2007 年，在土耳其巴尔干地区一名患有轻度 CCHF 的儿童感染了类似 AP92 的病毒，这一发现部分证实了这一假设。当地血清学调查发现有 38 人 CCHFV IgM 抗体阳性但没有疾病史。2008 年，希腊报道了第一例 CCHF 病人，患者住在保加利亚边境附近，被蜱叮咬后患上了病毒性出血热，这种病毒与巴尔干地区分离的病毒株密切相关。

2004 年匈牙利发生一例人病例。2012 年初，西班牙研究人员报告从野鹿身上的 H. lusitanicum 蜱中检测到 CCHFV RNA，并显示与非洲毒株密切相关，表明其可能由候鸟传入。2016 年，西班牙报告了两起本地病例，病人是被蜱叮咬而感染，第二个病例是在护理第一起病例时受感染的护士。这些本地病例表明了 CCHFV 地理分布的扩大。

亚洲：1970 年，伊朗首次在羊和牛身上检测到抗体，但首例 CCHF 确诊病人是在 1999 年。此后，伊朗病例显著增加，自 1999 年以来，31 个省中有 26 个报告了 CCHF 病例，只有五个省没有人病例报告，但其中至少两个省有携带 CCHFV 的牛和蜱。伊朗一些疫情爆发期间曾有医源性感染的报告。在伊朗建立了全面的人和动物 CCHF 监测计划后，2000~2015 年间共报告了 3817 例疑似人感染病例，其中 1068 例经实验室确诊，病死率为 14%。对 5842 份家畜血清进行 IgG 检测，阳性率 35.8%，其中与阿富汗和巴基斯坦接壤的两个省感染率最高。

CCHF 在巴基斯坦呈地方性流行，病例数为亚洲第四，继土耳其、俄罗斯和伊朗之后。病例通常出现在 3~5 月和 8~10 月，曾报告过几次暴发疫情，疫情传播范围很广。2017—2018 年期间在巴基斯坦 4 个省检测到 CCHFV 感染，人和家畜血清阳性率分别为 2.7% 和 36.2%，乡村地区人抗体阳性率最高。此外还观察到骆驼 CCHFV 抗体阳性率高于其他动物，表明骆驼在巴基斯坦 CCHFV 传播中的重要性。

CCHFV 在阿富汗流行并广泛传播，每年报告 5~50 例人的病例，第一例报告于 1998 年。在 2007 年到 2018 年间，国家监测系统报告 CCHF 病例 1 284 例，病例的职业构成主要是家庭主妇、医护人员、牧羊人和屠夫。监测结果表明 CCHF 在阿富汗显著上升，血清学调查发现周边地区的牛和羊体内有高水平特异性的 IgG。

2011 年初，印度发现了首例 CCHF 病例，暴发了医院感染。最近的血清学调查和小亚璃眼蜱（H. anatolicum）的取样显示当地牲畜中存在感染。2018 年，蒙古报告了从亚洲璃眼蜱中检测到 CCHFV S 基因和完整 M 片段，系统发育分析显示 S 与来自中亚的 CCHFV 聚在同一分支，而 M 则与来自非洲、亚洲和中东的病毒聚集在一起。这项研究证实了 CCHFV 在蒙古的存在，并提供了感染风险的信息。

中国新疆地区在 1965 年发生以发热、出血、休克等临床症状、致死率很高的传染病，调查研究显示是一种蜱媒传染病，称之为新疆出血热（XHF）。随后的形态学和血清学研究表明其致病因子 XHF 病毒（XHFV）与 CCHFV 相同。截至目前，中国 CCHF 病例只有来自新疆的报告。虽然新疆地区已多年未发生人间疫情，但近些年从媒介蜱中分离到 CCHFV 或检测到病毒核酸说明在新疆地区依然存在疫源地。

中东：20 世纪 70 年代，在人、牛和羊的血清中发现了特异性抗体，首次证实 CCHFV 在伊朗的存在，病毒抗原在德黑兰一个屠宰场的羊身上发现，并且从硬蜱中分离出病毒。1999 年首次发现人病例，此后大多数省份都有报道。

在阿拉伯联合酋长国（UAE），CCHF 首次报道于 1979 年，6 例病人是迪拜一家医院的工作人员。1994 年，在 UAE 的屠宰场工人中发生了一次流行，血清学调查发现该地区饲养的许多牲畜都有 CCHFV 抗体，而进口动物则呈阴性。1998 年 1 月至 2013 年 10 月，UAE 又报告了 5 例病例并有 2 例死亡。1989 年至 1990 年间在麦加的一项调查，包括对屠宰场工人的血清学调查，确定了 40 例 CCHF 病例并且有 12 例死亡，显著的危险因素包括接触动物血液或组织。沙特阿拉伯 CCHF 的流行病学和分布情况尚不清楚，但有报道称由于买卖和进口感染的牲畜发生了 CCHF。根据 2010 年在士兵中的调查，有 0.6% 呈 CCHFV IgG 阳性。在吉达海港对进口牲畜和与这些动物有接触史的人进行的一项研究中，在 0.8% 的人身上检测到了 CCHFV 抗体。此外，从苏丹进口的动物血清抗体阳性率最高。

在伊拉克，CCHF 最早报告于 1979 年，巴格达地区共报告了 10 例并有 7 例死亡。1980 年，在苏莱曼尼省也报告了几个病例。根据已发表的报告，1998—2009 年间，每年确诊病例数从 0 到 6 例不等，然而 2010 年一个省在 3 周的时间里共报告了 11 例确诊病例和 28 例疑似病例，病死率为 36%。

科威特在 1979 年 12 月至 1982 年 10 月间，两家医院检测的血清样本中有 4% 为 CCHFV 抗体阳性，到目前为止还没有人病例的报告。20 世纪 90 年代中期，在阿曼发现了人类感染病例，随后对牲畜和蜱的调查证实了病毒在当地的传播。2014 年 10 月，阿曼共报告了 18 例人病例，包括 1 死亡病例。2015 年，该国报告有 16 人感染了 CCHFV。所有的 CCHF 病例都是通过屠宰动物或接触牲畜感染。

自从 2002 年土耳其东部黑海地区出现了第一例 CCHF 病人，此后病例数持续上升，截至 2015 年底，报告病例数已超过 9 700 例，平均病死率约为 5%。大多数病例发生在土耳其中部和东部的安纳托利亚高原地区，那里的血清学调查发现近 80% 的家畜有特异性抗体，从大约 20% 的璃眼蜱分离到病毒。最近对这个高流行地区的 3500 多名居民进行血清学调查发现有 10% 的阳性率，表明发生了许多亚临床感染，高龄、农业耕作和蜱叮咬史是血清阳性的危险因素。

非洲：如前所述，CCHF 最早于 1967 年在非洲鉴定，是 1956 年从刚果一男孩血液样本分离得到 Congo virus，后证实与 CHFV 相同。在接下来的几年里，Congo virus 也从病人血液标本、家养山羊和牛的血清样本以及从乌干达和尼日利亚的各种璃眼蜱中发现。最近从刚果民主共和国一病例中发现的病毒分析表明同样的病毒仍在传播。

非洲大多数 CCHF 病例报告自南非，1981 年南非发现的第一个病例是一男孩外出野营归来头皮上有一只璃眼蜱，死于出血热。1985 年，在接触牛羊的农民和其他人群中发现了更多的病例，其中许多人报告了蜱叮咬的情况。随后又暴发了医院的感染。生态学研究表明 CCHFV 在南非多种野生动物和家畜中传播。对来自 87 个物种近 4 000 份血清样本分析显示，丛林野兔、水牛及其他大型动物体内存在 CCHFV 抗体，表明病毒在野生脊椎动物中存在并溢出到家畜中。1985 年，在暴发疫情的奶牛场，存在璃眼蜱的地方近 30% 的牛血清 CCHFV 抗体阳性，而在没有观察到蜱类的沿海地区几乎没有发现阳性。

2008 年苏丹首次暴发 CCHF 是在一家医院的医护人员中，这次疫情共报告了 10 个病例，8 例患者经血清学调查显示感染了 CCHFV。通过对牛的血清学调查，确定了牛感染病毒后成为潜在的疾病危险因素。在肯尼亚，通过 RT–PCR 从牲畜体内采集的璃眼蜱检测到病毒基因，并在当地居民体内检测到抗体。在毛里塔尼亚，CCHF 于 1983 年首次出现，2019 年又报告两个牛饲养员感染 CCHFV 的病例。2014 年在突尼斯的一项调查，181 名发烧患者中有 5 例病人血清 CCHFV IgM 增高，提示最近有暴露，在 38 名屠宰工人中有 2 例 CCHFV IgG 阳性，血清阳性率为 5.2%，在蜱和血清中未检测到 CCHFV。2016 年，在加纳屠宰场工人中检测到了 CCHFV 特异性抗体，并且从牛身上采集的蜱中检测到病毒核酸，表明 CCHF 在加纳的存在。2017 年，马里检测到两例 CCHFV 感染的病人，之前只是从马里的蜱中检测到 CCHFV 基因，说明 CCHFV 在非洲流行区域扩大。

六、时间分布

病例数量在春季和夏季有所增加，这也是成年璃眼蜱需要进食完成其生命周期的时间，特别是在前一个冬季天气温和的情况下，导致受感染蜱的存活率增加。CCHF 在中国新疆的流行也显示明显的季节性，病例主要发生于春季，在 4~6 月中旬，这与该地区成年蜱活动的高峰时间一致。一般来说，干旱缺雨雪的年份，蜱数量增加，容易发生 CCHF 的流行。

在中东国家，经过检测表明季节性 CCHF 与穆斯林祭祀节相关。在节日期间，穆斯林祭祀牲畜，如牛、绵羊、山羊或骆驼，通常是自己屠宰牲畜。伊斯兰历法中宰牲节日期，依据公历，每年提前了 10 d。过去，宰牲节是在秋天或冬天举行，但在接下来的 10~15 年里，这个节日会在夏天举行，该时间段动物更容易感染 CCHFV，因为蜱更有可能吸食这些动物。这可能会导致 CCHFV 感染数量的增加，原因是在屠宰动物过程中的无防护操作、对疾病认识的不足以及不受控制的动物在国家内和国家之间的运转。

七、人群分布

一项研究描述了 2002 年至 2007 年间土耳其记载的 1 820 例病例，62% 的患者报告曾与动物有过密切接触。在土耳其，接近 90% 的病例报告发生在农民或屠宰场工人。研究还表明，抗 CCHF IgG 抗体阳性率在老年患者及社会经济地位较低的患者中较高，病例有蜱叮咬史。人类病例多发生在男性身上，这应该与农业活动相关，而农业活动在一些高风险国家，如中东，大多由男性从事。

医护人员和实验室工作人员是第二类受 CCHF 感染影响最严重的人群。2002 年至 2014 年间，土耳其 9 个地点大规模的回顾性研究，在此期间医护专业人员治疗护理了 4869 名确诊 CCHF 的病例，有 51 个医护人员意外暴露，其中 25 例确诊为继发性病例，病死率为 16%。在大多数病例中，感染是因针刺损伤引起（62.7%），其次是医护人员的黏膜接触了感染的生物体液（23.5%），针扎损伤后的传播率约为 25%。

第三节　致病机制

虽然 CCHFV 可以感染几种哺乳动物，但似乎只能在人类引起疾病。1944 年，CCHF 首次被确诊时主要病理异常为血管功能障碍，导致出血和血浆中的液体流失到间隙中。尸检发现器官中的主要病理过程是由血液循环的紊乱引起，主要是毛细血管和小血管，这也是传染性毛细血管中毒的来源。

毛细血管脆性是 CCHF 的常见特征，提示内皮细胞受到损伤。内皮损伤可以解释特征性皮疹，并通过刺激血小板聚集和脱粒导致止血失败，结果激活了内源性凝血级联。低血小板计数似乎是 CCHF 感染的一致特征，并且在死亡病例中，血小板计数在疾病早期往往极低。事实上，在南非研究中死亡的 CCHF 病例中所有患者的凝血系统功能在早期阶段都有明显异常。这项研究的主要有益结果是认识到弥散性血管内凝血（disseminated intravascular coagulopathy，DIC）是 CCHF 疾病过程的早期和突出特征。

CCHF 中看到的特征性内皮细胞损伤不一定是病毒直接感染内皮细胞的结果。埃博拉出血热的实验室动物研究表明与 CCHF 有许多共同特征，提示血管功能的改变是宿主诱导机制的结果，包括诱导促炎性细胞因子、血小板聚集和脱颗粒、白细胞黏附和激活内源性凝血级联反应。最近在土耳其进行的两项研究发现，CCHF 患者血清中血管激活物，包括血清可溶性细胞间黏附分子 -1（sICAM-1）和可溶性血管细胞黏附分子 -1（sVCAM-1）升高，死亡病例中更高。CCHFV 感染培养的人血管内皮细胞，可引起 ICAM-1 和 VCAM-1 的上调以及 IL-6 和 IL-8 的分泌。

促炎性细胞因子反应在 CCHF 发病机制中的重要性得到了一些报道的支持。在土耳其对轻度和重度病例的研究中，TNF-α 的高血清水平与重症病例有关，而 IL-6 在轻度和重度病例中升高，两种介质的水平在致死病例中都明显高于非死亡病例。同样，在阿尔巴尼亚一例 CCHF 死亡病人血清中 TNF-α、sTNF-R、IL-6 和 IL-10 水平均升高。最近在土耳其和希腊的研究也记录了许多患者出现反应性嗜血淋巴组织细胞增生症，这可能导致全血细胞减少。这种现象可能反映了高水平 Th1 细胞因子对单核细胞的强烈激活。

还有研究发现自然杀伤细胞（NK）似乎在 CCHF 的宿主反应中发挥了作用，血清肝酶水平显示严重病例中循环 NK 细胞数高于轻症病例，其中两例死亡病例的循环 NK 细胞数量最高。另一项研究显示，死亡病例中循环淋巴细胞中的细胞毒性 T 细胞比例高于非死亡病例，这一比例与病毒载量相关。感染 CCHF 的致命患者通常不会产生可检测到的 IgM 或 IgG 抗体，这是否与淋巴细胞凋亡有关还不清楚。

对南非 1981 年至 1987 年诊断为 CCHF 的 50 名患者的临床观察，显示导致死亡的因素包括脑出血、严重贫血、严重脱水以及与长时间腹泻、心肌梗死、肺水肿和胸腔积液相关的休克。死亡的患者出现晚期多器官衰竭，包括脑、肝、肾衰竭和心肺功能不全。肝脏损伤从弥漫性坏死灶到大面积坏死。坏死的肝细胞呈无定形肿块，几乎没有炎症反应，在死亡的病人身上也几乎没有抗体反应的证据。

第四节 实验室诊断

CCHFV 属于生物安全 4 级（BSL-4）实验室操作的病原体，生物安全对于安全及恰当操作来自疑似或确诊的 CCHF 患者的标本至关重要，从事相关工作的人员应接受培训。由于 CCHF 病死率高并极易造成医源性感染，因此早期诊断可以争取治疗的时机和隔离所需的必要时间，还有助于减小二次传播的危险。

病人的病史有助于诊断，尤其是曾经去过流行地区以及蜱叮咬史或曾接触禽畜或病人的血液或组织，是 CCHF 感染的首要指标。由于病理学特点与其他病毒性出血热相似，特异性的诊断需要依据实验室检测。

一、组织病理学

免疫组化和原位杂交分析显示单核吞噬细胞、内皮细胞和肝细胞是主要的感染目标。内脏检查显示浆膜瘀点状出血和肠充血。镜检发现多灶性肝细胞坏死，主要表现为嗜酸性坏死、枯否（Kupffer）细胞增生，整体严重程度为从轻度坏死到大面积肝小叶损伤。脾淋巴细胞凋亡明显，伴有明显的淋巴细胞减少和间质性肺炎。

二、特异性实验室检测

通过细胞培养或使用乳鼠分离病毒、检测样本中的病毒核酸以及检测病毒特异性抗原和抗体（IgM、IgG）有助于诊断的明确。

1. 病毒分离：检测到感染的病毒一直作为诊断的金标准，但 CCHFV 的分离培养需要在 BSL-4 实验室进行。传统的 CCHFV 分离方法是通过小鼠颅内或腹腔接种样本（如急性期病人血液或蜱组织等），细胞培养分离病毒更简便且时间缩短，但敏感性略差，病毒可以用特异性单克隆抗体经免疫荧光试验（IFA）来鉴定。

2. 免疫学检测：1980 年以前用于研究和诊断 CCHFV 感染的血清学试验，如补体结合、免疫扩散和血球凝集抑制等方法缺乏敏感性和可重复性。中和抗体反应用于确认 CCHFV 感染受限于生物安全实验室的要求。这些问题随着间接 IFA 的应用以及用于检测 IgG 和 IgM 抗体的酶联免疫检测方法的发展而得以解决。

由于 CCHF 患者通常在疾病的前 7~10 d 出现病毒血症，病毒特异性 IgM 在发病的第一周可以检测到，之后不久会出现 IgG。因此面对急性病人，可以同时检测病毒和 IgM。病毒特异性 IgM 会在几个月后消失，而 IgG 的持续时间要长得多。新近或目前的感染是通过血清阳转证实，或在双份血清样本中 IgG 滴度 4 倍增加或单份血清样本 IgM 抗体阳性。CCHFV IgG 在有过病史的人体内存在可以作为回顾性诊断。在死亡病例中很少检测到抗体反应，诊断通常通过从血清或肝活检标本中检测到病毒而证实。免疫学试验结合重组 CCHFV 核蛋白已经研发并用于 IFA 或 ELISA 检测感染患者的血清抗体。应用重组 CCHFV 核蛋白作为抗原建立的 μ-捕获和 IgG 免疫复合物（IC）ELISA 方法，检测人血清中 CCHFV 特异性 IgM 和 IgG 显示了很好的特异性和敏感性。

3. 以分子为基础的诊断方法：如逆转录聚合酶链式反应（RT-PCR），为血清学诊断提供了有用的补充，现在常常作为 CCHF 和其他病毒性出血热诊断的首选方法。RT-PCR 可以检测病毒基因成分，高度特异且不需要病毒培养就可以进行诊断。RT-PCR 的高敏感性常常可以从病毒培养阴性的样本中获得阳性结果，还可以用于储存样本进行回顾性调查。由于重症患者可能不产生抗体反应，RT-PCR 是最常用的诊断方法。RT-PCR 检测也大大加强了流行病学研究，例如从野外采集的蜱能够直接检测病毒核酸。RT-PCR 检测所得到的产物还可用于分子流行病学研究，通过这种方法，鉴定了系统发育上不同的病毒变种。在传统 RT-PCR 方法基础上进一步的改进是自动实时检测方法的发展，即实时荧光定量 PCR，相较于传统 RT-PCR 可以降低污染率，具有更高的灵敏度、特异度及更快速。用核蛋白基因引物又开发了一步 Real-Time RT-PCR 方法检测 CCHFV。根据测序结果和基因库中更新的病毒基因序列设计新的引物和探针可以提高检测的灵敏度和范围。

第五节 临床特征

CCHF 的典型病程可以分为潜伏期、出血前期、出血期和恢复期 4 个阶段。

蜱叮咬至疾病发作之间的时间为潜伏期。潜伏期长度会因一些因素而不同，包括病毒的含量和感染的方式。蜱叮咬后常常比较短，1~5 d 不等。接触受感染的血液或组织后 5~7 d 不等，最多 13 d。

几乎所有的病例都有出血前期，常常为突然和急性的，以突发的高热、头痛、肌痛、眩晕为特征。发热可以持续 4~5 d，还可以有腹泻、恶心和呕吐及面部、颈部和胸部的充血，巩膜充血以及结膜炎也可以看到。该临床阶段可以持续 1~5 d 不等，平均 3 d。有些病例在出血前期就不再发展，这样的病例因为不再寻求进一步的医治也有可能漏报。

出血期通常短暂并发展迅速，常常开始于疾病的第 3~5 d。最常见的初始表现是皮肤、结膜和其他黏膜的瘀斑疹，进一步发展为大面积皮肤瘀斑和胃肠道、泌尿道及呼吸道的出，肝脏和脾脏肿大是常见的。其他部位的出血也会发生，如脑内出血以及阴道和腹部肌肉组织出血。死亡通常发生在出血期，因出血、多器官衰竭和休克所致。死亡病例中血小板计数极低，血红蛋白水平下降也是严重疾病的典型症状。

恢复期常出现于疾病发作后的 15~20 d，病人没有出血症状的反复。恢复期患者表现出明显的疲倦、血压不稳定的心动过速、暂时性脱发和记忆损伤等。病人没有出血症状的反复，大多数病人在血和尿液恢复正常后可出院。轻度 CCHF 病例仅有一过性症状，有时可以无可觉察到的症状。

血液学检查显示早期白细胞减少，在发病的第一周出现血小板减少，死亡病例的血小板计数可能极低。血红蛋白水平下降也是严重疾病的典型症状，同时出现凝血异常，伴随凝血酶原时间（Prothrombin time，PT）延长和激活部分凝血活酶时间（activated partial thromboplastin time，aPTT）的延长，以及检测到纤维蛋白降解产物和 D- 二聚体，提示弥散性血管内凝血（DIC）。

进行性肝细胞损害导致血清中肝相关酶的水平升高，如丙氨酸转氨酶（ALT）、肌酸激酶、天冬氨酸转氨酶（AST）和乳酸脱氢酶。半数以上的病人因血管通透性增加而有轻度或显著的蛋白尿和尿沉渣。蛋白尿、少尿、血尿及尿素氮和肌酐的增加表明肾功能不全。

第六节　治　疗

CCHF 患者的护理主要是对症治疗，包括纠正由胃肠道紊乱引起的低血容量和电解质失衡，出血时输注血小板、冰冻血浆和一些红细胞制剂。

病毒唑（ribavirin）是一种具有广谱抗病毒活性的核苷类似物，在体外试验中能抑制 CCHFV 的复制，似乎也可以降低小鼠模型的死亡率，但只有应用于疾病的早期阶段。1985 年和 1995 年，南非和巴基斯坦暴发疫情时，这种药物首次用于治疗 CCHF。在土耳其和伊朗的病例中接受病毒唑治疗的病人，尤其是在早期给予治疗，病人死亡率较低或者恢复较快，因此 21 世纪初期在各种临床指南中推荐用病毒唑。2010 年发表的文献回顾中，包括 11 项观察性研究和总共 955 名患者，证明病毒唑对降低死亡率有效。然而也有一些研究显示其缺乏效果。

WHO 根据其在体外和动物模型中证明有效性的指南，及已发表的回顾性资料和较少数量的不良反应，建议用病毒唑治疗 CCHF 患者。基于令人鼓舞的回顾性数据，一些作者建议卫生专业人员在意外暴露病毒后，尤其是在发生针刺伤时，使用病毒唑进行暴露后治疗。最近的 Meta 分析，评估这种暴露后预防性治疗显著降低了感染的风险。然而，支持使用病毒唑治疗 CCHF 的临床数据并不一致。一些研究报告有效，而另一些报告没有益处。病毒唑治疗 CCHF 疗效的差异可能是多种因素造成的，包括给予可能增加存活性的其他支持性治疗以及症状出现时启动治疗时间上的差异。更大样本量的随机对照试验对于明确病毒唑治疗的效果可能是必要的。

甲泼尼龙（methylprednisolone）是一种合成的皮质类固醇，已获准用于治疗炎症性疾病。甲泼尼龙曾用于人病毒性疾病，如冠状病毒致严重急性呼吸综合征（SARS）和登革热病毒。大剂量甲基强的松龙用于治疗有严重血小板减少症的 CCHF 重症病例，治疗开始后 36 h

内血小板计数增加、48 h 内白细胞计数增加。进一步的研究以确定皮质类固醇的疗效及其影响是必要的。

在 1944—1945 年 CHF 暴发期间，曾经推荐从康复者血浆提取的抗病毒免疫球蛋白用于治疗，但在苏联的评估中没有发现明显的益处。尽管如此，免疫球蛋白疗法被引入保加利亚，并一直沿用至今。1985 年，南非医院感染爆发时，临床医生从康复者血浆制备高免血清注射给 6 名患者，其中 4 名患者症状有短暂好转。同样，在土耳其进行的一项关于高免疫球蛋白治疗的研究描述了治疗后患者的临床改善，但是没有包括对照组。Kubar 等报告了用康复期患者血清制备的高免疫球蛋白治疗高病毒载量 CCHF 患者，结果表明及时给予高免疫球蛋白有望成为一种新的治疗方法，特别是对于高危人群。

由于与其他病毒性出血疾病相似和治疗措施有限，感染 CCHFV 的患者很难诊断和治疗。抗病毒药物的功效仍然有限，因此应该探索天然草药制剂对 CCHFV 及相关并发症的治疗。

第七节　预防控制

CCHF 是一重要的公共卫生问题，病例发生在广泛的地理范围内并且病毒有可能扩散到新的地区，提高高危人群的防护意识对预防 CCHF 的发生至关重要。

一、减少暴露风险

预防疾病的最好办法是避免或尽量减少暴露风险。从事高危职业的人员，包括屠宰场工作人员、兽医、牧羊人等，应采取一切预防措施避免接触病毒感染的蜱或病毒污染的动物血液或其他组织，例如戴手套、穿防护服装和避免裸露皮肤接触动物的血液、体液和其他组织是有效可行的控制措施。

其他高危人群包括照顾和医护 CCHF 患者的人群。治疗 CCHF 病人的医护人员应采取标准的隔离护理措施并应用在所有实际工作中，包括安全注射操作，防止接触病人的血液、体液以及受污染的表面或物料（如衣物和被褥）。此外，处理涉及病毒材料的实验室工作人员感染的风险也很高，非洲几个实验室发生的 CCHF 病例以及俄罗斯的病例都证明了这一点。从疑似 CCHF 患者取样作诊断应由训练有素的人员进行，并在规定的生物安全实验室操作。

二、降低蜱传播风险

虽然 CCHFV 从多种蜱中分离，但璃眼蜱属的蜱被认为是 CCHF 地方性动物病和流行地区的主要媒介。在 CCHFV 流行地区，经常检查身体和衣服，发现蜱及时清除可以降低感染的风险。使用化学驱蚊剂（皮肤上）以及在鞋子和衣服上用杀螨剂（蜱虫杀手），对牲畜使用杀螨剂治疗可以减少牲畜的蜱感染。

三、药物及疫苗预防

在一项研究中，一位发生针扎伤的医护人员预防性用了病毒唑，随后没有发生 CCHF。1974 年为 CCHF 流行地区的医护人员和军人推行免疫接种计划，疫苗为乳鼠脑制剂氯仿灭活，计划用疫苗帮助减少该地区的病例数和病死率。保加利亚的 583 名志愿者也接种了疫苗，其中 96.6% 产生了抗体。乳鼠脑福尔马林灭活疫苗已在保加利亚、东欧其他地区以及前苏联使用。然而，预防 CCHFV 的疫苗接种是有限的，而且仅限于少数几个地方。由于疫苗的制备方法，许多国家不适合使用这种疫苗，因此需要新的 CCHFV 疫苗平台。一个由 CCHFV 研究人员组成的国际合作组织已经开始研制 CCHFV 疫苗并将其带到临床，一些疫苗已经在临床前试验中显示出希望。一种表达 CCHFV 糖蛋白的重组痘苗病毒显示对致死剂量攻击的小鼠有 100% 的保护作用。基于 DNA 的疫苗或病毒样颗粒疫苗也能提供抵御致死性 CCHFV 的攻击。

向前往有地方性流行地区的人们告知防止蜱叮咬的控制措施（如驱虫剂、穿长袖衣服和长裤），发现蜱时需要戴手套去除蜱以及接触牲畜和操作肉类时的污染风险，对于预防发病也是需要的。

（唐青）

参考文献

［1］Adams MJ, Lefkowitz EJ, King AMQ, et al. Changes to taxonomy and the International code of virus classification and nomenclature ratified by the International Committee on Taxonomy of Viruses (2017)［J］. Arch Virol, 2017, 162 (8) : 2505–2538.

［2］Casals J. Antigenic similarity between the virus causing Crimean hemorrhagic fever and Congo virus［J］. Proc Soc Exp Biol Med, 1969, 131 (1) : 233–236.

［3］Alkhovsky SV, Lvov DK, Shchetinin AM, et al. Complete genome coding sequences of Artashat, Burana, Caspiy, Chim, Geran, Tamdy, and Uzun–Agach Viruses (bunyavirales: nairoviridae: orthonairovirus)［J］. Genome Announc, 2017, 5 (40) : e01098–17.

［4］Korolev MB, Donets MA, Rubin SG, et al. Morphology and morphogenesis of Crimean hemorrhagic fever virus［J］. Arch Virol, 1976, 50 (1/2) : 169–172.

［5］Zivcec M, Metcalfe MG, Albarino CG, et al. Assessment of inhibitors of pathogenic Crimean–Congo hemorrhagic fever virus strains using virus–like particles［J］. PLoS Negl Trop Dis, 2015, 9: e0004259.

［6］Barnwal B, Karlberg H, Mirazimi A, et al. Non–structural protein of Crimean–Congo hemorrhagic fever virus disrupts mitochondrial membrane potential and induces apoptosis［J］. J Biol Chem, 2015, 291: 582–592.

［7］Bertolotti-Ciarlet A, Smith J, Strecker K, et al. Cellular localization and antigenic characterization of crimean-congo hemorrhagic fever virus glycoproteins［J］. J Virol, 2005, 79 (10)：6152-6161.

［8］Bergeron E, Albario CG, Khristova ML, et al. Crimean-Congo hemorrhagic fever virus-encoded ovarian tumor protease activity is dispensable for virus RNA polymerase function［J］. J Virol, 2010, 84, 216－226.

［9］Shi X, van Mierlo JT, French A, et al. Visualizing the replication cycle of bunyamwera orthobunyavirus expressing fluorescent protein-tagged Gc glycoprotein［J］. J Virol, 2010, 84 (17)：8460-8469.

［10］Filltre P, Revest M, Tattevin P, et al. Crimean-Congo hemorrhagic fever: An update［J］. Med Mal Infect, 2020, 50 (1)：95-96.

［11］Whitehouse CA. Crimean-Congo hemorrhagic fever［J］. Antiviral Res, 2004, 64 (3)：145-160.

［12］Papa A, Christova I, Papadimitriou E, et al. Crimean-Congo hemorrhagic fever in Bulgaria［J］. Emerg Infect Dis, 2004, 10: 1465-1467.

［13］Ergnül O. Crimean-Congo haemorrhagic fever［J］. Lancet Infect Dis, 2006, 6 (4)：203-214.

［14］Deyde VM, Khristova ML, Rollin PE, et al. Crimean-Congo hemorrhagic fever virus genomics and global diversity［J］. J Virol, 2006, 80 (17)：8834-8842.

［15］Bente DA, Forrester NL, Watts DM, et al. Crimean-Congo hemorrhagic fever: history, epidemiology, pathogenesis, clinical syndrome and genetic diversity［J］. Antiviral Res, 2013, 100 (1)：159-89.

［16］Deyde VM, Khristova ML, Rollin PE, et al. Crimean-Congo hemorrhagic fever virus genomics and global diversity［J］. J Virol, 2006, 80 (17)：8834-8842.

［17］Chumakov MP. On 30 years of investigation of Crimean hemorrhagic fever［J］. Trudi Inst Polio Virusn Entsefalitov Akad Med. Nauk SSSR 22, 1974: 5-18

［18］Casals J, Henderson BE, Hoogstraal H, et al. A review of Soviet viral hemorrhagic fevers, 1969［J］. J Infect Dis, 1970, 122 (5)：437-453.

［19］Gargili A, Estrada-Pena A, Spengler JR, et al. The role of ticks in the maintenance and transmission of Crimean-Congo hemorrhagic fever virus: A review of published field and laboratory studies［J］. Antiviral Res, 2017, 144: 93-119.

［20］Mallhi TH, Khan YH, Sarriff A, et al. Crimean-Congo haemorrhagic fever virus and Eid-Ul-Adha festival in Pakistan［J］. Lancet Infect Dis, 2016, 16 (12)：1332-1333.

［21］Shepherd AJ, Swanepoel R, Leman PA, et al. Field and laboratory investigation of Crimean-Congo haemorrhagic fever virus (Nairovirus, family Bunyaviridae) infection in birds［J］.

Trans R Soc Trop Med Hyg, 1987, 81 (6) : 1004–1007.

［22］Nuttall PA, Jones LD, Labuda M, et al. Adaptations of arboviruses to ticks ［J］. J Med Entomol, 1994, 31 (1) : 1–9.

［23］Randolph SE. Transmission of tick–borne pathogens between co–feeding ticks: Milan Labuda's enduring paradigm ［J］. Ticks Tick Borne Dis, 2011, 2 (4) : 179–182.

［24］Spengler JR, Bergeron É, Rollin PE. Seroepidemiological Studies of Crimean–Congo Hemorrhagic Fever Virus in Domestic and Wild Animals ［J］. PLoS Negl Trop Dis, 2016, 10 (1) : e0004210.

［25］Estrada–Pena A, Ayllón N, de la Fuente J. Impact of climate trends on tick–borne pathogen transmission ［J］. Front Physiol, 2012, 3: 64.

［26］Leblebicioglu H, Ozaras R, Fletcher TE, et al. Crimean–Congo haemorrhagic fever in travellers: A systematic review ［J］. Travel Med Infect Dis, 2016, 14 (2) : 73–80.

［27］Al–Abri SS, Abaidani IA, Fazlalipour M, et al. Current status of Crimean–Congo haemorrhagic fever in the World Health Organization Eastern Mediterranean Region: issues, challenges, and future directions ［J］. Int J Infect Dis, 2017, 58: 82–89.

［28］Leblebicioglu H. Crimean–Congo haemorrhagic fever in Eurasia ［J］. Int J Antimicrob Agents, 2010, 36 Suppl 1: S43–S46.

［29］Ahmeti S, Berisha L, Halili B, et al. Crimean–Congo Hemorrhagic Fever, Kosovo, 2013–2016.Emerg Infect Dis, 2019, 25 (2) : 321–324.

［30］Papa A, Dalla V, Papadimitriou E, et al. Emergence of Crimean–Congo haemorrhagic fever in Greece ［J］. Clin Microbiol Infect, 2010, 16 (7) : 843–847.

［31］Mahzounieh M, Dincer E, Faraji A, et al. Relationship between Crimean–Congo hemorrhagic fever virus strains circulating in Iran and Turkey: possibilities for transborder transmission ［J］. Vector Borne Zoonotic Dis, 2012, 12 (9) : 782–785.

［32］Zohaib A, Saqib M, Athar MA, et al. Crimean–Congo Hemorrhagic Fever Virus in Humans and Livestock, Pakistan, 2015–2017 ［J］. Emerg Infect Dis, 2020, 26 (4) : 773–777.

［33］冯崇慧. 新疆出血热病毒抗原性的初步分析 ［J］. 中华流行病学杂志, 1983, 4: 92–95。

［34］Camp JV, Kannan DO, Osman BM, et al. Crimean–Congo Hemorrhagic Fever Virus Endemicity in United Arab Emirates, 2019 ［J］. Emerg Infect Dis, 2020, 26 (5) : 1019–1021.

［35］Leblebicioglu H, Ozaras R, Irmak H, et al. Crimean–Congo hemorrhagic fever in Turkey: Current status and future challenges ［J］. Antiviral Res, 2016, 126: 21–34.

［36］Grard G, Drexler JF, Fair J, et al. Re–emergence of Crimean–Congo hemorrhagic fever virus in Central Africa ［J］. PLoS Negl Trop Dis, 2011, 5 (10) : e1350.

［37］Swanepoel R, Shepherd AJ, Leman PA, et al. Epidemiologic and clinical features of

Crimean-Congo hemorrhagic fever in southern Africa ［J］. Am J Trop Med Hyg, 1987, 36 (1)：120-132.

［38］Yilmaz GR, Buzgan T, Irmak H, et al. The epidemiology of Crimean-Congo hemorrhagic fever in Turkey, 2002-2007 ［J］. Int J Infect Dis, 2009, 13 (3)：380-386.

［39］Leblebicioglu H, Sunbul M, Guner R, et al. Healthcare-associated Crimean-Congo haemorrhagic fever in Turkey, 2002-2014: a multicentre retrospective cross-sectional study ［J］. Clin Microbiol Infect, 2016, 22 (4)：387.e1-387.e4.

［40］Swanepoel R, Gill DE, Shepherd AJ, et al. The clinical pathology of Crimean-Congo hemorrhagic fever ［J］. Rev Infect Dis, 1989, 11 Suppl 4: S794-S800.

［41］Ozturk B, Kuscu F, Tutuncu E, et al. Evaluation of the association of serum levels of hyaluronic acid, sICAM-1, sVCAM-1, and VEGF-A with mortality and prognosis in patients with Crimean-Congo hemorrhagic fever ［J］. J Clin Virol, 2010, 47 (2)：115-119.

［42］Ergonul O, Tuncbilek S, Baykam N, et al. Evaluation of serum levels of interleukin (IL) -6, IL-10, and tumor necrosis factor-alpha in patients with Crimean-Congo hemorrhagic fever ［J］. J Infect Dis, 2006, 193 (7)：941-944.

［43］Yilmaz M, Aydin K, Akdogan E, et al. Peripheral blood natural killer cells in Crimean-Congo hemorrhagic fever ［J］. J Clin Virol, 2008, 42 (4)：415-417.

［44］Shepherd AJ, Swanepoel R, Leman PA. Antibody response in Crimean-Congo hemorrhagic fever ［J］. Rev Infect Dis, 1989, 11 Suppl 4: S801-S806.

［45］Burt FJ, Swanepoel R, Shieh WJ, et al. Immunohistochemical and in situ localization of Crimean-Congo hemorrhagic fever (CCHF) virus in human tissues and implications for CCHF pathogenesis ［J］. Arch Pathol Lab Med, 1997, 121 (8)：839-846.

［46］Shepherd AJ, Swanepoel R, Leman PA, et al. Comparison of methods for isolation and titration of Crimean-Congo hemorrhagic fever virus ［J］. J Clin Microbiol, 1986, 24 (4)：654-656.

［47］Donets MA, Rezapkin GV, Ivanov AP, et al. Immunosorbent assays for diagnosis of Crimean-Congo hemorrhagic fever (CCHF) ［J］. Am J Trop Med Hyg, 1982, 31 (1)：156-162.

［48］Burt FJ, Leman PA, Abbott JC, Swanepoel R. Serodiagnosis of Crimean-Congo haemorrhagic fever ［J］. Epidemiol Infect, 1994, 113 (3)：551-562.

［49］Saijo M, Qing T, Niikura M, et al. Immunofluorescence technique using HeLa cells expressing recombinant nucleoprotein for detection of immunoglobulin G antibodies to Crimean-Congo hemorrhagic fever virus ［J］. J Clin Microbiol, 2002, 40 (2)：372-375.

［50］Emmerich P, Mika A, von Possel R, et al. Sensitive and specific detection of Crimean-Congo Hemorrhagic Fever Virus (CCHFV) -Specific IgM and IgG antibodies in human sera using recombinant CCHFV nucleoprotein as antigen in μ -capture and IgG immune complex (IC) ELISA tests ［J］. PLoS Negl Trop Dis, 2018, 12 (3)：e0006366.

［51］Koehler JW, Delp KL, Hall AT, et al. Sequence optimized real-time reverse transcription Polymerase chain reaction assay for detection of crimean-congo hemorrhagic fever virus［J］. Am J Trop Med Hyg, 2018, 98 (1) : 211-215.

［52］Schwarz TF, Nsanze H, Ameen AM. Clinical features of Crimean-Congo haemorrhagic fever in the United Arab Emirates［J］. Infection, 1997, 25 (6) : 364-367.

［53］Tasdelen Fisgin N, Ergonul O, Doganci L, et al. The role of ribavirin in the therapy of Crimean-Congo hemorrhagic fever: early use is promising［J］. Eur J Clin Microbiol Infect Dis, 2009, 28 (8) : 929-933.

［54］Mardani M, Jahromi MK, Naieni KH, et al. The efficacy of oral ribavirinin the treatment of crimean-congo hemorrhagic fever in Iran［J］. Clin Infect Dis, 2003, 36 (12) : 1613 - 1618.

［55］Ertem G, Snmezer M, Temoin F, et al. The efficacy of oral ribavirin on clinical and laboratory parameters inCrimean-Congo hemorrhagic fever: an observational study from Turkey［J］. Turk J Med Sci, 2016, 46 (5) : 1407-1414.

［56］Ergnül , Keske S, Celdir MG, et al. Systematic review and meta-analysis of postexposure prophylaxis forCrimean-Congo hemorrhagic fever virus among healthcare workers［J］. Emerg Infect Dis, 2018, 24 (9) : 1642 - 1648

［57］Soares-Weiser K, Thomas S, Thomson G, et al.Ribavirin for Crimean-Congo hemorrhagic fever: systematic review and meta-analysis［J］. BMC Infect Dis, 2010, 10: 207.70.

［58］Sharifi-Mood B, Alavi-Naini R, Metanat M, et al. Efficacy of high-dose methylprednisolone in patients with Crimean-Congo haemorrhagic fever and severe thrombocytopenia［J］. Trop Doct, 2013, 43 (2) : 49-53.

［59］Vassilev T, Valchev V, Kazarov G, et al. A reference preparation for human immunoglobulin against Crimean/Congo hemorrhagic fever［J］. Biologicals, 1991, 19 (1) : 57.

［60］Tkachenko EA, Butenko AM, Badalov MY, et al. Investigation of immunogenic activity of killed brain vaccine against Crimean hemorrhagic fevers［J］. Academy of Medical Sciences, Moscow, USSR, 1971: 119 - 129.

第十八章
寨卡病毒病

寨卡病毒（Zika virus，ZIKV）属黄病毒科，黄病毒属，单股正链 RNA 病毒，是一种通过蚊虫叮咬进行传播的虫媒病毒。寨卡病毒病（Zika virus disease，亦称寨卡热）是由寨卡病毒引起的一种自限性急性传染病。寨卡病毒的命名来源于发现地——乌干达的寨卡树林（Zika Forest）。该病毒最早于 1947 年偶然通过黄热病监测网络在乌干达寨卡丛林的恒河猴中发现并成功分离，1948 年从蚊子中分离出来，随后于 1952 年在乌干达和坦桑尼亚人群中也有发现。寨卡病毒主要是通过受到感染的伊蚊属蚊子叮咬传播到人。但与其他虫媒病毒不同的是，它还可能发生母婴垂直传播、性传播或血液传播。寨卡病毒宿主不明确，但主要在野生灵长类动物和栖息在树上的蚊子（如非洲伊蚊）中循环。依据基因型可分为亚洲型和非洲型。

21 世纪之前，寨卡病毒的活动一直比较隐匿，仅在赤道周围的非洲、美洲、亚洲和太平洋地区有寨卡病毒感染散发病例。寨卡病毒最早的一次暴发流行是在 2007 年发生于西太平洋密克罗尼西亚群岛的雅普（Yap）群岛。从 2013 年开始，在太平洋地区和美洲，发生更大的流行，迄今已经波及全球 87 个国家和地区。这些暴发流行使人们对此疾病有了较多的认识。在扩大流行的地理范围的同时，也改变了期感染流行特征。这种变化包括：从蚊子传播，到人与人之间的母婴传播、性传播和血传播；从早期在赤道非洲和亚洲引起轻度疾病，到后来暴发中造成的神经和自身免疫系统的并发症和先天疾病，如格林－巴利综合征和婴儿小头畸形，严重危害生命。目前尚无特异有效的治疗方法和疫苗。寨卡病毒已经成为危害严重的全球性公共卫生问题。

第一节　病原学特征

寨卡病毒属于黄病毒科（Flaviviridae)黄病毒属（*Flavivirus*)，是单股正链 RNA 病毒。该病毒属中还包括其他虫媒病毒，例如黄病毒(Yellow fever virus，YFV)、登革热病毒(Dengue virus，DENV)、日本脑炎病毒（Japanese encephalitis virus，JEV）和西尼罗病毒（West Nile virus，WNV），均是通过蚊虫叮咬传播。寨卡病毒进一步分为亚洲型病毒株和非洲型病毒株两种亚型。

一、病毒形态

寨卡病毒结构呈球形，有包膜，包覆囊膜刺突蛋白（E protein）和膜蛋白（M

protein），直径约为 50 nm，其表面蛋白呈 20 面体对称状排列。它包含一个直径 25~30 nm 的壳蛋白（C protein），由宿主细胞膜介导的脂质双分子层包裹。病毒颗粒表面刺突 5~10 nm，见（图 2-18-1）。

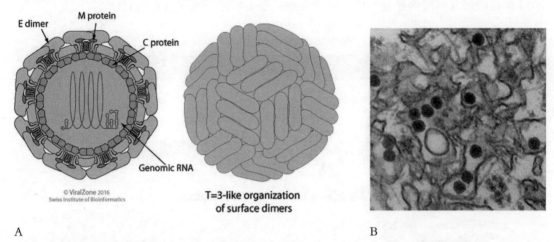

图 2-18-1　寨卡病毒形态结构示意图（引自 BSIo. 2016)（A）　和电镜照片（B）（12）

二、病毒基因组

寨卡病毒是不分节段单股正链 RNA 病毒，基因组全长为 10 794 核苷酸（nt），包含编码区和两个侧翼非编码区（5′ NCR 和 3′ NCR）。寨卡病毒的全基因组序列已经公开，该基因组 5′ 末端有 1 个甲基化的帽状结构用于细胞翻译；3′ 末端非多聚腺苷酸化，但形成一种循环结构。该二级结构通过宿主 XRN1 降解基因组 RNA 形成亚基因组黄病毒 RNA（sfRNA），sfRNA 与该病毒的致病性密切相关，可抑制宿主 RIG-I 的抗病毒活性，使病毒发挥作用。病毒颗粒 RNA 具有传染性，同时兼具基因组 RNA 和病毒信使 RNA 的功能。病毒全基因组的开放阅读框架可翻译为全长 3419aa 的多蛋白链，通过宿主和病毒蛋白酶共同作用将翻译蛋白切割为不同的结构和非结构蛋白单个蛋白：衣壳蛋白（C）、前体膜蛋白（prM）/ 膜蛋白（M）、包膜蛋白（E）和非结构蛋白（NS），依次为 5′ -C-prM-E-NS1-NS2A-NS2B-NS3-NS4A-NS4B-N S5-3（11），见（图 2-18-2）。其中 C 蛋白与基因组 RNA 结合构成寨卡病毒体的核心衣壳；M 和 E 蛋白是镶嵌于病毒的脂质膜；E 蛋白二聚体是寨卡病毒颗粒主要的表面糖蛋白；NS5 蛋白是分子量最大的非结构蛋白。

寨卡病毒的繁殖周期与已知的其他黄病毒一致。黄病毒在细胞质中复制，但是在感染的细胞核中也发现了寨卡病毒抗原。病毒通过包膜 E 蛋白附着于宿主细胞膜受体，然后病毒脂质膜与内吞膜融合，使病毒的单链 RNA（ssRNA）释放至宿主细胞的细胞质内，翻译为蛋白链，随后经蛋白酶切割，形成病毒组装所需的结构和非结构蛋白，组装病毒。病毒基因复制发生于胞内被称为"细胞质病毒工厂"的内质网，形成双链 RNA（dsRNA）。dsRNA 基因组转录后形成更多的 ssRNA 基因组。在内质网内进行重新合成的新病毒粒子被运送至高尔基体，而后释放至细胞内空间，使新合成的病毒可以感染更多宿主细胞。

根据病毒的基因序列分析，寨卡病毒可进一步分为非洲系和亚洲系两大亚型。基因系统发育树研究表明，在美洲地区流行的寨卡病毒与亚洲系毒株关系密切，也是导致 2013—2014 年在法属波利尼西亚及其后巴西和美洲的寨卡病毒疫情暴发的流行株。

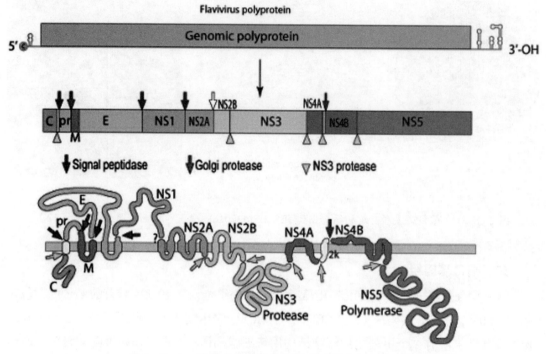

图 2-18-2　寨卡病毒病毒基因结构（引自 BSIo. 2016)

三、寨卡病毒结构蛋白组成及功能

在寨卡病毒结构中，C、prM/M 和 E 为结构蛋白。在病毒感染过程中与细胞发生相互作用，调节细胞代谢、凋亡及免疫反应。病毒的中心是由 C 蛋白与 RNA 构成的核心结构。prM 蛋白是一种伴侣蛋白，促进蛋白折叠，从 prM 蛋白到 M 蛋白的变化过程促进寨卡病毒的成熟和增殖。寨卡病毒中 180 个膜基质蛋白（M）和包膜蛋白（E）形成 90 个反向平行的同源二聚体，嵌合在宿主细胞的脂质双分子层中，用于结合多种细胞受体。同源二聚体中 E 蛋白在病毒表面占主导地位，相对分子质量较小的 M 蛋白位于 E 蛋白下方。和登革热 2 型病毒（DENV2）一样，E 蛋白有典型的三个结构域，即 ED-Ⅰ、ED-Ⅱ 和 ED-Ⅲ，其中 ED-Ⅰ是包膜结构的构成成分，ED-Ⅱ 和 ED-Ⅲ含有受体结合位点，ED-Ⅲ还有中和抗原决定簇，可以诱导机体产生中和抗体。除了序列不同外，寨卡病毒比 DENV2 的 E 蛋白在长度上多了 5 个氨基酸，并且不同的寨卡病毒病毒株在这 5 个氨基酸上具有明显的差异性。

通常认为 E 蛋白和 M 蛋白之间的疏水性和亲水性相互作用对病毒的稳定性至关重要。

研究者发现位于 ED-Ⅱ结构域 α β 螺旋中的第 267 位上一个高度保守的氨基酸决定了寨卡病毒的热稳定性。与 DENV 相比，寨卡病毒颗粒在 40 ℃的环境中很稳定，而 E 蛋白的不同也可用于解释为什么在高温条件下寨卡病毒会比 DENV 有较长时间的感染力。寨卡病毒中 E 蛋白为糖蛋白，在寨卡病毒中 E 蛋白只有一个糖基化位点（ASN154），该位点在病毒表面形成一个小的突起。值得注意的是，一些非洲寨卡病毒毒株中 E 蛋白没有被糖基化修饰，而这些毒株通常不会造成神经损伤。在巴西，发现格林-巴利综合征和婴儿小头畸形的患者寨卡病毒毒株均为糖基化。这表明 E 蛋白的糖基化修饰很可能与病毒的致病力紧密相关。DENV2 和 WNV 不同，很可能与其入侵损害神经细胞有关。

大部分寨卡病毒的 NS1 二聚体位于内质网内侧，与 NS4B 和 NS4A 相互作用，参与病毒的复制。小部分二聚体被转运到细胞膜表面，形成六聚体，中央附着脂质分子，能与宿主细胞的各种细胞因子相互作用，引发各种疾病。这一小部分 NS1 二聚体在寨卡病毒中高度保守，可以作为诊断寨卡病毒的标志物。NS1 可以帮助寨卡病毒穿越蚊虫的天然免疫屏障及促进感染哺乳动物。Delatorre 等研究发现，近年来寨卡病毒流行株 NS1 上的第 188 位氨基酸发生了由丙氨酸（A）突变成缬氨酸（V），从而抑制宿主细胞 IFN-β 的产生，并帮助寨卡病毒免疫逃避，加强病毒的感染和流行。所以，寨卡病毒的 NS1 参与寨卡病毒的复制、致病、诊断和免疫逃逸。NS2A 参与病毒的组装、复制并且可以引起宿主的免疫应答。NS2A 通过降解黏着连接复合物破坏哺乳动物细胞增殖以及神经皮质的形成，帮助寨卡病毒感染大脑中的神经干细胞，造成神经干细胞不可逆的损害。NS2B 是 NS3 N 端丝氨酸蛋白酶的辅助因子，与 NS3 形成二聚体，共同发挥蛋白酶的作用，缺一不可。成熟的 NS2B-NS3 蛋白酶包括两个部分：一部分是 NS3 的 N 端，含有丝氨酸催化三联体（Ser135-His51-Asp75）。另外一部分为 NS2B 的膜结合区域，该区域中第 54~93 位氨基酸残基组成的亲水性区域是 NS3 发挥催化作用的关键区域。该蛋白酶可以剪切 C 和 prM、NS2A 和 NS2B、NS2B 和 NS3、NS3 和 NS4A、NS4A 和 2K 以及 NS4B 和 NS5 之间的连接处，对寨卡病毒的复制、增殖和组装起到重要作用，阻止二者结合已经成为寨卡病毒蛋白酶类抑制剂的一个研究热点。NS3 和 NS4A 可以影响小鼠大脑皮层中神经元的迁移，NS4A 影响更明显。研究还发现，NS4A 和 NS4B 协同抑制人胎儿神经干细胞的 AktmTOR 通路，诱导细胞自噬，从而导致小头畸形症的发生。NS5 是寨卡病毒中相对分子质量最大的非结构蛋白，其 N 端具有 RNA 加帽功能，C 端具有 RNA 依赖的 RNA 聚合酶活性。NS5 可以通过其 Mtase 结构域的作用，诱导 STAT2 蛋白降解，而 STAT2 蛋白在干扰素（IFN）信号传递中起着重要作用。这表明在寨卡病毒感染中，NS5 抑制 IFN 信号通路从而阻断宿主的抗病毒反应。

四、病毒抵抗力

寨卡病毒在室温下干燥的血液和分泌物中可稳定存在达数日，在 4℃时其感染性保持数周，-70 ℃或冷冻干燥状态下可长期保存。黄病毒属的病毒一般不耐酸、不耐热。热敏感试验显示，58℃ 30 min 或 60℃ 15 min 可灭活寨卡病毒。常规消毒剂及消毒方法如 70%

乙醇、1% 次氯酸钠、脂溶剂、过氧乙酸及紫外线照射均可灭活寨卡病毒，其对乙醚、酸、甲醛、高锰酸钾、离子型或非离子型去污剂等敏感。

第二节　流行过程

寨卡病毒的脊椎动物宿主主要是特定环境中的猴子，仅产生地方性蚊－猴－蚊的循环，有极小的概率感染人类。自然界中，寨卡病毒宿主仅限于灵长类动物，但也有研究发现多种野生动物体内可检出寨卡病毒抗体。2007 年之前，寨卡病毒在人类只有零星散发，没有大规模流行。寨卡病毒的传播主要是通过携带病毒的蚊媒，人体因受携带寨卡病毒的雌蚊叮咬感染寨卡病毒。2007 年之后暴发流行中，也有非虫媒的人与人的直接传播，包括母婴传播、性传播与输血传播。但具有公共卫生意义大面积传播流行的方式主要为蚊媒传播。

一、蚊媒传播

目前已知多种伊蚊可以携带该病毒。包括非洲伊蚊、埃及伊蚊、*A. vitattus*、*A. furcifer*、*A. apicoargenteus*、*A. luteocephalus*。研究表明，寨卡病毒在蚊媒体内的潜伏期大约为 10 d。

2007 年在加蓬城市地区寨卡病毒暴发疫情中的传播媒介是被称为"老虎蚊"的白纹伊蚊，提示寨卡病毒入侵新环境时传播媒介发生了改变。白纹伊蚊同时也是大范围传播基孔肯雅病毒和登革热病毒的主要载体。因此研究人员担心，在白纹伊蚊肆虐的欧洲城市地区将发生寨卡病毒本地传播。寨卡病毒的潜在传播风险的大小与传播媒介的分布紧密相关。被提及最多的寨卡病毒载体埃及伊蚊，由于贸易和旅游往来，正逐渐扩大其分布。埃及伊蚊目前分布广泛，横跨五大洲，包括北美洲和欧洲外围地区（马德拉、荷兰、黑海沿岸东北部地区）。

二、非蚊媒传播

除了蚊媒传播以外，寨卡病毒也有人与人的直接传播，包括性传播、母婴传播和血液传播。

1. 性传播：近期有许多病例提示了寨卡病毒出现直接人传人的可能性，这将第一次证实虫媒疾病可通过性接触传播。截至 2016 年 2 月，至少有 3 例病例提示寨卡病毒能够通过性行为传播。2014 年，一名男性在患寨卡热至少两周（最长可能 10 周）后，实验室条件下，其精液中可培养出寨卡病毒。第二例疑似性传播病例是曾在塞内加尔进行蚊虫研究的美国生物学家，曾多次被蚊虫叮咬。2008 年 8 月，他返回美国后曾与当年未出过国的妻子发生无保护性行为，此后在第 6 d 出现寨卡热症状。她的妻子随后也出现寨卡热症状。两人血液中寨卡病毒抗体阳性，确诊感染。第三个案例发生在 2016 年 2 月，美国达拉斯县一名患者因与另一名从寨卡病毒暴发国家返回的染病者有过性接触而被感染。另有 14

例可能的性传播病例正在接受调查。意大利研究者通过回顾性检测也发现类似结果：2014年5月怀疑患登革热的一名男子为寨卡病毒病病例，并且可能通过性传播使其女友感染寨卡病毒。2016年2月对这两例病例标本的回顾性检测结果为寨卡病毒中和抗体阳性。所有这些案例都涉及由男性到女性的寨卡病毒传播。

2. 母婴传播：2015年，研究人员从两例胎儿小头畸形的孕妇羊水中检测到寨卡病毒的RNA，提示该病毒已经可以通过胎盘发生母婴传播。美国疾控中心对来自巴西北里奥格兰德的2例患有小头畸形并在出生后20h内死亡的新生儿脑组织和2例流产儿的胎盘及其他组织中进行RT-PCR检测，结果均为阳性，因此怀疑寨卡病毒感染可能与新生儿非正常小头和脑部受损（小头畸形）有关。专家认为，最危险的时期是怀孕的头3个月，特别是孕妇未察觉已怀孕。目前还不清楚寨卡病毒是如何通过胎盘，损伤胎儿处于生长期的大脑。

3. 血液传播：寨卡病毒通过输血传播的潜在风险判断基于2013年11月至2014年2月法属波利尼西亚寨卡疫情暴发期间的一项研究。该研究中有2.8%的献血者寨卡病毒的RNA检测结果为阳性，且在献血时无任何症状。但其中11人于献血后出现寨卡热相关症状。

第三节　流行特征

一、寨卡病毒的发现和流行史

1947年4月，乌干达黄热病研究所的科研人员首次从该国维多利亚湖附近的寨卡森林关在笼内的恒河猴体内分离出寨卡病毒，而后于1948年1月再次从该地点的非洲伊蚊（Aedes africanus）体内分离出该病毒。但直到1954年，才从人体内成功分离出寨卡病。

1952年在乌干达和尼日利亚进行的血清学调查，结果表明寨卡病毒已经感染人类。一项针对所有年龄段84人为调查对象的血清学调查显示，其中50人的血清中含有抗体，所有40岁以上调查对象均已产生免疫。同年印度的一项研究表明，大量印度人已经对寨卡病毒产生免疫反应，提示该病毒早已广泛感染人群。1951—1981年，人类感染寨卡病毒的情况陆续出现在其他靠近赤道的非洲国家，如中非共和国、埃及、加蓬、塞拉利昂、坦桑尼亚和乌干达，以及部分亚洲国家，如印度、印度尼西亚、马来西亚、菲律宾、泰国和越南。但2007年以前，非洲和东南亚仅报告发生14例人感染寨卡病毒病例。

20世纪50年代起，赤道周围的非洲和亚洲国家时有寨卡病毒病病例发生。该病毒于2013—2014年间向东横跨太平洋，到达法属波利尼西亚、新喀里多尼亚、库克群岛和复活岛，并于2015年传至墨西哥、中美洲、加勒比海地区和南美洲，并在那里暴发大流行。继首次于乌干达发现寨卡病毒以来，非洲和亚洲有如下国家出现该病毒：加蓬、埃及、尼日利亚、塞内加尔、塞拉利昂、科特迪瓦、中非共和国、柬埔寨、密克罗尼西亚、马来西亚、巴基斯坦、印度、泰国、菲律宾、印度尼西亚。

寨卡病毒病的第一次暴发发生于 2007 年，地点位于密克罗尼西亚联邦雅谱（Yap）岛，岛上居民 7500 人中有 73% 的人口都受到感染，49 例病例被确诊，但住院病例数与死亡病例数均未被报告。这也是寨卡热在非洲和亚洲以外地区的首次报告。第二次也是最大的一次寨卡病毒病暴发发生于法属波利尼西亚（2013—2014 年），人口约 28000 人，占当地总人口数的 11%。随后，直至 2015 年，寨卡病毒病始终在太平洋岛国蔓延，涉及国家包括新喀里多尼亚、库克群岛、复活节岛、瓦努阿图、所罗门群岛、斐济。见图 2-18-3。

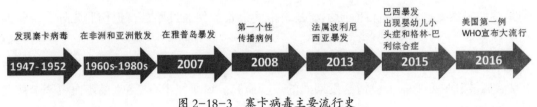

| 发现寨卡病毒 | 在非洲和亚洲散发 | 在雅普岛暴发 | 第一个性传播病例 | 法属波利尼西亚暴发 | 巴西暴发出现婴幼儿小头症和格林-巴利综合症 | 美国第一例WHO宣布大流行 |

1947-1952 → 1960s-1980s → 2007 → 2008 → 2013 → 2015 → 2016

图 2-18-3　寨卡病毒主要流行史

二、疫情近况

2015 年 5 月，寨卡病毒病出现于巴西东北部并传遍巴西全国。该次疫情中，巴西寨卡病毒流行株与法属波利尼西亚流行株最为接近，提示寨卡病毒是由太平洋岛国传入巴西。而后欧洲、中南美洲、加勒比海国家和亚洲都相继报告了输入性的寨卡病毒感染病例，都是由旅行者从疫区回国时带入。在中南美洲、墨西哥和加勒比海国家的流行扩散较为严重。2016 年 1 月，美国出现第一例寨卡病例，同年 2 月 WHO 宣布寨卡病毒为大流行。WHO 发布预测该病毒于 2016 年底前蔓延至整个美洲的大部分地区，约 150 万人已经感染了寨卡病毒。

WHO 在 2016 年 3 月 10 日对外公布的态势报告中指出，从 2007 年 1 月 1 日至 2016 年 3 月 9 日，全球共有 52 个国家和地区出现了寨卡病毒本地传播，其中 2015 年以来，报告寨卡病毒病本地传播的国家和地区有 41 个，病例累计数近上百万。报告本地传播寨卡病毒且小头畸形病例升高的国家仍为巴西和法属波利尼亚（其中巴西报告与寨卡病毒感染相关的小头畸形病例 641 例，法属波利尼西亚报告 8 例），报告本地传播且格林 - 巴利综合征升高的国家仍为 9 个（巴西、委内瑞拉、萨尔瓦多、哥伦比亚、法属波利尼西亚、苏里南、马提尼克、波多黎各和巴拿马），其中 4 个国家（法属波利尼西亚、苏里南、巴西、委内瑞拉）报告格林 - 巴利综合征病例同时有寨卡病毒感染的实验室证据。2015 年，起源于中南美洲的寨卡病毒疫情使巴西出现超过 4100 例新生儿小头畸形。

我国卫计委于 2016 年 2 月 9 日通报了首例输入性寨卡病毒感染病例，截至同年 3 月 10 日，我国内地共报告输入性显性感染的寨卡病毒病确诊病例 13 例，其中广东 8 例，浙江 4 例，江西 1 例；输入国家来自委内瑞拉 9 例，萨摩亚 3 例，苏里南 1 例；入境口岸分别为广州 7 例，深圳 5 例，上海 1 例。目前尚无本地感染病例报告，但不同省份在不同时期都极有可能面临着寨卡病毒输入和本地传播的风险。

2019 年中华医学会最新发布的《寨卡病毒病防治专家共识》中提到：截至 2018 年 11 月 30 日，共报告 27 例输入性病例，其中 2016 年 24 例，2017 年 2 例，2018 年 1 例。广东、浙江、北京、江西、河南、江苏等省市均有输入病例，其中广东省报告 16 例，未发生本地传播。

据世界卫生组织 2019 年 7 月 31 的报告，全球已有 87 个国家有寨卡病毒的爆发和流行，在 61 个国家有可传播寨卡病毒的伊蚊分布。见图 2-18-4。

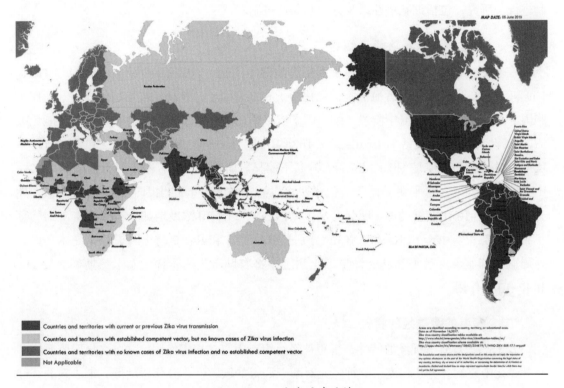

图 2-18-4　寨卡病毒疫情
截至 2019 年 6 月 5 日，曾有感染寨卡病毒的国家和地区。资料来源：WHO（https://www.who.int/health-topics/zika-virus-disease#tab=tab_1）。

第四节　致病机制

寨卡病毒在蚊子体内的潜伏期为 5~10 d，主要的脊椎动物宿主为猴子和人类。寨卡病毒在进入蚊虫体内后，先在蚊子的中肠上皮细胞中复制，然后在唾液腺细胞中复制。在 5-10 d 后，病毒会出现在蚊子的唾液中。在受蚊子叮咬后，其唾液的病毒感染到人皮肤中的表皮角质形成细胞和皮肤成纤维细胞以及朗格汉斯细胞，病毒将继续扩散至淋巴结和血流。病毒到淋巴结后可能形成自噬体增强病毒复制和病毒血症。在出现症状之日即可在血液中检测到病毒核酸约能持续 11 d。病毒可以介导对成人神经系统和发育中的大脑的损伤导致成人格林－巴利综合征和婴幼儿先天性小头畸形。寨卡病毒的 NS1 蛋白具有辅助病毒感染蚊虫的功能。亚洲系寨卡病毒非结构蛋白 NS1 上的一个氨基酸位点突变，第 188 位丙氨酸 A 突变为缬氨酸 V（NS1A188V）导致 NS1 蛋白的分泌能力增强，使得寨卡病毒可以更高效地感染蚊媒，从而导致蚊媒病毒在人群中广泛传播，这可能是寨卡病毒大范围流行的重要原因。寨卡病毒能感染人类皮肤成纤维细胞、表皮角质细胞、未成熟的树突状细胞、神经干细胞、星形胶质细胞、小神经胶质细胞等，其感染过程能受多种因素影响。尽管目前关于寨卡病毒的致病机制尚不十分清楚，科学家们从多种不同角度研究对其致病机制进行了研究，包括细胞嗜性以及分子和免疫机制。

一、急性期激活多功能 T 细胞

在寨卡病毒急性期感染期间，能激活多功能 T 细胞，包括 T helper 1（Th1）、Th2、Th9 和 Th17。研究发现患者血液中，趋化因子和细胞因子都升高，但是趋化因子升高比细胞因子升高明显。在恢复中阶段，细胞因子水平普遍下降。寨卡热急性期可见多功能免疫激的细胞因子变化，包括 Th1（IL-2）、Th2（IL-4，IL-13）、Th17（IL-17）和 Th9（IL-9）反应的显著升高，但是 Th1 的 IFN-γ 升高不明显。研究中发现，寨卡热急性期的 IL-2、IFN-γ 和 TNF-α 水平明显低于其他虫媒病毒感染的水平。趋化因子 RANTES 在急性期升高，而 IP-10 在恢复过程中明显升高。RANTES 和 IP-10 浓度增加会有效地将 T 细胞募集到感染部位。由于 CCR5 和 CXCR3 分别是 RANTES 和 IP-10 趋化因子配体受体，患者外周血 T 细胞免疫表型和功能性 T 细胞测定，将有助于进一步探索寨卡热期间 RANTES 和 IP-10 的作用。

二、病毒的嗜神经的特性

寨卡病毒具有嗜神经的特性，侵犯神经组织产生直接损害作用，并可在星形胶质细胞及神经元中复制。分化程度影响神经元对寨卡病毒的敏感性，分化程度低、未成熟的神经元对寨卡病毒高度敏感。寨卡病毒可优先高效感染神经祖细胞，并在这些受感染的神经祖细胞中可观察到病毒颗粒及凋亡的细胞核。寨卡病毒感染可导致与细胞周期相关基因的下调，细胞增殖的失调，以及与凋亡途径相关的基因上调。并且，寨卡病毒可以穿过胎盘并靶向皮质祖细胞，通过细胞凋亡和自噬诱导细胞死亡，损害神经发育，也可在颅内高效复制并感染神经细胞，同时抑制神经干细胞的分化，导致大脑皮质变薄和小头畸形。

最近的一项研究发现了寨卡病毒 prM 蛋白中 S139N 单氨基酸位点突变可显著增强其对神经祖细胞的毒性，表现出更强的感染能力，导致更严重的小头畸形及更高的死亡率。另外，无论是经腹腔还是脑室注入寨卡病毒，均可引起小鼠模型周围神经系统感染，并且寨卡可有效地感染干细胞来源的人神经嵴细胞及周围神经细胞，导致细胞死亡增加，转录失调。也有研究者认为寨卡病毒感染导致神经系统损伤有可能是由于免疫交叉反应所导致的。Lucchese 等通过研究发现寨卡病毒的部分蛋白多肽在人类中也有表达，如小头畸形、脑组织钙化和吉兰 - 巴雷综合征相关的一些蛋白多肽，并且通过查询免疫抗原决定簇（IEDB）发现，许多共有的多肽具有免疫原性，当寨卡感染人体引发免疫反应后，可同时针对人体内共同存在的蛋白多肽发生免疫交叉反应，从而导致神经系统的损伤。Zika 病毒蛋白 NS4A 可以导致头部缩小（小头畸形），因为它通过阻断调节新神经元生长的途径而损害大脑的生长。

有研究认为小胶质细胞、神经前体细胞和未成熟树突状细胞可能是寨卡病毒进入机体的关键细胞。细胞培养研究首次证明寨卡病毒通过释放细胞毒性因子，如 TNF-α、IL-1，以非细胞自主的方式诱导细胞凋亡。其他可能产生非细胞自主效应的来源是胶质细胞和小胶质细胞，小胶质细胞是中枢神经系统中的常驻巨噬细胞，根据对终止妊娠的人胎儿脑组织的检查，其为寨卡病毒感染的直接靶点。研究表明，神经系统中的一个细胞类型子集对寨卡病毒的脆弱性增强，并共同促进病理变化。在寨卡病毒感染后，原代细胞转录失调揭示了细胞周期动力学、转录和蛋白质定位有关的差异表达基因。其中 p53 是寨卡病毒激活基因网络的枢纽，结构 C 蛋白与蛋白 MDM2 相互作用参与 p53 凋亡途径。作为 RNA 病毒，寨卡病毒不仅可以诱导病毒介导的改变细胞功能的直接效应，而且还可以与宿主 RNA 结合蛋白竞争，破坏正在进行的转录后修饰。在寨卡病毒基因组中，NS5 的甲基转移酶覆盖病毒 RNA，允许启动翻译，而宿主甲基转移酶进一步甲基化病毒基因组 RNA，从而使得病毒的 RNA 作为外源 RNA 逃避机体的检测，并利用宿主细胞进行翻译。G- 四聚体 (G4s) 是由 2 个鸟嘌呤核苷酸在短跨度内连续运行的 4 个四聚体和折叠，可以调节 mRNA 的剪接、翻译和转录。其基因组的一个病毒特异性 G4 序列在病毒检测中和生命周期中具有潜在调节作用，使得这些结构成为抗病毒治疗的新靶点。

三、病毒感染微血管内皮细胞

寨卡病毒能够持续感染原代人微血管内皮细胞（hBMECs）并在其中连续复制，而不导致严重的细胞毒性。在 hBMECs 中寨卡病毒感染不改变细胞的通透性，寨卡病毒感染 hBMECs 后病毒在极性的 hBMECs 细胞的基底侧释放。这说明寨卡病毒可以感染血管内皮细胞并直接释放进入 BBB，通过其包膜 E 蛋白特异性降解微血管内皮细胞中的 Mfsd2a 蛋白，细胞随即丧失 LPC-DHA 及 LPC- 其他脂肪酸的转运功能，进而破坏微血管内皮细胞和大脑内的脂质稳态。当微血管内皮细胞中的 DHA 和其他不饱和脂肪酸水平降低后，细胞的转胞吞率会大大提升，血脑屏障功能丧失，病毒等有害物质即可通过转胞吞作用通过血脑屏障入脑，更进一步抑制大脑发育并造成脑损伤。

四、其他可能的致病机制

近来有研究表明寨卡病毒 NS5 蛋白可通过靶向人体内信号转导子和转录激活子 2 (signal transducer and activator of transcription 2，STAT2) 使之发生降解，从而抑制 I 型和 III

型干扰素信号通路。寨卡病毒还可通过 NS2A、NS2B 和 NS4B 直接靶向 TBK1 和（或）kappa-B 激酶 ε 抑制剂（Inhibitor of kappa-kinase epsilon，IKK ε）、NS4A 抑制 IRF3 的磷酸化及 NS5 阻断 IRF3 下游信号，最终抑制 RIG -I 诱导的 IFN - β 的产生。另有研究发现 Wnt/β -catenin 信号通路参与到细胞生长，细胞间接触，发育的调控；而 Wnt 信号的抑制会导致特异性的脑发育缺陷，包括中脑和小脑的缺失。寨卡病毒还可以依赖网格蛋白途径和小窝蛋白途径进入 T98G 细胞，在网格蛋白途径中动力蛋白沿着微管运动，辅助网格蛋白包被粒子膜的收割。在小窝蛋白途径中，胆固醇影响小窝蛋白小泡的形成，而酸性环境影响病毒与细胞膜的融合。同时由于寨卡病毒的感染使胞内钙离子的浓度升高并维持在一定水平后使细胞内的 Endophilin 蛋白和动力蛋白结合，从而促进动力蛋白在网格蛋白造成细胞膜凹陷后在凹陷膜的颈部的寡聚化剪切，进一步促进寨卡病毒的感染。

第五节 实验室诊断

寨卡病毒感染的实验室诊断方法包括 PCR 检测病毒 RNA，检测血清中的寨卡病毒抗体（IgM）等，另外因寨卡病毒与黄病毒属其他病毒具有较强的血清学交叉反应，所以目前主要采用病毒核酸检测，检测样本一般为血液、唾液、尿液。针对血液的 PCR 测试直接检测寨卡病毒的 RNA 或临床标本中的特异性病毒抗原，一般在症状出现后 3~5 d 内有效，且必须在发病后 10 d 内进行。寨卡病毒的 IgM 通常在感染后 3~5 d 可被测得，但也有可能与登革热、黄热病、流行性乙型脑炎、西尼罗病毒发生相关交叉反应。此类交叉反应结果常出现于之前曾经感染过黄病毒的患者身上。相比之下，原发性寨卡病毒感染的患者不易出现交叉反应。为达到最佳检测效果，血清样本检测应尽早进行，二次检测最好于首次检测后 2~3 周内开展。

需要注意的是，如果寨卡病毒病发病期间出现轻度白细胞减少和轻度血小板减少，标准实验室检测结果则不足以诊断该疾病。血清学诊断因黄病毒属病毒（特别是登革热）间的交叉反应而受限，应该注意观察血清学结果，甚至是中和试验结果（该方法是针对黄病毒属病毒更为特异的血清学检测方法）。

寨卡病毒的 RNA 在发病急性期采集的唾液样本内也可以测得。通常唾液样本仅在难以取得血液样本时进行收集并用于检测。2020 年，亚历山大科佛金工程学院阿莫斯·丹尼利博士利用荧光技术研发的新方法能够在 15 min 内通过对唾液中的病毒 RNA 进行分析，快速诊断寨卡病毒，具有高灵敏度和易操作性的特点。此外，在症状出现一周后可对尿液样本进行寨卡病毒的 RNA 检测。

世界卫生组织（WHO）于 2016 年 2 月 12 日对寨卡病毒病进行了定义，疑似病例 - 发热和（或）皮疹，同时至少有以下一个症状或体征：关节痛、关节炎、结膜炎（非化脓性/充血性）。可能病例 - 疑似病例寨卡病毒 IgM 阳性（且没有其他黄病毒感染证据），有流行病学关联（发病前 2 周和确诊病例有接触史，或在寨卡病毒流行传播地区居住或旅行史）。确诊病例 – 有实验室诊断依据：血清或其他样本（唾液、组织、尿液、全血）寨卡病毒核酸阳性或寨卡病毒 IgM 阳性、PRNT90 滴度（蚀斑减少中和试验 90% 临界值）≥ 20、PRNT90 滴度与其他黄病毒相比 ≥ 4，同时要排除其他黄病毒感染。

2016 年 2 月 26 日，美国 CDC 研发的寨卡病毒 IgM 抗体检测试剂获得了美国 FDA 的紧急使用授权（Emergency Use Authorization，EUA）。该试剂可以检测病例在感染病毒的 4 或 5 d 至 12 周内产生的 IgM 抗体，用于血清和脑脊液的快速检测。不过如果病例感染登革热等与寨卡病毒相近的病毒，该试剂可能得到假阳性结果；在感染早期或晚期，病人的 IgM 抗体未产生或者衰减水平过低，该试剂则会产生假阴性结果。

第六节　诊疗措施

一、临床表现

于 1964 年有了第一例有完整病案记录的寨卡病毒感染后的寨卡热病例，其中描述的症状始于头疼，而后在接下来的一天时间内斑丘疹遍布身体各重要部位。病人自身感觉不适，有发热和背部疼痛的症状。1973 年的另一份病案记载寨卡热患者出现发热、关节疼痛和头痛，但没有出现皮疹。另一起出现在印度尼西亚的寨卡病毒病疫情暴发中有 7 名患者都出现发热，但其他症状却各不相同，包括腹痛、头晕、腹泻、厌食等，但全都没有出现皮疹。雅普群岛上的疫情中患者则出现斑丘疹、关节疼痛和结膜炎。但所有病例都为轻症且通常在一周内自愈，不需住院治疗，也没有发生严重并发症的风险。

在大多数情况下，寨卡热是一种相对轻微的疾病，仅有 1/5 的患者出现症状。最常见的症状为轻微发热、乏力、皮疹、关节肌肉痛和结膜炎。其他症状还包括头痛、乏力、头晕、四肢水肿、眼眶痛、厌食、畏光、胃肠不适、咽痛、咳嗽、阿弗他溃疡、背痛、盗汗、淋巴结肿大。这些症状都没有特异性，因而寨卡热容易被误诊为其他细菌和病毒感染。

二、寨卡病毒感染引发的先天性疾病

自寨卡病毒传播到美洲，引起了一系列先天性疾病，包括新生儿的小头畸形和成人的格林 – 巴利综合征（GBS）。

（一）新生儿小头畸形

2016 年 2 月 1 日，WHO 宣布，鉴于孕期寨卡病毒感染与小头畸形存在高度可疑的因果关系，继 2014 年法属波利尼西亚发生类似聚集性病例之后，巴西近期报告的小头症和其他神经疾患聚集性病例构成国际关注的突发公共卫生事件。孕妇感染寨卡病毒与胎儿宫内生长受限有关，病毒通过母婴传播导致胎儿脑部发育异常，可能导致流产或小头畸形。

寨卡病毒病流行期间，巴西报告了大量新生儿小头畸形病例（头围低于出生时性别和孕龄平均值的 2 个标准差以上）。2015 年 3 月至 2016 年 1 月，巴西至少报告了 4783 例孕妇感染寨卡病毒后的小头畸形疑似病例，与以前相比增加了 20 倍，但只有 404 例确定诊断，709 例排除，3670 例还在调查中。因此怀疑妊娠期感染寨卡病毒可能会引起先天性小头畸形。巴西里约热内卢的研究人员试图证实妊娠期寨卡病毒和胎儿严重致死性后果的相关性。该研究调查了 2015 年 9 月至 2016 年 2 月 88 例有皮疹的孕妇，其中 72 例（82%）的血液和（或）尿液寨卡病毒核酸检测阳性，研究者对她们进行了前瞻性临床检查和系列超声检查。该研究没有发现已知的可引起胎儿先天性发育受限和胎盘功能不全的其他病毒感染的证据，支持孕妇感染寨卡病毒和胎儿死亡以及胎盘异常之间的关联。尽管孕妇临床表现轻微，但胎儿的结局严重，包括 2 例死亡（分别于孕后 36 周和 38 周），其他的胎儿发育异常还包括伴有或不伴有小头畸形的宫内发育受限、心室钙化或其他中枢神经系统受损，羊水量异常或脑、脐动脉血流异常等。孕妇急性寨卡病毒感染的时间为孕后 5 周至 38 周。42 例寨卡病毒阳性孕妇接受超声检查，其中 12 例（29%）有胎儿异常表现，而阴性的 16 例则没有发现异常。异常的超声发现包括 5 例宫内生长受限（伴有或不伴有小头畸型），7 例心室钙化或其他、CNS 损伤；7 例脑或脐动脉血流异常。这些孕妇既往体健，没有其他导致异常妊娠的危险因素。

巴西还进行了寨卡病毒传播与小头畸形的生态学研究，对专项监测发现，2015—2016 年的 574 例小头畸形分析表明，孕早期感染寨卡病毒与小头畸形存在的时空关联；15 个有寨卡病毒传播的地区小头畸形患病率（2.8/ 万）明显高于 4 个无寨卡病毒传播的地区（0.6/ 万）。

巴西还报告了一例 20 岁的孕妇在孕 18 周时常规超声检查中发现胎儿发育迟缓，在孕中、晚期妊娠时显示严重的小头畸形、积水性无脑、颅内钙化和后窝破坏性病变，此外还发现胸水、腹水和皮下水肿。在第 32 周时发现胎死宫内，遂引产。在死胎的皮质、延髓、脑脊髓和羊水中检测到寨卡病毒特异性核酸，而心脏、肺、肝脏、眼睛的玻璃体和胎盘中没有检测到。该孕妇没有寨卡病毒、登革热、基孔肯雅热相关的症状，其他可能引起小头畸形的原因如 HIV、HCV、风疹病毒和弓形虫检测均为阴性。据推测，该孕妇可能是怀孕头 3 个月时感染的寨卡病毒，从而导致宫内感染。

美国疾控中心 2016 年 2 月发表的美国旅行孕妇感染寨卡病毒的初步研究结果显示，孕 12 周内感染寨卡病毒可能导致胎儿流产和新生儿小头畸形。

但 2007 年密克罗尼西亚的雅普岛暴发的寨卡病毒疫情中，没有出生缺陷的报告，可能与发病人数较少有关。同样，2013—2014 年法属波利尼西亚的暴发疫情中，却回顾性评价中确认了 17 例神经系统畸形或脑干功能异常的胎儿或新生儿。

2016 年 2 月 10 日，美国疾控中心的《发病与死亡周报》和《新英格兰医学杂志》分别报道了寨卡病毒感染与小头畸形相关的证据。与脑部感染最有明确关系的研究是近期 Tang 等报道的人神经前体细胞（hNPCs，亦称人神经干细胞）感染寨卡病毒的证据。

hNPCs 是从人类诱导的多能干细胞分化获得的，是寨卡病毒感染的标靶，hNPCs 感染后又能繁殖释放感染性寨卡病毒粒子，其感染引起 hNPCs 生长周期的失调及死亡是由于大脑发育与神经干细胞的增殖、生长直接相关，所以认为寨卡病毒感染是导致新生儿小头畸形症相关的有力证据。

（二）格林－巴利综合征

成人感染寨卡病毒可出现神经系统症状，如格林－巴利综合征。在法属波利尼西亚疫情暴发期间，寨卡病毒病出现了严重的神经系统并发症，格林－巴利综合征的发生率高出以往 20 倍。法属波利尼西亚寨卡病毒病疫情与格林－巴利综合征关联的病例对照研究结果指出，2013—2014 年暴发寨卡病毒病疫情期间，该国共确诊 42 例格林–巴利综合征病例，其中 37 例（88%）检出寨卡病毒 IgM 抗体，且在出现神经系统症状数天前有寨卡病毒病症状，提示近期有寨卡病毒感染；12 例（29%）需要辅助呼吸；无病例死亡。按该起疫情中一般人群寨卡病毒病罹患率为 66% 估算，寨卡病毒病病例的格林－巴利综合征发病率约为 0.24/1000。该研究提示法属波利尼西亚格林－巴利综合征病例数增多与寨卡病毒感染有关，与登革热病毒感染无关。美洲一些正在流行寨卡病毒疫情国家报告格林－巴利病例明显增加。其他的一些报告也发现了与寨卡病毒相关的格林－巴利综合征发生率的增加，但是二者之间的直接关系还不清楚。

三、治疗

目前尚无针对寨卡病毒病特效治疗方法和抗病毒药物。由于症状相对较轻，通过休息、补液、服用对乙酰氨基酚（扑热息痛）可进行对症治疗，且此疾病具有自限性，仅需采用支持疗法即可治愈。寨卡热病人需补液以及休息，对乙酰氨基酚可用于退热。也可使用对乙酰氨基酚和抗组胺药物治疗瘙痒性皮疹。而阿司匹林和其他非甾体抗炎药仅用于排除登革热的寨卡病毒病病例，以减少出血的风险。

第七节　预防控制

一、蚊媒控制

对于寨卡病毒感染的预防，目前尚无安全有效的疫苗可用。寨卡病毒病的预防措施和策略，与其他虫媒病毒相同，即个人防护预防蚊虫叮咬和虫媒控制。另外疾病监测、风险评估、暴发准备也都是必要步骤。

寨卡病毒的传播媒介为蚊子，因此在人流量大的场所喷洒驱虫剂，尽量穿着长袖服装，并采取降低蚊虫数量的干预措施。加强蚊媒监测，积极开展蚊媒监测，尤其是加强寨卡病毒的传播媒介伊蚊的监测，消灭蚊虫滋生场所，降低蚊媒密度；同时加强对来自疫区的交通工具、行李、邮包可能携带的蚊媒监测和卫生处理，有效控制寨卡病毒媒介的传播和定殖。公民应避免或推迟前往受疫情影响地区；旅行者应采取基本的预防措施保护自己免受蚊虫叮咬；疫情暴发期间，卫生部门应喷洒杀虫剂；在白天降低蚊虫数量，避免被叮咬；消灭和控制埃及伊蚊滋生地，以减少寨卡病毒的传播机会。受疫情影响地区应对所有献血者进行寨卡病毒核酸检测，预防可能出现的输血感染。WHO 支持当前寨卡病毒流行的国家应采取新的控制蚊子的方法，包括释放基因修改后的昆虫以及阻止蚊卵孵化的细菌，强调可以释放经无菌照射的雄性蚊子和转基因的蚊子。

由于临床症状与其他虫媒疾病类似，同时潜在的疫情流行地区的实验室检测能力也存在欠缺，寨卡病毒病的发病率和患病率都可能被低估，后续疫情发展很难预测，但由于寨卡病毒通过蚊子，如埃及伊蚊和白纹伊蚊传播，寨卡病毒病潜在的传播范围十分广泛，包括了整个热带和亚热带地区。目前和未来的寨卡病毒威胁将通过采取诸如提高疾病检测与反应能力，全面加强虫媒疾病预防控制项目等有效措施。在有寨卡病毒蚊媒的地区，应加强针对寨卡病毒感染确诊的实验室能力建设。

针对我国近期不断出现输入性病例的事实，建议外防输入、内防扩散。各地政府应向公众提供寨卡病毒病的健康知识宣传。劝导孕妇及育龄妇女一般不去疫区，要切实做好环境整治、灭蚊控蚊等爱国卫生运动，并对来自疫区可能暴露于寨卡病毒的旅行人员进行健康评估，有效防止输入性寨卡病毒病的扩散流行。

加强驻外人员的健康教育。随着"一带一路"倡议的实施，我国驻外人员逐年增多，其安全问题必须得到重视。加强对寨卡病毒病流行区的人员培训和健康宣传，建议驻外人员使用驱蚊药品，对疑似病例及时进行隔离和治疗。

二、疫苗研发进展

在寨卡病毒（ZIKV）传播到美洲，引起了一系列先天性疾病，包括新生儿的小头畸形和成人的格林 – 巴利综合征。与病毒感染有关的流行病和疾病的空前严重性，促使全球科学家研究该病毒的发病和免疫致病机制，并迅速演技开发出安全有效的疫苗。目前许多寨卡候选疫苗在人类临床试验中显示出很有希望。这些候选物包括核酸疫苗、灭活疫苗、病毒载体疫苗和减毒疫苗。另外，在临床前研究中已经显示出许多候选疫苗可以保护动物。然而，随着近 3 年流行病的减弱，最有前途的候选疫苗的进一步开发面临着临床功效试验的挑战，这在疫苗获得许可之前是需要的。重要的是，要建立由政府资助机构和私营部门公司组成的联盟，以便在下一次寨卡流行发生时，为安全和有效的疫苗做好准备。

（刘志军　王世霞）

参考文献

［1］中华人民共和国国家卫生和计划生育委员会. 国家卫生计生委办公厅关于印发寨卡病毒病诊疗方案的通知［EB/OL］.（2016-02-03）［2016-03-15］. http://www.nhfpc.

gov.cn/yzygj/s3593g/201602/e7c1402a03024501ad8f036de346c145. shtml.

［2］Sikka V, Chattu VK, Popli RK, et al. The Emergence of Zika Virus as a Global Health Security Threat: A Review and a Consensus Statement of the INDUSEM Joint working Group (JWG)［J］. J Glob Infect Dis, 2016, 8: 3–15.

［3］WHO. Zika virus disease［EB/OL］.(2016–03–09)［2016–03–15］. http: //www. who.int/mediacentre/factsheets/zika/zh/.

［4］Viennet E, Frentiu FD, Williams CR, et al. Estimation of mosquito–borne and sexual transmission of Zika virus in Australia: Risks to blood transfusion safety［J］. PLoS Negl Trop Dis, 2020, 14: e0008438.

［5］Leonhard SE, Bresani–Salvi CC, Lyra Batista JD, et al. Guillain–Barre syndrome related to Zika virus infection: A systematic review and meta–analysis of the clinical and electrophysiological phenotype［J］. PLoS Negl Trop Dis, 2020, 14: e0008264.

［6］Maslow JN, Roberts CC. Zika Virus: A Brief History and Review of Its Pathogenesis Rediscovered［J］. Methods Mol Biol, 2020, 2142: 1–8.

［7］Kuadkitkan A, Wikan N, Sornjai W, et al. Zika virus and microcephaly in Southeast Asia: A cause for concern［J］. J Infect Public Health, 2020, 13: 11–15.

［8］Cardona–Ospina JA, Henao–SanMartin V, Acevedo–Mendoza WF, et al. Fatal Zika virus infection in the Americas: A systematic review［J］. Int J Infect Dis, 2019, 88: 49–59.

［9］Sharma V, Sharma M, Dhull D, et al. Zika virus: an emerging challenge to public health worldwide［J］. Can J Microbiol, 2020, 66: 87–98.

［10］Bioinformatics SIo. 2016. Zika virus (strain Mr 766)［EB/OL］. (2015–03–15)［2016–03–10］http: //viralzone.expasy.org/all_by_species/6756.html.

［11］Chambers TJ, Hahn CS, Galler R, et al. Flavivirus genome organization, expression, and replication［J］. Annu Rev Microbiol, 1990, 44: 649–688.

［12］Kuno G, Chang GJ. Full–length sequencing and genomic characterization of Bagaza, Kedougou, and Zika viruses［J］. Arch Virol, 2007, 152: 687–696.

［13］Faye O, Freire CC, Iamarino A, et al. Molecular evolution of Zika virus during its emergence in the 20(th) century［J］. PLoS Negl Trop Dis, 2014, 8: e2636.

［14］Clarke BD, Roby JA, Slonchak A, et al. Functional non–coding RNAs derived from the flavivirus 3' untranslated region［J］. Virus Res, 2015, 206: 53–61.

［15］Manokaran G, Finol E, Wang C, et al. Dengue subgenomic RNA binds TRIM25 to inhibit interferon expression for epidemiological fitness［J］. Science, 2015, 350: 217–221.

［16］Buckley A, Gould EA. Detection of virus–specific antigen in the nuclei or nucleoli of cells infected with Zika or Langat virus［J］. J Gen Virol, 1988, 69 (Pt 8): 1913–1920.

［17］Mohd Ropidi MI, Khazali AS, Nor Rashid N, et al. Endoplasmic reticulum: a focal point of Zika virus infection［J］. J Biomed Sci, 2020, 27: 27.

［18］Enfissi A, Codrington J, Roosblad J, et al. Zika virus genome from the Americas［J］. Lancet, 2016, 387: 227–228.

［19］Zanluca C, Melo VC, Mosimann AL, et al. First report of autochthonous transmission of Zika virus in Brazil［J］. Mem Inst Oswaldo Cruz, 2015, 110: 569–572.

［20］Delatorre E, Mir D, Bello G. Tracing the origin of the NS1 A188V substitution responsible for recent enhancement of Zika virus Asian genotype infectivity［J］. Mem Inst Oswaldo Cruz , 2017, 112: 793–795.

［21］Zhang X, Xie X, Xia H, et al, Zika Virus NS2A–Mediated Virion Assembly［J］. mBio , 2019, 10.

［22］Hou W, Cruz–Cosme R, Armstrong N, et al. Molecular cloning and characterization of the genes encoding the proteins of Zika virus［J］. Gene, 2017, 628: 117–128.

［23］Panayiotou C, Lindqvist R, Kurhade C, et al. Viperin Restricts Zika Virus and Tick–Borne Encephalitis Virus Replication by Targeting NS3 for Proteasomal Degradation［J］. J Virol, 2018, 92.

［24］Liang Q, Luo Z, Zeng J, et al. Zika Virus NS4A and NS4B Proteins Deregulate Akt–mTOR Signaling in Human Fetal Neural Stem Cells to Inhibit Neurogenesis and Induce Autophagy ［J］. Cell Stem Cell, 2016, 19: 663–671.

［25］Dar HA, Zaheer T, Paracha RZ, et al. Structural analysis and insight into Zika virus NS5 mediated interferon inhibition［J］. Infect Genet Evol, 2017, 51: 143–152.

［26］Best SM. The Many Faces of the Flavivirus NS5 Protein in Antagonism of Type I Interferon Signaling［J］. J Virol, 2017, 91.

［27］Grant A, Ponia SS, Tripathi S, et al. Zika Virus Targets Human STAT2 to Inhibit Type I Interferon Signaling［J］. Cell Host Microbe, 2016, 19: 882–890.

［28］Hayes EB. Zika virus outside Africa［J］. Emerg Infect Dis, 2009, 15: 1347–1350.

［29］Darwish MA, Hoogstraal H, Roberts TJ, et al. A sero–epidemiological survey for certain arboviruses (Togaviridae) in Pakistan［J］. Trans R Soc Trop Med Hyg, 1983, 77: 442–445.

［30］Musso D, Roche C, Robin E, et al. Potential sexual transmission of Zika virus［J］. Emerg Infect Dis, 2015, 21: 359–361.

［31］Schuler–Faccini L, Ribeiro EM, Feitosa IM, et al. Brazilian Medical Genetics Society–Zika Embryopathy Task F. Possible Association Between Zika Virus Infection and Microcephaly–Brazil, 2015［J］. MMWR Morb Mortal Wkly Rep, 2016, 65: 59–62.

［32］Ayres CF. Identification of Zika virus vectors and implications for control［J］.Lancet Infect Dis, 2016, 16: 278–279.

［33］Grard G, Caron M, Mombo IM, Zika virus in Gabon (Central Africa) —2007: a new threat from Aedes albopictus ［J］. PLoS Negl Trop, 2014, Dis 8: e2681.

［34］Zammarchi L, Stella G, Mantella A, et al. Zika virus infections imported to Italy: clinical, immunological and virological findings, and public health implications ［J］. J Clin Virol, 2015, 63: 32–35.

［35］Kraemer MU, Sinka ME, Duda KA, et al. The global distribution of the arbovirus vectors Aedes aegypti and Ae. albopictus ［J］. Elife, 2015, 4: e08347.

［36］Oster AM, Brooks JT, Stryker JE, et al. Interim Guidelines for Prevention of Sexual Transmission of Zika Virus – United States, 2016 ［J］. MMWR Morb Mortal Wkly Rep, 2016, 65: 120–121.

［37］Foy BD, Kobylinski KC, Chilson Foy JL, et al. Probable non–vector–borne transmission of Zika virus, Colorado, USA ［J］. Emerg Infect Dis, 2011, 17: 880–882.

［38］Deckard DT, Chung WM, Brooks JT, et al. Male–to–Male Sexual Transmission of Zika Virus––Texas, January 2016 ［J］. MMWR Morb Mortal Wkly Rep, 2016, 65: 372–374.

［39］Venturi G, Zammarchi L, Fortuna C, et al. An autochthonous case of Zika due to possible sexual transmission, Florence, Italy, 2014 ［J］. Euro Surveill, 2016, 21: 30148.

［40］Martines RB, Bhatnagar J, Keating MK, et al. Notes from the Field: Evidence of Zika virus infection in brain and placental tissues from two congenitally infected newborns and two fetal losses—Brazil, 2015 ［J］. MMWR Morb Mortal Wkly Rep, 2016, 65: 159–160.

［41］Liu R, Wang X, Ma Y, et al. Prevalence of Zika virus in blood donations: a systematic review and meta–analysis ［J］. BMC Infect Dis, 2019, 19: 590.

［42］Gatherer D, Kohl A. Zika virus: a previously slow pandemic spreads rapidly through the Americas ［J］. J Gen Virol, 2016, 97: 269–273.

［43］Dick GW, Kitchen SF, Haddow AJ. Zika virus. I. Isolations and serological specificity ［J］. Trans R Soc Trop Med Hyg, 1952, 46: 509–520.

［44］Science. Zika's long, strange trip into the limelight ［EB/OL］. (2016–02–10) ［2016–03–15］ http://www.sciencemag.org/news/2016/02/zika–s–long–strange–trip–limelight.

［45］Haddow AD, Schuh AJ, Yasuda CY, et al. Genetic characterization of Zika virus strains: geographic expansion of the Asian lineage ［J］. PLoS Negl Trop Dis, 2012, 6: e1477.

［46］Diseases. ISfI. Zika Virus (06) : overview 2016–02–09 19: 58: 3 Archive Number: 20160209.4007411 ［EB/OL］.(2016–02–09) ［2016–03–15］ http: //promedmail.org/post/4007411.

［47］Chastain M. National Institutes of Health: Zika vrus is a 'pandemic' ［J］. Breitbart, 2016.

［48］Duffy MR, Chen TH, Hancock WT, et al. Zika virus outbreak on Yap Island, Federated States of Micronesia ［J］. N Engl J Med, 2009, 360: 2536–2543.

［49］Cao-Lormeau VM, Roche C, Teissier A, et al. Zika virus, French polynesia, South pacific, 2013［J］. Emerg Infect Dis, 2014, 20: 1085-1086.

［50］Musso D, Nilles EJ, Cao-Lormeau VM. Rapid spread of emerging Zika virus in the Pacific area［J］. Clin Microbiol Infect, 2014, 20: 595-596.

［51］Musso D, Cao-Lormeau VM, Gubler DJ. Zika virus: following the path of dengue and chikungunya［J］. Lancet, 2015, 386: 243-244.

［52］Campos GS, Bandeira AC, Sardi SI. Zika Virus Outbreak, Bahia, Brazil［J］. Emerg Infect Dis, 2015, 21: 1885-1886.

［53］Musso D. Zika virus transmission from french polynesia to brazil［J］. Emerg Infect Dis, 2015, 21: 1887.

［54］Waehre T, Maagard A, Tappe D, et al. Zika virus infection after travel to Tahiti, December 2013［J］. Emerg Infect Dis, 2014, 20: 1412-1414.

［55］Brust KB, Prince WS, Fader RC. Trouble in paradise［J］. IDCases, 2014, 1: 95-96.

［56］Kutsuna S, Kato Y, Takasaki T, et al. Two cases of Zika fever imported from French Polynesia to Japan, December 2013 to January 2014［J］. Euro Surveill, 2014, 19.

［57］Pielnaa P, Al-Saadawe M, Saro A, et al. Zika virus-spread, epidemiology, genome, transmission cycle, clinical manifestation, associated challenges, vaccine and antiviral drug development［J］. Virology, 2020, 543: 34-42.

［58］Chan JF, Choi GK, Yip CC, et al. Zika fever and congenital Zika syndrome: An unexpected emerging arboviral disease［J］. J Infect, 2016, 72: 507-524.

［59］Agrelli A, de Moura RR, Crovella S, et al. ZIKA virus entry mechanisms in human cells［J］. Infect Genet Evol, 2019, 69: 22-29.

［60］Tappe D, Perez-Giron JV, Zammarchi L, et al. Cytokine kinetics of Zika virus-infected patients from acute to reconvalescent phase［J］. Med Microbiol Immunol, 2016, 205: 269-273.

［61］Kumar A, Hou S, Airo AM, L, et al. Zika virus inhibits type-I interferon production and downstream signaling. EMBO Rep, 2016, 17: 1766-1775.

［62］Xia H, Luo H, Shan C, et al. An evolutionary NS1 mutation enhances Zika virus evasion of host interferon induction［J］. Nat Commun, 2018, 9: 414.

［63］Cordeiro MT. Laboratory diagnosis of Zika virus［J］. Top Magn Reson Imaging, 2019, 28: 15-17.

［64］Lanciotti RS, Kosoy OL, Laven JJ, et al. Genetic and serologic properties of Zika virus associated with an epidemic, Yap State, Micronesia, 2007［J］. Emerg Infect Dis, 2008, 14: 1232-1239.

［65］Zimmerman MG, Wrammert J, Suthar MS. Cross-Reactive Antibodies during Zika Virus Infection: Protection, Pathogenesis, and Placental Seeding［J］. Cell Host Microbe, 2020,

27: 14-24.

［66］Kuno G. Serodiagnosis of flaviviral infections and vaccinations in humans［J］. Adv Virus Res, 2003, 61: 3-65.

［67］Khurshid Z, Zafar M, Khan E, et al. Human saliva can be a diagnostic tool for Zika virus detection［J］. J Infect Public Health, 2019, 12: 601-604.

［68］Musso D, Roche C, Nhan TX, et al. Detection of Zika virus in saliva［J］. J Clin Virol, 2015, 68: 53-55.

［69］Gourinat AC, O'Connor O, Calvez E, et al. Detection of Zika virus in urine［J］. Emerg Infect Dis, 2015, 21: 84-86.

［70］WHO. Zika virus disease interim case definition［EB/OL］.（2016-02-12）［2016-03-15］http: //www.who.int/csr/disease/zika/case-definition/zh/.

［71］Prevention CfDCa. New CDC laboratory test for Zika virus authorized for emergency use by FDA［EB/OL］.（2016-02-16）［2016-03-15］http: //www.cdc.gov/media/releases/2016/s0226-laboratory-test-for-zika-virus.html.

［72］WHO. 2016. WHO Director-General summarizes the outcome of the Emergency Committee regarding clusters of microcephaly and Guillain-Barré syndrome［EB/OL］.（2016-02-01）［2016-03-15］http: //www.who.int/mediacentre/news/statements/2016/emergency-committee-zika-microcephaly/zh/.

［73］Oliveira Melo AS, Malinger G, Ximenes R, et al. Zika virus intrauterine infection causes fetal brain abnormality and microcephaly［J］. tip of the iceberg Ultrasound Obstet Gynecol, 2016, 47: 6-7.

［74］Mlakar J, Korva M, Tul N, et al. Zika Virus Associated with Microcephaly［J］. N Engl J Med, 2016, 374: 951-958.

［75］Teixeira FME, Pietrobon AJ, Oliveira LM, et al. Maternal-Fetal Interplay in Zika Virus Infection and Adverse Perinatal Outcomes［J］. Front Immunol, 2020, 11: 175.

［76］Kleber de Oliveira W, Cortez-Escalante J, De Oliveira WT, et al. Increase in Reported Prevalence of Microcephaly in Infants Born to Women Living in Areas with Confirmed Zika Virus Transmission During the First Trimester of Pregnancy - Brazil, 2015［J］. MMWR Morb Mortal Wkly Rep, 2016, 65: 242-247.

［77］Sarno M, Sacramento GA, Khouri R, et al. Zika Virus Infection and Stillbirths: A Case of Hydrops Fetalis, Hydranencephaly and Fetal Demise［J］. PLoS Negl Trop Dis, 2016, 10: e0004517.

［78］Meaney-Delman D, Hills SL, Williams C, Zika Virus Infection Among U.S. Pregnant Travelers - August 2015-February 2016［J］. MMWR Morb Mortal Wkly Rep, 2016, 65: 211-214.

［79］Tang H, Hammack C, Ogden SC, et al. Zika Virus Infects Human Cortical Neural Progenitors and Attenuates Their Growth ［J］. Cell Stem Cell, 2016, 18: 587–590.

［80］Fauci AS, Morens DM. Zika Virus in the Americas——Yet Another Arbovirus Threat［J］. N Engl J Med, 2016, 374: 601–604.

［81］Cao-Lormeau VM, Blake A, Mons S, et al. Guillain-Barre Syndrome outbreak associated with Zika virus infection in French Polynesia: a case-control study ［J］. Lancet, 2016, 387: 1531–1539.

［82］Ioos S, Mallet HP, Leparc Goffart I, et al. Current Zika virus epidemiology and recent epidemics ［J］. Med Mal Infect, 2014, 44: 302–307.

［83］Bernatchez JA, Tran LT, Li J, et al. Drugs for the Treatment of Zika Virus Infection［J］. J Med Chem, 2020, 63: 470–489.

［84］Nhan TX, Musso D. Emergence of Zika virus ［J］. Virologie (Montrouge), 2015, 19: 225–235.

［85］WHO. Mosquito control: can it stop Zika at source ［EB/OL］. (2016–02–19) ［2016–03–15］http: //www.who.int/emergencies/zika-virus/articles/mosquito-control/zh/ .

［86］Schrauf S, Tschismarov R, Tauber E, et al. Current efforts in the development of vaccines for the prevention of Zika and chikungunya virus infections ［J］. Front Immunol, 2020, 11: 592.

［87］Diamond MS, Ledgerwood JE, Pierson TC. Zika virus vaccine development: progress in the face of new challenges ［J］. Annu Rev Med, 2019, 70: 121–135.

［88］Pattnaik A, Sahoo BR, Pattnaik AK. Current status of zika virus vaccines: Successes and Challenges ［J］. Vaccines (Basel), 2020, 8.

第十九章
疾病 X

疾病 X（Disease X）是世界卫生组织（WHO）2018 年创建的一个术语，用于指代那些最终可能导致全球大流行的未知疾病。本文拟简要回顾历史上的疾病大流行事件，介绍疾病 X 的主要特征和应对措施。

第一节　疾病 X 的定义及由来

人类历史上，传染性疾病一直对社会、经济、健康发展带来深远的影响。现代医学和科学技术的进步创造了前所未有的现代医疗条件，改善了人类生存环境，拓展了人类对于疾病的认识。近几十年来，各种抗生素、抗病毒药物和疫苗的出现及广泛使用，历史上一些"不治之症"逐渐有了普遍可及的治疗和预防措施，大多数传染性疾病得到了有效的控制。但是，随着人类活动范围的扩展、森林破坏、全球贸易、旅游发展等，人类与野生动物接触机会增加，鼠、蜱、蚊等病媒生物由于商贸活动或交通工具更容易播散到更多地区，各种新发再发传染病仍然存在暴发流行的风险。

从全球范围看，各种潜在的病原体数目繁多，但能够用于疾病研发的总体资源是有限的。鉴于传染性疾病在人类历史上造成的巨大灾难，为应对下一次传染性疾病的暴发流行，有必要提前进行准备。2015 年 5 月，WHO 组织不同领域科学家和公共卫生专家，制定了"预防流行病的研发行动蓝图"，旨在减少确认突发公共卫生事件的发生与研制相应诊断试剂、疫苗，以及治疗方法之间的时间延迟，以达到挽救生命并避免因疾病大流行引起公共卫生危机的目的。2015 年 12 月，WHO 首次发布了优先研发疾病清单，涉及 8 种病毒性疾病，并提示今后会进行年度评估或根据新出现疾病对清单更新。2017 年 1 月发布了经过专家评估的优先研发疾病清单，推荐了 8 种疾病。2018 年 2 月更新了优先研发疾病清单，总的疾病数目还是 8 种，对个别疾病进行了调整（表 2-19-1）。同时，为了保障 WHO 的研发蓝图相关工作集中并有成效，WHO 还根据突发公共卫生事件的需要，对优先疾病和病原体清单进行调整。例如 2019 年冠状病毒病（COVID-19）发展为全球大流行，目前 WHO 也已经将 COVID-19 列入优先研发疾病清单中（表 2-19-1）。

WHO 推荐的优先研发病种大都是近几十年出现的一些新发再发的急性传染病，具有发病急、传播快、病死率高等特点。其中 2018 年清单中出现了疾病 X 的概念，立即受到广泛关注。WHO 的研发蓝图中定义疾病 X 为"除被研究发展蓝图列表之外的，任何被发展蓝图决策工具确定的新疾病",它不是指一种特定的疾病,而是指在将来可能引发大暴发的,但是现在仍未明确病原体的流行病的临时名称。引起疾病 X 的病原体可以是任何一种病原,包括但并不限于病毒、细菌、真菌、寄生虫。按照 WHO 的解释,疾病 X"代表这样的认识,即一种目前未知的病原体引起了人类疾病,并发生严重的国际疫情,因此研发蓝图明确追求能够交叉研发的预案,尽可能防范与未知的疾病 X 相关疫情"。

表 2-19-1 WHO 优先研发病种汇总

时间	疾病种类
2015	克里米亚刚果出血热 (CCHF)、埃博拉病毒病和马尔堡病毒病、拉沙热、中东呼吸综合征 (MERS) 和严重急性呼吸综合征 (SARS)、尼帕病毒病和裂谷热 (RVF)
2017	沙粒病毒出血热(包括拉沙热)、克里米亚 – 刚果出血热 (CCHF)、丝状病毒病(包括埃博拉、马尔堡病毒病)、中东呼吸综合征 (MERS)、其他高致病性冠状病毒病(如严重急性呼吸综合征 (SARS)、尼帕病毒病和相关的亨尼帕病毒病、裂谷热 (RVF)、严重发热伴血小板减少综合征 (SFTS)、寨卡病毒病
2018	克里米亚 – 刚果出血热 (CCHF)、埃博拉病毒病和马尔堡病毒病、拉沙热、中东呼吸综合征 (MERS) 和严重急性呼吸综合征 (SARS)、尼帕和亨尼帕病毒病、裂谷热 (RVF)、寨卡病毒病、疾病 X(Disease X)
2020	2019 年冠状病毒病(COVID–19)、克里米亚 – 刚果出血热 (CCHF)、埃博拉病毒病和马尔堡病毒病、拉沙热、中东呼吸综合征 (MERS) 和严重急性呼吸综合征 (SARS)、尼帕和亨尼帕病毒病、裂谷热 (RVF)、寨卡病毒病、疾病 X(Disease X)

第二节　人类历史上出现过的全球大流行疾病

在传染性疾病领域,大流行是最严重的情形。当一种疾病疫情能够跨越国界到处传播,这种疾病就发生大流行。按照 WHO 定义,大流行指的是"一次在全世界范围内或较广区域内发生的疫情,跨越了国际界线并影响大量人群"。历史上人类曾经经历过多次不同致命性全球大流行疫病的肆虐。最早的瘟疫暴发来自古希腊,大约公元前 430 年发生了雅典瘟疫,根据症状描述有人推测是埃博拉病毒病,尚待证实。中世纪时期鼠疫对欧洲人口曾经造成巨大破坏,天花的持续威胁一直延续到 20 世纪 70 年代在全球范围被消灭为止。霍乱自 1817 年以来引起 7 次世界大流行,前 6 次均为古典型霍乱。第 7 次霍乱大流行始于 20 世纪 60 年代,病原体为埃尔托霍乱弧菌,目前仍然没有宣布第 7 次大流行结束。虽然随着医疗卫生条件的改善,霍乱发病率和病死率都得到了有效控制,但对于卫生设施较差、政局动荡的低收入国家,依然每年报告数目惊人的感染病例,成为严重的公共卫生问题。

经呼吸道传播的病毒是人类面临的最大健康威胁。1918 年,西班牙流感是近代历史上破坏性较大的全球大流行疾病之一,导致 1%~2% 的人口死亡,并且以青壮年为主。而后出现的历次流感大流行，如1957年亚洲流感、1968年香港流感、2009年全球大流行流感，破坏力没有那么大。2003年出现的SARS主要波及部分亚洲和北美洲国家，由于及时采取了追踪和隔离病例以减少传播风险在内的公共卫生措施，疫情没有达到全球大流行，病死率约为10%。在过去的10多年里，各种禽流感病毒（H5N1、H7N9等）感染病例时有报道，但这些病毒并不能在人群中有效传播，引起全球大流行。同时，对家禽接种相关流感病毒疫苗，扑杀被感染的家禽，就可以限制这类病毒的传播，降低进一步感染人类的风险。

近20多年来，各种虫媒病毒引起的暴发事件也层出不穷。西尼罗病毒原本在中东、东欧和非洲传播，1999年首次在美国纽约检测到，也是该病毒首次在西半球出现。但几年时间该病毒就扩散到美国本土所有州，引起大量的人、畜感染。寨卡病毒以前也是局限在非洲和亚洲部分国家传播，2016年传播至南美洲，而当地存在合适的蚊媒，导致出现本土病例，引起迄今为止的最大规模的暴发疫情，累计感染超过100万，并扩散到87个国家和地区。另一种蚊媒传播的疾病黄热病，于2016~2017年在巴西暴发疫情确诊病例超过2000人，死亡676人。虽然虫媒病毒病受到蚊媒分布的限制，但气候变化以及蚊媒孳生范围的逐渐扩大，这些虫媒病毒病的威胁持续存在，存在流行地理范围逐渐扩大的趋势。

一些历史上重要的疾病大流行事件汇总如下（见表2-19-2），这些大流行除了鼠疫和霍乱的病原体为细菌，其余均为病毒，疾病相关的死亡数据怵目惊心。

表2-19-2　历史上的重大疾病大流行事件

名称	时期	流行地区	病原体/前期宿主（非人类）	死亡总数/万
安东尼瘟疫	公元165—180	罗马帝国	天花	500
日本天花	735—737	日本	天花	100
查士丁尼鼠疫	541—542	东罗马帝国	鼠疫耶尔森菌／鼠、跳蚤	3 000~5 000
黑死病（腺鼠疫）	1347—1351	欧洲	鼠疫耶尔森菌／鼠、跳蚤	20000
新世界天花	1520	美洲	天花	5 600
伦敦鼠疫	1665	英国	鼠疫耶尔森菌／鼠、跳蚤	10
17世纪鼠疫	1600—	欧洲	鼠疫耶尔森菌／鼠、跳蚤	300
意大利鼠疫	1629—1631	意大利	鼠疫耶尔森菌／鼠、跳蚤	100
18世纪鼠疫	1700	欧洲	鼠疫耶尔森菌／鼠、跳蚤	60
1~6次霍乱大流行	1817—1923	全球	霍乱弧菌	> 100[a]
第3次鼠疫	1885	亚洲、非洲、欧洲	鼠疫耶尔森菌／鼠、跳蚤	1 200[b]
黄热病	18世纪末	美洲	黄热病毒／蚊	10~15[c]

续表

名称	时期	流行地区	病原体/前期宿主(非人类)	死亡总数/万
俄罗斯流感	1889—1890	俄罗斯、欧洲	H2N2 亚型禽流感病毒	100
西班牙流感	1918—1919	全球	H1N1 亚型流感病毒/猪	4 000~5 000
亚洲流感	1957—1958	全球	H2N2 亚型流感病毒	110
香港流感	1968—1970	全球	H3N2 亚型流感病毒	100
艾滋病	1981 至今	全球	HIV/黑猩猩	2 500~3 500
猪流感	2009—2010	全球	H1N1 亚型流感病毒/猪	20
SARS	2002—2003	亚洲、北美洲部分国家	冠状病毒/蝙蝠、果子狸	770
埃博拉病毒病	2014~2016	西非	埃博拉病毒/野生动物	1.1
MERS	2012 至今	中东、韩国	冠状病毒/蝙蝠、骆驼	850
COVID-19	2019 至今	全球	冠状病毒/未知(穿山甲?)	100[d]

注：a，19世纪以来连续出现的前6次霍乱大流行具体死亡数据缺乏共识，超过100万人死亡；b，仅统计了中国、印度数据；c，仅统计了美国数据；d，COVID-19死亡数据截至2020年10月4日

按累计记载的死亡人数计算，不同瘟疫大流行从大到小排列顺序如下：1347~1351年的黑死病（2亿）、1520年天花（5 600万）、1918~1919年西班牙流感（4 000万~5 000万）、541~542年查士丁尼鼠疫（Plague of Justinian）（3 000万~5 000万）、1981年至今的艾滋病（2 500万~3 500万）、1855年开始第三次鼠疫（1 200万）、165~180年安东尼瘟疫（Antonine Plague）（500万）、始于1600年的17世纪大鼠疫（300万）、1957~1958年亚洲H2N2大流行流感（110万）、1889~1890年俄罗斯H2N2流感（100万）、1968—1970年香港H3N2流感（100万）、1817~1923年6次霍乱大流行（100万）、735~737年日本天花流行（100万）、1700年开始的18世纪鼠疫（60万）、2009~2010年H1N1大流行流感（20万）、19世纪后期的黄热病（10万~15万）、2014~2016年西非埃博拉流行（11 300）、2012年至今MERS（850例）、2002~2003年SARS疫情（770例）。

需要注意的是，以上瘟疫大流行事件也带来深远的经济、社会或政治影响。虽然有关180年165万安东尼瘟疫的死亡总数存在争议，多数人认为该瘟疫加速了罗马帝国的衰落。1351年1347万的黑死病始发于野鼠，通过感染的跳蚤传播给人类，夺去了30%~50%欧洲人口的生命，欧洲大陆人口经过200多年才得以恢复，促进了欧洲封建制度的灭亡。据估计，欧洲人将天花传播到美洲（新世界），导致约90%美洲土著人死亡，摧毁了土著社会，便于欧洲国家的霸权统治。19世纪的欧洲，每年大约40万人死于天花。在瘟疫笼罩下，社会发展出现停滞或倒退。

第三节　近 50 年来新发再发传染性疾病

随着生物医学科技的发展，人类对病原体的认识不断扩大，新发现的病原体越来越多。同时，病原体本身也随着环境变化、与宿主相互作用等因素不断进化和变异，出现耐药、毒力增强或能够跨种属传播的菌/毒株。新发传染病（emerging infectious disease，EID）指的是一类新确认的病原体或新鉴定的已知病原变异株，能够在未来或更大地理范围引起发病率增加。再发传染性疾病（reemerging infectious disease）则是指以前在人群中存在、发病率曾经得到有效控制、目前发病水平出现显著上升的疾病。一项统计了 1940 年至 2004 年全球发生的新发传染病数据的研究表明，在全部 335 种新发传染病事件中，细菌（包括立克次体）占 54%，而病毒占 25%，原虫 11%、真菌 6% 和蠕虫 3%。虽然病毒引起的新发传染病比例不如细菌高，但是考虑到其传播范围、感染数量以及经济负担等危害因素，病毒引起的传染病更加具有破坏力。相对于细菌，病毒具有更快的复制效率，可以在短时间内产生大量子代病毒。RNA 病毒的核酸聚合酶不具有纠错能力，其复制过程中更容易产生突变，从而逃避宿主的免疫反应。此外，与细菌、支原体、衣原体、真菌等病原体相比，由于没有广谱的抗病毒药物，使得病毒成为更具威胁的病原体。近几十年中对人类社会危害巨大的 HIV、禽流感病毒、SARS-CoV、MERS-CoV、埃博拉病毒等均为 RNA 病毒。近 50 年来出现的新发再发传染病病原汇总如下（表 2-19-3）。

表 2-19-3　近 50 年来出现的新发再发传染病一览表

年份	病原体	传播途径	感染症状
1973	轮状病毒	消化道、呼吸道	腹泻
1975	细小病毒 B19（Parvovirus B19）	接触、垂直传播	面部及躯干红疹，再生障碍性贫血
1976	隐孢子虫（Cryptosporidium parcum）	消化道（水源性）	腹泻
1976	汉坦病毒（hantan virus）	接触、消化道、呼吸道	肾综合征出血热
1977	埃博拉病毒（ebola virus）	接触、呼吸道	埃博拉出血热
1977	嗜肺军团菌（Legionella pneumophila）	呼吸道	军团病
1977	空肠弯曲杆菌	消化道	空肠弯曲菌肠炎
1977	丁型肝炎病毒（HDV）	接触、母婴传播、医源性	丁型肝炎
1980	人嗜T淋巴细胞病毒I型（HTLV-1）	血液、性、垂直传播	T淋巴细胞瘤白血病
1981	金黄色葡萄球菌产毒株	接触	中毒性休克综合征

年份	病原体	传播途径	感染症状
1982	大肠埃希菌 O15：H7	消化道	出血性肠炎
1982	人嗜 T 淋巴细胞病毒 II 型（HTLV-II）	血液、性、垂直传播	毛细胞白血病
1982	伯氏疏螺旋体（Borrelia burgdorferi）	媒介（蜱）叮咬	莱姆病
1982	人免疫缺陷病毒（HIV）	血液、性、垂直传播	获得性免疫缺陷综合征（AIDS)
1983	肺炎衣原体（Chlamydiae pneumoniae）	呼吸道、接触	肺炎衣原体病
1983	幽门螺杆菌 (Helicobacter pylori)	消化道	消化性溃疡，胃炎
1984	日本斑点热立克次体（Rickettsia japoniaca）	媒介（蜱）叮咬	东方斑点热
1985	比氏肠胞虫（Enterocytozoon bieneusi）	消化道	顽固性腹泻
1986	卡曼环孢子球虫（Cyclospora cayatanensis）	消化道	顽固性腹泻
1988	人疱疹病毒 6 型（HHV6）	突发性玫瑰疹	
1988	戊型肝炎病毒（HEV）	消化道	戊型肝炎
1989	查菲埃立克体（Ehrlichia chaffeesis）	媒介（蜱）	人类埃里克体病
1989	丙型肝炎病毒（HCV）	血液、性	丙型肝炎
1990	Guaranty 病毒（guanarito virus）	接触	出血热
1991	贺氏脑胞内原虫（Encephalitozoon hellem）	消化道	中枢神经系统及脏器弥漫性损伤
1991	巴贝西虫新种（New species of Babesia）	蜱媒传播	非典型巴贝虫病
1992	O139 霍乱弧菌（Vibrio cholerae O139）	消化道	O139 霍乱
1992	巴尔通体（Bartonella henselae）	病猫抓咬	猫抓病，杆菌性血管瘤病
1993	辛诺柏病毒（Sin Nombre virus)	呼吸道	急性呼吸窘迫综合征

年份	病原体	传播途径	感染症状
1993	家兔脑胞内原虫（Encephalitozoon cuniculi）	消化道	中枢神经系统及脏器弥漫性损伤
1993	汉坦病毒肺综合征（Hantavirus pulmonary syndrome，HPS）	直接接触野生啮齿动物的尿液，排泄物或唾液进行传播	流感样症状
1994	Sabia 病毒（Sabia virus）	接触、消化道	巴西出血热
1994	亨德拉病毒（Hendra virus）	消化道	亨德拉病毒病
1994	人粒细胞埃里克体（Human granulocytic ehrichia）	蜱媒传播	人粒细胞埃里克体病
1995	人疱疹病毒 8 型（HHV8）	与 AIDS 病人的卡波西肉瘤有关	
1995	庚型肝炎病毒（HGV）	血液	庚型肝炎
1996	牛海绵状脑病病原（Bovine spongiform encephalopathy agent）	消化道	新变异型克雅病（人类疯牛病）
1997	TT 病毒（Transfusion transmitted virus）	血液	肝炎
1997	禽流感 H5N1（Avian influenza H5N1）	呼吸道	禽流感
1998	尼帕病毒（Nipah virus）	接触、呼吸道	高热，脑炎
1999	西尼罗病毒（West nile virus）	蚊虫传播	发热、头痛等流行性感冒样症状，西尼罗脑炎
1999	SEN 病毒（SEN virus）	血液	病毒性肝炎
2000	裂谷热（Rift valley fever）	蚊子	眼部疾病（0.5%~0.2% 的患者）、脑膜炎（不到 1%）或出血热（不到 1%）
2001	炭疽芽孢杆菌（Bacillus authracis）	消化道、呼吸道	皮肤溃烂、焦痂及其周围水肿
2001	口蹄疫病毒（FMDV）	消化道、呼吸道	体温升高、头痛等
2003	SARS 冠状病毒（SARS-CoV）	接触、呼吸道	严重急性呼吸综合征
2005	肠道病毒 71 型（HEV71）	呼吸道、肠道和密切接触	手足口病和无菌性脑膜炎、脑干脑炎和脊髓灰质炎样的麻痹等

年份	病原体	传播途径	感染症状
2005	马尔堡病毒（Marburg disease virus）	密切接触	马尔堡出血热，发热、畏寒、头痛等
2009	甲型 H1N1 流感病毒	呼吸道	猪流感，重症致死
2010	NDM-1 超级细菌	血源性、胎源行、医源性、性接触、昆虫叮咬和密切接触	脓疮和毒疮，甚至肌肉坏死
2010	新布尼亚病毒 (SFTSV)	蜱叮咬	蜱咬病，发热伴血小板减少
2012	中东呼吸综合征冠状病毒 MERS-CoV	呼吸道	重症肺炎
2013	H7N9 禽流感病毒（H7N9 avian influenza virus）	呼吸道	流感、重症肺炎
2014	寨卡病毒（Zika virus）	蚊虫叮咬	低热、斑丘疹、关节疼痛、结膜炎
2019	2019 新型冠状病毒（SARS-CoV-2）	呼吸道	肺炎，急性呼吸综合征

第四节　全球大流行疾病的特征

不论哪种病原体，能够引起重大公共卫生事件的病原体应该具有一些必不可少的特征：一定的致死率、缺乏有效或者广泛可用的医学对策、人群缺乏免疫力、能够逃避免疫系统的毒力因子和呼吸道传播方式。此外，在潜伏期传播或者发生轻度疾病的能力将增强其扩大传播的潜力。

具有潜在大流行的传染病必然在流行病学上具有一定的特点，包括传播特性（传播途径和传播时间）、人群的免疫状况以及病原体本身属性（致病性、环境耐受性）。这些特点区别于危害较小的疾病，是构成疾病大流行并造成重大公共卫生事件的基础。

一、传播途径

在医学、公共卫生、生物学、传染病学中，传播途径是指病原体从原宿主排出体外，经过一定的传播方式，到达并入侵新感染者的过程。病原体的主要传播途径包括飞沫传播、接触传播、性传播、粪－口传播、媒介传播、母婴传播或者垂直传播等方式。直接接触传播的病原体如埃博拉病毒可以通过穿戴手套、隔离服等方式进行预防；性传播病原体如HIV 可以通过使用安全套以减少传播风险。与这些传播方式相比，通过呼吸道传播的病原体更加难以防范，特别是在现代生活方式下，高密度的人员聚集如大城市早晚出行高峰中地铁、公交车等公共交通工具中人员近距离接触几乎无法避免，这些环境为呼吸道传播疾病创造了条件。每年秋冬季的流感疫情高发就是这种情况下导致的。

由呼吸道传播病原体种类繁多，常见的病原体包括细菌和病毒，前者中最为常见的包括肺炎衣原体、肺炎支原体、肺炎链球菌、百日咳杆菌、化脓性链球菌、流感嗜血杆菌、溶血链球菌等；呼吸道传播病毒则包括甲型和乙型流感病毒、副流感病毒、腺病毒、冠状病毒、鼻病毒、人偏肺病毒、呼吸道合胞病毒、柯萨奇病毒、博卡病毒等。不同病原种类引起的人体感染症状临床严重程度差别比较大，一些病原引起的症状较轻，属于自限性疾病，依靠人体自身的抵抗力、免疫力也能康复。部分病原会引起上呼吸道症状，如咽部、鼻部一些轻微症状，像咽痛、鼻涕等。有些病原会引起比较重的症状，如上呼吸道感染、肺炎、支气管炎，以及急性呼吸窘迫综合征等。

近年来，呼吸道传染病疫情频繁发生，2003 年的严重急性呼吸综合征 (SARS)、2005 年的高致病性人禽流感 H5N1、2009 年的甲型 H1N1 流感、2012 年的中东呼吸综合征(MERS)、2019 年冠状病毒病（COVID-19）等都造成了较大危害。

与呼吸道传播的病原体相比，通过粪口传播的病原体如诺如病毒、甲型肝炎病毒、致病性大肠埃希菌、沙门菌、霍乱弧菌等也可以产生暴发疫情，但是通过勤洗手、注意饮食卫生、彻底加热食物、对污染物进行消毒等手段即可以有效控制疫情影响范围。

媒介传播的疾病指由媒介生物传播寄生虫、病毒和细菌而引起的人类疾病。疟疾、登革热、血吸虫病、非洲人类锥虫病、利什曼病、恰加斯病、黄热病、日本脑炎和盘尾丝虫病等疾病导致 70 多万人死亡。传播疾病的媒介生物包括蚊子(伊蚊、按蚊、库蚊)、水生螺、黑蝇、跳蚤、虱子、沙蝇、蜱、锥蝽、臭虫和采采蝇。媒介生物的生存受到气候、地理环境、宿主分布范围等影响，因此，分布广泛的媒介生物可能产生更广泛的疾病传播。通过教育提高公共卫生意识，消灭媒介孳生场所，使人们远离媒介生物，保护自己和社区不受蚊子、蜱、苍蝇等媒介生物的危害，可以减少此类疾病的发生。

需要指出的是，许多传染病不仅限于单一的传播途径，而是多种传播途径，给防治工作带来困难。如流感除呼吸道传播外，还可以通过接触被病毒污染的物体传播。

二、传播时间

传染病的潜伏期是从敏感宿主感染病原体后，到出现明显症状和体征之前所经历的时间。潜伏期或者出现轻度症状时是否具有传染性，也将影响疾病的流行程度。处于潜伏期的感染者或者轻症患者，可以维持正常的工作和生活，因此可以接触到更多的人群。HIV 感染人体后，在相当长的一段时间不表现出严重的症状，但是在感染者的血液、精液、阴道分泌物等体液中存在艾滋病病毒，具有传染性。季节性流感的潜伏期在 1~4d，在最初的 3~7d，感染者具有最强的传染性。与之相反，发病期传染的疾病，感染个体因为病症会减少活动，发热、咳嗽、打喷嚏等疾病特征也会提示周围的健康人群与感染者保持一定的距离，这些都将减少疾病的传播。

与传播时间相关的是病原体的存活时间。病毒离开宿主后在环境中的存活时间较短。研究表明，甲型 H1N1 流感病毒在物体表面 9h 后即失去感染活力。空气中的流感病毒在 30~60 min 内，具有感染活力的病毒浓度下降了 $1 \times 10^{-4} \sim 1 \times 10^{-5}$。与流感病毒相比，埃博拉病毒在环境中存活时间要长得多。该病毒在西非热带环境中存活的最长时间是 3 d。但是在控制温湿度的条件下，病毒在地表的存活时间比在西非环境下存活的时间长。在模拟医院环境的条件下，病毒在医用防护服上存活了 11 d，在塑料上存活了 8 d，在不锈钢上存活了 4 d。病原体在环境中更长的存活时间增加了病原体感染新宿主的几率。

存活时间和传播能力的关系是比较复杂的，不能简单将存活时间长等同于传播能力强，应该认识到，传播能力与存活时间、传播途径、传播方式、病原体感染能力等多因素相关。

三、宿主免疫状况和病原体突变导致的免疫逃避

人群对于未知的病原体普遍缺乏免疫力，在现有条件下，在新病原体流行之前，也不会有预防性疫苗对人群进行接种，因此人群普遍易感，这为疾病的广泛传播提供了必要条件。疾病流行后病原体通过在增殖过程中产生的突变、免疫伪装以及其他方法来逃避宿主的免疫反应。

病原体的致病性是另一个需要考虑的因素。感染宿主后产生的致病性是病原体和宿主免疫反应相互作用的结果。不同病原体的致病性和病死率差异巨大。据报道克里米亚－刚果出血热的致死率高达 80%，埃博拉病毒病、马尔堡病毒病致死率超过 50%，尼帕病毒感染造成的致死率在 40%~70%。但是高致死率并不一定是疾病流行的造成公共卫生事件的必要条件，1918 年流感大流行造成的致死率为 2.5%，但是其广泛传播造成了全球超过 2000 万人死亡。

此外，潜在流行病的致病性还表现在不导致宿主直接死亡，而是在生殖影响（寨卡病毒感染导致的婴儿小头症，风疹病毒感染导致的新生儿畸形）以及潜在的致癌作用，通过减少出生率和缩短预期寿命，在疫情发生后导致人口大量减少。

四、多种 RNA 病毒具备引起全球大流行的能力

与细菌、真菌、原生生物等病原体相比，病毒引起重大公共卫生安全事件的可能性更高。首先病毒具有更高的复制效率，其次病毒基因具有更高的突变率，特别是 RNA 病毒，由于其核酸聚合酶缺乏合成错误矫正功能，在子代中产生大量的突变体，另外，分节段病毒在不同病毒株之间发生频繁的基因重配，也是病毒变异的主要原因。病毒变异在逃避宿主免疫反应、抵抗药物治疗具有更大的优势。第三，缺乏广谱治疗病毒感染的药物，虽然近 20 年来治疗药物（包括化学药物和生物药）不断涌现，但是与治疗细菌感染的抗生素完全不同的局面是，治疗病毒感染的药物效果欠佳。第四，与细菌、真菌以及原生生物相比，病毒具有更高的传播效率，可以在短时间内传播更大范围的人群，造成重大公共卫生

事件。第五，病毒种类繁多，自然界中存在超过 100 万种病毒，目前发现的病毒种类还只是冰山一角，对未知病毒的致病性以及危害目前知识储备不足。第六，很多病毒可以同时感染人和动物，为病毒传播创造了更好的条件。

在种类繁多的病毒里面，具有如下特点的病毒更有可能造成重大公共卫生事件，经呼吸道传播、RNA 病毒、不必太高的致死率、人群缺乏免疫力，普遍易感。根据以上特点，流感病毒、冠状病毒等特别值得关注。而与疾病 X 齐名的其他 WHO 优先研发病毒病，也是关注的焦点。

（一）流感病毒

流感病毒并不在 WHO 列出的优先研发疾病清单中，主要原因是 WHO 以及合作国家建立了预警机制，对可能发生大流行的流感病毒进行监测。但是鉴于流感病毒独特的性质，仍然值得额外关注。

流感病毒基因组由分段的 RNA 组成，根据基质蛋白和基因组结构分为 A、B、C、D 四种类型，也称为甲、乙、丙、丁四型。甲型流感病毒根据病毒表面蛋白血凝素（HA）和神经氨酸酶（NA）的组合情况，甲型流感病毒进一步分为多种亚型（迄今已经发现 18 种 HA、11 种 NA）。流感病毒由于呼吸道传播、基因组变异快、可以感染多种宿主等特点，在人员密集的场所很容易传播。

按照流行程度，流感可以分为季节性流感和大流行性流感。甲型和乙型流感病毒可引起季节性流行性疾病。与每年发生一次的季节性流感不同的是，大多数人对大流行性流感没有免疫力，健康人感染后也有较高的概率发生严重并发症，因此一旦发生大流行性流感暴发将会给卫生体系、社会造成重大影响。由于防控的需要采取的旅行限制和学校、经营场所关闭，将导致世界经济受到严重影响。近 150 年来，在全球范围内引起流感大流行均为甲型流感病毒，包括 1918 年西班牙流感（H1N1）、1957 年亚洲流感（H2N2）、1968 年香港流感（H3N2）、2009 年猪流感（H1N1）。

流感病毒同时在动物中不断传播，一旦这些病毒跨越种属具备感染人类的能力，就有可能引起大流行。1997 年首次在人类中发现高致病性 H5N1 禽流感病毒，随后在 2003 年再次出现，导致人们担忧这些新的高致病性毒株可能衍生为大流行病毒，同样引起了人们开始筹备大流行流感防范计划。其他禽流感病毒，例如 A（H5N6）和 A（H9N2）亚型毒株，也已在家禽中出现并传播，并出现了严重程度不等的人间病例。2013 年，在中国禽类中出现了一种新的亚型禽流感 A（H7N9），与以前的人类感染 H7 亚型病毒相比，它引起的人类感染异常严重，而对禽类表现为低致病性。尽管禽流感病毒尚未获得在人与人之间有效传播的能力，但这些病毒仍在不断出现，并不断提醒人们，它们距离导致流感大流行仅几步之遥。

鉴于无法预测下一次流感大流行在何时何地发生，全球科研机构和政府一直在努力监视和评估大流行的威胁并为流感大流行做准备。目前，在世界卫生组织的框架下，建立了全球流感监测和应对系统（Global Influenza Surveillance and Response System，GISRS），开展有计划的收集和鉴定流感病毒标本，通过对病毒序列的分析，及时发现新病毒，提前为可能出现的流感大流行做准备。

新型的流感病毒通常是从动物传染给人的甲型流感病毒。根据以往的报道，一些甲型禽流感病毒和猪流感病毒可以感染人，值得格外关注。这些病毒包括禽流感 H5N1、H7N9、H9N2 和猪流感 H1N1v、H3N2v 和 H1N2v。感染禽流感和猪流感的高危人群是与禽和猪直接接触的养殖业的从业人员以及其他可以接触到这些动物的人员。

通过检测网络，每年都会分离到大量病毒株，有必要对这些病毒进行传播风险评估。美国 CDC 按照病毒属性（基因组分析、病毒与受体结合能力、在实验动物中的传播能力、抗病毒治疗药物的敏感性），敏感人群特性（人群免疫力、疾病的严重程度、抗原的相关性），生态和流行病学（全球分布、感染的动物物种、人类感染的案例和频率），建立了流行风险评估工具，对已经发现的流感病毒进行评估。通过更加积极主动的流感监测网络，定期收集鉴定引起流感样病例的样本，以更加主动和高效的监测工作，及时发现新的潜在大流行毒株并及时采取措施，才能减少疾病流行带来的损失。

（二）冠状病毒

冠状病毒为一类大型家族病毒，包括 α、β、γ、δ 四个属。目前已知感染人的冠状病毒有 7 种，分别是人类冠状病毒 229E（HCoV-229E）、人类冠状病毒 OC43（HCoV-OC43）、严重急性呼吸综合征冠状病毒（SARS-CoV）、人类冠状病毒 NL63（HCoV-NL63）、人类冠状病毒 HKU1（HCoV-HKU1）、中东呼吸综合征冠状病毒（MERS-CoV）和严重急性呼吸综合征冠状病毒 2（SARS-CoV-2）。可导致从普通感冒到更严重的系列疾病，其中，SARS-CoV、MERS-CoV 及 SARS-CoV-2 三种可引起致命的呼吸系统疾病。其余 4 种冠状病毒是人类感冒的常见病原体，通常不会造成严重疾病，只限于可能会在少数免疫力差的患者身上出现肺炎等并发症。

2000 年以来，冠状病毒已经造成了多次大范围流行。如前所述，这些病毒都具有潜在大流行病原体的一些特点。SARS-CoV、MERS-CoV 及 SARS-CoV-2 均来自动物，因此应持续加强动物中冠状病毒的监测，并研究其对人的感染力、致病性，有限选择其中可能对人产生重大危害的病毒株，预先研制并储备诊断试剂、治疗性抗体、预防性疫苗，以应对可能发生的大范围流行。

（三）与疾病 X 齐名的其他优先研发病毒病

现有 WHO 推荐的优先研发病种，除了疾病 X 缺乏明确的病原体之外，其他病原体均为 RNA 病毒，生物学分类分别属于沙粒病毒科、丝状病毒科、冠状病毒科、白纤病毒科、黄病毒科、副黏病毒科（表 2-19-4）。人类认识这些病毒最早的如塞卡病毒，有超过 70 年的历史，最短的是目前仍然在流行的 SARS-CoV-2，不足一年的时间。根据现有信息，这些病毒或引起数目巨大的感染人群，或导致较高的致死率，构成严重的公共卫生威胁。同时，已经证实它们除了感染人，几乎都有动物宿主或传播媒介。如前所述，人类对于地球上的病毒组了解甚少，已知动物病毒种类还不足全球病毒组的 1%。因此，在自然界中存在的这些病毒家族的"近亲"，极有可能就是下一个疾病 X 的候选对象。

表 2-19-4　WHO 优先研发病种部分特征比较

疾病种类	病毒分类	首次分离时间	流行区域	动物宿主/媒介	传播途径	发病数/率	死亡数/病死率
拉沙热	沙粒病毒科	1969 年	主要在西非，几内亚、利比里亚、尼日利亚、塞拉利昂等国	多乳鼠 Mastomynatalensis	直接或间接接触被多乳鼠粪便或尿污染环境；接触患者体液传播；密切接触传播	30 万/年	5000 例/年，总体病死率1%
丝状病毒感染	丝状病毒科	1976 年	西非和赤道非洲	蝙蝠、非人灵长类	接触传播	> 28 000 人[a]	> 11000[a]
MERS	冠状病毒科	2012 年	部分中东国家	单峰骆驼、蝙蝠	接触骆驼分泌物、制品，或密切接触患者	2 519 人[b]	866 人[b]
SARS	冠状病毒科	2003 年	中国等 29 个国家和地区	果子狸、蝙蝠	飞沫传播、气溶胶传播	8096 人[c]	774 人[c]
亨德拉病毒病	副黏病毒科	1994 年	澳大利亚、东南亚	马、果蝠	接触发病马匹及其体液、组织	7 人	4 人
尼帕病毒病	副黏病毒科	1999 年	马来西亚、新加坡、印度、孟加拉	猪、果蝠	接触病猪、被蝙蝠污染的食品	650 人	60%
裂谷热	白纤病毒科	1948 年	非洲东部、南部	家畜、蚊	接触染病动物、蚊虫叮咬、气溶胶	20 万[d]	598[d]
SFTS	白纤病毒科	2009 年	中国、韩国、日本	家养动物、蜱	蜱叮咬、接触患者体液	7 622 例[e]	6%~30%
寨卡病毒病	黄病毒科	1947 年	非洲，传播至 87 个国家地区	非人灵长类、蚊	蚊虫叮咬、母婴传播、性传播、血液传播	> 50 万[f]	—
COVID-19	冠状病毒科	2020 年	全球	未知	接触、飞沫传播	> 3400 万[g]	> 100 万[g]

注：a，2013—2016 西非疫情数据；b，截至 2020 年 1 月；c，截至 2003 年 7 月；d，仅以埃及 1977—1979 年最大的暴发疫情数据为例；e，2011~2018 年中国实验室确诊病例；f，仅以 2016 年报告高峰数据为例；g，截至 2020 年 10 月 4 日 WHO 数据

第五节 疾病 X 的应对措施建议

纵观人类历史上的历次瘟疫大流行，有人断言，未来的全球大流行可能来自天然动物病毒的跨种传播，也可能是生物恐怖事件。通过回顾过去各种瘟疫曾经带给人类社会的冲击，让我们认识到提前规划未来未知疾病的应急预案的重要性，不能被经验所束缚，而是需要以更开放的态度，更宽的视角研究人与病毒的关系。

应对潜在大流行的传染病，首先是建立监测网络，尽早主动发现病原体。一方面是以蝙蝠、家禽、猪等与人有密切关系的动物为对象，加强动物病毒研究，发现潜在可以跨种传播的新病原体。另一方面是关注在医疗机构就诊的比例，建立疑似传染病的监测网络，及时发现、鉴定和评估人感染的病原体。应当明确医生在传染病预警系统中的义务和作用，制定并严格执行样品采集和检测、鉴定程序。在发现传染性病例后，医疗机构应建设有足够的隔离病房，用于病例的隔离治疗以防止疾病扩散。

历次传染病疫情提示我们，在危机发生时应明确政府、组织、个人的职责和行动方案，因此，应该从上到下制定每一级部门的应急预案，做到有章可循，井然有序。

预先研究诊断试剂、治疗药物（抗体药物、化学药物等）、预防性疫苗是十分必要的，必须在人力、物力、财力几个方面保障这些研究的正常运行。此外，公共卫生危机发生时应急诊断技术（诊断试剂、药物、疫苗）的审批使用也应制定应急政策进行管理。

（张晓光 张拥军）

参考文献

［1］World Health Organization. Blueprint for R&D preparedness and response to public health emergencies due to highly infectious pathogens［EB/OL］［2020-10-2］. https: //www. who.int/blueprint/what/research-development/meeting-report-prioritization.pdf ua=1

［2］World Health Organization. Annual review of the list of priority diseases for the WHO R&D Blueprint［EB/OL］(2017-1-25)［2020-10-2］. https: //www.who.int/blueprint/meetings-events/priority_disease_list_review_short_summary_25Jan2017.pdf

［3］World Health Organization.2018 Annual review of diseases prioritized under the Research and Development Blueprint［EB/OL］(2018-2-7)［2020-10-2］. https: //www.who.int/emergencies/diseases/2018prioritization-report.pdf

［4］World Health Organization. Prioritizing diseases for research and development in emergency contexts.

https: //www.who.int/activities/prioritizing-diseases-for-research-and-development-in-emergency-contexts

［5］Casadevall A, Relman DA. Microbial threat lists: obstacles in the quest for biosecurity ［J］. Nat Rev Microbiol, 2010, 8(2): 149–154.

［6］Schoch–Spana M, Cicero A, Adalja A, et al. Global catastrophic biological risks: toward a working definition ［J］. Health Secur, 2017, 15(4): 323–328

［7］Allen T, Murray KA, Zambrana–Torrelio C, et al. Global hotspots and correlates of emerging zoonotic diseases ［J］. Nat Commun, 2017, 8(1): 1124.

［8］Herfst S, B hringer M, Karo B, et al. Drivers of airborne human–to–human pathogen transmission ［J］. Curr Opin Virol, 2017, 22: 22–29.

［9］Mehand MS, Al–Shorbaji F, Millett P, et al.The WHO R&D Blueprint: 2018 review of emerging infectious diseases requiring urgent research and development efforts ［J］. Antiviral Res, 2018, 159: 63–67. DOI: 10.1016/j.antiviral.2018.09.009

［10］Greatorex JS, Digard P, Curran MD, et al. Survival of Influenza A(H1N1) on Materials Found in Households: Implications for Infection Control ［J］. PLoS ONE, 2011, 6(11): e27932. DOI: 10.1371/journal.pone.0027932

［11］Worobey M, Cox J, Gill D. The origins of the great pandemic ［J］. Evol Med Public Health, 2019, 2019(1): 18–25. doi: 10.1093/emph/eoz001.

［12］Oxford JS, Gill D. Unanswered questions about the 1918 influenza pandemic: origin, pathology, and the virus itself ［J］. Lancet Infect Dis, 2018, 18(11): e348–e354. doi: 10.1016/S1473–3099(18)30359–1.

［13］Simpson S, Kaufmann MC, Glozman V, et al. Disease X: accelerating the development of medical countermeasures for the next pandemic ［J］. Lancet Infect Dis, 2020, 20(5): e108–e115. DOI: 10.1016/S1473–3099(20)30123–7.

［14］Honigsbaum M. Disease X and other unknowns ［J］. Lancet, 2019, 393(10180): 1496–1497. DOI: 10.1016/S0140–6736(19)30803–7.

［15］Jones KE, Patel NG, Levy MA, et al. Global trends in emerging infectious diseases. Nature, 2008, 451(7181): 990–993. DOI: 10.1038/nature06536.

［16］Shaman J. Pandemic preparedness and forecast ［J］. Nat Microbiol, 2018 , 3(3): 265–267. DOI: 10.1038/s41564–018–0117–7.

［17］Schoch–Spana M, Cicero A, Adalja A, et al. Global Catastrophic Biological Risks: Toward a Working Definition ［J］. Health Secur, 2017, 15(4): 323–328. DOI: 10.1089/hs.2017.0038.

［18］Fineberg HV. Pandemic preparedness and response––lessons from the H1N1 influenza of 2009 ［J］. N Engl J Med, 2014, 370(14): 1335–1342. DOI: 10.1056/NEJMra1208802.

［19］Morens DM, Daszak P, Markel H, Taubenberger JK. Pandemic COVID–19 Joins History's Pandemic Legion ［J］. mBio, 2020, 11(3): e00812–20. DOI: 10.1128/mBio.00812–20.

［20］Graversen VK, Hamichi SE, Gold A, et al. History through the eyes of a pandemic［J］. Curr Opin Ophthalmol, 2020, 31(6): 538-548. DOI: 10.1097/ICU.0000000000000711.

［21］Oldfield E, Malwal SR. COVID-19 and Other Pandemics: How Might They Be Prevented［J］. ACS Infect Dis, 2020, 6(7): 1563-1566. DOI: 10.1021/acsinfecdis.0c00291.

［22］Morens DM, Fauci AS. Emerging Pandemic Diseases: How We Got to COVID-19［J］. Cell, 2020, 182(5): 1077-1092. DOI: 10.1016/j.cell.2020.08.021.

［23］Glatter K, Finkelman P. History of the Plague: An Ancient Pandemic for the Age of Covid-19［J］. Am J Med. 2020: S0002-9343(20)30792-0. DOI: 10.1016/j.amjmed.2020.08.019.

［24］Monto AS, Fukuda K. Lessons From Influenza Pandemics of the Last 100 Years［J］. Clin Infect Dis, 2020, 70(5): 951-957. DOI: 10.1093/cid/ciz803.

第二十章
艾滋病

艾滋病即获得性免疫缺陷综合征（acquired immunodeficiency syndrom，AIDS），是由人类免疫缺陷病毒(human immunodeficiency virus，HIV)所引起的一种病死率极高的传染病。临床上表现为原因不明的免疫缺陷，往往以淋巴结肿大、厌食、慢性腹泻、体重减轻、发热、乏力等全身症状起病，逐渐发展至各种机会性感染、继发性肿瘤、精神神经障碍而死亡。目前还没有疫苗可以预防。

艾滋病在发现后的前 25 年内在全球迅速扩散蔓延，近 10 多年来，由于全球大规模使用药物，其疫情快速上升的态势得到有效的控制。据联合国艾滋病规划署（UNAIDS）估计，截至 2017 年 12 月，除已死亡外，存活的艾滋病病毒携带者约有 3 690 万，2018 年又有 170 万新感染病例，截至 2019 年底，UNAIDS 估计全球现存活 HIV/AIDS 病例 3 800 万（3 160 万~4 450 万），已得到治疗 2 540 万例，占比为 67.0%。尽管抗病毒治疗使得 HIV 感染逐渐转变成经规范治疗后可长期存活的疾病，然而，由于存活的 HIV/AIDS 病例逐年增多，所以艾滋病的流行仍是目前全球严重的公共卫生与社会问题之一。2016 年 6 月 8 日，联合国各会员国通过分阶段到 2030 年终止艾滋病流行的政治宣言，为确保该愿景能够得以成功实现，即到 2020 年结束时，需达到 3 个 90%-90%-90%(90% 病例知晓本身感染的情况，90% 病例得到抗病毒治疗，90% 病例抗病毒治疗有效) 的目标。这个倡议得到绝大多数会员国的支持和承诺。如果这些目标能达到，到 2030 年止，全球每年新感染 HIV/AIDS 病例将不超过 20 万例，这是终止艾滋病流行的美好愿景。

第一节　病原学特征

一、HIV 的发现与起源

自从 1981 年 6 月 5 日美国疾病预防和控制中心（CDC）的《发病率和死亡率周刊》（Morbidity and Mortality Weekly Report，MMWR) 首次报告 5 例艾滋病病例后，1983 年 5 月法国巴斯德研究所 Luc Montagnier 等报告首先从 1 例淋巴结病综合征的男性同性恋者分离到一种新的反转录病毒，命名为淋巴腺病相关病毒 (lymphadenopathy associated virus，LAV)；1984 年 5 月，美国国立癌症研究所 Robert Gallo 等从 1 名 AIDS 患者活体组织分离到病毒，命名为嗜人 T 淋巴细胞 3 型病毒 (human T-cell lymphotropic virus type 3，HTLV-III)。同年，美国加利福尼亚州大学 Levy 等人也从旧金山的同性恋者中分离出 AIDS 相关病毒(AIDS related virus，ARV)。随后，运用分子生物学方法，如交叉免疫反应、免疫印迹法、病毒限制性酶谱(restriction Map)等证明这些病毒基本相同，是引起艾滋病的病原。1986年1月，美国 Clavel 从西非分离到一种反转录病毒，与非洲猿猴反转录病毒 (STLV) 有较近亲缘性，而只与 HIV 核心蛋白有部分交叉反应，但同样可引起类似 HIV 感染所致艾滋病的临床表现和流行病学特征，而流行却较为局限。因此，1986年，国际微生物学会及病毒分类学会将这些病毒统一命名为 HIV 属，将新分离到的病毒称之为 HIV-2 型，而把 1983 年分离到的目前在全球广泛流行的 HIV 称为 HIV-l 型。

将 HIV-1 与 HIV-2 的基因组核苷酸序列与流行于非洲大陆 26 种猴子身上的 SIV 核苷酸序列比较，发现 HIV-1 与 SIV$_{CPZ}$ 很相似，而 HIV-2 与 SIVsm 最为接近；前者只在黑猩猩中存在，后者则为乌黑体白面猴携带。因此有人认为，HIV-1 可能经由黑猩猩传染给人类，而 HIV-2 则由乌黑体白面猴（Sooty mangabeys）传染给人类，因此艾滋病可能是 HIV 跨种属传播的结果。

二、HIV 的形态结构

HIV 是带有包膜的 2 分子的 RNA 逆转录病毒。用超薄切片电镜观察，HIV-1 病毒颗粒呈现为圆形或卵圆形的外包病毒囊膜的 20 面体结构，直径为 100~200 nm。病毒的核心为棒状或卵状，遗传物质由形态似锥型的 P24 核衣壳蛋白包裹，另有逆转录酶（reverse transcriptase，RT）、核糖核酸酶 H（rnase H，RH）、整合酶（integrase，INT）、蛋白酶(protease，P)，病毒的最外层为含有包膜糖蛋白三聚体或四聚休的 72 个刺突状结构，这些突起由包膜糖蛋白 gpl20 和镶嵌于病毒膜上的膜内糖蛋白 gp41 组成，是病毒感染宿主细胞时与细胞膜结合和融合的部位。在病毒包膜的下面是甲基化基质蛋白 MA(P17)，这个蛋白与包膜有一定的联系，在病毒复制的早期 (病毒穿入以后、整合之前) 起重要的作用。

三、HIV 基因组结构和功能

HIV 基因组由两条内容相同的单股正链 RNA 组成，HIV-1 长约 9.3 kb，HIV-2 长约为 9.7 kb，5′ 端有帽结构，3′ 端有 poly(A) 尾，两端有长末端重复序列（LTR），中间有 9 个开放读码框架（ORF）（图 3-20-1）。从 5′ 末端的 LTR 之后，依次含有 gag、pol 和 env 三个结构基因，这 3 个基因为逆转录病毒所共有。而 HIV 所特有的是含有 tat、nef 和 rev 三个调节基因，以及 vif、vpr、vpu、vpx 等附属基因（表 3-20-1）。HIV-1 和 HIV-2 的基因组成和排列基本一致，但也存在差异：HIV-1 型病毒的基因排列为 LTR-gag-pol-vif-vpr-tat-rev-vpu-env-nef-LTR，而 HIV-2 型病毒为 LTR-gag-pol-vif-vpx- vpr-tat-rev-env-nef-LTR。HIV-1 含有特异性的 vpu 基因，而 HIV-2 含有特异性的 vpx 基因。HIV 易变异，HIV-1 虽为全球流行，但有地区差异，约分为 A-K(除 E 外，E 多已与 A 重组成 AE 亚型)10 个亚型，截至 2019 年 9 月，其流行重组型（circulating recombinant form，CRF）已达 90 多种。HIV-2 主要在西非流行，有 A-F 6 个亚型，HIV-1 与 HIV-2 基因组核苷酸的符合率约为 60%。HIV-1 流行广, 感染者多, 而 HIV-2 除附属基因有个别不同外, 其他基本类似于 HIV-1, 故除一些段落涉及 HIV-2 外, 以下主要以 HIV-1 论。

HIV-1 初始转录产物是全长病毒 mRNA, 其 5′ 端分别翻译成 gag 和 pol 前体蛋白, P55 是 gag 前体蛋白, 后可被水解切割成小的核心蛋白成分 P24、P17、 P9 和 P6。 pol 前体蛋白也同样可被切割成不同的功能蛋白, 包括逆转录酶 、蛋白水解酶和整合酶。蛋白水解酶参与 gag 和 pol 的多种蛋白的水解与合成, 而整合酶促进 HIV 基因整合入宿主细胞基因。mRNA 3′ 端部分, 通过一次基因剪接合成 env 表面糖蛋白 gpl60, 再被水解蛋白酶切割成表面糖蛋白 gp120 和跨膜蛋白 gp41。gag, pol 和 env 这 3 个结构蛋白诱导产生的抗体, 尤其是 env 膜蛋白, 在艾滋病确认试验中占重要地位, 这些结构蛋白基因又是目前研制各类基因工程疫苗的主要抗原基因。

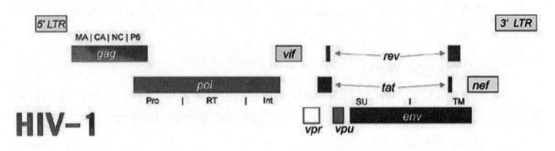

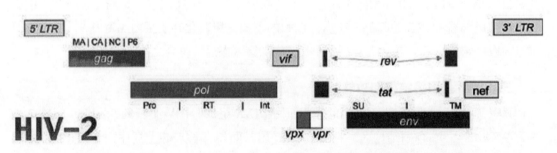

图 3-20-1　HIV-1 和 HIV-2 基因结构示意图（引自 Ibekwe T. 2012）

除 3 个主要结构蛋白外, HIV-1 mRNA 剪接后翻译的其他蛋白包括调节蛋白和附属蛋白。Tat 调节蛋白作用于 tat 反应区 (tat responsive region, TAR) 来调节 HIV-1 的复制。Rev 调节蛋白起反式激活作用, 促使未剪接的 mRNA 和已剪接的其他 mRNA(env, vif, vpr, vpu) 从细胞核进入细胞浆, 再拼接形成成熟病毒所需要的全长病毒蛋白。Nef 蛋白是 HIV-1 复制过程中的负调节因子（negative regulation factor）, 具多种功能, 既可进行正调节, 也可进行负调节, 能够增强或减弱病毒的复制, 既能激活 T 细胞, 增加病毒感染, 又能抑制病毒的超感染。Vpr 蛋白非 HIV-1 复制所必须, 能反式激活病毒基因的表达, 在 HIV-1 感染未分裂的细胞时使细胞停留在细胞周期的 G2 期。另外, vpr 基因的存在还可使 HIV-1

感染细胞时致细胞病变效应增加。vpu 基因编码病毒蛋白 Vpu，为 HIV-1 所特有，Vpu 蛋白为非 HIV 复制所必须的双亲性膜整合蛋白，能够增强病毒颗粒的组装和释放，介导内质网中 CD_4 分子的快速降解。vif 基因编码病毒颗粒感染性因子（virion infectivity factor, Vif）。Vif 蛋白亦非 HIV-1 复制所必须，但能够增加病毒颗粒的感染性。

表 3-20-1　HIV-1 基因表达的相应蛋白及主要功能

基因	蛋白名称	大小	功能	所在位置
结构基因				
gag	基质蛋白	P17/p18	与包膜结合，引导装配与出芽	病毒内膜
	核心抗原	P24/p25	构成核衣壳蛋白特异性抗原	病毒核衣壳
	核蛋白	P9	RNA 结合蛋白	病毒核心
		P6	RNA 结合蛋白，与 Vpr 结合并引导其入病毒	病毒核心
pol	蛋白酶	P10	翻译后蛋白的加工	
	逆转录酶	P51/P66	促进逆转录，具有 RDDP，PPDP，RNA 酶 H 功能	病毒核心
	整合酶	P34	病毒 CDNA 整合到宿主基因组中	
env	包膜糖蛋白	gp120	与易感细胞受体和辅助受体结合	病毒刺突
	跨膜蛋白	gp41	固定 gp120，介导胞膜与靶细胞膜融合	病毒包膜
调节基因				
tat	Tat	P16/p14	反式激活因子，促进病毒转录	感染细胞核内
rev	Rev	P19	调节 mRNA 的表达，促进晚期转录	感染细胞核内
nef	Nef	P27/p25	调节病毒的复制	感染细胞膜上
附属基因				
vif	Vif	P23	促进病毒成熟，增强感染性	受感染细胞
vpr	Vpr	P18	增强病毒转录、转译，抑制细胞分裂	病毒核内
vpu	Vpu	P16	促进病毒出芽释放，HIV-1 及 SIVcpz 特异性	感染细胞表面
vpx	Vpx	P12-16	病毒蛋白，HIV-2 特异性	

四、HIV 的基因型

　　HIV-1 和 HIV-2 型虽然都起源于非洲，但不同型，不同组甚至不同亚型的 HIV 在全球流行是不均一的。HIV-1 的 O 组，N 组和 HIV-2 型只局限在非洲某些局部地区流行。而 M 组病毒在全球各地都有分布，而且不同的病毒亚型有特定的地区分布。到目前为止，在全球流行最为广泛的是 C 亚型病毒，其次是 A 亚型，然后是 A/E 和 A/G 亚型重组毒株，在美国和欧洲 B 亚型仍占主导地位。

　　HIV-1M 组流行的主要亚型为 A、B、C、D、AE，其他亚型流行面相对较窄。A 和 D 亚型主要分布于中非和西非，感染人数最多，A 亚型在欧洲、东亚以及俄罗斯、美国等地也有分布。B 亚型是第一个被分离到的 HIV-1 的亚型也是研究最多的亚型，20 世纪 80 年代主要分布在美国、欧洲和中南美洲，最早被称为欧美 B 型，现该病毒流行于世界各地。最初在泰国分离到的 B 亚型因与欧美 B 型不同，被称为泰国型，以 B′表示，20 世纪后期就逐渐播散到中国、马来西亚和日本，成为流行最为广泛的病毒亚型之一。C 亚型多见于南非、中非共和国和印度，但在其他地方包括欧洲及俄罗斯、中国、印度和巴西也有报道。AE 亚型于 20 世纪 70 年代起源于中非共和国，80 年代传入泰国并在异性性接触人群中传播扩散，随后通过不同路线在东南亚地区造成广泛流行，印度和中国大陆沿海各省都有流行。F 型流行面较窄，曾经于巴西分离到一株较少见的变异株，目前在喀麦隆及罗马尼亚也有发现。G 亚型发现于中非共和国、俄罗斯，现在非洲很多国家都有流行。H 亚型毒株主要从喀麦隆、刚果（金）和中非共和国分离到。I 亚型最早发现于岛国塞浦路斯，研究表明该病毒的 gag 和 env 基因的大部分属于 G 或 A 亚型，故该亚型的命名应该重新考虑。J 亚型目前只有两株病毒被分离到，首先发现于一个移居到瑞典的刚果（金）的健康携带者。

自从 1990 年首次发现 HIV-1 的 O 组病毒以来，到目前为止仍只发现于非洲的两个国家：喀麦隆和加蓬。这种流行的局限性是否正是由于这类病毒的独特生物学特性造成，目前尚不清楚。

N 组是 10 年前从两名喀麦隆病人分离到的，在系统树上，既不属于 M 组，也不属于 O 组的一组新病毒，故称 N 组。N 组病毒株主要在喀麦隆有分布。HIV-1 亚型除了报道的 M、O、N 组外，2009 年 Plantier 等又报道了从喀麦隆的大猩猩上分离到 2 株 P 组 HZV-1 病毒。

在亚洲，不同的 HIV-1 亚型流行于不同区域，在印度 C 亚型占主导，同时有 A、B 亚型共流行和 A/C 亚型重组毒株的报道。在泰国则有 2 种独立的亚型流行，B 亚型和 A/E 亚型，从目前流行状况来看，AE 亚型在亚洲性传播人群流行最为广泛。

目前我国已成为 HIV-1 亚型最多、最齐全的国家之一，现已发现 A、B、C、D、CRF01_AE、F、M 7 个亚型和 2 个 B 亚型变种（即 B′亚型和欧美 B 亚型），以 B、C 和 AE 亚型流行为主，其中 B′亚型占 47.5%，C 亚型占 34.3%。此外，我国已经发现 B/C 及 B′/C 型艾滋病病毒重组毒株，是在由云南向新疆传播过程中重组而成。重组毒株传播速度快、范围广、发病期短，超过世界上所有其他类型的艾滋病病毒。从各型病毒，特别是重组病毒流行蔓延的趋势看，我国在控制艾滋病方面所面临的形势不容乐观。

五、细胞培养和动物敏感性

临床分离的 HIV-1 病毒株，根据其感染细胞的特性，可分为合胞体诱导型 (syncytium-inducing，SI) 和非合胞体诱导型 (non-syncytium-inducing，NSI)。前者感染 MT-2 细胞，并诱导其形成合胞体，易在 T 淋巴细胞系和外周血淋巴细胞 (peripheral blood lymphocytes，PBMCs) 中生长繁殖，故又称 T-tropic (TT) 病毒株。后者不能在 MT-2 细胞中诱导形成合胞体，但易于在巨噬细胞 (macrophage，MΦ) 和 PBMCs 中生长繁殖，故称为 MΦ-tropic (MT) 病毒株。SI 型病毒主要利用 CXCR4 作为辅助受体，因 MΦ 表面不表达 CXCR4，一般不能感染 MΦ；NSI 型病毒主要利用 CCR5 作为辅助受体，所以不能在许多

T 淋巴细胞系中生长繁殖。但也有一些 SI 型病毒既可以利用 CXCR4 作为辅助受体，又可以利用 CCR5 作为辅助受体，这类 SI 型病毒又称双嗜性 (dual-tropic，DT) 病毒。SI 型病毒一般具有较高和较快的病毒复制力，往往在 HIV-1 感染者发病后和感染后期出现，而 NSI 型病毒的病毒复制力一般较低和较慢，通常出现在 HIV-1 感染初期和潜伏期。但临床分离株 SI 型较少，大多为 NSI 型。

带有 CD4 受体的细胞是 HIV 的敏感细胞，主要有人淋巴细胞（人脐血、外周血及骨髓淋巴细胞、各种人 T 细胞系）、人巨噬细胞系（包括肺、脑、外周血中巨噬细胞、树突状细胞、表皮中郎格罕细胞）和部分肿瘤细胞（结肠癌、SW480、直肠癌、SW1463 细胞等）。目前实验室中应用较多的细胞有 HT 细胞系和 MT 细胞系，其中敏感性较高的是 H9、MT2 和 MT4 细胞。

非人灵长类动物是目前公认较理想的艾滋病模型动物，作为与人类亲缘关系最近的灵长类动物，黑猩猩可以感染 HIV-1 病毒并出现人艾滋病样症状。然而，黑猩猩是高度濒危物种，体形巨大，不易于繁殖和豢养，且费用昂贵，难以作为艾滋病研究动物模型，虽 10 多年前已开发出转基因小鼠，但多种正式临床研究还是以非人灵长类动物为主。恒河猴、食蟹猴和猪尾猴等非人灵长类动物只引起一过性 HIV-1 病毒感染，因此其做法常用 SIVmac 与 HIV-1 共同培养重组后产生 SHIV 来研究 HIV-1 候选疫苗，HIV-1 在恒河猴、食蟹猴等动物模型上的毒力，包括类似人类 AIDS 的临床及病理表现等。

六、HIV 对外界抵抗力

HIV-1 对外界的抵抗力较弱，对热很敏感，60℃以上 15 min 就可被完全杀死。因此，注射器具、医疗用具经过高温消毒、煮沸或蒸汽消毒完全可以达到消毒目的。HIV-1 对化学品也十分敏感，常用的 0.1% 漂白粉液、新鲜 2% 戊二醛溶液、0.5% 甲醛溶液、2% 氯胺、0.3% 过氧化氢溶液、70% 乙醇、35% 异丙醇等，在作用 2~10 min 后，即可将艾滋病病毒灭活。标本中的 HIV 经冷丙酮或甲醛固定亦可被灭活。该病毒不耐酸但耐碱，pH 降至 6 时，病毒滴度大幅度下降；pH 高至 9 时，病毒滴度仍下降甚微。HIV-1 可在细胞内生存，但在细胞外环境中很快失去活性。

第二节　流行过程与特征

一、艾滋病的流行过程

（一）传染源

HIV 感染者和艾滋病病人是本病的传染源，无症状 HIV 感染者及艾滋病患者均具有传染性，病毒存在于血液、浆膜腔液、唾液、泪水、乳汁、精子和阴道分泌物中，因此均能造成传播。

（二）传播途径

不同地区、不同经济发展水平的国家在不同阶段的传播模式存在差别，但传播途径主要有 3 种。

1. 经性接触传播：性接触传播是目前全球主要的传播途径。经本途径传播 HIV-1 主要有两种方式，发展中国家主要是异性之间的传播，如非洲南非、亚洲印度等国；而在发达国家，如美、英等国，主要是同性（男男）之间的性传播。肛交是最危险的性接触传播途径之一。HIV 的性传播风险与许多因素有关，如性伴数、性伴的感染阶段、STD 与生殖器局部的损害程度、性交方式及保护措施等。

近年来，合成药物如冰毒、K 粉和摇头丸等新型毒品在我国各地一些酒吧等娱乐场所的使用，进一步加剧了 HIV-1 在青年人群中经性接触途径传播。

2. 经血液和血制品的传播：

（1）静脉吸毒：阿片类物质成瘾者本身很难戒毒，如果共同使用未经消毒的同一个针头或针筒也易在吸毒者中造成 HIV-1 传播，20 世纪在多个国家中都导致流行。近年来，在东欧各国经该途径传播 HIV-1 的感染者数有一定上升；在我国四川省有 2~3 个少数民族自治县静脉吸毒感染相对严重。

（2）输血及血制品：早期在未有检测试剂盒情况下输血曾引起多国感染 HIV-1 事件发生，血友病患者输注 HIV-1 污染的第八血液因子也曾引起感染，使用不洁医疗器具感染事件也有发生。在 20 世纪 90 年代，我国一些地区在无严格的消毒环境下进行有偿献血也感染了一批人，迄今这一途径的传播在多数国家也已禁绝。目前，在我国的血液中心引入核酸检测和强化合格的无偿志愿献血者招募后，HIV-1 窗口期引起输血感染的事件一般不再发生。

（3）职业暴露或消毒不严格的针灸、手术和内镜检查也可引起感染，这种途径在全球仍时有发生，但其概率很低。

因此，通过该途径感染 HIV-1 目前多以静脉共用吸毒为主。

3. 经母婴传播：经该途径传播 HIV-1 早期在发展中国家有发生，一般是产妇感染 HIV-1，新生儿多数经产道分娩或经母乳而受感染。但经该途径的传播在目前有药物可阻断的情况下，其发生感染的概率很低。

其他传播途径还包括经破损皮肤、牙刷、刮脸刀片、口腔科操作感染等，但其传播概率很低。

（三）易感人群

人群普遍易感。但与个人的生活卫生习惯及不安全性行为有关，尤其同性恋及双性恋男性、静脉药瘾者、多个性伙伴或卖淫嫖娼者等是受影响的最主要人群。

二、全球艾滋病流行特征

（一）全球艾滋病流行现状

全球艾滋病仍存在两个流行中心。一是非洲，非洲国家估计目前仍有 2600 多万 HIV/

AIDS 病例，其传播途径主要是异性性接触，特别是南部非洲如南非、博茨瓦纳等国。二是亚洲，亚洲是目前世界上人口最多的地区，HIV/AIDS 的疫情仍在缓慢上升，主要传播途径以异性性传播、男同性恋和静脉吸毒为主。该地区发现感染者的时间较北美稍晚，大约在 1984 年首先在泰国发现 HIV-1 感染者，随后在亚洲的其他国家如泰国、印度、中国等陆续发现 HIV-1 感染者和病人。值得指出的是，虽然亚洲国家发现 HIV-1 比较晚，总感染人数不如非洲那么多，但亚洲地区人口众多，一些国家经济发展速度很快，可能会进一步促进疫情流行扩散。印度和中国这两个人口大国感染者绝对数大，随后是印度尼西亚、泰国、越南等国家。尽管目前南亚和东南亚的感染率水平在世界上仍保持在较低水平，但感染者绝对数已位居全球第 2 位，估计达到 700 多万人。

拉丁美洲和加勒比海地区 HIV/AIDS 的传播主要是通过男性同性恋、异性性接触以及静注毒品传播，其中加勒比海地区人口虽只有 4000 多万，但 HIV-1 感染率位居全球第 2。北美及西欧等发达国家则主要为男性同性恋、静脉吸毒者，目前大多疫情平稳或稍有下降。

（二）我国艾滋病流行现状

截至 2019 年底，我国报告现存活 HIV/AIDS 病例为 962 809 例，估计现存活 HIV/AIDS 病例为 125 万。2019 年新报告 HIV/AIDS 151 250 例，较 2018 年同期增加 1.8%。最新评估结果显示，中国的艾滋病疫情处于总体低流行、特定人群和局部地区高流行的态势，艾滋病疫情上升速度有所减缓，性传播自 2007 年起成为主要传播途径。艾滋病疫情地区分布差异大，原艾滋病例基数大的地方，如云南、四川等地仍是我国艾滋病病例数多的地方，但流行因素差别较大。天津、北京等地男同为多，多年来占比约 80% 左右，其他地方男同艾滋病病例也在增加，全国占比约 25%。60 岁以上 HIV/AIDS 病例持续增加，全国占比约 17%，与男同 HIV 感染者相加占比约 42%，成为我国目前艾滋病防治工作中重点关注的对象。

（三）艾滋病的流行趋势及其影响因素

随着艾滋病抗病毒疗法的大面积使用，已经在全球范围内减少了许多HIV感染的发生，明显降低了艾滋病的死亡率，艾滋病的流行总体呈下降趋势。但艾滋病在全球不同地区的流行特点并不相同，在北美、欧洲和大洋洲等地区由于具有各种良好的资源和受教育背景，在经历了前期无有效治疗的大流行感染后，目前发达国家的 HIV-1 感染状况处于相对稳定状态，疫情基本上摆脱了上升的趋势。而在世界上人口众多的发展中国家，特别是非洲和亚洲一些国家，由于防治经费不足或战争、饥饿、贫富不均等造成大量人口的流动，使艾滋病整体防治效果仍然难以达到 WHO 的要求，疫情仍呈缓慢上升状态。如果这些影响因素不能得到有效解决，2030 年全球将难以终止艾滋病的流行。

<hr>

第三节　致病机制

HIV-1 主要侵犯人体的 CD4+ T 淋巴细胞和巨噬细胞，其感染过程包括病毒的吸附、侵入、逆转录、基因组的整合、表达及释放等过程。当感染发生时，病毒的外膜糖蛋白 gp120 首先与细胞表面的 CD4+ 分子结合并与辅助受体 CCR5 或 CXCR4 等结合，促使 gp120 空间构象发生改变，暴露出跨膜蛋白 gp41 与细胞膜作用，导致病毒包膜与细胞膜融合，病毒核心进入细胞内，脱壳后病毒基因组在 RT 作用下以病毒 RNA 为模板合成 cDNA，再以此 cDNA 为模板合成双链 DNA，经环化后在病毒整合酶的作用下随机整合到细胞染色体上成为前病毒而存在，并随细胞的分裂而传至子代细胞。前病毒利用细胞的 tRNA 转录复制，复制的长链 mRNA 病毒蛋白水解成各子代病毒的组成部分，以出芽方式排出大量子代病毒，致使被感染的细胞不断死亡，造成免疫系统功能障碍、自身免疫性损害等发生，T 细胞迅速减少耗竭，导致整个免疫系统崩溃，感染者迅速发展为 AIDS，一些致命性的机会性感染发生或者因缺乏免疫监视而产生致命性恶性肿瘤。

<hr>

第四节　诊断与治疗

一、临床诊断的原则

艾滋病是由 HIV 感染引起的，以严重免疫缺陷为主要临床特征的传染性疾病，其感染各期的确诊必须根据流行病学接触史、临床表现和实验室检查结果综合分析，慎重诊断。HIV-1 属于慢病毒，一般情况下潜伏期长达 7~10 年，然后进入艾滋病前期（ARC）或直接进入艾滋病期。在潜伏期内的病例，我们称之为 HIV-1 携带者，而到艾滋病期，可称其为 AIDS 病例，但可以合称 HIV-1/AIDS 为病例。无论处于哪一期的 HIV-1 感染，必须要有抗 HIV-1 抗体阳性、HIV-1 抗原阳性或 HIV-1 核酸阳性的实验室检测依据。我国现阶段 HIV-1 实验室检测主要为 HIV-1 抗体检测，但各地传染病院和血液中心经资质认可的 HIV-1 核酸检测实验室也存在。HIV-1 抗体检测需要经过初筛和确认试验。只有用免疫印迹（Western blot，WB）确认 HIV-1 抗体阳性或 HIV-1 核酸检测阳性时，才能确定为 HIV-1 感染，这与实验室检测结果只作为辅助临床诊断有区别。

二、HIV-1 实验室检测

前已述及，HIV-1 感染的实验室检测包括多种抗体检测、病毒抗原检测、病毒核酸检测等，而确认检测主要是用 WB(Western blot) 检测 HIV-1 的特异性抗体。产后至 18 个月前的婴儿诊断因母体抗体干扰的缘故，可以用检测核酸的聚合酶链扩增反应（PCR）来判定，但我国规定，PCR 检测的实验室的资质必须取得有关部门的认可和批准。基于 HIV-1 感染有关人的名誉权问题，因此其检测结果必须通过确认试验予以证实。自愿咨询检测（VCT）

初筛时可以是匿名的，但确证试验时受检者必须提供准确的信息，这也是 VCT 复检时需要受检者本人提供身份证的特定要求。

（一）HIV 感染的初筛检测

初筛检测的方法主要包括酶联免疫吸附实验（ELISA）、凝集试验、免疫斑点试验、免疫层析试验及核酸检测试验等。初筛用的 ELISA 试剂已从第一代、第二代、第三代，发展到可同时检测特异性抗原和抗体的第四代检测试剂。由于第四代检测试剂盒不仅可检测抗原，还可检测抗体，有效地减少了"HIV-1 窗口期（从感染到血液可检测到抗体的时间，一般感染后 2 周就可以检测到，最迟 3 个月直至 6 个月）"的检出时间。近几年来，由于个别血液中心使用第四代检测试剂盒仍发生窗口期（10 d 左右）事件，引发医疗机构与患者之间的法律纠纷，因此，从 2017 年起，所有的血液中心已全部使用进口核酸检测仪对血液进行筛检，用这种方法对无偿献血者进行检测，进一步降低了窗口期（3~7 d 的时间）的检出时间。

为实现 2030 年终止艾滋病流行的目标，需要扩大检测并知晓自身感染 HIV 的状况，也就是第一个 90% 要实现。为了避免某些高危人群到有资质的医疗卫生机构检测艾滋病的尴尬事情发生，少数国家已开发出市售可自检的尿试剂，厦门大学也研发了这种试剂。其作用原理类似早孕试纸，自检者在家中收集少量尿液，15 min 就能获取检测结果。这种检测试剂的灵敏度和特异性均可达到国家要求，操作十分便捷。但毕竟它是初筛检测，在知道自己初筛阳性结果后，他（她）还需要持身份证到有资质的医疗卫生机构艾滋病确认检测实验室进行 HIV-1 抗体的确认。

（二）确认检测

确认试验方法主要包括 WB 试验、线性免疫试验（line immuno assay，LIA）、放射免疫沉淀试验（radio immuno precipitation assa，RIPA）及免疫荧光试验（immuno-fluorescence assay，IFA）。目前国内最常用的是 WB。WB 有直接使用病毒裂解物作为抗原的，也有使用重组抗原和合成肽的。基本原理是 HIV 全病毒抗原经过 SDS-PAGE 电泳，将分子量大小不等的抗原带分离开来，然后将分离的抗原电转移到硝酸纤维素膜上，加样检测标本中是否含有针对不同抗原组分的抗体。由于 WB 结果显示的是不同抗原组分的抗体，因而更具有特异性。应注意的是，尽管病毒经过浓缩和纯化，条膜上仍然可能含有病毒赖以生存的宿主细胞的成分，导致非特异性反应，但它们大多出现在中分子量区域。经过卫生行政部门批准的 HIV 确认实验室开展检测，可按出现的条带反应判定各型别的阳性反应、阴性反应和可疑反应。免疫印迹法检测后的判定标准如下。

1. 有下列任何一项者，即可确认 HIV 抗体阳性：①至少两条 env 带出现。②至少有一条 env 带和 p24 带同时出现。

2. HIV 抗体阴性：无 HIV 抗体特异带出现。

3. HIV 抗体可疑：出现 HIV 特异性抗体带，但带型不足以确认阳性的。

注意：① env 带指 gpl60、gpl20、gp41（HIV-2 型为 gp140、gp105，gp36）；gag 带

指 p55，p24、p18（HIV-2 型为 p56、p26、pl6）；pol 带指 p65，p51、p31（HIV-2 型为 p68、p53、p34）。② 上述标准为判读免疫印迹法检测结果的基本原则，在实际工作中还应参照所用试剂的说明书综合判断，遇疑难情况可咨询艾滋病确认中心实验室和参比实验室，而艾滋病确认实验室如未设置有资质核酸扩增实验室导致无法进一步判定，可按"不确定"样本处理，但要适时予以确认解决。随着 HIV-1/AIDS 增多，各种复杂情况也随之而来，而这些复杂的情况的发生，需要谨慎对待，如只出现 2~3 条带的血样阳性结果，一般不宜按上述阳性结果报告。总之，只有特定多条带出现阳性反应结果，才有 100% HIV 抗体阳性的报告结果。

对于 18 个月内婴幼儿的确认检测，可以用 HIV DNA 的巢式 PCR 进行。已有研究建立了一套 HIV-1 基因诊断方法，作为血清学诊断方法的补充。通过聚合酶链反应，使用扩增 HIV-1 的 env、pol 和 gag 基因区的三套反应系统进行基因诊断，以其中两个或以上基因检测阳性为阳性报告结果。该方法简便、成本低廉，但需要有 PCR 扩增资质的实验室进行操作。

确认检测还包括 HIV 病毒培养与分离、HIV 特异的间接免疫荧光检测，但这些方法极少用到。

三、治疗

高效抗逆转录病毒治疗（highly active antiretroviral therapy，HAART）统称为抗艾滋病病毒治疗（anti-retroviral therapy，ART）。ART 是目前唯一有效的能够减少艾滋病病人的机会性感染、延长病人生命、提高病人的生存质量的治疗方法，它的发展经历了以下几个阶段：1987 年发明齐多夫定后，使用这一单药抗 HIV-1 治疗，12 周后几乎全部病例出现 HIV 反弹；1993 年起以两种核苷类药物联用，虽然抗 HIV-1 效果相对好，但仍不能长期维持；1996 年，美国华裔科学家何大一首创三药联用的 ART 治疗方案，经治疗后病人血浆中的 HIV-1 RNA 的拷贝数显著下降，甚至达到用病毒载量仪检测不出的水平；病人的 $CD4^+$ 细胞数量上升，机会性感染和肿瘤发病率平均下降 80%~90%，病情显著好转，并且能延缓耐药株的出现。

2016 年，我国取消了治疗前 CD_4 细胞计数需达到规定阈值的限制，实行 WHO 倡导的"发现即治疗"的策略。但该抗病毒治疗也不能根除体内的 HIV-1，一旦药物撤离，病毒马上反弹，这是 ART 的一个短板，这使得部分医学科学导向研究艾滋病毒的反弹治疗方法。

（一）经典疗法（ART）

根据 HIV-1 进入细胞的方式以及复制子代病毒的靶点，目前国际上已研发及批准有 6 类抗病毒药物（ARD）用于艾滋病 ART 治疗。

1. 核苷类逆转录酶抑制剂（NRTIs）：NRTIs 能选择性与 HIV 逆转录酶结合，并掺入正在延长的 DNA 链中，使 DNA 链合成中止，从而抑制 HIV 的复制和转录。主要制剂有齐多夫定 (zidovudine, AZT)、双脱氧胞苷 (dideoxycytidine, DDC)、双脱氧肌苷 (dideoxyinosine,

DDI）、拉米夫定 (lamivudine， 3TC) 和司他夫定 (stavudine， D4T)、阿巴卡韦（abacavir，ABC）、替诺福韦（tenofovir，TDF）和恩曲他滨（emtricitabine ETC）等，一些复合制剂如三协唯（ABC/3TC/AZT）、双汰芝（3TC/AZT）、Epzicom（ABC/3TC）和 Truvada（ETC/TDF），以及 Atripla（ETC/TDF/EFV）也研发出来。

2. 非核苷类逆转录酶抑制剂（NNRTIs）：NNRTIs 是一类在结构上差异很大，但作用机制与核苷类逆转录酶抑制剂相似的化合物。NNRTIs 能与 HIV-I RT 特异性结合，结合位点与底物结合位点不在同一位置，因此 NNRTIs 对 RT 的抑制为非竞争性抑制。其主要作用于 HIV 逆转录酶的某个位点，使其失去活性，从而抑制 HIV 复制。由于此类药物不涉及细胞内的磷酸化过程，因而能迅速发挥抗病毒作用，但也易产生耐药株。主要制剂有奈韦拉平（nvirapine，NVP）、依非韦伦 (efavirenz，EFV)、地拉韦啶（delavirdine，DLV）和 TMC12 等。

3. 蛋白酶抑制剂（protein inhibitors，PIs）：现在使用的 PIs 主要是由短肽衍变出来的肽模拟物（peptdomimetics），通过模拟肽链结合到酶的底物结合部位而使蛋白酶失活，通过抑制蛋白酶即阻断 HIV 复制和成熟过程中所必须的蛋白质合成，从而抑制 HIV-1 的复制。目前已获准上市的拟肽类 PI 有沙奎那韦（saquinavir mesylate）、利托那韦（ritonavir）、奈非那韦（nelfinavir）、茚地那韦（indiravir）、安普那韦（amprenavir）、克力芝（lopinavir/ritonavir，LPV/r）、阿扎那韦（atazanavir，ADV）、呋山那韦（fosamprenavir）、替拉那韦（tipranavir）和 darunavir 等。该类药物与核苷类联用可有效地抑制 HIV-1 复制，并减少不良反应。

4. 整合酶抑制剂（integrase inhibitor，INIs）：INIs 可以抑制病毒复制，人体细胞不存在这种酶，其功能是使抑制 HIV cDNA 随机插入到人体染色体上或通过抑制链转移反应阻断 HIV-1 的复制过程。目前上市的 INIs 主要有拉替拉韦（raltegravir，RAL）、艾维雷韦（elvitegravir，EVG）、多替拉韦（dolutegravir，DTG）等。

5. 融合抑制剂（fusion inhibitor，FIs）：FIs 主要通过阻断病毒与靶细胞膜的融合从而抑制病毒进入靶细胞，有多肽类抑制剂 T-20 等。

6. CCR5 抑制剂：CCR5 抑制剂药物与 CCR5 结合后，使 CCR5 构象发生变化，阻断了 HIV-1 与细胞膜蛋白结合，导致 HIV-1 与 CCR5 在细胞表面结合的数量减少，从而起到抗感染作用。目前上市的 CCR5 抑制剂主要有马拉维若（maraviroc）。

国家推荐的免费抗病毒治疗一线方案均包含 3 种 ARD，其中包括两种 NRTIs 和一种 NNRTIs。如果发生耐药可调换药物，一般将耐药的 NRTIs 或 NNRTIs 替换为不易耐药的蛋白酶抑制剂。2018 年，在荷兰举办的第 22 届全球大会上，由于整合酶具有高耐药屏障，WHO 建议各国抗病毒治疗一线药物是 AZT 或 3TC+DTG。我国与绝大多数国家一样，由临床医生决定药物的使用。但在开始抗病毒药物治疗时，应综合考虑各种情况，如该 HIV-1/AIDS 病例是否合并结核病或者肝炎、是否处于妊娠期或者准备妊娠，以及是否接受过抗病毒治疗等因素来选择适宜的治疗方案。

（二）"功能性治愈"疗法

功能性治愈的定义是：经典治疗停药后，为了使 HIV-1/AIDS 患者体内的病毒也不会反弹，用其他药物激活潜伏的 HIV-1DNA 而后再用 ARD 杀灭；或者用免疫疗法、基因编辑法等杀灭、抑制感染 HIV-1DNA 的细胞，恢复机体的免疫功能。

近年来，功能性治愈在临床方面的研究比较多，其包括基因编辑技术、HIV 感染早发现早治疗、病毒储存库的激活杀灭（Shock and kill）策略和以单抗为基础的免疫治疗法等。

1. 组合治疗（hybrid cure，HC）：Shock and kill 理论认为，HIV 经经典治疗有效，但停药后病毒产生反弹，这是由于少数潜伏的 HIV 转录复制结果。而这些潜伏的 HIV 可以用一些肿瘤抑制性药物做为潜伏逆转剂（latency reversing agents，LRAs）激活潜伏的前病毒，如组蛋白去乙酰化抑制物（histone deacetylase inhibitor，HDACi）中的伏立诺他（vorinostat）、帕比司他（panobinostat）和罗米地辛（romidepsin）等，用这类药物的 LRAs 临床研究有一定效果。但有人认为，这种功能性治愈的研究试验无法达到目的，且还需服药，其产生的副作用对人体健康不利。

2. 分子治疗（molecular therapy，MT）：CCR5 基因突变治疗是典型 MT 方法。该治疗理论认为，CCR5 是 HIV 进入细胞最重要的辅助受体。如果 CCR5 发生突变，HIV 就无法进入细胞，利用这种办法可以治疗艾滋病。全球唯一一例根除性治疗的成功病例是德国人 Timothy Ray Brown。他于 1995 年就已被确诊为 HIV-1 抗体阳性，之后他又患上了危及生命的粒细胞白血病，即他已是艾滋病病人。2007 年 2 月，他接受了异源造血干细胞的移殖治疗，其结果该患者的免疫系统被整个取代。由于配型移殖的干细胞 CD_4 T 细胞的 CCR5 有一段 32bp 缺失，即发生了 CCR5 D32 纯合子（delta32/delta32）的基因突变，该突变使 HIV-1 不能利用 CCR5 作为 HIV 侵入细胞的辅助受体而达到治疗目的。经这样的治疗，该患者的血液、骨髓和直肠迄今均未检出 HIV-1，这意味着该患者体内已完全清除了 HIV-1 的感染。但一波士顿病人同样用带有野生型 CCR5 基因突变的异源性的造血干细胞移殖，虽然其周围血细胞只存在不到 0.001% 受感染细胞，也造成 HIV 病毒的反弹。也就是说，造血干细胞的移殖无法完全取代原来受感染的免疫系统。另外这种异源性的造血干细胞移殖的根除性治疗难度大，首先表现在难以找到可配对的供体；其次该法存在很高的死亡率和发病率，不适用于对生命威胁不大的多数病例，所以这种 CCR5 基因突变的根除性治疗方法难以推广使用。

功能性治愈疗法并非主流治疗法，而只是研究而已，其源于 2013 年美国的密西西比一个携有 HIV-1 女婴儿，她停药后很长时间从其体内检不出 HIV-1 病毒（但现已检出），因此科研人员认为有可能实现功能性治愈，以至进行了上述研究，该疗法还包括应用广谱单抗进行免疫功能性治愈的研究。但目前主流的治疗方法仍是 ART 治疗技术，药物治疗难免会发生耐药，这就要求加紧研究各类新的药物，特别是高耐药屏障的药物，以取代那些耐药屏障低的药物。

第五节　预防控制

一、未有有效的保护性疫苗

自 1983 年分离到首株 HIV-1 始，科学家们就尝试各种方法研制有效的疫苗抗击艾滋病。全球至 2018 年止，已进行了 6 次疫苗的 3 期临床试验，其中有 5 次结果不理想而放弃。2012 年美国军方在《新英格兰医学杂志》上公布了在泰国进行的 HIV-1RV144 疫苗 3 期临床试验的结果，与安慰剂比较，RV144 疫苗达到 31.2% 适度的保护效果。因此经改进后的 RV144 又于 2019 年 2 月在南非进行 3 期临床试验，目前已确认失败结果。多年来人们认为有效的艾滋病预防和治疗在于宣传教育、干预和经典的药物治疗。

二、经性传播艾滋病逐步得到控制

艾滋病是一种严重的传染病，但它实际上是一种行为性传染病，由个人和群体的行为影响其传播流行，不安全的性行为和不安全的注射毒品行为是造成艾滋病传播流行的主要行为因素。预防危险行为的发生和减少已形成的危险行为是防止艾滋病传播的主要手段。宣传教育与预防干预是控制艾滋病流行的关键措施，是预防艾滋病的有效"疫苗"。世界各国在艾滋病的预防控制工作中，积累了许多有效的控制策略，有些具有普遍性的基本原则值得我们学习借鉴，主要有：①政府重视，经费保障。②社会各部门合作及群众参与的联合行动。③广泛深入的宣传教育。④长期而持续的防治对策。⑤艾滋病防治与性病防治工作紧密结合。⑥有效开展减少危害，降低高危人群的危险行为，减少 HIV 的传播。此外，除了治疗有效外，还有暴露前后的药物可供使用。

三、扩大检测并给予药物治疗是终止艾滋病流行的基础

随着社会发展和艾滋病综合防治工作不断推进，我国艾滋病疫情流行模式已经发生明显改变，经性接触感染 HIV 已经成为当前最主要的传播途径，不仅对疫情流行造成直接影响，而且决定着将来的疫情发展趋势。导致流行模式转变的原因包括：首先，我国是全球人口第一大国，改革开放以来，随着社会经济发展水平和人民物质生活水平逐步提高，人群期望寿命显著增加，使得有性行为活动的人群规模数量明显增多，容易受到性传播性疾病的侵袭；其次，在全球化和城镇化的进程不断加快的背景下，不同地区之间发展不平衡的现象更加凸显，存在着较大的东西南北和城乡的差距，伴随着基础设施网络不断完善，地区之间交通往来变得更加便捷，进一步加剧和促进了人口流动，大大增加了人与人之间接触交往的机会，由此也引发相关问题的产生，艾滋病感染呈缓慢上升就显示出这个问题；第三，当前，我国正处于百年之未有大变局的转型时期，社会、政治、经济、文化等方方面面正在经历各种各样的碰撞和融合，不可避免地对传统的道德观和价值观产生相应的影响，对婚前和婚外性行为保持相对开放和包容的态度，从而促进行为的发生；第四，互联

网的普及在很大程度上改变了人与人之间的交友方式，由于其操作简单方便，且具有较好的隐蔽性，使得通过网络交友方式认识性伴并发生性行为的情况日益增多，尤其是在低年龄组人群中，新型毒品滥用使得毒和性交织问题持续存在，增加 HIV 经性接触途径感染的风险；最后，随着时间的发展，各类高危人群的取代是不可避免的，进而对综合干预效果产生影响。因此，这就突显了宣传教育和预防干预的重要性。第一，对性接触途径感染者来说，不论是异性还是同性的性接触，使用安全套是进行安全性行为的保证；第二，而对于静脉吸毒者来说，不共用注射器就能阻止 HIV-1 的传播；第三，请有高危行为的人们主动接受检测，自检或 VCT 都是知晓自身感染状况的重要方式，也是 2020 年底我国实现 2030 年终止艾滋病流行美好愿景中第一阶段 90% 的重要目标。"十三五"期间，我国不断扩大 HIV 抗体检测覆盖面，每年检测数量从 2016 年的 1.69 亿人次上升至 2019 年的 2.77 亿人次，检测人数约上升了 39.0%。在我国新疆地区，2016 年以来，每年接受 HIV 抗体检测的数量逐年增多，其人群检测比例从 2016 年的 30.8% 上升至 2019 年的 67.0%，与此同时，每年新报告的 HIV/AIDS 病例数却呈逐年下降趋势，表明接受 HIV 抗体检测，不仅可以在疾病早期最大限度发现潜在的感染者，降低病死率，提高生存质量，而且还可以有效地减少和降低疾病的传播；第四，感染了 HIV-1 不等于绝症，抗逆转录病毒治疗可以有效抑制患者体内 HIV 复制繁殖，重建机体免疫系统功能，从而显著降低艾滋病病毒感染者 / 艾滋病病人的病死率。2010 年以来，由于抗病毒治疗的实施，全球艾滋病相关死亡病例减少了约 1210 万，2019 年，全球因艾滋病相关疾病导致的死亡也下降了 39%。除此之外，抗病毒治疗在母婴阻断和单阳家庭预防的成功实践，也充分表明其不仅可以在延缓病情，减少死亡发生发挥重要作用，而且还可以通过规范治疗后降低患者体内的病毒载量，进而减少和消除进一步传播扩散的风险，从而达到减少 HIV 新发感染，使得"TasP（治疗即预防）"和"U（不能检测到的）=U（不会传播的）"已经成为当前重要防治策略在全球范围内加以推广。

（陈　亮　颜苹苹　严延生）

参考文献

［1］DeVita VT, Hellman S, Rosenberg SA, et al. AIDS（Etiology, Diagnosis, Treatment and Prevention［M］. Fourth Edition.Philadelphia: Lippincott-Raven, 1997.

［2］Shatp PM, Robertson DL, Gao F, et al. Origin and diversity of human immunodeficiency virus［J］. AIDS, 1994, 1X: S27-42.

［3］Keele BF, Van Heuverswyn F, Li YY, et al. Chimpanzee Reservoirs of Pandemic and Nonpandemic HIV-1［J］. Science, 2006, 313（5786）: 523-526.

［4］Aikaterini A, Yujie L, Brian W. Cellular Reservoirs of HIV-1 and their Role in Viral

Persistence［J］. Curr HIV Res, 2008, 6（5）: 388-400.

［5］Watts JM, Dang KK, Gorelick RJ, et al.Architecture and secondary structure of an entire HIV-1 RNA genome［J］. Nature, 2009, 460（7256）: 711-716.

［6］CDC.U.S. Public health service guidelines for testing and counseling blood and plasma donors for human immunodeficiency virus type 1 antigen［J］. MMWR, 1996, 45(RR-2): 1-9.

［7］Christopher M, Coleman , Li WU. HIV interactions with monocytes and dendritic cells: viral latency and reservoirs［J］. Retrovirology , 2009, 6: 51.

［8］Woodman Z, Williamson C.HIV molecular epidemiology: transmission and adaptation to human populations［J］. Curr Opin HIV AIDS, 2009, 4(4): 247-252.

［9］Nabel GJ. Challenges and opportunities for development of an AIDS vaccine［J］. Nature , 2001, 410: 1002-1007.

［10］Pomerantz RJ, Zhang H.Residual HIV-1 persistence during suppressive HAART［J］. Curr Clin Top Infect Dis, 2001, 21: 1-30.

［11］DE CLERCQ E. Emerging anti-HIV drugs ［J］. Expert Opin Emerg, 2005, l0(2): 241-273.

［12］VajraguptaO, BoonchoongP, Morris GM, et al. Active site binding modes of curcumin in HIV-1 protease and integrase［J］. Bioorg Med Chem Lett, 2005, 5 (14): 3364-3368.

［13］Surman SL, Sealy R, Jones BG, et al.HIV-1 vaccine design: harnessing diverse lymphocytes to conquer a diverse pathogen［J］.Hum Vaccin, 2009 , 5(4): 268-271.

［14］王陇德. 艾滋病学［M］.北京 : 北京出版社 , 2009.

［15］中国疾病预防控制中心 . 国家免费艾滋病抗病毒药物治疗手册［M］.4 版 . 北京 : 人民卫生出版社 , 2016.

［16］中国疾病预防控制中心 . 全国艾滋病检测技术规范（2015 年修订版）［J］. 中国病毒病杂志 , 2016, 6（6）: 401-427.

［17］Heger E, Schuetz A, Vasan S. HIV Vaccine Efficacy Trials: RV144 and Beyond［J］. Adv Exp Med Biol, 2018, 1075: 3-30.DOI: 10.1007/978-981-13-0484-2_1.

［18］文心田 , 于恩庶 , 徐建国 , 等 . 当代世界人兽共患病学［M］. 成都 : 四川科学技术出版社 .2015.

［19］Granich R, Williams B, Montaner J, Zuniga JM. 90-90-90 and ending AIDS: necessary and feasible. Lancet. 2017；390: 341－3.http: //dx.doi.org/10.1016/S0140-6736（17）31872-X.

［20］Fauci AS, Marston HD. Ending the HIV-AIDS pandemic—follow the science. N Engl J Med. 2015；373: 2197－9.

http: //dx.doi.org/10.1056/NEJMp1502020

［21］Marcus JL, Chao CR, Leyden WA, et al. Narrowing the gap in life expectancy between

HIV-infected and HIV-uninfected individuals with access to care ［J］. J Acquir Immune Defic Syndr, 2016, 73: 39‒46.

［22］UNAIDS. The scales have tipped—UNAIDS announces 19.5 million people on life-saving treatment and AIDS-related deaths halved since 2005 ［EB/OL］（2017-07-20）［2020-03-01］. http: //www.unaids.org/en/resources/presscentre/pressreleaseandstatementarchive/2017/july/20170720_PR_Global_AIDS_Update_2017

［23］Cohen MS, Chen YQ, McCauley M, et al. HPTN 052 Study Team. Antiretroviral therapy for the prevention of HIV-1 transmission. N Engl J Med. 2016; 375: 830‒9. http: //dx.doi.org/10.1056/NEJMoa1600693

［24］Rodger AJ, Cambiano V, Bruun T, et al. PARTNER Study Group. Sexual activity without condoms and risk of HIV transmission in serodifferent couples when the HIV-positive partner is using suppressive antiretroviral therapy ［J］. JAMA, 2016, 316: 171‒81. DOI: 10.1001/jama.2016.5148

［25］Jacobson JM, Flexner CW. Universal antiretroviral regimens: thinking beyond one-pill-once-a-day ［J］. Curr Opin HIV AIDS, 2017, 12: 343-350.DOI: 10.1097COH.0000000000000374

［26］UNAIDS. Fast-Track. Ending the AIDS epidemic by 2030 ［EB/OL］（2014-11-18）［2020-03-01］. http: //www.unaids.org/en/resources/documents/2014/JC2686_WAD2014report

［27］Fauci AS. An HIV vaccine is essential for ending the HIV/AIDS pandemic ［J］. JAMA, 2017, 318: 1535‒1536. DOI: /10.1001/jama.2017.13505

［28］UNAIDS. UNAIDS stories-. 90-90-90 an ambitious treatment target to help end the AIDS epidemic ［EB/OL］.［2020-03-01］. https: //www.unaids.org/sites/default/files/media_asset/90-90-90_en. pdf 283.

［29］Kouyos RD, Rusert P, Kadelka C, et al. Tracing HIV-1 strains that imprint broadly neutralizing antibody responses ［J］. Nature, 2018, 561: 406‒410.

［30］Marcus JL, Chao CR, Leyden WA, et al. Narrowing the gap in life expectancy between HIV-infected and HIV-uninfected individuals with access to care ［J］. J Acquir Immune Defic Syndr, 2016, 73 (1): 39-46. DOI: 10. 1097/QAI. 000000000000/014.

［31］UNAIDS. Global HIV & AIDS Statistics — 2020 Fact Sheet. ［EB/OL］［2020-03-01］. https: //www.unaids.org/en/resources/fact-sheet

［32］Rosenbloom DIS, Hill AL, Laskey SB, et al. Re-evaluating evolution in the HIV reservoir ［J］. Nature, 2017, 551（7681）: E6-E9.

［33］Lorenzo-Redondo R, Fryer HR, Bedford T, et al. Persistent HIV-1 replication maintains the tissue reservoir during therapy ［J］. Nature, 2016, 530（7588）: 51-56.

［34］Jiao YM, Chen GL, Zhu WJ, et al. Higher viral load and genetic diversity of HIV-1 in seminal compartments than in blood of seven Chinese men who have sex with men and have early

HIV-1 infection ［ J ］. Microbiol Immunol, 2017, 61（6）: 239-246.

［35］Cohen YZ, Lorenzi JCC, Krassnig L,et al. Relationship between latent and rebound viruses in a clinical trial of anti-HIV-1 antibody 3BNC117 ［ J ］. J Exp Med, 2018, 215(9) : 2311-2324.

［36］陈曦. 艾滋病抗病毒治疗时代扩大检测的策略 ［ J ］. 中华预防医学杂, 2018, 12: 1210-1214.

［37］Plantier JC, LEOZ M, Dickerson JE, et al. A new human immuodeficiency virus derived from gorillas ［ J ］. Nat Med, 2009, 15: 871-872.

第二十一章
黄热病

黄热病（yellow fever，YF）是第一个被发现的人类急性病毒性传染病，也是第一个被证实是由蚊传播的疾病，主要在中南美洲和非洲的热带地区流行。在历史上可被确定为YF的第一次流行是1648年，出现在墨西哥东南部的猷加敦（Yucatan）地区。

YF是由黄热病毒（yellow fever virus，YFV）引起、经蚊叮咬传播的急性传染病，埃及伊蚊是主要传播媒介，临床表现主要为发热、黄疸、出血等。每年全球约有20万黄热病例，其中约90%发生在非洲，死亡人数达3万例。2016年，我国确诊首例YF输入性病例，之后陆续共报告11例，虽暂无YF流行和原发病例报告，但在南方部分地区，其地理地貌、生态环境、媒介和宿主等情况与YF流行地区有相似之处，福建、广东、海南、广西、云南、香港、澳门、台湾等地存在该病的传播媒介，有潜在的流行风险。国际上已将YF定为国境检疫传染病。

目前没有针对黄热病毒的特异性抗病毒治疗方法，接种17D减毒活疫苗仍是最有效的防控措施，99%的接种者会产生保护性中和抗体。WHO建议，受YF威胁国家的人群及到YF流行区的旅行者，推荐使用该疫苗进行个体预防保护及暴发流行控制。

第一节　病原学特征

一、形态结构及分类、分型

YF是由YFV引起的一种病毒性出血热，只有一个血清型。YFV属于黄病毒科（Flaviviridae）黄病毒属（*Flavivirus*），与同属的登革病毒、西尼罗病毒、圣路易斯脑炎病毒等有交叉免疫反应。电子显微镜下YFV为球形颗粒，直径40~60 nm。髓核含单股正链RNA，与碱性衣壳蛋白组成立体对称的核衣壳，直径约30 nm。核衣壳外为一层脂蛋白包膜，其上镶嵌着由包膜糖蛋白组成的棘突。包膜内侧为膜蛋白。

二、基因组

YFV病毒基因组全长约11kb，由5'非编码区（nontranslated region，NTR）、3'NTR及一个开放阅读框（open reading frame，ORF）组成。ORF长为10,760‑11,008个核苷酸，编码3种结构蛋白和7种非结构蛋白，其中基因组5'端的1/4区域为3个结构蛋白编码区，3'端的3/4区域为7个非结构蛋白编码区，基因排列顺序为：5' NTR‑C‑pPrM‑E‑NS1‑

NS2a–NS2b–NS3–NS4a–NS4b–NS5–3'NTR，分别编码结构蛋白——核衣壳蛋白（C）、膜前体蛋白（prM）和包膜糖蛋白（E）及非结构蛋白（NS）——NS1、NS2a、NS2b、NS3、NS4a、NS4b 和 NS5 蛋白。各基因区之间无重叠。YFV 基因组 RNA 具有感染性，在病毒增殖期直接起 mRNA 的作用，既可复制出子代 RNA，又可翻译出病毒蛋白。根据 prM、E 和 3UTR 核苷酸序列的差异分为 7 个基因型。

结构蛋白是 YFV 形成病毒颗粒、维持病毒形态、影响致病性及免疫原性的重要蛋白。其中 E 蛋白（约 53kDa）是主要的病毒颗粒包膜蛋白，具有多种重要功能，如形成表面抗原决定簇、具有血凝活性及中和抗原性，可刺激机体产生中和抗体，保护机体免受病毒攻击。同时还与病毒的吸附、穿入、致病和诱导宿主免疫应答密切相关。E 蛋白是 YFV 致病性的一个重要基因编码决定簇，其免疫抗原表位位点的获得和野生型抗原位点的缺失都直接关系到 YFV 的减毒过程，而通过设计针对 E 蛋白抗原表位的抗体则可直接干扰病毒致病功能的发挥。M 蛋白（约 26 kDa）则相对较小，其前体为糖基化的 pPrM 蛋白，主要通过 C 蛋白的 C 末端疏水区域信号肽定位于内质网膜上，形成病毒的表面结构，能增强病毒的感染性。

非结构蛋白中对 NS1、NS3、NS5 三大蛋白功能研究较多。NS1 是一种糖蛋白，不组成病毒体，存在于胞质膜并能以可溶性形式分泌到细胞外，具有可溶性补体结合活性，其功能主要参与 RNA 复制及免疫保护性应答，可作为亚单位疫苗制备的候选区；NS3 和 NS5 是亲水性蛋白，NS3 具有丝氨酸蛋白酶及 RNA 解旋酶的活性，而 NS5 则是 RNA 复制的重要酶。其他小蛋白疏水性蛋白，其功能目前尚不十分清楚，可能在病毒免疫反应中起重要作用。

在 YFV 的 NTR 区中，短小保守元件的相互作用以及复杂的茎环高级结构等，与病毒 RNA 的复制、翻译等关键功能密切相关。因此，对这些序列的功能研究将推动对 YFV 基因组的复杂结构、生活周期、致病性及其对免疫系统影响的认识。

三、理化特征

YRV 抵抗力弱，不耐酸、不耐热。在血中 4℃能存活 30 d，在 50% 甘油中于 0℃可保存数月，在 0℃以下或冷冻干燥条件下可保持活力数年，在 −70℃低温保存 10 年后仍有毒力；在室温下容易死亡而失去传染性，在没有蛋白质或低蛋白质的基质中不稳定。60℃ 30 min 可灭活，70% 乙醇、0.5% 次氯酸钠、脂溶剂、过氧乙酸等消毒剂及紫外线照射均可灭活。YRV 具有嗜内脏（人和灵长类的肝、肾、心等）和嗜神经的特征。YFV 经鸡胚多次传代后可获得作为疫苗的毒力减弱株。YFV 可在猴脑、鼠脑、人羊膜、KB 及 HeLa 细胞中生长。小鼠和恒河猴是常用的易感实验动物。

第二节 流行过程

YF 是人兽共患传染病，主要流行在非洲和南美洲的热带地区，每年感染人数约为 20 万人，死亡人数约为 3 万，并给到访该地区未接种疫苗的旅行者健康造成了较严重的危害。20 世纪 30 年代末，YFV 减毒活疫苗 17D 株研制成功并被广泛用于流行地区的预防接种，YF 流行强度明显受到抑制，尤其是西非法语体系国家采取普种黄热疫苗的疾病控制措施，曾一度使 YF 疫情处于间歇和静止状态。近年来，随着人群免疫力下降、人员移居森林地区、埃及伊蚊重新出现和蚊虫对杀虫剂产生耐药性等原因，该病的发病率呈上升趋势。进入 21 世纪后，非洲和南美洲地区都出现了 YF 的再流行。非洲一些国家的 YF 多年来持续流行，2015—2016 年，始于安哥拉的 YF 疫情蔓延到刚果民主共和国，两国共报告 962 例确诊病例和 7 000 余例疑似病例，并有病例输入到中国；巴西于 2016—2018 年间发生两次大流行，并传播到邻国巴拉圭、阿根廷等国家，哥伦比亚、秘鲁、玻利维亚、法属圭亚那等也先后报告多起 YF 流行。

YF 传播类型有 3 种：丛林型、城市型和中间型。丛林型主要发生在热带雨林地区，通常通过已感染的宿主动物猴经蚊叮咬而传播病毒，病毒通过"猴 – 蚊 – 猴"的模式维持在自然界的循环，进入丛林的人群偶尔感染导致散发病例的出现；城市型的传播模式为"人 – 蚊 – 人"，病毒通过家栖蚊，主要是埃及伊蚊，感染人群而导致暴发疾病的流行，特别是当病毒引入蚊媒密度高、非免疫易感人群密集的地区时可引起大流行；中间型主要发生于非洲湿润和半湿润草原地区，经半家栖的伊蚊叮咬猴或人传播，是非洲最常见的暴发形式。

一、传染源

受感染的人或非人灵长类动物是黄热病的传染源。

YF 城市型的主要传染源是患者及无症状感染者。人感染病毒后的潜伏期为 3~6 d，偶有 10~13 d，国际检疫规定 6 天计。患者发病后 4 h 至 3 d 内传染性最强，随着血液中中和抗体的出现，病毒载量逐渐降低直至消失；偶尔在发病 5~7 d 仍可分离到病毒。一旦血液中有病毒颗粒的存在，即该患者具有传染性。黄热病患者无长期带病毒现象，但有大量无症状感染者，可能成为传染源。

YF 丛林型的主要传染源是非洲及美洲热带森林里被 YFV 感染的猴子及其他灵长类动物，红吼猴（*Allouatta seniculus*）是美洲热带地区的主要宿主，分布在阿根廷到南墨西哥。红吼猴对病毒敏感，感染后病死率很高；该地区其他灵长类动物对该病毒普遍易感，但主要产生病毒血症，病死率不高。因此，YF 在该地区主要是以感染动物或亚临床动物感染流行方式循环进行。非洲猴类对 YFV 普遍易感，但主要是亚临床感染。主要包括婴猴属（*Galago*）、松鼠猴（*Saimiri sciureus*）、叶猴（*Aotustrivirgatus*）、蛛猴（*Ateles* spp.）、绒毛猴（*Lagothrix lagtricha*）、卷尾猴（*Cebus capucinus*）、狨猴（*Callithrix* spp.）及绿猴等。

非灵长类动物及啮齿动物如袋鼠、食蚁兽、树懒、犰狳、豪猪、天竺鼠、猬（Atelerix sp. ）、獴（ Genetta sp. ）及蝙蝠类的黄毛果蝠（ Eidolon ）、有尾果蝠（ Rousettus ）、犬吻蝠（ Tadarida ）等也有可能起储存宿主的作用，但在 YF 传播流行中扮演的主次作用尚待进一步研究。

二、传播途径

（一）蚊媒传播

1. 城市型：城市型 YF 以"人 – 蚊 – 人"形式循环传播。蚊感染病毒后，体内含高浓度的病毒，以叮咬方式通过唾液传播给人。城市型 YF 的主要传播媒介是埃及伊蚊（ Aedes. aegypti ），但不同地区媒介蚊种有所不同。南美洲地区的埃及伊蚊为城市 YF 流行最适宜的传播媒介。它可以在水容器内孳生，通过船舶航行将这种携带 YFV 的蚊虫带到各处港口，形成世界范围内传播。埃及伊蚊也是西非城市 YF 主要传播媒介。而东非的情况则不同，黄头伊蚊（ Ae.luteocephalus ）、白点伊蚊（ Ae.vittatus ）、针金伊蚊（ Ae.metallicus ）和泰式伊蚊（ Ae.taylori ）均可参与传播 YFV。在乌干达，辛普森伊蚊（ Ae.simpsoni ）是主要媒介，也是 20 世纪 60 年代埃塞俄比亚城市型 YF 暴发的主要媒介。

埃及伊蚊吸吮含 YFV 的血后，病毒在蚊体内繁殖所需的外潜伏期与温度密切有关。在 20℃以下不能传播，在 36℃经 6 d、28℃经 1 周、22℃则需 3 周才能传播，在热带雨季外潜伏期通常为 9~13d。蚊感染后可终生携带高浓度的病毒，并可以经卵传播。

2. 丛林型：以"猴 – 蚊 – 猴"形式循环，构成 YF 的自然疫源地。研究表明，丛林型 YF 的自然疫源地范围与森林中猴群分布密切相关。猴群成为储存宿主，受感染的猴窜到居民点觅食时，经媒介蚊虫将此病毒传播到人。

美洲关于丛林型 YF 的描述起源于 1932 年巴西 Canaa 淡水河谷暴发的疫情，然而当时并未发现携带病毒的埃及伊蚊。1938 年，第一次从野外捕捉的伊蚊属蚊叮咬传播而分离到 YFV，从而证实此属蚊可以传播 YF，其吸血时间主要为中午。同年，里约热内卢附近暴发疾病，从白纹伊蚊中分离出 YFC（该蚊种后被重新定义为趋血蚊属伊蚊）。最近研究表明，简氏嗜血蚊（ Haemagogus.jantbinomys ）和绿翅煞蚊（ Sabethes.chloropterus ）都是南美 YF 重要的传播媒介。

非洲森林中由伊蚊属的非洲伊蚊（ Ae.africanus ）、辛普森伊蚊等传播 YF。在东非和西非的草原上，阿比西尼亚疣猴是主要宿主；在森林和热带草原，长尾猴是主要宿主。黄头伊蚊、带叉伊蚊（ Ae.furcifer ）、泰式伊蚊、白点伊蚊、赛美森伊蚊（ Ae.simpsoni complex ）、针金伊蚊和欧博克伊蚊（ Ae.opok ）等也可能是传播 YFV 的媒介。

（二）其他生物传播

在非洲疫区采集到的花蜱（ Amblyomma variegatum ）及其卵分离到 YFV，提示一些蜱种也可能参与 YF 的传播。

（三）呼吸道传播

被 YFV 染疫的尘埃，飘浮于气溶胶中也能通过呼吸道感染与传播，故 YFV 被列入生物战剂。

三、人群易感性

人群对 YFV 普遍易感。感染后，机体对 YF 的免疫持久，中和抗体可维持终生。

接种疫苗后 7~10 d，血中即产生 YFV 的中和抗体。有研究表明，单剂量疫苗可使98% 的个体接种后产生抗体，且可以获得终生保护。

第三节　流行特征

一、地区分布

YF 主要流行于热带地区，44 个国家曾有 YF 的发生与流行，历史上 YF 虽曾传播到欧洲南部及北美洲，但自 20 世纪以来，它仅局限于中、南美洲及非洲地区。1950 年以来，WHO 公布的非洲 YF 流行地区在南北纬15°之间，此地区囊括了非洲撒哈拉以南 32 个国家，并从撒哈拉沙漠南岸向北延伸至安哥拉南部，该地区大约有 6 亿人口，包括 2.3 亿的城市居民。美洲流行区从巴拿马北部到阿根廷南部，跨越南纬30°至北纬15°的范围。处在南美洲热带地区的多数国家已有 YF 的报道，如玻利维亚、巴西、哥伦比亚、厄瓜多尔、圭亚那、秘鲁和委内瑞拉等国家，其中玻利维亚、巴西和秘鲁占 90%。地理上，南美洲的奥里诺科河、亚马逊和阿瓜拉亚河流域 YF 流行活跃。

二、时间分布

YF 在热带地区全年均可发病，发病季节高峰与蚊虫活动季节高峰相一致。在中、南美洲及非洲，3~4 月份处于高温、高湿、多雨季，利于传播媒介的孳生，也利于病毒在媒介体内的增殖，是 YF 的流行季节。散发病例无明显的季节性，全年均可发生。

三、人群分布

YF 在不同年龄、性别、种族间的分布没有明显差异。城市型 YF 不同性别各年龄组均可感染发病，但以儿童感染发病为多，可能与免疫力有关。丛林型 YF 在美洲从巴拿马到阿根廷北部及在非洲的热带、亚热带森林里呈自然疫源性。当无免疫力的人进入自然疫源地工作（如伐木等）时可被感染，且患者多为成年男性。

第四节　致病机制

YF 的发病机制尚不明确。YF 可引起两种明显不同的感染损伤模式：嗜内脏性和嗜神经性。嗜内脏性指 YFV 感染主要引起对内脏器官，包括肝、脾、心、肾等器官的损害，而嗜神经性则表现为感染脑实质引起脑炎。野生型 YFV 感染人和非人灵长类主要表现为嗜内脏性；若颅内接种啮齿动物，则表现为嗜神经性。

综合在恒河猴模型上的 YF 研究及对登革病毒等其他黄病毒的观察，YF 感染宿主的过程可能如下。

1. YF 经蚊叮咬进入宿主的血管外组织，首先在表皮的树突状细胞增殖，经淋巴引流系统进入血液循环，形成第一次病毒血症，随血流播散到内脏器官、结缔组织、骨骼肌、内分泌腺等，并在其中不断繁殖，然后释放入血，引起第二次病毒血症，产生相应症状，且作为传染源被蚊媒叮咬传播 YF。

2. 进入肝脏的 YF，首先被 Kupffer 细胞吞噬，若无法清除，则继而感染肝细胞，直接引起肝细胞损伤，严重者肝细胞凝固性坏死导致黄疸和肝衰竭，凝血因子合成减少而导致出血。肝功能障碍的指标，如血清转氨酶、胆红素升高和凝血酶原时间等，直接与疾病严重程度和预后相关。

3. YF 进入肾脏，直接引起肾小球和肾小管上皮细胞损伤，出现蛋白尿；肝脏损伤继发肾功能和水、电解质调节障碍、细胞凋亡和肾血流灌注减少导致肾小管坏死，最终可以导致肾衰竭。

4. 感染 YF 的心肌细胞发生与肝脏、肾脏细胞一样的坏死性变化，窦房结和希氏束（bundle of His）受损，可引起心动过缓（表现为相对缓脉）、心律失常、心排血量减少，心律失常是死亡的原因之一。

5. 机体感染 YF 后，非特异自然免疫包括 NK 细胞和干扰素等，首先发挥作用；随后 YF 感染单核 / 巨噬细胞系统、内皮细胞系统、CD4+ 和 CD8+T 细胞，产生 TNFa、IL-1、IL-2、IL-6、PAF 等一系列细胞因子，造成毛细血管渗漏，可以引发低血容量休克。

YF 造成的靶器官损害可能为病毒直接作用所致，各脏器病理改变未见炎性细胞浸润。而肝脏和脾脏的巨噬细胞产生的 TNF 等细胞因子、氧自由基堆积、内皮细胞损伤、微血栓形成和弥散性血管内凝血（DIC），是多脏器损害和休克的可能原因。出血可能是由于血小板减少、维生素 K– 依赖的凝血因子在肝脏合成减少和弥散性血管内凝血（DIC）等原因引发。

第五节　临床与治疗

一、临床特征

潜伏期通常为 3~6 d，也可长达 10 d。按临床症状的严重程度可以分为极轻型、轻型、重型及恶性型，人感染 YFV 后大多数无症状或轻症感染。轻型及极轻型在各次流行中均占一定比例。极轻型仅有数小时至 1 d、2 d 的发热，采用实验室方法能确诊。轻型病程持续 2~3 d，急性发作，有明显的发热、头痛，还有恶心、鼻出血、相对缓脉，轻度蛋白尿及轻度黄疸。除在流行区或家中另有明显症状的病人以外，只能依靠实验室确诊。临床上仅能诊断"疑似"YF。重症病人有典型症状，临床可以诊断。发热高，持续 5~7 d，有明显的相对缓脉，严重的头痛、背痛、恶心、呕吐及明显的黄疸和蛋白尿，甚至有血尿及黑色呕吐物。恶性型表现为突发高热可达 40℃ 以上。寒战畏冷、剧烈头疼、全身疼痛。病人通常颜面潮红，烦躁不安，结膜充血，口唇水肿，呼吸恶臭。病人通常在第 3~4 d 死亡。重型和恶性型病程最多不超过 10 d。

典型病例临床过程可以分为以下 4 期。

1. 感染期：持续 3~5 d。病毒血症明显。发病急，常无前驱症状。寒战、发热（39~41℃），全身不适、头痛、畏光、腰骶部和下肢疼痛（特别是膝关节）、肌痛、厌食、恶心、呕吐、烦躁、易怒、头晕等，但症状无特异性。第 2 天出现缓脉、蛋白尿；第 3 天可见全身黄疸。皮肤、结膜和牙龈充血，特征性舌苔改变（舌边尖红伴白苔），肝大和上腹压痛，少数出现闭尿、胃肠道大出血、谵妄，最后死亡。

2. 缓解期：发病 3~5 d 后，患者进入缓解期，体温降到 38℃ 以下，症状减轻，此期持续几小时至 1~2 d。有的病人经过此期即痊愈，约 15% 的病人此期不明显或无此期，在 48 h 之内病情再次加重，直接进入下一期。

3. 中毒期（肝肾损害期）：此期特点是病情再次加重，体温再度上升，但较低。出现多器官功能损伤表现，常累及肝脏、肾脏和血液系统等。临床表现为体温再次升高，黄疸逐渐加重，呕吐严重，多为棕黑色物，上腹痛，从全身充血发展为全身出血，如皮肤瘀点、瘀斑、鼻衄、黏膜出血，甚至腔道大出血、休克。肾功能异常，蛋白尿、血尿，尿量减少，甚至无尿。脉缓弱（40~60 次 / 分），常伴有心脏期外收缩，血压下降，心电图可见 ST–T 异常，少数可出现急性心脏增大。神经系统表现为躁动、谵妄、昏迷，脑脊液检查压力明显增高，蛋白升高但白细胞升高不明显。进入中毒期的患者约有 50% 死亡，多因虚脱死亡。

4. 恢复期：可能持续 2~4 周。体温下降至正常，症状逐步消失，器官功能逐步恢复正常。病人极度虚弱，疲乏症状可持续数周。黄疸和转氨酶升高可持续数月。后期死亡者可发生于恢复末期，多因心肌受损所致。

二、诊断与鉴别诊断

1. 诊断依据：根据流行病学史、临床表现和相关实验室检查综合判断。

2. 病例定义：

（1）疑似病例：符合流行病学史且有相应临床表现。

①流行病学史：发病前 14 天内有在黄热病流行地区居住或旅行史。

②临床表现：难以用其他原因解释的发热、黄疸、肝肾功能损害或出血等。

（2）临床诊断病例：疑似病例且黄热病毒 IgM 抗体检测阳性。

（3）确诊病例：疑似病例或临床诊断病例经实验室检测符合下列情形之一者：①黄热病毒核酸检测阳性。②分离出黄热病毒。③恢复期血清黄热病毒抗体滴度较急性期呈 4 倍及以上升高，同时排除登革热、寨卡病毒等其他常见黄病毒感染。

3. 鉴别诊断：早期或轻型病例应与流行性感冒、伤寒、斑疹伤寒和拉沙热等鉴别；发热伴有黄疸者应与各种原因引起的肝损害、钩端螺旋体病等鉴别；发热伴出血应和肾综合征出血热及其他病毒性出血热、登革热、蜱传回归热、恶性疟疾等鉴别。

本病可与疟疾、登革热同时发生。

三、治疗要点

目前尚无特效治疗药物，主要是对症治疗和支持治疗。对相关的细菌感染可采用抗生素来治疗。

1. 一般治疗：急性期病人应卧床休息至完全恢复为止，采取有效防蚊隔离措施，即使轻症病例也不可忽视，以防止心血管系统突然发生变化，密切观察病情变化，监测生命体征。活动量宜逐渐增加，饮食以流质或半流质为宜，发生频繁呕吐、消化道出血时禁食，并于静脉内适量补液，给予 5%~10% 葡萄糖液、生理盐水或血浆，但需注意水、电解质和酸碱平衡。

2. 对症治疗：高热给予酒精擦浴或其他物理降温措施。剧烈头痛可采用小量解热镇痛剂，如对乙酰氨基酚，成人用法为 250~500 mg/ 次、每日 3~4 次，儿童用法为每次 10~15 mg/kg，可间隔 4~6 h 1 次，24 h 内不超过 4 次。忌用阿司匹林、吲哚美辛（消炎痛）等。止吐可用甲氧氯普胺（胃复安）5~10 mg 口服或肌注，呃逆严重可肌注或静注哌甲酯（利他林）10~20 mg 等。肾上腺皮质激素可试用于有心肌损害者，同时给氧吸入。有继发细菌感染或并发疟疾者给予合适抗菌药物或抗疟药。

肝功能损害时，予保肝、降酶、退黄治疗，补充维生素 K 促进凝血因子合成，严重出血时补充凝血因子、血小板、新鲜血浆等，必要时输注红细胞。急性肾损伤时，必要时可予肾脏替代治疗。上消化道出血时可予质子泵抑制剂、凝血酶等治疗。出现脑水肿时，予渗透性利尿剂（3% 高渗盐水或者 20% 甘露醇）脱水治疗。

3. 药物治疗进展：

（1）新型广谱抗病毒药——法匹拉韦：法匹拉韦（T-705）的发现源于流感抗病毒药物的研发，目前已有 3 期临床试验。但多个研究表明法匹拉韦对 YFV、埃博拉病毒、拉沙热病毒、裂谷热病毒、沙粒病毒、鸠宁病毒等多种病毒性出血热疾病都有良好的抗病毒效果。主要机制为通过抑制病毒 RNA 依赖的 RNA 聚合酶（RdRp）抑制病毒复制，另外，也可通过链终止作用抑制病毒复制。有研究显示在细胞培养条件下，发现法匹拉韦在 330 μmol/L 浓度下即可出现抗 YFV 活性；在小鼠的动物实验中，可显著提高生存率、降低肝脏病毒载量及血 ALT 水平；即使未感染的小鼠应用 400 mg/kg·d 的剂量也不会出现药物毒性，提示法匹拉韦抗病毒活性高、安全性高并可能应用于人类黄热病治疗。

（2）其他抗病毒药物研究进展：一项以解旋酶为靶点的研究发现伊维菌素对黄热病毒有明显的抑制作用，且不易耐药。动物实验表明经 CCG-4088 和 CCG-3394 治疗后，病毒载量分别下降 20 倍和 15 倍。T-1106 与 T-705 结构相似，也可通过抑制 RdRp 而抑制病毒复制。在动物实验中，可降低病毒载量、降低 ALT 水平、提高存活率。有研究设计的单克隆抗体 2A10G6 可以特异性识别 E 蛋白，在体内外实验中表现出良好的中和作用。另外，也有研究发现一些噻唑衍生物也可与 E 蛋白结合从而抑制病毒进入细胞。

四、预后

病死率高达 20%~40%，不同地区的病死率相差很大。非疫区进入疫区的首发 YF 病例或 YF 重型和恶性型病例病死率高，可高达 30%~40%，预后差；YF 疫区本地人群存在一定的免疫力，感染率相对较低，病亡率多在 5% 以内，预后一般；YF 极轻型和轻型病例几乎无死亡，预后良好。

下列因素常导致死亡后果：①迅速进展至中毒期，血清胆红素迅速增高。②严重出血和发生 DIC。③肾小管坏死引起肾功能减退。④低血压早期出现。⑤休克。⑥昏迷和惊厥。应时刻警惕病情的突然恶化，在整个病程中甚至在恢复期内，均有发生心功能不全而导致死亡的可能。

五、出院标准

综合评价住院患者病情转归情况以决定出院时间。建议出院时应符合以下条件。

1. 体温正常，临床症状缓解。

2. 血液核酸连续检测 2 次阴性（间隔 24 h 以上）；不具备核酸检测条件者，病程不少于 10 d。

第六节　实验室诊断

一、一般检查

1. 血常规：外周血白细胞减少，中性粒细胞比例降低，血小板下降。

2. 尿常规：蛋白尿，并有颗粒管型及红细胞。

3. 粪便检查：大便隐血试验可阳性。

4. 生化检查：血清转氨酶升高早于胆红素，门冬氨酸氨基转移酶（AST）升高程度高于丙氨酸转移酶（ALT），可达 20 000 U/L 以上。血清胆红素也可明显升高，可达 255~340 μmol/L。还可见血氨升高、血糖降低等。

5. 凝血功能检查：凝血酶原时间延长、凝血酶原活动度下降、凝血因子（Ⅱ、Ⅴ、Ⅶ、Ⅸ和Ⅹ）下降。部分病例出现弥散性血管内凝血（DIC）相应凝血功能异常。

6. 肾功能检查：血肌酐水平升高。

7. 心肌损伤标志物检查：心肌损害时血肌钙蛋白明显升高。

8. 其他生化检查：肌红蛋白、血淀粉酶、脂肪酶、尿淀粉酶也可明显升高。

二、血清学检查

血清特异性抗 YFV–IgM 和 IgG 抗体，可采用 ELISA、间接免疫荧光（IIF）等方法检测，所使用的抗原一般为 YFV 培养全细胞裂解物。捕获法检测 IgM 抗体的结果较为可靠，IgG 抗体检测因需要双份血清且特异性较低，应用较少。

在感染期，抗体一般不能检出；病程进入间歇期或中毒期时，即发病后第 5~7d IgM 方可检出，病毒此时则无法通过分离或 RT–PCR 检出；IgG 在 IgM 出现数天后开始升高，发病 14 d 后几乎所有病例均可检出。IgM 一般可持续数年，IgG 持续时间更长。

YFV 只有一个抗原型或血清型，感染野生株或接种疫苗株产生的抗体无法区分，需要通过了解病例接种史对检测结果进行解读；黄热病毒抗体与其他黄病毒属病毒，如登革病毒、寨卡病毒和西尼罗病毒等有较强的交叉反应，易于产生假阳性，在诊断时应注意鉴别。

三、病原学检查

1.病毒分离：体外分离出活病毒是诊断病毒性疾病的金标准，发病后 5 d 内患者血液或死亡病例的组织标本可用于病毒分离。可用新生乳鼠脑内接种或 Vero 细胞和 C6/36 细胞等敏感细胞培养分离病毒；但病毒分离培养需要在生物安全 3 级实验室进行，且耗时长，敏感度不高。

2.核酸检测：是目前使用最多的 YFV 病原学检测方法，应用常规 RT–PCR、实时 RT–PCR（rRT–PCR）、多重 rRT–PCR、等温扩增技术等核酸扩增技术，采用可涵盖 YF 各种基因型的引物，检测血液、尿液及其他体液标本黄热病毒 RNA，可用于疾病早期诊断。

病毒血症在感染后 2~3 d 即可检出，有报道血清或血浆病毒载量可达到 10^8/mL，重症病例病毒载量下降缓慢；通常建议在发病 10d 内进行核酸检测。对其他种类样本进行分子检测，可以延长 YFV 的检测窗口。疫苗接种后接种后第 1 d 至 21~27 d，个别报道最长 198 d，可从尿液中检出 YFV 核酸；有病例在 21 d 仍从精液检出 YFV 核酸。

随着 rRT–PCR 的普及，常规 RT–PCR 检测应用较少，但它可以产生长片段扩增产物用于测序和系统发生分析。多重 rRT–PCR 同时检测 DENV 等其他发热性疾病的病原，在 YF 流行区使用以提高检测效率。重组酶聚合酶扩增（RPA）方法，采用等温扩增技术，可检测 20 种不同的毒株并且在相似的毒株之间没有交叉反应；与常规实验室 PCR 技术检测结果一致性高，且可使用便携式仪器及冻干试剂，更为便捷，更为实用。基于转录环介导等温扩增技术（RT–LAMP），利用简并引物检测 NS1 基因，在检测 YFV 时具有快速、灵敏、特异性高和成本低的优点，可用于流行病学监测和暴发中的快速诊断。

3.抗原检测：虽然 DENV 的 NS1 抗原检测常用于登革热的诊断，但 YFV 诊断使用 NS1 抗原却很少，一项研究建立的捕获法 ELISA，定量检测 YFV–NS1 抗原的浓度范围在 177~4 597ng/mL 血清。因组织活检易导致 YF 病人大出血，免疫组化方法检测组织标本中的病毒抗原，一般仅用于尸检需要明确诊断时。

第七节　预防控制

一、预防策略

预防接种和媒介控制是行之有效的预防与控制黄热病的两大主要策略。预防接种的策略包括流行区常规儿童免疫、高危地区大规模人群接种和旅行者接种；城市地区的黄热病传播风险的控制可以通过消除蚊媒孳生地和使用杀虫剂降低蚊密度来实现。

预防重点因不同地区而异。在南美洲各城市应以防蚊、灭蚊为主，在非洲由于居民点比较分散，宜重点推行预防接种。有暴发流行时，预防接种和防蚊灭蚊需同时进行。对于亚洲等无本土黄热病的地区，主要是防止从国外输入，特别在有埃及伊蚊分布的地区，更应注意防止本病传入，一旦发现病例或疑似病例，应立即报告当地卫生防疫机构，以便及时采取必要的措施。

二、预防措施

（一）预防接种

预防接种是防止暴发流行和保护易感者的有效措施。

1. 接种对象：包括：①在 YF 疫区居住或旅行的人员。②在 YF 流行地区，到城市以外地区去旅行的人员。③有可能直接、间接或通过气溶胶而暴露于有毒力 YFV 的实验室工作人员。④境外旅行人员。

2. 疫苗种类及接种途径：目前使用的有 17D 和 Dakar 两种减毒活疫苗（attenuated vaccine）。

（1）17D 疫苗：17D 疫苗通过感染鸡胚制备，比较安全。此疫苗不耐热，不能直接在阳光下暴晒。长期保存需存放于 –25℃及以下，在 4℃保存不超过 3 个月，应在冷链的条件下运输。通常用皮下接种 0.5 mL，也可试用皮内注射或皮肤划痕接种。

（2）Dakar 疫苗：由感染的小鼠脑制成。为干燥疫苗，在真空条件下封存。它较耐热，在热带地区容易保存。但不应给 14 岁以下儿童使用此疫苗。一般采用皮肤划痕法。

3. 接种反应：一般疫苗接种后 3~5 d 可有病毒血症。对 17D 疫苗的反应一般轻微。2%~5% 接种者有轻微头痛、肌痛、低热等，持续 5~10 d；只有约 0.2% 接种者的反应影响正常活动；对鸡蛋过敏者接种后可能发生皮疹、荨麻疹及（或）哮喘；严重的副反应有黄热病疫苗相关的内脏性疾病（YEL-AVD）和神经性疾病（YEL-AND），其发生率低于百万分之一，但在年龄小于 9 个月和大于 70 岁的人群、免疫缺陷或抑制人群，发生 YEL-AVD 和 YEL-AND 风险增高。Dakar 疫苗有一定的嗜神经性，接种后偶尔会发生脑炎。

4. 接种注意事项及禁忌证：①9 月龄以下者有严重不良反应，不宜接种。②免疫抑制的病人，例如 HIV 感染、白血病，淋巴瘤、周身性恶性肿瘤或应用抑制免疫药剂的患者，不应接种。③过敏反应：17D 疫苗是在鸡胚上接种而制备的，对鸡蛋过敏者不宜接种。但如有高度暴露确需接种时，应在密切医学观察下给予皮内试验剂量。

5. 联合接种：在一些 YF 地方性流行地区，麻疹、脊髓灰质炎、百日咳、白喉或结核仍然需要预防接种，为了节省人力、经费，可以考虑联合接种。旅行者是否联合接种则应考虑这几种疫苗是否干扰，以及在旅行日期前能否完成预定的多种疫苗接种。多种疫苗与 YF 疫苗接种时间间隔几天至 1 个月，YF 的抗体不受抑制。黄热疫苗与麻疹疫苗、卡介苗以及伤寒、副伤寒、斑疹伤寒、鼠疫、狂犬病、乙型脑炎疫苗同时应用，未发现干扰；但与霍乱疫苗同时应用，二者的抗体均受影响。YF 疫苗与其他减毒疫苗同时接种不增加接种反应的严重度，如果不同时接种，则在顺序接种中应间隔 4 周。YF 疫苗与免疫球蛋白或抗疟药氯喹合用，未发现对 YF 免疫反应的改变。

（二）管理传染源

患者宜就地收治，予以防蚊隔离，在病程最初 3 d 内尤为重要，做好消杀处置工作，防止引发疾病扩散。加强国境检疫，来自疫区的人员必须出示有效的预防接种证明书，发现发热者要立即上报，必要时留验观察，同时采取必要的防控措施。

（三）切断传播途径

防蚊灭蚊是防治 YF 的有效措施之一。消灭埃及伊蚊孳生地，改善环境卫生，进行卫生宣传教育，动员群众参与灭蚊，是彻底消灭本病传播的一项重要工作。据美洲的经验，在消灭埃及伊蚊后，即使人携带 YFV 也不能传播，从而在许多地区消灭了城市型 YF。

对不易清除的积水，可使用符合环保要求的杀虫剂。在饮水源中只可以使用对哺乳动物毒性非常低的杀虫剂。已经消灭埃及伊蚊的国家，对从有该蚊的国家或地区来往的飞机、船、车以及某些进口货物，应该施行适宜的杀虫措施。在有潜在 YF 流行的威胁时，需立即降低成蚊数量，在大面积地区可用飞机以超低容量（ultra-low volume，ULV）喷洒有效杀虫剂，如无超低容量设备可以使用一般方法喷洒。

（四）疫情监测

在 YF 流行区，应监测人群、灵长类或其他储存宿主的病毒感染情况，结合媒介蚊密度分析研判发生流行的潜在危险程度。

1. 人群监测：用血清学方法测定一定数量的人群，可以确定地方性 YF 的分布，判定可能流行的范围，了解无免疫的人群比例。对来自疫区未超过一个最长潜伏期的人员，应进行相关检查，以发现散发病例以及早期疑似病例。

2. 脊椎动物监测：主要是对捕捉到的野生动物进行血清学检查（血凝抑制、补体结合或中和试验），也可以分离病毒。

3. 媒介监测：在 YF 流行区、其邻近地区及有发生本病风险的地区进行。

（五）国境卫生检疫

国境卫生检疫部门应掌握世界范围的 YF 疫情动态，对来自疫区可能载有蚊媒或疑似 YF 病例的船舶、飞机及车辆，应按《中华人民共和国国境卫生检疫条例实施规则》实行检疫。

三、消除黄热病流行全球战略

YF 在非洲和南美洲地区的大范围再流行对该地区国家公共卫生的威胁以及由此造成的 YF 在国际间流行的威胁不断加大，引起全世界的广泛关注。2016 年 9 月，WHO 联合全球疫苗联盟（GAVI）、疫苗联盟和联合国儿童基因会（UNICEF）等多个国际合作组织的专家对 YF 在全球再流行的形式和趋势进行了评估，发布了消除黄热病流行（Eliminate yellow fever epidemics，EYE）全球战略。EYE 的战略目标是到 2026 年全球消除黄热病流行，为此采取 3 个策略：①保护高危人群。②防止 YF 在国际间传播。③迅速遏制 YF 的暴发流行。

黄热病疫苗接种计划主要针对最容易受到 YF 疫情影响的国家和地区，即 YF 高危流行区，包括 27 个非洲国家和 13 个南美洲国家，预计在 2017~2026 年 10 年间将接种 13.8 亿剂 YF 疫苗，大规模疫苗接种可形成当地成人和儿童群体中对黄热病毒感染的免疫屏障。除了在非洲和南美洲黄热病流行地区实施黄热疫苗常规疫苗接种计划以外，还需要采取全球行动来应对 YF 可能蔓延到非洲和南美洲以外的城市和地区，减少 YF 对非流行区造成新的威胁。此外，还要加强国际卫生条例的实施，加强实验室诊断能力，保护进出高风险地区的旅行者和务工人员，通过有效的数据整合和信息共享改进蚊媒和疾病监测等。为确保 EYE 战略成功实施，WHO 认为 YF 疫苗接种要注意以下事项：①廉价可持续的黄热疫苗的市场供应，以及应对黄热疫苗需求激增的机制。②加强对公众的宣传以促进区域性和国家政府层面的支持。③建立健全 YF 综合治理，加强监测。④多部门协作。⑤研究开发更好的疫苗接种工具等。

（邓艳琴）

参考文献

［1］Gotuzzo E, Yactayo S, Cordova E. Efficacy and duration of immunity after yellow fever vaccination: systematic review on the need for a booster every 10 years［J］. Am J Trop Med Hyg, 2013, 89（3）：433-444.

［2］Wang L, Zhou P, Fu X, et al. Yellow fever virus: increasing imported cases in China［J］. J Infect, 2016, 73（4）：377-380.

［3］Jana J von Lindern, Sarah A, Nicholas DB, et al. Genome analysis and phylogenetic relationships between east, central and west African isolates of yellow fever virus［J］. J Gen Virol, 2006, 87（Pt 4）：895-907.

［4］WHO.Yellow fever surveillance-Africa［J］. MMWR, 1982, 31（33）：452-453.

［5］WHO.Expert committee on yellow fever［R］. 3rd Report.WHO Tech Rep, 1971: 479.

［6］Barbaud A, Deschildre A, Waton J. Hypersensitivity and vaccines: an update［J］. Eur J Dermatol, 2013, 23（2）：135-141.

［7］Barrett A. Epidemiology and ecology of yellow fever virus［J］. Adv Virus Res, 2003, 61: 291-315.

［8］Monath TP, Barrett AD. Pathogenesis and pathophysiology of yellow fever［J］. Adv Virus Res, 2003, 60: 343-395.

［9］Monath TP, Woodall JP, Gubler DJ, et al. Yellow fever vaccine supply: a possible solution［J］. Lancet, 2016, 387（10028）: 1599-1600.

［10］Julander JG, Shafer K, Smee DF, et al. Activity of T-705 in a hamster model of yellow fever virus infection in comparison with that of a chemically related compound, T-1106［J］. Antimicrob Agents Chemother, 2009, 53（1）: 202-209.

［11］Furuta Y, Gowen BB, Takahashi K, et al. Favipiravir（T-705）, a novel viral RNA polymerase inhibitor［J］. Antiviral Res, 2013, 100（2）: 446-454.

［12］Caroline AL, Powell DS, Bethel LM, et al. Broad spectrum antiviral activity of favipiravir（T-705）: protection from highly lethal inhalational Rift Valley Fever［J］. PLoS Negl Trop Dis, 2014, 8（4）: e2790.

［13］Safronetz D, Rosenke K, Westover JB, et al. The broad-spectrum antiviral favipiravir protects guinea pigs from lethal Lassa virus infection post-disease onset［J］. Sci Rep, 2015, 5: 14775.

［14］Gowen BB, Juelich TL, Sefing EJ, et al. Favipiravir（T-705）inhibits Jun í n virus infection and reduces mortality in a guinea pig model of Argentine hemorrhagic fever［J］. PLoS Negl Trop Dis, 2013, 7（12）: e2614.

［15］Gowen BB, Sefing EJ, Westover JB, et al. Alterations in favipiravir（T-705）pharmacokinetics and biodistribution in a hamster model of viral hemorrhagic fever［J］. Antiviral Res, 2015, 121: 132-137.

［16］Mastrangelo E, Pezzullo M, De Burghgraeve T, et al. Ivermectin is a potent inhibitor of flavivirus replication specifically targeting NS3 helicase activity: new prospects for an old drug［J］. J Antimicrob Chemother, 2012, 67（8）: 1884-1894.

［17］Patkar CG, Larsen M, Owston M, et al. Identification of inhibitors of yellow fever virus replication using a replicon-based highthroughput assay［J］. Antimicrob Agents Chemother, 2009, 53（10）: 4103-4114.

［18］Julander JG, Furuta Y, Shafer K, et al. Activity of T-1106 in a hamster model of yellow Fever virus infection［J］. Antimicrob Agents Chemother, 2007, 51（6）: 1962-1966.

［19］Waggoner JJ, Rojas A, Pinsky BA. Yellow Fever Virus: Diagnostics for a Persistent Arboviral threat［J］. J Clin Microbiol, 2018, 56（10）: e00827-18.

［20］Deng YQ, Dai JX, Ji GH, et al. A broadly flavivirus crossneutralizing monoclonal antibody that recognizes a novel epitope within the fusion loop of E protein［J］. PLoS One, 2011,

6（1）: e16059.

　　[21] Mayhoub AS, Khaliq M, Kuhn RJ, et al. Design, synthesis, and biological evaluation of thiazoles targeting flavivirus envelope proteins [J] . J Med Chem, 2011, 54（6）: 1704-1714.

　　[22] WHO. Eliminate Yellow Fever Epidemics（EYE）: a global strategy, 2017 - 2026 [EB/OL] .（2016-09-26）[2019-06-05] . https: //apps.who.int/iris /bitstream/hand le/10665/272408/9789241513661-eng.pdf

第二十二章
登革热

登革热是由登革病毒（dengue virus，DENV）引起的急性传染病，是全球传播最广泛的蚊媒传染病之一。近年来，在东南亚、非洲、美洲、西太平洋地区和中地中海地区的100多个国家有地方性登革热传播。据 WHO 估计，全球约有 25 亿人口面临 DENV 感染风险，每年 WHO 各成员国报告的病例数高达 320 万人，已成为全球性的严重公共卫生问题和重大疾病负担。我国也常年有输入性病例并时有局部暴发疫情，已成为我国重点监测和防控的传染病之一。

第一节　病原学特征

一、形态结构及分型

登革病毒属于黄病毒科黄病毒属，是现今最重要的虫媒病毒。根据病毒包膜蛋白 E 的抗原性不同，登革病毒分为 1~4 个血清型（即 DENV-1，DENV-2，DENV-3，DENV-4）。登革病毒 1~4 型的原始型和国际标准株分别是夏威夷株（Hawaii 株）、新几内亚株（New guinea-C 株）、H87 株和 H241 株。各型病毒之间抗原性有交叉，但与黄病毒科的其他抗原群无交叉反应。登革病毒是有脂质包膜的球形病毒，直径 45~55 nm。内部为由衣壳蛋白 C 和基因组 RNA 构成的核衣壳，核衣壳为 20 面体立体对称，外部为镶嵌有病毒结构蛋白 pr M 和 E 的脂质双层膜。

二、基因组

病毒基因组为单股正链 RNA，长约 11 kb，只含一个长的开放读码框，编码 3 个结构蛋白（C 蛋白、prM/M 蛋白、E 蛋白）和 7 个非结构蛋白（NS1–NS5）。基因组的 5′ 端和 3′ 端都有一个非编码区，5′ 端还有一个帽子结构。整个基因的编码顺序为：5′ –I 型帽子结构 – 非编码序列 –C 蛋白基因 –preM 蛋白基因 –E 蛋白基因 –NS1 基因 –NS2a 基因 –NS2b 基因 –NS3 基因 – NS4a 基因 –NS4b 基因 –NS5 基因 – 非编码序列 –3′。

E 蛋白全长 500 氨基酸左右，N 端 80% 的氨基酸组成膜外区，C 端 20% 的氨基酸构成跨膜疏水区。E 蛋白可分为 3 个结构区（D Ⅰ、D Ⅱ、D Ⅲ），类似于以前定义的抗原区（C、A 和 B）。A 区（包括残基 50~130 和残基 185~300）是线性的非连续区域，可刺激病毒中和抗体的产生；B 区（包括残基 300~400）诱导病毒中和抗体和血凝抑制抗体的产生；C 区（约在残基 130~185）是隔断 A 区的区域，可被蛋白水解酶降解，部分表位也可刺激中和抗体的产生。所有黄病毒 E 蛋白膜外区的氨基酸序列上均有 12 个严格保守的半胱氨酸残基，形成 6 个二硫键。以 DENV-2 型为例，ss1（cys3- cys30 形成二硫键）稳定氨基端的环，ss2（cys60- cys121），ss3（cys74- cys105）和 ss4（cys92- cys116）稳定 DⅡ 的氨基端部分，包含氨基酸 98 和 110 之间的病毒膜融合序列，ss5（cys185- cys285）稳定 DⅡ 羧基端的环。ss6（cys302- cys333）是 DⅢ 区唯一的二硫键。E 蛋白能和宿主表面受体相互作用从而在病毒入侵过程中起至关重要的作用。E 蛋白还能诱导宿主产生保护性的中和抗体。

C 蛋白为病毒的核衣壳蛋白，富含精氨酸和赖氨酸，这些碱性氨基酸在病毒装配过程中起重要作用，能和基因组 RNA 相互作用，包裹基因组 RNA 形成核衣壳。C 蛋白上具有特异的抗原决定簇，纯化的 C 蛋白为补体结合抗原，一般不诱导机体产生中和抗体。preM 蛋白是 M 蛋白的前体，存在于登革病毒感染细胞内的未成熟颗粒中，在病毒成熟过程中经特异性酶切后形成 M 蛋白，它能导致病毒感染增强，并形成病毒的表面结构。

NS 蛋白与病毒复制和宿主免疫逃避有关，但确切作用尚不清楚。NS1 是登革病毒非结构蛋白中唯一的糖蛋白，也是唯一能在感染细胞表面表达和分泌到胞外的非结构蛋白，分子质量 40~50 kDa。NS1 蛋白高度保守，在病毒 RNA 复制中起着重要作用，从病毒基因组中删除 NS1 可以抑制复制。病毒感染哺乳动物细胞时，NS1 蛋白能够以细胞内、细胞膜和胞外分泌 3 种形式存在，与细胞内的细胞器相连或通过选择性运输途径分泌到细胞表面，或者以可溶性的糖基化方式释放到细胞上清中。NS1 蛋白包含群特异性和型特异性决定簇，具有多种 T 和 B 细胞抗原表位，能够诱发细胞免疫和体液免疫应答，产生针对同型 DENV 的保护性抗体。NS1 抗体不与病毒表面结合，不引起抗体依赖的感染增强作用，因此 NS1 被认为是一种有前途的保护性蛋白，可作为登革候选疫苗。

NS2 蛋白有 NS2a 和 NS2b 两种。NS2a 对病毒 RNA 合成和病毒组装至关重要。NS2b 与 NS3 结合形成功能性 NS3 蛋白酶。NS3 具有病毒蛋白酶和解旋酶的功能，N 端结构域对蛋白酶活性至关重要，它能将病毒多肽分解为结构蛋白和非结构蛋白，C 端含有解旋酶结构域，这是复制过程中缠绕 RNA 双链是必需的。NS4b 与 NS3 解旋酶结构域相互作用。NS5 蛋白是病毒非结构蛋白中最大最保守的蛋白质，具有 RNA 聚合酶和甲基转移酶的活性，参与病毒基因组 RNA 的 5′ 端加帽。

三、理化特征

登革病毒对热敏感。超声波、紫外线、0.05% 甲醛溶液、乳酸、高锰酸钾、龙胆紫等均可灭活病毒。病毒在 pH 7~9 环境中最为稳定，在 -70℃ 或冷冻干燥状态下可长期存活。

第二节　流行过程与特征

一、流行过程

登革热患者、隐性感染者、带病毒的非人灵长类动物是登革热的主要传染源。登革热主要是经媒介伊蚊叮咬吸血传播。在我国传播媒介主要为白纹伊蚊和埃及伊蚊。人群普遍易感，但感染后仅有部分人发病。人体感染 DENV 后，会对同型病毒产生持久的免疫，但对不同型病毒感染不能形成有效保护。再次感染不同型别 DENV 会引发非中和性交叉反应抗体增加，引起抗体依赖增强作用（antibody dependent enhancement，ADE），这是引起重症登革热发病的一个重要机制，也是登革热疫苗研发的重要障碍之一。

登革热的流行和气温、降雨及伊蚊密度相关。登革热暴发流行与埃及伊蚊、白纹伊蚊等媒介蚊的密度相关。在季风季雨的热带地区，雨季登革热的病例明显增加，雨季过后则下降。气温高的地方，冬季伊蚊依然活动，全年均可发病。随着国际航空旅行的增多，登革热可通过现症病人、隐性感染者和带毒蚊子，使登革病毒在国家之间、地区之间传播。此外，人口密集也会增加病毒传播的机会。由于全球变暖，伊蚊的孳生地区进一步扩大，人口密度升高、农村城市化、城市环境问题和蚊媒控制不力等因素使登革热的疫区有继续扩大的趋势。

二、流行特征

1779 年，世界上首次报道登革热在雅加达发生流行，此后世界各地陆续有登革热发生流行的报道。近 50 年来，登革热的病例数增加了 30 倍，在世界 100 多个国家和地区流行，包括东南亚、美洲、非洲和东地中海地区，其中东南亚和西太平洋地区最为严重。全球每年有 3.9 亿人感染登革热病毒，每年有 9 600 万住院病例，登革热已成为一个世界性的严重公共卫生问题。境外输入病例常年可传入我国各地，在华北以南，夏秋季伊蚊密度较高的季节，可导致本地感染病例发生和暴发流行。我国存在输入性病例和本地感染病例两种流行形式，输入性病例常年存在，病例主要来源地为缅甸、老挝、菲律宾、泰国等东南亚国家。我国最早在 1873 年厦门首次报告登革热病例，1940—1945 年，登革热在东南沿海和长江中下游散发和流行。此后起 30 多年未发生流行，直至 1978 年在广东佛山再次发生登革热流行，波及邻近的 7 个县市，流行持续 8 个月，患者 22 122 例，死亡 14 例。随后至 1987 年，广东省、海南省出现 2 次登革热的大流行，仅海南省就报道了近 60 万病例。1995 年和 2013 年出现了 2 次登革热流行，我国登革热报道病例达到数千例。2014 年广东等省区暴发大规模登革热疫情，全国报告病例 4.6 万余例，并出现较多重症病例，病死率为 1.3/万，广东省等地区有呈现地方性流行的趋势。2015—2018 年，我国共报告登革热病 16936 例，累计死亡 3 人。病例主要分布在广东省、云南省、浙江省、福建省、湖南省和山东省。以暴发流行为主，累计报告暴发 111 起，占全国总病例数的 73.7%。2019

年是全球登革热的暴发年份。在西太平洋区域，菲律宾、柬埔寨、新加坡、老挝、马来西亚、越南等多个国家报告的登革热病例数较往年明显增加，其中菲律宾疫情最为严重，截至2019年8月24日，其报告病例数和死亡数分别达249 332和1 021例。中国受到波及，多省包括广东省、浙江省、江西省、海南省等均出现了登革热暴发。美洲国家包括巴西、尼加拉瓜、哥伦比亚、墨西哥等的登革热病例数量亦有所增加。登革病毒1~4型在我国均发生过流行。

在东南亚等常年有登革热流行的国家，登革热呈地方性流行，在我国一般流行于夏秋季，地理性质不同的地区流行高峰时间有差异，输入性传播的发病时间依输入时间而推移。发病人群以儿童、青少年为主，老年人因已有多次感染，因此会对DENV有一定的抵抗力，发病人群中性别上表现为男性多于女性。但我国登革热在各年龄组均有发病，发病人群主要为20~50岁组，而男女性别分布差异无统计学意义，病例职业以家务、商业及待业为主。

第三节　致病机制

登革病毒经伊蚊叮咬侵入人体后，在单核-吞噬细胞系统增殖后进入血液循环，形成第一次病毒血症，然后再定位于网状内皮系统和淋巴组织中，在外周血单核细胞、组织中的巨噬细胞和肝脏的库普弗细胞内复制到一定程度，再次进入血液循环，引起第二次病毒血症。DENV与机体产生的特异性抗体结合形成免疫复合物，激活补体系统和凝血系统，导致血管通透性增加，血管扩张、充血，血浆蛋白及血液有形成分外渗，引起血液浓缩、出血和休克等病理生理改变。最近研究表明，DENV感染引起的细胞免疫作用及其产生的各种细胞因子介导免疫反应，影响病程进展及疾病的转归。同时病毒可抑制骨髓中白细胞和血小板生成，导致白细胞及血小板减少。出血机制可能是血小板减少及其功能障碍、凝血因子消耗所致。

重症登革热可能的致病机制尚未完全阐明，DENV二次感染所致的ADE、细胞因子风暴、病毒毒力变异等宿主因素与病毒因素在重症登革热发病机制中发挥重要作用。由于不同型别的登革病毒抗体之间存在一定程度的交叉反应，初次感染登革病毒后产生的非中和抗体或较低水平的中和抗体与二次感染的不同型别的登革病毒，形成抗体-病毒复合物，通过IgG的Fc段与单核巨噬细胞表面的Fc受体结合，促进病毒对细胞的感染并在其中大量繁殖，同时激活CD4+、CD8+T细胞产生大量细胞因子，造成炎症反应加重，引起免疫病理损伤，导致重症登革热。

重症登革热的病理生理改变主要是血管通透性增加和血浆外渗，并无明显的毛细血管内皮细胞损伤。血浆外渗是重症登革热的主要临床表现，在热退期，血浆大量进入腔隙中，血容量减少，血液浓缩，HCT增加，血压下降，最终导致休克。休克是由血浆外渗导致血容量减少的低血容量性休克，末端血管收缩导致肢端冰凉，高舒张压和脉压差降低，在休克代偿期舒张压的升高是为了维护心肌的灌注。

第四节 实验室诊断

一、病毒分离

登革热的病毒血症期很短，通常在发热前 2~3 d 到发热开始 4~5 d 内。因此分离病毒应在发病后的 4~5 d 内进行。蚊虫接种病毒被认为是最敏感的病毒分离方法，但由于技术和污染的缘故，较少被应用。常用细胞培养分离病毒。最常用的细胞系是蚊子卵巢细胞 C6/36。乳鼠脑内接种也可用于病毒分离，但敏感性较差。

二、抗原检测

登革病毒感染者发热后 9 d 内，血液中可出现高浓度的 NS1 抗原，NS1 抗原出现早于 IgM 抗体，可以与病毒 RNA 同时检测到，因此 NS1 抗原可应用于登革热早期诊断。一般采用酶联免疫吸附试验（ELISA）检测 NS1 抗原，在微孔条上预包被登革病毒的单克隆抗体，该抗体可与登革热病例血清中的登革病毒中的 NS1 抗原特异性结合，再与酶标记抗的 NS1 抗体结合，当样品中存在登革病毒 NS1 抗原时将形成"包被抗体 –NS1– 酶标抗体"复合物。加底物呈显色反应。商品化的 ELISA 检测试剂已有供应，检测灵敏度在 54%~93%，而二次感染的 NS1 检出率较低。

三、抗体检测

传统的血清学抗体检测方法包括血凝抑制实验（HI）、补体结合实验（CF）和中和实验。单份血清红细胞凝集抑制效价超过 1：1280，补体结合试验效价超过 1：32 有诊断意义。双份血清恢复期抗体效价比急性期高 4 倍以上者可以确诊。中和试验是登革病毒血清学诊断上最特异、最敏感的方法，中和指数超过 50 者为阳性。既往感染过登革病毒的人在检测不到 HI 抗体时也可检出中和抗体。初次感染登革病毒可用中和试验进行登革病毒四种血清型别区分鉴定。恢复期血清中可见到相应的单一型别反应。第二或第三次感染，不能用中和试验进行血清型别鉴定。中和实验虽然特异性高，但耗时长、操作困难，一般实验室不常规开展这个检测项目。

免疫荧光法（IFA）可用于检测血清中特异性的登革病毒抗体。以病毒感染后的细胞制成抗原片，加入患者血清作用后，再加入荧光标记的羊抗鼠 IgG 抗体，荧光显微镜下观察，可用于检测登革病毒抗体的存在，但是型别之间交叉反应明显，不能用于型别的鉴定。应用 IFA 检测登革病毒 IgG 抗体，血清抗体效价达 1：80 或以上者有诊断参考意义，恢复期血清抗体效价比急性期血清抗体效价有 4 倍或以上增长可确诊最近存在 DENV 感染。

ELISA 法由于具有敏感性高、简便快速等优点而被广泛应用。早期 ELISA 通常是以病毒感染的细胞上清液或细胞裂解液作为抗原，与其他黄病毒之间存在交叉反应。应用基因工程技术，采用纯化的登革病毒重组表达蛋白作为抗原检测登革病毒抗体的 ELISA 方法已成功应用于登革病毒 IgM 和 IgG 抗体的检测。IgM 捕捉酶联免疫吸附试验（Mac-ELISA）是世界卫生组织（WHO）推荐的一种用于检测登革病毒 IgM 抗体的血清学方法，操作简便、快速，目前广泛应用于登革热的诊断。间接酶联免疫吸附试验（ELISA）检测可应用于登革病毒 IgM 和 IgG 抗体的检测。IgM 抗体阳性，表示患者新近感染 DENV，适用于登革热早期诊断。病人恢复期血清比急性期血清 IgG 抗体滴度有 4 倍及以上升高，可确诊感染，单份血清检测一般表明其曾存在登革病毒感染，但抗体滴度大于等于 1 ∶ 320 时，结合临床表现及流行病学史，亦可确定为新近存在病毒感染。

四、核酸检测

目前 PCR 技术是快速诊断登革病毒的最好方法之一。应用反转录 - 聚合酶链反应（RT-PCR）技术直接从临床标本中进行登革病毒 RNA 检测。登革病毒含 RNA 基因组，因此 PCR 前需经过逆转录酶作用，合成第一条 cDNA 链（RT），再进行扩增（PCR），即 RT-PCR。设计一对通用引物可扩增登革病毒组基因。设计不同型登革病毒的引物对，可扩增出不同的血清型病毒的基因产物。根据基因扩增产物的片段大小可判断是否登革病毒或某一型登革病毒。此法可对早期病例登革病毒的检测及分型鉴定，基因扩增产物可进一步进行序列测定和分析。

实时荧光 RT-PCR 技术可实时快速地检测登革病毒 RNA，且可以得到准确的定量，相对于 RT-PCR 有更高的灵敏性。目前实验室多采用 Taq Man 探针实时荧光 PCR，根据四型登革病毒共有基因特定的序列，合成一对特异性引物和一条特异性的荧光双标记探针，可以检测登革病毒 RNA。Taq Man 探针实时荧光 PCR 是灵敏、特异、快速的方法，特别适用于大批样本的快速检测。与 RT-PCR 法一样，分别设计登革病毒 4 种血清型特异的引物和探针，可以建立分型鉴定的实时荧光 PCR 方法。此法为一种灵敏、特异、快速、低污染的登革病毒 RNA 检测方法，可定性或定量检测登革热病人早期血清中的登革病毒。

第五节　临床特征

登革热是一种全身性疾病，临床表现复杂多样。根据病情严重程度，临床可分为普通登革热和重症登革热两种类型。

登革热潜伏期一般为 1~14 d，多数为 5~9 d。急性起病后可分为发热期、极期和恢复期。发热期的特征为突起发病，发热时多伴头痛，全身肌肉、骨骼和关节痛，明显乏力，可出现恶心、呕吐、腹泻、食欲不振等消化道症状。发热 3~6 d 全身出现充血性皮疹或点状出血疹等，典型皮疹多见于四肢的针尖样出血点及"皮岛"样表现。部分病例皮疹伴有皮肤瘙痒。部分病人可出现不同程度的出血表现，如皮下出血、注射部位瘀点瘀斑、牙龈出血、鼻衄及束臂试验阳性等。

极期通常出现在病程的第 3~8 d，部分患者持续高热，或热退后病情加重，出现腹部剧痛、持续呕吐等重症预警指征往往提示极期的开始。极期可因全身毛细血管通透性增加导致球结膜水肿，四肢非凹陷型水肿，胸水、腹水、心包积液、胆囊壁增厚、低蛋白血症等血浆渗漏表现，严重者可发生休克及重要脏器损伤等表现。少数患者无明显的血浆渗漏表现，但仍可出现严重出血包括皮肤瘀斑、呕血、黑便、阴道流血、肉眼血尿、颅内出血等。

极期后的 2~3 d，患者病情好转，胃肠道症状减轻，进入恢复期。部分患者可见针尖样出血点，下肢多见，可有皮肤瘙痒。白细胞计数开始上升，血小板计数逐渐恢复。多数患者表现为普通登革热，可仅有发热期和恢复期。少数患者发展为重症登革热。

老人、婴幼儿和孕妇，伴有糖尿病、高血压、冠状动脉性心脏病、消化性溃疡、哮喘、慢性肾病及慢性肝病等基础疾病者，以及伴有免疫缺陷病者是重症登革热的高危人群。早期识别重症病例的预警指征包括：①退热后病情恶化或持续高热一周不退。②严重腹部疼痛。③持续呕吐。④胸闷、心悸。⑤昏睡或烦躁不安。⑥明显出血倾向（黏膜出血或皮肤瘀斑等）。⑦少尿。⑧发病早期血小板快速下降。⑨血清白蛋白降低。⑩ HCT 升高。⑪心律失常。⑫胸腔积液、腹水或胆囊壁增厚等。

第六节　治疗

目前登革热尚无特效的抗病毒治疗药物，主要采取对症支持治疗、一般处理及预防性治疗等措施。退热以物理降温为主，高热患者不能耐受时可给对乙酰氨基酚治疗。出汗较多或腹泻者，根据患者脱水程度给予补液治疗，以口服补液为主。重症登革热患者需住院治疗，密切监测神志、尿量及生命体征，有条件监测血乳酸水平。危重病例需转 ICU 治疗。重症登革热的补液原则是维持良好的组织器官灌注。同时应根据患者 HCT、血小板计数、电解质、尿量及血流动力学情况随时调整补液的种类和数量。在维持良好的组织器官灌注和尿量达约 0.5mL/（kg·h）的前提下，应控制静脉补液量。当血浆渗漏率减少、病程接近极期结束时，应逐步减少静脉补液量。出现休克时应尽快进行液体复苏治疗，初始液体复苏以等渗晶体液为主（如 0.9% 氯化钠溶液等），对初始液体复苏无反应的休克或更严重的休克可加用胶体溶液。同时积极纠正酸碱失衡。液体复苏治疗无法维持血压时，应使用血管活性药物；严重出血引起休克时，应及时输注红细胞或全血等。有条件可进行血流动力学监测以指导治疗。对重症登革热的高危人群补液治疗是关键。如果患者有重症登革热的预警指征或血浆渗漏表现，早期静脉补液治疗可能会减轻疾病严重程度，合理补液可减少休克发生。对发生严重血浆外渗尤其是伴有低蛋白血症者可及时给予输注人血白蛋白治疗，预防休克的发生或进展。

===== **第七节　防控策略** =====

一、预防策略

登革热主要预防措施是防蚊灭蚊，切断传播途径，如杀灭成蚊，清除伊蚊的孳生地，做好个人防护，穿长袖衣裤，使用防蚊驱避剂等，同时及早发现患者（特别是发热 5 天内的患者），并对患者实行防蚊隔离措施尤其重要。我国目前尚无登革热疫苗可用。

二、疫苗研究进展

登革病毒初次感染后，可对同一血清型的病毒产生持久的免疫保护反应，而对不同血清型的病毒不具有保护作用，反而会产生 ADE 效应，导致重症登革热。因此，一种理想的登革热疫苗应同时诱生对 4 种血清型产生中和水平的持久抗体。目前研究的疫苗包括灭活疫苗、减毒疫苗、亚单位疫苗、DNA 疫苗、cDNA 疫苗、嵌合体疫苗。2015 年全球第 1 种登革病毒疫苗 CYD TDV 研制成功，CYD TDV 是 4 价减毒（重组）活疫苗，已在多个国家注册。亚洲和拉丁美洲地区的大型Ⅲ期随机临床试验数据表明，疫苗效果较难预测，其效力取决于感染登革病毒的血清型、感染者的年龄和血清中抗体的效价等。因此 WHO 建议，只有流行病学数据表明登革热负担较高的地理区域（国家或地区）才需要考虑引入 CY TDV。在考虑进行疫苗接种的年龄组中，血清阳性率低的人群不推荐使用 CYD-TDV，因为在接种的血清阴性人群中疫苗效率较低且存在严重登革热的长期风险。

登革热作为一种重要的虫媒传染病，危害着人类的健康。预防登革热只能从控制传染源和传播媒介着手。由于登革病人症状轻微时容易误诊，导致疫情扩散，而对于较严重的临床病例目前尚无有效的治疗方法，因此对登革热进行早期而有效的实验室诊断对于控制疫情起着至关重要的作用。控制传播媒介 - 埃及伊蚊和白纹伊蚊，需要耗费大量的精力和财力，研制有效的登革疫苗仍然是今后研究的热点。

（张志姗）

参考文献

［1］Castro MC, Wilson ME, Bloom DE. Disease and economic burdens of dengue［J］. Lancet Infect Dis, 2017, 17（3）: e70– e78.

［2］Roehrig JT, Volpe KE, Squires J. Contribution of disulfide bridging to epitope expression of the dengue type 2 virus envelope glycoprotein［J］. J virol, 2004, 78: 2648–2652.

［3］张复春, 杨智聪. 登革热［M］. 北京: 科学出版社, 2008.

［4］Naoko Uno, Ted M. Ross. Dengue virus and the host innate immune response［J］. Emerg Microbes & Infect, 2018, 7（1）:1–11.

［5］Morens DM, Halstead SB. Measurement of antibody−dependent infection enhancement of four dengue virus serotypes by monoclonal and polyclonal antibodies［J］. J Gen Virol, 1990, 71: 2909−2914.

［6］洪文昕，张复春. 登革热防治研究进展［J］. 中华传染病学杂志, 2019, 37（10）: 635−640.

［7］Bhatt S, Gething PW, Brady OJ, et al. The global distribution and burden of dengue［J］. Nature, 2013, 496: 504−507.

［8］Chen B, Liu Q. Dengur fever in China［J］. Lancet, 2015, 385 (9978) : 1621−1622.

［9］牟笛，崔金朝，殷文武，等. 2015−2018 年我国登革热暴发流行病学特征分析［J］. 中华流行病学杂志, 2020, 41 (5) : 685−689.

［10］李杨，张文宏. 全球登革热疫情态势、疫情警报［J］. 中华传病学杂志, 2019, 37 (10) : 619−621.

［11］中华医学会感染病学分会，中华医学会热带病与寄生虫病学分会，中华中医药学会急诊学分会. 中国登革热临床诊断和治疗指南［J］. 中华临床感染病杂志, 2018, 11（5）: 321−329.

［12］Muller DA, Alexandra C. I. Depelsenaire, Young PR. Clinical and Laboratory Diagnosis of Dengue Virus Infection［J］. Infecti Dise, 2017, 215 (Suppl 2) : S89.

［13］中华人民共和国卫生部. 登革热诊断［M］. 北京: 人民卫生出版社, 2018.

［14］Wilder−Smith A, Vannice KS, Hombach J, et al. Population perspectives and World Health Organization recommendations for CYD−TDV dengue vaccine［J］. J Infect Dis, 2016, 214 (12) : 1796−1799.

［15］WHO 关于登革热疫苗的意见书［J］. 国际生物制品学杂志, 2017, 40（2）: 100−104.

第二十三章 基孔肯雅热

基孔肯雅热（Chikungunya Fever）是由基孔肯雅病毒（Chikungunya virus）引起的由伊蚊传播的急性传染病，属再肆虐的传染病，为典型的自然疫源性疾病。临床上以发热、关节疼痛、皮疹为主要表现，病程常呈自限性。

第一节 病原学特征

基孔肯雅病毒属于披膜病毒科（Togaviridae family）甲病毒属（Alphavirus），病毒直径 60~70 nm，有包膜。甲病毒属包括 30 多个成员，有些对人类不致病，有些可对人类造成不同程度的疾病。甲病毒主要分为两个大的系统发生群：一种主要引起关节痛或关节炎，包括基孔肯雅病毒、塞姆利基森林病毒、阿尼昂尼昂病毒、罗斯河病毒、巴马森林病毒、马亚罗病毒等；另一种主要引起脑炎，包括西方马脑炎病毒、委内瑞拉马脑炎病毒、辛德毕斯病毒等。

基孔肯雅病毒的基因组为单股正链RNA，长度为11~12 kb，含有2个开放读码框，近3′端的读码框编码 5 个结构蛋白（衣壳蛋白C、包膜糖蛋白（E3、E2、6K 和 E1）），分别由 261、63、423、61 和 435 个氨基酸组成，其中 C、E1、E2 是主要的结构蛋白；E2 是中和抗体的主要目标，E2 含有有 A、B、C 三个免疫球蛋白结构域和两个糖基化位点（263 和 345）。通过非依赖性和依赖性糖胺聚糖机制促进病毒进入细胞；E1 包括融合肽，含有 I、II、III 三个结构域，使核衣壳释放入宿主细胞质在细胞融合过程件中发挥作用；E3 介导 E2 与 E1 结合。6K 是具有两个结构域，其中一个与离子通道功能有关，另一个为 E1 的信号肽。近 5′端的读码框编码 4 个非结构蛋白（NS1、NS2、NS3 和 NS4），分别由 535、798、530 和 611 个氨基酸组成。NS1 参与合成病毒负链 RNA；NS2 具有解旋酶、三磷酸酶和蛋白酶活性，且可关闭宿主细胞转录；NS3 是复制酶单元的一部分；NS4 是病毒 RNA 聚合酶。整个基因组基因排列顺序为：5′–NS1-NS2-NS3-NS4-C-E3-E2-6K-E1-3′。病毒只有 1 个血清型，早期的系统发育分析将病毒分为 3 个基因型：西非型、中东南非型、亚洲型。最近的研究把近几年印度洋和印度流行株在中东南非洲型谱系内形成的一个新的单系群命名为印度洋型基因型。不同基因型之间核酸的差异可高达 15%，却无法通过抗原性加以区分。

基孔肯雅病毒可在 Vero、C6/36、BHK-21 和 HeLa 等细胞中培养繁殖并产生病变，可感染非人灵长类、乳鼠等动物。

CHIKV 对理化因素的抵抗力较弱，病毒不耐酸、不耐热，56℃ 30 min 即可灭活，70%乙醇、1%次氯酸钠、脂溶剂、过氧乙酸等消毒剂及紫外照射均可杀灭病毒。

第二节　流行病学特征

一、传染源

急性期患者、隐性感染者和感染病毒的非人灵长类动物是本病的主要传染源。患者发病后 2~5 d 内可产生较高滴度的病毒血症，具有较强传染性。在流行期时，轻型患者和隐性感染者数量较多且不易发现，可能是更重要传染源。非人灵长类动物中已证实的非洲绿猴、狒狒、红尾猴、黑猩猩、长臂猿、猕猴和蝙蝠可自然或实验感染基孔肯雅病毒并产生病毒血症，所以在丛林型疫源地内，受感染的非人灵长类动物亦为本病的主要传染源。

二、传播途径

主要通过感染病毒的伊蚊叮咬而传播。已知传播媒介有埃及伊蚊、白纹伊蚊、非洲伊蚊和带叉–泰氏伊蚊等，不同蚊种在传播中的重要性不同，埃及伊蚊和白纹伊蚊是本病的主要传播媒介。伊蚊在叮咬病毒血症期的人或动物后，病毒在蚊虫体内繁殖并到达唾液腺内增殖，经 2~10 d 的外潜伏期可传播病毒，蚊体内病毒可存活较长时间，甚至终生带毒，病毒可经卵传播给下一代。孕妇围产期后期感染病毒可发生母婴传播引起新生儿感染。实验室内可通过气溶胶传播。目前尚无直接人传人的报道，但有经针刺伤、献血、角膜移植等医源性传播的报道，同时存在经输血传播可能。

三、人群易感性

人群对基孔肯雅病毒普遍易感，有报道在易感人群中病毒感染率可高达 40%～85%，感染后可表现为显性感染或隐性感染。人感染病毒后可获得持久免疫力。

四、流行特征

（一）地理分布

基孔肯雅热的地理分布与媒介伊蚊的地理分布相关，主要在非洲、亚洲的热带和亚热带地区呈地方性流行。近年来，流行区域不断扩大，2005 起在印度洋岛屿和印度等亚洲东南亚国家发生了较大规模的流行，造成近 200 万的感染病例，同时波及意大利和法国等欧洲国家，2013 年起美洲地区多个国家出现较大规模的流行，截至 2016 年 4 月，美洲地区共报告基孔肯雅病毒本地流行疑似和确诊病例共计 190 多万例。

西非基因型主要局限于西非地区，由塞内加尔和尼日利亚的分离株组成；中东南非基因型起源于非洲，迄今为止发生过许多该基因型的流行，2006 年喀麦隆、2012 年不丹、

2014 年巴西均出现了该基因型的本土流行；亚洲基因型主要在东南亚地区流行，2013 年
10 月在西半球圣马丁岛首次发生了由亚洲型引起的暴发，之后一年之内病毒在加勒比地
区迅速传播，并蔓延至中美洲的所有地区、南美洲的多数国家和北美洲的墨西哥，波及
26 个加勒比地区国家、4 个南美洲国家、3 个中美洲国家和 1 个北美洲国家，导致 65.1 万
人感染。

印度洋型基因型最早起源于 2004 年肯尼亚拉穆岛的暴发，2005 年在印度洋的科摩罗
群岛、留尼汪岛等岛屿暴发，造成了数十万的感染病例，随后病毒于 2006 年传播到印度
13 个不同的邦，造成了 130 多万的感染病例，该基因型传播过程中包膜糖蛋白 E1 和 E2
的氨基酸突变适应了新的传播媒介白纹伊蚊，其中 E1-A226V 突变促进了病毒在白纹伊蚊
中传播适应性，对埃及伊蚊却没有影响，从而促进了世界范围基孔肯雅热疫情的扩散。

在我国，20 世纪 80 年代曾经在云南、海南等地患者、媒介生物和蝙蝠中分离到疑似
基孔肯雅病毒，首次明确的基孔肯雅热病例是 2008 年广东发现的自斯里兰卡输入的病例，
此后在广东、福建、浙江、云南、河南、湖南等地区陆续有散在的输入性基孔肯雅热病例
报道。2010 年我国首次在广东省东莞市发生一起较大规模的基孔肯雅热本地流行。

（二）人群分布

任何年龄均可感染发病，但是在新老疫区的分布有所差异。在新疫区或输入性流行区，
各年龄组的病例分布没有显著差异，但在非洲和东南亚等长期流行地区，患者则以儿童为
主。不同性别、职业和种族之间也没有明显的差别。

（三）时间分布

季节分布主要与媒介的活动有关。本病主要流行季节为夏、秋季，温湿度适宜伊蚊的
繁殖的热带地区一年四季均可流行。流行具有一定的周期性，经常间歇 4~8 年（最长可达
20 年）反复发生疫情，可能与自然宿主的病毒传播和免疫状况有关。

（四）自然疫源性

基孔肯雅病毒在自然界中存在两种疫源地：丛林型疫源地和城市型疫源地。丛林型
疫源地主要在亚洲和非洲的热带雨林，病毒以灵长类 – 蚊 – 灵长类的方式传播，城市型
疫源地的病毒则以人 – 伊蚊 – 人的方式传播。理论上凡有伊蚊存在的地区，当伊蚊达到
一定密度且自然条件适合时，如有处在病毒血症期的基孔肯雅病毒的传入，就可能引起
流行或暴发。

第三节　致病机制

基孔肯雅热的发病机制目前尚不清楚，近年来的研究有如下看法：

宿主被感染基孔肯雅病毒的蚊子叮咬，约 2 d 后即可发病。发病后第 1~2 d 是高病毒
血症期，第 3~4 d 病毒载量下降，通常第 5 d 消失。病毒通过其包膜上的 E1、E2 蛋白与

宿主细胞上的受体结合，其中成纤维细胞是基孔肯雅病毒感染的主要靶细胞，然后通过网格蛋白介导的细胞内吞作用进入细胞，并在细胞内复制，诱导产生各种致病因子参与致病过程。基孔肯雅病毒导致关节痛的机制尚不完全清楚，但人及动物实验表明关节痛的形成与宿主炎症反应有关。基孔肯雅病毒在关节组织中具有较高浓度，病毒复制导致单核细胞、巨噬细胞和自然杀伤细胞等炎症细胞聚集。

有研究表明，患者和康复者的 Th1 细胞因子（IFN-α、IFN-β、IFN-γ、TNF-α、IL-1β、CXCL-10/IP-10 和 MCP-1）和 Th2 细胞因子（IL-4、IL-6、IL-10 和 IL-13）远高出正常人的水平。在感染时，病毒通过激活非造血细胞（包括主要的成纤维细胞）间接诱导 I 型干扰素（IFN-I）的产生，IFN-I 诱导产生促炎细胞因子，在病毒致病机制和宿主抗病毒反应中发挥重要的作用。分子致病机制研究表明，基孔肯雅病毒的 NS2 蛋白能够阻断 IFN-I 信号，导致宿主抗病毒介质减少，这有助于病毒在机体内大量扩增，同时 NS1 蛋白也有助于病毒的复制，这可能是病毒自身的一种免疫逃逸机制。因此，通过抑制病毒 NS2 蛋白和 NS1 蛋白表达有可能控制病毒的感染。最近的研究还发现，病毒能通过调控宿主脂肪酸合成酶（FASN）来促进其 NS1 的棕榈酰化和病毒扩增，这提示脂肪酸合成酶抑制剂或许对治疗基孔肯雅热有一定的效果。

T 淋巴细胞和 B 淋巴细胞在基孔肯雅病毒感染中确切的作用机制尚不清楚。有研究表明病毒特异性 CD4+ T 淋巴细胞与关节炎的发生相关，在病毒感染急性期后期 CD4+ T 淋巴细胞计数显著升高。针对年龄因素研究还发现，宿主年龄增长会导致对基孔肯雅病毒感染的 T 细胞反应减少和延迟，这可能是老龄宿主者患病持续时间较久原因之一。病毒还可通过胎盘感染胎儿，母源抗体会抑制后代自身的抗体产生，同时允许 T 细胞产生反应，这可能导致感染病毒的母亲所生新生儿出现严重疾病的重要原因。动物模型研究发现，病毒感染可导致 B 淋巴细胞缺陷小鼠的病毒血症持续了 1 年多且病情更严重，这表明 B 细胞在 CHIKV 的清除过程中发挥了重要作用。

第四节　临床表现

人感染病毒后，潜伏期为 2~12 d，通常为 3~7 d，临床以突起发热、体温可达 39℃以上，热程一般为 3~7 d，部分病人热退后再次出现发热，表现为双峰热，常伴有寒战、头痛、背痛、全身肌肉疼痛，畏光，恶心、呕吐等症状。关节疼痛主要累及手腕和踝趾等小关节，也可涉及膝和肩等大关节，多呈对称性，腕关节受压引起剧烈疼痛是本病的重要特征。急性期多个关节出现疼痛或关节炎表现，可有肿胀或僵硬，晨间较重，严重者不能活动，大部分病人关节痛在 1~3 周可缓解，但是部分患者的关节炎等慢性症状可持续数月至数年，有呈风湿性关节炎症状持续 15 年的报道。受累部位 X 线和实验室检查通常无阳性发现。老年人、有风湿性或外伤性关节病的人易转为慢性关节病。部分患者进而可发展为破坏性的关节炎或关节痛，类似类风湿或银屑病性关节炎。个别患者留有关节功能受损等后遗症。无规律复发，关节失能是基孔肯雅病毒引起关节病的主要特征。发病后 2~5 d，半数以上病例在躯干、四肢伸侧、手掌和足底出现红色斑丘疹或紫癜，疹间皮肤多为正常，部分伴有瘙痒感，数天后消退，可伴有脱屑。极少数病例还会出现神经系统症状，视觉改变和出血等症状。

第五节 实验室诊断

一、一般检查

血常规白细胞计数多为正常，少数患者白细胞总数及淋巴细胞减少、血小板轻度降低。部分患者血清 ALT、AST、肌酸激酶（CK）升高。

二、病原学检查

1. 病毒分离：是目前诊断基孔肯雅热的"金标准"。通过采集发病 2~5 d 内患者血清标本接种 Vero、C6/36、Aag-2、BHK-21 和 HeLa 等细胞进行病毒分离。不同细胞对不同基因型病毒的敏感性存在差异，其中 C6/36 和 BHK-21 细胞较适合印度洋基因型的分离；Aag-2、Hela 和 Vero 细胞较适合亚洲基因型的分离。按照我国卫生部颁布的《人间传染的病原微生物名录》的规定，病毒分离过程需要在生物安全 3 级实验室进行。

2. 核酸检测：采用 RT-PCR 和 Real-time PCR 等核酸扩增方法检测基孔肯雅病毒核酸是在感染早期阶段抗体尚未出现时的一种快速、灵敏的检测方法。发病前 1d 至发病后 7d 内检测可在感染者血清中检测到病毒核酸。

三、血清学检查。

1. 血清特异性 IgM 抗体：采用 ELISA、免疫层析等方法检测，捕获法检测 IgM 抗体的结果较为可靠。患者发病后 4 d 左右即可在血中检测到 IgM 抗体。

2. 血清特异性 IgG 抗体：采用 ELISA、免疫荧光抗体测定（IFA）、免疫层析等方法检测。一般情况下，发病后 7 d 左右血中 IgG 抗体开始升高。恢复期血清特异性 IgG 抗体滴度比急性期升高 4 倍及以上或急性期抗体阴性而恢复期抗体阳性可确诊。

3. 抗原检测：目前尚未有商品化的基孔肯雅热抗原检测试剂盒，但关于基孔肯雅热的抗原诊断方法的研究报道不少。Okabayashi 等用基孔肯雅病毒 E1 单抗开发了胶体金免疫层析法诊断，敏感性为 89.4%，特异性为 94.4%。Tuekprakhon 等研制了一批能同时检测到 3 个基因型的基孔肯雅病毒特异性单抗，发现了两个抗 E1 单抗与登革病毒、寨卡病毒、辛德毕斯病毒、罗斯河病毒等多个甲病毒属病毒均无交叉反应，有望发展出一种特异性的基孔肯雅病毒抗原检测试剂盒。

基孔肯雅热实验室诊断方法比较见表 3-23-1。

表 3-23-1　基孔肯雅热实验室诊断方法比较

检测方法	标本类型	检测时限	优点	缺点
病毒分离	血浆、血清、全血或组织	发病 3 d 内	诊断金标准，获得毒株可用于溯源	实验要求高，需在 BSL-3 实验室进行，实验时间长无法用于早期诊断，敏感性低
核酸检测	血清、血浆或全血	发病前 1 d 至发病后 7 d	早期诊断方法，灵敏度、特异度高	实验设备和试剂价格昂贵，不适合大规模筛查
IgM、IgG 抗体检测	血清或血浆	IgM：发病 4 d 至 2~6 个月；IgG：发病 7 d 至 6 个月，甚至更久	操作简单、快速；成本低，适合大规模筛查	易与其他甲病毒、黄病毒属存在交叉反应；无法区分急性感染与近期感染
抗原检测	血清或血浆	发病 10 d 内	早期诊断方法；操作简单、快速；成本低；适合大规模筛查	目前无商品化试剂；且容易与其他甲病毒、黄病毒属存在交叉反应

第六节　治　疗

　　患者尽量就地治疗，以减少传播机会，治疗期间，应予以防蚊隔离至发病 5 d 后。发现疑似和确诊病例应及时上报。本病目前尚无特效抗病毒治疗药物，主要采取退热、镇痛等对症支持治疗。发热期应卧床休息，不宜过早下地活动，防止病情加重。采取防蚊隔离措施。高热病人采用物理降温，避免使用阿司匹林。关节剧烈疼痛者可使用抗炎镇痛药物如布洛芬、奈普生、对乙酰氨基酚等。抗风湿药物如甲氨蝶呤和柳氮磺胺吡啶在严重病例中可使用。脑膜脑炎治疗主要为预防脑水肿，可使用甘露醇、速尿等药物降低颅内压等。

第七节　防控对策

　　早期发现病例，控制伊蚊媒介密度，做好防蚊灭蚊工作是预防控制基孔肯雅热最基本和最重要的措施。

　　1. 控制传染源：增强基层医务人员对基孔肯雅热的认识，及时发现和报告基孔肯雅热疑似病例，对急性期的病人要求做到早诊断、早报告、早隔离、早就地治疗。隔离室应有防蚊措施，并在隔离室周围定期杀灭伊蚊成蚊和清除伊蚊孳生地。在病人较多的疫区，应就地设置临时隔离治疗点，尽量避免远距离就医，减少传播机会。

　　2. 切断传播途径：开展爱国卫生运动，定期监测伊蚊媒介密度，通过对孳生、繁衍的蚊幼虫的户内外各种水缸、水盆、贮水池等倾倒、洗刷、换水、加盖等方式清除蚊虫孳生地，采用如敌敌畏、溴氰菊酯、马拉硫磷等灭虫剂杀灭成蚊，将蚊媒密度控制在较低水平。

3. 保护易感者：目前没有针对基孔肯雅病毒的疫苗。做好个人防护，要特别注意从基孔肯雅热非流行区进入流行区人员的防护。通过喷驱蚊剂，穿长袖衣物等方法做好个人防蚊措施，使用纱门、纱窗、蚊帐等防蚊用品，避免伊蚊叮咬感染。向群众宣传关于基孔肯雅热的发生、传播、早期症状、危害及防治等基本知识，确保防蚊、灭蚊的知识和方法家喻户晓，提高群众对基孔肯雅热的自我防护意识。在流行区、流行季节尽量减少群众集会和人群流动。

（王金章）

参考文献

［1］Schwartz O, Albert ML. Biology and pathogenesis of chikungunya virus ［J］. Nat Rev Microbiol, 2010, 8（7）: 491-500.

［2］Couderc T, Lecuit M. Chikungunya virus pathogenesis: From bedside to bench ［J］. Antiviral Res, 2015, 121: 120-131.

［3］Smith TJ, Cheng RH, Olson NH, et al. Putative receptor binding sites on alphaviruses as visualized by cryoelectron microscopy ［J］. Immunology, 1995: 10648-10652.

［4］Voss JE, Vaney MC, Duquerroy S, et al. Glycoprotein organization of Chikungunya virus particles revealed by Xray crystallography ［J］. Nature, 2010, 468: 709-712.

［5］Weber C, Berberich E, von Rhein C, et al. Identification of Functional Determinants in the Chikungunya Virus E2 Protein ［J］. PLoS Negl Trop Dis, 2017, 11: e0005318.

［6］Snyder JE, Kulcsar KA, Schultz KL, et al. Functional characterization of the alphavirus TF protein ［J］. J Virol, 2013, 87: 8511-8523.

［7］Weaver SC, Lecuit M. Chikungunya virus and the global spread of a mosquito-borne disease ［J］. N Engl J Med. 2015, 372（13）: 1231-1239.

［8］An W, Ge N, Cao Y, et al. Recent progress on chikungunya virus research ［J］. Virol Sin. 2017, 32（6）: 441-453.

［9］Ganesan VK, Duan B, Reid SP. Chikungunya Virus: Pathophysiology, Mechanism, and Modeling ［J］. Viruses. 2017, 9（12）: 368.

［10］Powers AM, Brault AC, Tesh RB, et al. Re-emergence of Chikungunya and O'nyong-nyong viruses: evidence for distinct geographical lineages and distant evolutionary relationships［J］. J Gen Virol. 2000, 81（Pt 2）: 471-479.

［11］Volk SM, Chen R, Tsetsarkin KA, et al. Genome-scale phylogenetic analyses of chikungunya virus reveal independent emergences of recent epidemics and various evolutionary rates ［J］. J Virol, 2010, 84: 6497－6504.

［12］Leo YS, Chow AL, Tan LK, et al. Chikungunya outbreak, Singapore, 2008［J］. Emerg Infect Dis, 2009, 15: 836－837.

［13］Burt FJ, Rolph MS, Rulli NE, et al. Chikungunya: a re-emerging virus［J］. Lancet. 2012, 379（9816）: 662-671.

［14］卫生部办公厅. 关于印发《基孔肯雅热预防控制技术指南（2012年版）》的通知［EB/OL］.（2012-11-01)［2020-01-03］. http://www.nhc.gov.cn/wjw/gfxwj/201304/0883 7445e7f54f1ca46bce6730b38582.shtml.

［15］Gérardin P, Barau G, Michault A, et al. Multidisciplinary prospective study of mother-to-child chikungunya virus infections on the island of La Réunion［J］. PLoS Med, 2008, 5, e60.

［16］Contopoulos-Ioannidis D, Newman-Lindsay S, Chow C, et al. Mother-to-child transmission of Chikungunya virus: A systematic review and meta-analysis［J］. PLoS Negl Trop Dis, 2018, 12（6）: e0006510.

［17］Parola P, de Lamballerie X, Jourdan J, et al. Novel chikungunya virus variant in travelers returning from Indian Ocean islands［J］. Emerg Infect Dis, 2006, 12: 1493－1499.

［18］Simmons G, Brès V, Lu K, et al. High incidence of chikungunya virus and frequency of viremic blood donations during epidemic, Puerto Rico, USA, 2014［J］. Emerg Infect Dis, 2016, 22: 1221－1228.

［19］Couderc T, Gangneux N, Chrétien F, et al. Chikungunya virus infection of corneal grafts［J］. J Infect Dis, 2012, 206: 851－859.

［20］Appassakij H, Silpapojakul K, Promwong C, et al. The Potential Impact of Chikungunya Virus Outbreaks on Blood Transfusion［J］. Transfus Med Rev, 2020, 34（1）: 23-28.

［21］World Health Organization. Outbreak and spread of chikungunya［J］. Wkly Epidemiol Rec, 2007, 47: 409-415.

［22］World Health Organization. Chikungunya［EB/OL］.（2017-8-23）［2020-01-03］ http://www.who.int/mediacentre/factsheets/fs327/en/.

［23］Moro ML, Gagliotti C, Silvi G, et al. Chikungunya virus in North-Eastern Italy: a seroprevalence survey［J］. Am J Trop Med Hyg, 2010, 82（3）: 508-511.

［24］Grandadam M, Caro V, Plumet S, et al. Chikungunya virus, southeastern France［J］. Emerg Infect Dis, 2011, 17（5）: 910-3.

［25］PAHO/ WHO. Chikungunya, PAHO/WHO data, maps and statistics［EB/OL］. (2016-04-08)［2020-01-03］. http://www.paho.org/hq/index.php option=com_topics&view=rdmo re&cid=8379&Itemid=40931&lang=en.

［26］Wahid B, Ali A, Rafique S, et al. Global expansion of chikungunya virus: mapping the 64-year history［J］. Int J Infect Dis, 2017, 58: 69-76.

［27］Mart í –Carvajal A, Ramon–Pardo P, Javelle E, et al. Interventions for treating patients with chikungunya virus infection–related rheumatic and musculoskeletal disorders: A systematic review［J］. PLoS One, 2017, 12（6）: e0179028.

［28］Peyrefitte CN, Rousset D, Pastorino BA, et al. Chikungunya virus, Cameroon, 2006［J］. Emerg Infect Dis, 2007, 13（5）: 768–771.

［29］Wangchuk S, Chinnawirotpisan P, Dorji T, et al. Chikungunya fever outbreak, Bhutan, 2012［J］. Emerg Infect Dis, 2013, 19（10）: 1681–1684.

［30］Souza TML, Vieira YR, Delatorre E, et al. Emergence of the East–Central–South–African genotype of Chikungunya virus in Brazil and the city of Rio de Janeiro may have occurred years before surveillance detection［J］. Sci Rep, 2019, 9（1）: 2760.

［31］Fischer M, Staples JE. Arboviral Diseases Branch, National Center for Emerging and Zoonotic Infectious Diseases, CDC. Notes from the field: chikungunya virus spreads in the Americas – Caribbean and South America, 2013–2014［J］. MMWR Morb Mortal Wkly Rep, 2014, 63（22）: 500–501.

［32］Kariuki Njenga M, Nderitu L, Ledermann JP, et al. Tracking epidemic Chikungunya virus into the Indian Ocean from East Africa［J］. J Gen Virol, 2008, 89（Pt 11）: 2754–2760.

［33］Renault P, Solet JL, Sissoko D, et al. A major epidemic of chikungunya virus infection on Reunion Island, France, 2005–2006［J］. Am J Trop Med Hyg, 2007, 77（4）: 727–731.

［34］Yoshioka K, Nakamura J, Pérez B, et al. Effectiveness of Large–Scale Chagas Disease Vector Control Program in Nicaragua by Residual Insecticide Spraying Against Triatoma dimidiate［J］. Am J Trop Med Hyg, 2015, 93（6）: 1231–1239.

［35］Tsetsarkin KA, Chen R, Yun R, et al. Multi–peaked adaptive landscape for chikungunya virus evolution predicts continued fitness optimization in Aedes albopictus mosquitoes［J］. Nat Commun, 2014, 5: 4084.

［36］Tsetsarkin KA, Weaver SC. Sequential adaptive mutations enhance efficient vector switching by Chikungunya virus and its epidemic emergence［J］. PLoS Pathog, 2011, 7（12）: e1002412.

［37］董必军, 陈文州, 李秀维. 首次从海南岛蚊虫和蝙蝠中分离出两株基孔肯雅病毒［J］. 中国媒介生物学及控制杂志, 1993, 4: 205–208。

［38］张海林, 施华芳, 刘丽华. 从云南省蝙蝠中分离基孔肯雅病毒及血清抗体调查［J］. 病毒学报, 1989, 5: 31–36.

［39］施华芳, 张梅林, 自登云. 云南首次从患者体内分离出基孔肯雅病毒［J］. 中国人兽共患病杂志 1990, 6: 2–3.

［40］郑夔, 黄吉城, 李华, 等. 全国首例输入性基孔肯雅病的实验室诊断［J］. 中国卫生检验杂志, 2008, 18（9）: 1806–1807.

［41］黄萌，叶雯婧，李锋平，等 . 福建省首例输入性基孔肯雅热病例的调查与实验室诊断（英文）［J］. 中国人兽共患病学报，2013, 29（3）：216–219.

［42］王晓光，杨瑞军，黄世腾，等 . 浙江省衢州市 2017 年输入性基孔肯雅病毒全基因组序列特征分析［J］. 中国媒介生物学及控制杂志，2019, 30（6）：621–625.

［43］何方玲，张恒娇，王娟，等 . 湖南省首起输入性基孔肯雅热疫情的发现与病原学诊断［J］. 中华实验和临床病毒学杂志，2020, 34（02）：175–179.

［44］Wu D, Wu J, Zhang QL, et al. Chikungunya outbreak in Guangdong province, China, 2010［J］. Emerg Infect Dis, 2012, 18（3）：493–495.

［45］张彦，刘起勇 . 我国基孔肯雅热的流行状况［J］. 中国媒介生物学及控制杂志，2011, 22（3）：289–292.

［46］World Health Organization, Regional Office for South–East Asia. Guidelines for Prevention and Control of Chikungunya Fever［M］. India, WHO SEARO, 2009: 6–7.

［47］Kam YW, Ong EK, Renia L, et al. Immuno–biology of Chikungunya and implications for disease intervention ［J］. Microbes Infect, 2009, 11（14/15）：1186–1196.

［48］Labadie K, Larcher T, Joubert C, et al. Chikungunya disease in nonhuman primates involves long–term viral persistence in macrophages［J］. J Clin Invest, 2010, 120（3）：894–906.

［49］Venugopalan A, Ghorpade RP, Chopra A. Cytokines in acute chikungunya［J］. PLoS One. 2014, 9（10）：e111305.

［50］Teng TS, Foo SS, Simamarta D, et al. Viperin restricts chikungunya virus replication and pathology ［J］. J Clin Invest, 2012, 122（12）：4447–4460.

［51］Schilte C, Buckwalter MR, Laird ME, et al. Cutting edge: Independent roles for IRF–3 and IRF–7 in hematopoietic and nonhematopoietic cells during host response to Chikungunya infection［J］. J Immunol, 2012, 188: 2967–2971.

［52］Fros JJ, Liu WJ, Prow NA, et al. Chikungunya virus nonstructural protein 2 inhibits type Ⅰ / Ⅱ interferon–stimulated JAK–STAT signaling ［J］. J Virol, 2010, 84（20）：10877–10887.

［53］Zhang N, Zhao H, Zhang L. Fatty Acid Synthase Promotes the Palmitoylation of Chikungunya Virus nsP1［J］. J Virol, 2019, 93（3）：e01747–18.

［54］Hawman DW, Stoermer KA, Montgomery SA, et al. Chronic joint disease caused by persistent Chikungunya virus infection is controlled by the adaptive immune response ［J］. J Virol, 2013, 87（24）：13878–13888.

［55］Wauquier N, Becquart P, Nkoghe D, et al. The acute phase of Chikungunya virus infection in humans is associated with strong innate immunity and T CD8 cell activation［J］. J Infect Dis, 2011, 204, 115–123.

［56］Teo TH, Lum FM, Claser C, et al. A pathogenic role for CD4+ T cells during

Chikungunya virus infection in mice［J］. J Immunol, 2013, 190（1）: 259-269.

［57］Poo YS, Rudd PA, Gardner J, et al. Multiple immune factors are involved in controlling acute and chronic chikungunya virus infection ［J］. PLoS Negl Trop Dis, 2014, 8（12）: e3354.

［58］Taubitz W, Cramer JP, Kapaun A, et al. Chikungunya fever in travelers: clinical presentation and course［J］. Clin Infect Dis, 2007, 45（1）: e1-e4.

［59］WS/T 590-2018. 基孔肯雅热诊断［S］. 北京: 中华人民共和国国家卫生和计划生育委员会, 2018: 1.

［60］Kennedy AC, Fleming J, Solomon L. Chikungunya viral arthropathy: a clinical description［J］. J Rheumatol, 1980, 7（2）: 231-236.

［61］Brighton SW, Simson IW. A destructive arthropathy following Chikungunya virus arthritis-a possible association［J］. Clin Rheumatol, 1984, 3（2）: 253-258.

［62］Sebastian MR, Lodha R, Kabra SK. Chikungunya infection in children［J］. Indian J Pediatr. 2009, 76（2）: 185-189.

［63］Simon F, Savini H, Parola P. Chikungunya: a paradigm of emergence and globalization of vector-borne diseases［J］. Med Clin North Am, 2008, 92（6）: 1323-ix.

［64］Nimmannitya S, Halstead SB, Cohen SN, et al. Dengue and chikungunya virus infection in man in Thailand, 1962-1964. I. Observations on hospitalized patients with hemorrhagic fever［J］. Am J Trop Med Hyg, 1969, 18（6）: 954-971.

［65］Zhang X, Huang Y, Wang M, et al. Differences in genome characters and cell tropisms between two chikungunya isolates of Asian lineage and Indian Ocean lineage［J］. Virol J. 2018, 15（1）: 130.

［66］Montero A. Fiebre chikungunya – Una nueva amenaza global Chikungunya fever – A new global threat［J］. Med Clin（Barc）, 2015, 145（3）: 118-123.

［67］Yap G, Pok KY, Lai YL, et al. Evaluation of Chikungunya Diagnostic Assays: Differences in Sensitivity of Serology Assays in Two Independent Outbreaks［J］. PLoS Negl Trop Dis, 2010, 4（7）: e753.

［68］Okabayashi T, Sasaki T, Masrinoul P, et al. Detection of chikungunya virus antigen by a novel rapid immunochromatographic test［J］. J Clin Microbiol, 2015, 53（2）: 382-388.

［69］Tuekprakhon A, Puiprom O, Sasaki T, et al. Broad-spectrum monoclonal antibodies against chikungunya virus structural proteins: Promising candidates for antibody-based rapid diagnostic test development［J］. PLoS One, 2018, 13（12）: e0208851.

［70］卫生部. 基孔肯雅热诊断和治疗方案［EB/OL］.（2008-06-03）. http://www.nhc. gov.cn/yzygj/s3593g/200806/7b8c803738f54072a6c5b262b164082a.shtml.

［71］Abdelnabi R, Neyts J, Delang L. Towards antivirals against chikungunya virus［J］. Antiviral Res, 2015, 121: 59-68.

第二十四章
西尼罗病毒病

　　西尼罗病毒病是由西尼罗病毒（West Nile Virus，WNV）感染所致的人兽共患自然疫源性虫媒传染病，临床表现主要为发热、头痛、肌痛、皮疹及淋巴结肿大等，部分患者有恶心、呕吐、腹泻、腹痛等胃肠道症状，少数严重患者出现无菌性脑膜炎或脑膜脑炎，极少数病例还可表现为严重的胰腺炎、肝炎、心肌炎、脊髓灰质炎样综合征等。动物（包括鸟类及马、牛等哺乳动物）感染 WNV 可导致脑炎、心肌炎、流产及死亡。

　　WNV 首次于 1937 年 12 月在非洲乌干达西尼罗地区 Omogo 镇的一名发热妇女的血液标本分离得到，是世界分布最广的蚊传黄病毒，目前广泛分布于欧洲、亚洲、非洲、澳大利亚部分地区和美国的南部、北部及中部地区。近 20 年 WNV 引发人畜间暴发流行的频度增加，造成了严重的经济损失，已成为国际公认的公共卫生问题，引发全球的关注，对 WNV 病原学、流行病学、临床症状、实验室诊断及防控措施等均有较为系统的调查与研究。我国尚未暴发 WNV 感染，但新疆喀什地区已发现 WNV 既往感染病例，并于 2011 年在该地蚊虫标本中首次分离到 WNV 病毒株，说明当地存在 WNV 感染所引起的疾病。我国地域广袤，气候、地理环境复杂，具有库蚊等多种蚊虫媒介的天然生存条件；国际交流的日益频繁以及周边国家 WNV 的流行等因素均增加了 WNV 传入我国的可能性；目前尚无成熟的疫苗用于人体 WNV 相关疾病的预防。因此，WNV 在国家疾病预防控制以及出入境检验检疫系统具有重要的研究检测价值。

第一节　病原学特征

一、形态结构及分类、分型

　　WNV 为有包膜单股正链 RNA 病毒，属于黄病毒科（Flaviviriade）黄病毒属（*Flavivirus*），与乙型脑炎病毒（Japanese encephalitis virus，JEV）、昆金病毒（Kunjin Virus）、墨累山谷脑炎病毒（Murray Valley encephalitis virus，MVEV）、罗西奥病毒（Rocio virus）及圣·路易斯脑炎病毒（St.Louis encephalitis virus，SLEV）同属于日本脑炎血清群，同属间存在一定的抗原交叉。WNV 只有一个血清型，属于乙型脑炎病毒血清复合组。

　　WNV 是有包膜 RNA 病毒，电镜下病毒颗粒为直径约 50 nm 的球型结构；脂质双分子膜包裹着一个直径在 30 nm 左右的 20 面体的核衣壳。根据生物学、进化、致病性和地理分布差异，WNV 可以分为 9 个基因型，其中基因 1 型和基因 2 型毒力最强，曾在世界范围内导致多起严重神经系统疾病的暴发，是主要的流行型。基因 1 型可分为 3 个亚型：1a 包括欧洲/非洲/中东病毒株，1b 为分布在澳大利亚地区的 Kunjin 病毒株，1c 为印度分离株。基因 2 型，由撒哈拉以南非洲地区、马达加斯加及欧洲分离株组成，也有嗜神经性，但毒力较基因 1 型小，基因 2 型病毒已在人、马及鸟类中引起数次暴发。

二、基因组

病毒基因组为单股、正链、不分节段 RNA，全长 11 kb 左右，5'端含有 Ⅰ 型帽子结构 m⁷G5'ppp5'A，3'端无多聚腺苷酸尾（poly A），以 CU-OH 结尾。其中 5'端含有 96nt 的非编码区，3'端含有 632 nt 的非编码区；两端的非编码区能够形成保守的二级结构，在病毒基因组的复制以及病毒的增殖过程中具有重要作用。病毒单一的开式阅读框（Open Reading Frame，ORF），编码 3 种结构蛋白（Structural Protein，SP）和 7 种非结构蛋白（Nonstructural Protein，NSP），3 种 SP 为核衣壳蛋白（C）、包膜蛋白（E）和膜蛋白（prM/m），7 种 NSP 分别是 NS1、NS2A、NS2B、NS3、NS4A、NS4B 和 NS5，这些蛋白在基因组上从 N 端到 C 端的编码顺序为：C-prM/M-E-NS1-NS2A-NS2B-NS3-NS4A-NS4B-NS5。SP 主要参与病毒粒子的形成，NSP 主要与病毒复制、组装及诱导宿主先天免疫应答相关（图 3-24-1）。

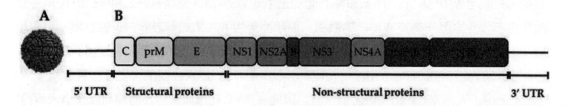

图 3-24-1 WNV 病毒颗粒（A）及基因组（B）结构示意图（De Filette，et al.2012）

C 蛋白为一个碱性蛋白，由约 105 个氨基酸残基构成，在病毒核衣壳组装中发挥关键作用，通过与 E3 连接酶的相互作用在病毒复制过程中以及通过蛋白酶体途径在结合蛋白降解中起重要作用；prM 是成熟病毒颗粒中 M 蛋白的前体形式，在病毒释放前，prM 有助于 E 蛋白在内质网膜中的定位以及正确折叠，并能防止 E 蛋白在细胞浆中被蛋白酶切割；E 蛋白是一种跨膜蛋白，通过维持膜蛋白的完整性对病毒其他成分有保护作用，包括 D Ⅰ、D Ⅱ、D Ⅲ三个结构域，以同源二聚体的形式锚定在病毒包膜中，是 WNV 的主要抗原性结构蛋白，是大多数疫苗和治疗药物设计的主要免疫靶点，具有血凝素活性，能够诱导机体产生中和抗体，还参与病毒与宿主细胞亲和、吸附以及细胞融合过程，是病毒亲嗜性以及毒力的主要决定蛋白，决定了 WNV 的宿主范围。

7 种 NSP 主要参与病毒基因的复制。NSI 分子质量为 46~55 kDa，能逆转录合成病毒，在哺乳动物细胞的内质网和细胞表面都发现了它的存在；NS2A 是由 231 个氨基酸残基组成的膜相关小分子，可通过 JSK-ST 信号转导阻止宿主的干扰素应答反应，从而在病毒复制、组装中发挥重要作用；NS2B 是一种小分子疏水蛋白，是 NS3 实现病毒蛋白酶活性的重要辅助因子；NS3 蛋白分子质量约 69 kDa，是一个多功能蛋白，有丝氨酸蛋白酶、RNA 解旋酶和 RNA 三磷酸酶的活力，NS2B–NS3 蛋白酶对病毒复制及新翻译蛋白的 NS2A/NS2B、NS2B/NS3、NS3/NS4A、NS4B/NS5 连接位点以及 C 蛋白和 NS4A 蛋白内部位点的切割至关重要；NS4A 发挥重要的辅助因子的作用，当细胞 ATP 缺乏时，它能使 NS3 维持病毒 RNA 解旋速率，通过对病毒膜重排影响病毒复制；NS4B 能抑制干扰素的表达，从而发挥免疫逃避作用；NS5 分子质量约 96 kDa，由 N 端的甲基转移酶和 C 端依赖 RNA 的 RNA 聚合酶组成，是 α 干扰素及 β 干扰素拮抗剂，通过逃避固有免疫应答成为毒力决定因素，NS5 还会抑制干扰素刺激基因（ISGs）的翻译。

三、理化特征

WNV 在 pH 为 7~9 时稳定，最适 pH 为 8.4~8.8，对热、紫外线、去氧胆盐、甲醛、乙醚等敏感，能被胰蛋白酶和木瓜蛋白酶灭活，对冷冻、氯仿等不敏感，56℃ 30min 可灭活，在高盐条件下长时间暴露亦可被破坏。

第二节　流行过程和特征

一、传染源

WNV 存在广泛的宿主体系，鸟类是其主要的储存宿主，哺乳动物、爬行类和两栖类动物是终末宿主，也是偶然宿主，与感染 WNV 的病人一样，病毒血症期较短且血中病毒滴度低，难以通过蚊虫叮咬将病毒传播给其他动物和人类，所以作为中间宿主传播的意义不大。但近年来发现 WNV 可经病人器官移植和母婴垂直传播导致受体和婴儿感染（图 3-24-2）。

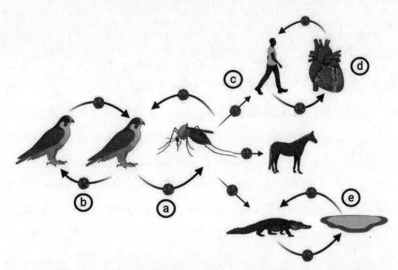

图 3-24-2　WNV 的生命周期和传播链（引自 Gervais H，et al.2020）

（a）WNV 在鸟（储存宿主）及蚊媒间循环维持；（b）WNV 通过商业养殖场内鸟类间直接传播；（c）WNV 通过蚊虫叮咬传播给各类宿主（人、马及鳄鱼）；（d）WNV 通过输血和器官移植传播；（e）通过 WNV 污染的水源感染鳄鱼.

1. 鸟类：鸟类是 WNV 的主要自然储存宿主，全球各地报道了在鸡、水鸟、候鸟、斑鸠等血清中检出 WNV 抗体阳性或检出病毒株，美国疾病预防控制中心（CDC）从至少332 种鸟类中检测到 WNV 感染，其中雀形目达 129 种，尤其是鸦科、雀科、森莺科，感染后血清中病毒效价较高，病毒血症持续多日，足以使蚊虫感染，在 WNV 的传播中起重要作用，但 WNV 确切的鸟类宿主尚不能完全确定。

2. 哺乳动物：欧洲、美洲、非洲等地，每次 WNV 的暴发流行，除引起大量的鸟类死亡之外，往往伴有马、狗、猫、兔等哺乳动物的感染及死亡，其中马群 WNV 的感染在西班牙、塞尔维亚、萨尔多瓦、巴西等地均见报道。美国 CDC 报道家猫、狗、家兔、狼、东美花鼠等 29 种哺乳动物可感染 WNV。

3. 爬行类和两栖动物：美国、以色列研究者发现 WNV 可致鳄鱼感染发病死亡，其病毒血症呈较高水平。欧洲、北美等地学者将 WNV 人工感染蛙、蜥蜴、蛇等两栖类动物后，其体内病毒血症水平高低不一致。澳大利亚学者在养殖海水鳄皮损中检测到 Kunjing 病毒株的基因组，但没有分离出活病毒，为进一步验证，对海水鳄进行了实验性感染，发现直到实验终点，实验动物的病毒中和抗体滴度持续增高，提示病毒抗原持续存在。

二、传播途径

WNV 主要通过蚊虫叮咬传播，还可通过血液、血制品、器官移植等传播，也可经胎盘、母乳喂养等垂直传播，在一定条件下可通过接触传播和实验室感染传播。

1. 媒介传播：蚊虫、蜱等媒介叮咬是 WNV 主要传播方式，WNV 一般在鸟－蚊－人（或动物）循环，蚊虫不仅起媒介作用，而且还是中间宿主，在感染终末宿主前，一般会出现不同程度的病毒扩增。蚊虫叮咬鸟类后，鸟类出现持续高效价的病毒血症；蚊虫再次叮咬感染 WNV 的鸟类宿主，使得蚊虫同时受到感染。感染 WNV 的蚊虫继续通过叮咬途径感染新的宿主，完成 WNV 的自然循环。随着人类户外活动的增加，特别是蚊虫活动频繁的森林地区以及野外，一些特殊职业的人群如农民、森林防护员等都有很多机会感染。

与大多数虫媒病毒相比，WNV 具有更广泛的传播媒介系统。目前已从约 150 种蚊中检测到 WNV，其中大部分为库蚊属（Culex，Cx.），也有少数为伊蚊及按蚊，不同地区的主要媒介并不相同，在美国 WNV 主要的传播媒介为尖音库蚊（Cx. Pipiens）、跗斑库蚊（Cx. Tarsalis）及致倦库蚊（Cx. quinquefasciatus），在欧洲主要的传播媒介是尖音库蚊和凶小库蚊（Cx. Modesus），在非洲和中东地区主要是嗜鸟库蚊（Cx. Univittatus）和淡色库蚊（Cx. Poicilipes），在亚洲主要是三带喙库蚊（Cx. tritaeniorhynchus）和致倦库蚊。

2. 经血传播：人与人之间的传播主要经输血、器官移植传染新的个体。接受全血或红细胞、血小板、血浆等血液因子输入人群曾发生 WNV 感染。研究证实，尽管血清学结果阴性，但 WNV 可在实体器官中检出并存活。经器官移植途径，受者往往使用免疫抑制药物，如果感染，疾病的发展将十分严重。

3. 垂直传播：WNV 还能够通过胎盘垂直传播。美国 2003 年报道一例 WNV 宫内传播的病例，一名孕妇在妊娠的中期感染 WNV，在预产期生下一胎儿伴有双侧脉络视网膜炎、严重的脑部异常并且脑脊液中含有 WNV 特异的 IgM 和中和抗体。另外，通过哺乳途径 WNV 也能够发生母—婴垂直传播。

4. 医源性传播：WNV 医源性传播，主要是因锐器刺伤操作者皮肤和（或）气溶胶感染所致。

三、易感人群

人类对 WNV 普遍易感，各年龄组均有发病，野外作业者如农民、森林工人、园林作业者、建筑工人或旅行者是 WNV 的高危人群，在西尼罗河地区，人群感染率很高，青壮年的 WNV 抗体阳性率达到 61%，儿童大约为 22%。80% 的 WMV 感染者多呈亚临床状态，无明显症状。部分体弱者，特别是老年人和儿童感染病毒后容易引起西尼罗脑炎。有研究表明 50 岁以上人群感染 WNV 出现神经系统病变的概率是其他人群的 20 倍。目前认为人感染 WNV 后可获得终身免疫，但随着时间的推移免疫力有所下降。

四、影响因素

WNV 主要通过媒介蚊 – 宿主在自然界中维持，其生命周期复杂，需要蚊虫媒介、终末宿主在动态环境中相互作用。该病的流行与其他自然疫源性疾病一样，与宿主动物、媒介分布和活动季节紧密相关；与影响宿主动物和媒介的温度、降雨、植被等环境因素紧密相关；也与社会因素，如社会活动、农林活动、水利建设、国家大型工程、人类户外活动紧密相关；鸟类迁徙、鸟类贸易等也可能影响 WNV 的传播。有研究发现酒精滥用是 WNV 感染及发病主要的危险因素，而宿主种类、年龄、宿主的生理状态、病毒株型别、病毒嗜性及病原等因素均影响 WNV 感染的临床改变。

五、地区分布

WNV 广泛流行在全球各地，包括非洲、欧洲、亚洲、美洲、大洋洲、中东、澳大利亚等，流行区和非流行区均有暴发流行的报告。20 世纪 30 年代末，WNV 首先在非洲发现，40~50 年代在以色列、埃及西尼罗河三角洲流行。60 年代欧洲的法国、俄罗斯、西班牙、罗马尼亚等地有病例出现。80 年代捷克、乌克兰等地发生流行。90 年代罗马尼亚、意大利、捷克和俄罗斯等国均出现 WNV 相关病例；1999 年，WNV 首次在西半球出现，美国开始流行；2002 年在 44 个州共发病 4 156 例，死亡 284 例。

六、时间分布

随着流行地区地理纬度的不同，WNV 病的时间规律可能存在略微的差异。总体上，WNV 病例的出现与蚊虫活动时间吻合。温带及亚热带地区,病例主要集中出现在秋冬季节，其他月份可能有零散病例出现；热带地区全年均可有病例出现。从美国 1999—2000 年的流行趋势看，出现病例的时间是 7 月中旬到 12 月上旬，其中 8~9 月为发病高峰期。

七、人群分布

WNV 能够导致严重的人畜共患病。感染 WNV 人群中，80% 基本没有任何症状；20% 会有头痛、发热和体痛之类症状—通常这些症状会在 3~7 d 消失，不需要看医生；不到 1% 的人会患有严重的疾病，包括发高热、肌肉无力、神志不清和瘫痪，需要住院治疗，大概有 10% 的重症者会死亡。

第三节 致病机制

在人类和其他哺乳动物、鸟类及爬行类中开展了广泛的 WNV 感染的病理生理学研究，但其发病机制尚未得到证实。

蚊虫叮咬人时，WNV 在被叮咬部位表皮的角质形成细胞和朗格汉氏细胞中局部复制，通过白细胞增殖富集以及白介素 2（IL-2）和 IFN 细胞因子信号抑制两种途径，宿主对蚊虫唾液产生免疫调节反应，从而增强病毒复制。树突状细胞可能是 WNV 感染的早期主要靶点之一。病毒感染期间树突状细胞中 DC-SIGN（CD219）的表达支持了这一假说。据推测，感染的朗格汉斯细胞会迁移到引流淋巴结，病毒在淋巴结中进一步复制。受感染的细胞和游离病毒颗粒被巨噬细胞吸收后，直接通过吞噬作用或间接增强抗原呈递、细胞因子和趋化因子分泌清除。病毒通过淋巴结血行传播到外周器官中。WNV 对鸟类等宿主具有广泛的组织嗜性，几乎可以在全身器官中复制（图 3-24-3）。

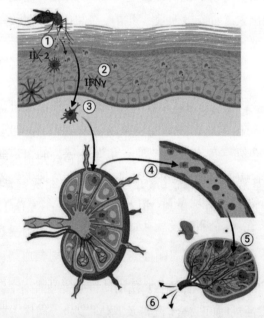

图 3-24-3 WNV 感染的致病机制（引自 Petersen，et al. 2013）
①致倦库蚊通过吸食易感宿主血液并释放其感染性唾液传播。②蚊虫唾液感染角质细胞和朗格汉斯细胞后产生的免疫调节作用。③受感染的细胞迁移到附近的引流淋巴结。④淋巴结中受感染的巨噬细胞迁移引发的病毒血症。⑤病毒从脾脏传播到其他的嗜性器官

人体的特异性和非特异性免疫功能可将病毒限制在局部并清除，临床上表现为隐性感染。当侵入的病毒量较大且人体免疫功能不足以清除病毒时，病毒入血，引起病毒血症，并可进入中枢神经系统。在动物模型以及人感染病例脑部以及脊髓脊索多个位点可同时检测到 WNV，说明病毒经血液途径传入中枢神经系统。已经证明神经原细胞是病毒在中枢神经系统的主要靶细胞。病毒进入中枢神经系统，引起脑实质和脑膜炎症，严重者危及生命。WNV 的神经侵袭机制多年来一直争论不休，其中血源性和经神经途径的机制最受关注，两种途径均提出了数个假说机制（图 3-24-4）。

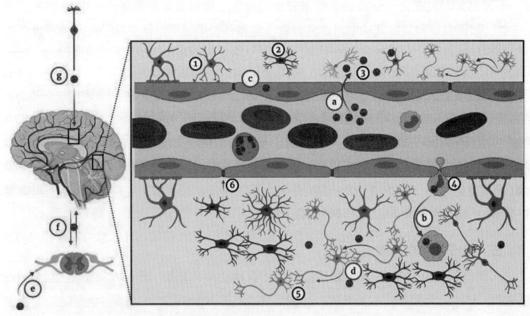

图 3-24-4　WNV 神经侵袭机制（引自 Petersen，et al. 2013）
（a）在血管通透性增加后，游离病毒颗粒通过"渗出"机制被动地穿过破坏的血脑屏障；（b）通过感染巨噬细胞迁移到脑实质的"特洛伊木马"机制；（c）内皮细胞的直接感染；（d）WNV 的逆行轴突转运；（e）WNV 向脊髓的迁移；（f）WNV 从脊髓到大脑的迁移，反之亦然；（g）通过嗅觉神经的神经侵袭机制。
①星形胶质细胞。②小胶质细胞。③WNV 颗粒。④传递巨噬细胞。⑤运动神经元。⑥血脑屏障紧密连接。

第四节　实验室诊断

WNV 患者血常规检测可见的白细胞正常或稍高，中性粒细胞及淋巴细胞多在正常范围，脑脊液压力升高，无色透明或微混，蛋白轻度升高，糖及氯化物正常，细胞数轻度增加，以单核细胞增加为主，与其他病毒感染所致的中枢神经系统感染表现相似。实验诊断主要从病原学、血清学、分子生物学三方面开展。

一、病毒学分离

病毒分离和鉴定是经典的病毒检测技术，是病毒检测的金标方法，病人脑脊液、脑组织或感染早期血清都可进行病毒分离，但该方法耗时长，对样品要求高，且需要在生物安全Ⅲ级以上实验室进行。将样品上清液接种到 Vero、RK-13 或 AP61 等细胞单层，每天观察细胞病变，分离到病毒后，可以用间接免疫荧光法、分子生物学方法及中和试验进行病毒鉴定。

二、血清学检测

血清学检测是诊断 WNV 的主要方法之一，机体感染病毒 3~7 d 内可产生 IgM 抗体，并在两年内可持续检出，应用蚀斑减少中和试验（plaque reduction neutralization test，PRNT）、IgM 抗体捕获酶联免疫法（MAC-ELISA）、间接免疫荧光试验（IFA）、补体依赖性细胞毒性反应、基于微球的免疫测定方法、表面增强拉曼散射方法等方法开展血清学检测。其中 PRNT 是 WNV 血清学检测的金标，但是开展中和试验要注意 WNV 与日本脑炎血清群同属病毒的抗原交叉反应问题。MAC-ELISA 是美国 CDC 推荐的检测 WNV 抗体的检测方法，也是目前广泛采用的检测方法，具有快速、灵敏等特点，是检测感染早期 IgM 最理想的方法。诊断时应该考虑到患者的既往感染状况和疫苗免疫史。早期与恢复期患者 WNV 特异性抗体 4 倍以上增高有助于诊断。

三、分子生物学检测

人和动物感染 WNV 后其血液及组织内病毒滴度水平较低，普通方法很难检测到，通过核酸扩增可以显著提高检测效率，目前已建立的多种针对 WNV 核酸检测的方法，包括反转录 - 聚合酶链反应（RT-PCR），反转录 - 套式聚合酶链反应（RT-nPCR），反转录实时荧光定量 PCR（real-time RT-PCR），反转录 - 环介导等温扩增（reverse translation loop-mediated isothermal amplification assay，RT-LAMP）和依赖核酸序列的扩增技术（nucleic acid sequence-based amplification assay，NASBA）等，其中 real-time RT-PCR 发展最迅速、应用最广泛。

═══ 第五节　临床特征与诊断、鉴别诊断 ═══

一、临床特征

WNV 感染潜伏期一般为 2~14 d，人群感染 WNV 表现为典型的传染病冰山现象，80%表现为无明显症状的隐形感染，20% 左右出现西尼罗热（West Nile Fever，WNF），不到 1%的病例发展为西尼罗神经性疾病，包括脑炎、脑膜炎或急性迟缓性麻痹，其中 10% 出现死亡，极少数病例还可表现为严重的胰腺炎、肝炎、心肌炎等。发病者大多为免疫低下的老年人及儿童等。

1. 西尼罗热

WNV 感染者的典型临床表现为 WNF，大约占感染者的 20%。潜伏期一般为 1~6 d，临床上表现为发热、头痛、倦怠、乏力、嗜睡、疲劳感加重，有或无前驱症状，1/3 以上的患者发热可达到 38.3~40.0℃。在发热期间常有颜面红晕、结膜充血和全身淋巴结肿大等特征。一半患者皮肤有斑丘疹或白色玫瑰样皮疹，尤其儿童常见。暴发流行中，一半患者有肝脏肿大，10% 患者有脾脏肿大。重症患者偶见心肌炎、胰腺炎和肝炎，部分患者还可出现严重的眼痛、结膜水肿、充血和肌肉酸痛等症状。80% 左右的患者呈自限性，持续 3~5 d。

2. 西尼罗性脑炎

有 1/300~1/150 WNV 感染者可发展为无菌性脑膜炎、脑炎或脑膜脑炎，一般统称为西尼罗性脑炎（West Nile encephalitis，WNE）。其神经系统损害的临床表现取决于病毒侵犯的部位。严重的神经系统症状较少见，病变主要集中于丘脑、中脑和脑干等部位，导致大脑严重受损，从而上升全身疲乏、记忆力丧失和痴呆等症状。潜伏期 2~14 d，临床上表现为发热、头痛、抽搐、意识障碍和脑膜刺激征等脑炎或脑膜炎症状。WNE 患者多发于老年人和免疫力低下或者免疫损害以及心脑血管疾病、糖尿病等患者，预后良好，几乎完全恢复，残余的乏力以及记忆损失可以在几周内恢复正常。儿童恢复迅速，年龄越大预后越差。WNV 性脑炎病死率为 3%~15%，主要为老年患者或者免疫抑制或者损伤的患者，1999 年纽约 WNV 性脑炎病例的平均年龄是 81.5 岁。血清学检测 1999 年纽约市西尼罗 WNV 暴发流行仅有小于 1% 的感染者出现中枢神经系统疾病。

3. 脊髓灰质炎综合征

WNV 感染还可导致脊髓灰质炎样综合征，临床上表现为高热（39℃以上），前期表现为头痛、倦怠、寒战、盗汗、肌痛及意识混乱等；严重的肌无力也是常见症状，双侧或单侧上肢肌无力呈渐进性发展，下肢无力甚至瘫痪；膀胱功能失调，急性呼吸窘迫也有报道。物理检测发现深部腱反射迟缓或消失，肌神经呈现脱髓鞘样改变；脊髓灰质部分是 WNV 感染的靶位点，在人与动物中相似。脑脊液检测可以发现急性期、恢复期抗 WNV 抗体 4 倍以上增高。治疗主要为支持治疗，辅助机械呼吸、物理降温等。主要并发症为格林 – 巴利综合征。

二、诊断与鉴别诊断

（一）诊断要点

由于感染 WNV 后绝大多数病例不出现症状或仅出现发热等非特异性表现，诊断上要注意结合流行病学史、临床表现和实验室检测结果等综合判断。诊断要点包括：

1. 流行病学资料：是否来自于西尼罗病毒感染的主要流行地区，如非洲、北美洲和欧洲，发病前 2 周内有无蚊虫叮咬史。

2. 临床特征：有无发热尤其是同时有中枢神经系统受累的表现，如头痛、喷射样呕吐以及昏迷、抽搐、惊厥、脑膜刺激征阳性等。研究提示多灶性脉络膜视网膜炎是人群 WNV 严重感染的潜在标志，因此，当怀疑 WNV 感染时，除了神经系统检查，还应进行眼科检查。

3. 实验室检查：血清西尼罗病毒抗体 IgM 阳性，恢复期血清较急性期 IgG 抗体滴度升高 4 倍以上或 PCR 检测到血清中西尼罗病毒核酸，有确诊意义。

Sejvar 等提出了适用于各个年龄阶段的疑似 WNV 感染临床诊疗标准，按照不同的临床表现分为以下三类诊断标准：

（1）西尼罗性脑膜炎：具有脑膜感染的临床表现，包括颈项强直、克氏征或巴宾斯基征、畏光或畏声等。其他急性感染的证据，包括下列一项或多项：高热（38℃以上）或低热（35℃以下）、脑脊液细胞增多（淋巴细胞可达 5×10^5/L）、外周淋巴细胞计数大于 10×10^9/L。脑部影像检查提示急性脑膜感染炎症表现。

（2）西尼罗性脑炎：脑病表现包括抑郁或意识水平改变，倦怠或性格改变超过 24h；其他中枢神经系统感染炎症表现，至少包括以下两项：高热（38℃以上）或低热（35℃以下）、脑脊液细胞增多（淋巴细胞可达 5×10^5/L）、外周淋巴细胞计数大于 10×10^9/L；脑部影像检查提示急性脑膜感染炎症表现（有或无脑膜炎症表现）或急性脱髓鞘改变；出现神经定位缺陷；脑部感染的其他证据；脑电图提示为脑炎，疾病突然发作或控制后反复或加重。

（3）急性无力性麻痹：肢体无力突然出现并呈渐进性发展超过 48 h。至少符合下列 2 点：不对称性无力，患肢反射消失或反射减弱，患肢痛觉消失，麻木或无力；脑脊液细胞增多（淋巴细胞可达 5×10^5/L）和蛋白质水平增高达 450 mg/L；肌电图显示脊髓前角神经原病理改变，MRI 检测发现脊髓前角灰质异常。

（二）鉴别诊断

WNF 需与其他感染性疾病进行鉴别诊断，尤其是要排除流行性乙型脑炎、其他病毒性脑膜脑炎、中毒型菌痢、化脓性脑膜炎、结核性脑膜炎和脑型疟疾，上述疾病均有各自的临床特征和诊断要点。

===== 第六节　治疗与预后 =====

目前尚无特效治疗药物，主要是对症治疗和支持治疗。

一、一般治疗

卧床休息，对病人要尽量避免不必要的刺激。保持呼吸道通畅，吸氧，昏迷病人注意定时翻身、拍背、吸痰，防治防止压疮发生。注意精神、意识、生命体征以及瞳孔的变化。给予足够的营养及维生素，保持水及电解质平衡。

二、对症治疗

1. 降温：以物理降温为主，药物降温为辅。首选冰帽降温，同时酒精擦浴，放置冰袋；安痛定、柴胡、吲哚美辛栓等均可选用。上述方法效果不佳时，可采用亚冬眠疗法，肌内注射氯丙嗪及异丙嗪每次各 0.5~1.0 mg/kg，每 4~6 h 给药一次。

2. 惊厥或抽搐：脑水肿或脑疝所致者，应立即采用脱水剂治疗，可用 20% 的甘露醇快速静滴；应及时吸痰、保持呼吸道通畅，必要时气管切开。

镇静剂治疗：地西泮成人 10~20 mg/ 次，小儿每次 0.1~0.3 mg/kg，肌注，必要时静脉缓注，但不超过 10 mg；水合氯醛成人 1.5~2.0 g/ 次，小儿每次 50 mg/kg（每次不大于 1 g），鼻饲或保留灌肠；苯巴比妥钠成人 100 mg/ 次，肌内注射。

3. 脑水肿而无抽搐：甘露醇用量同上述。速尿、高渗葡萄糖可辅助脱水治疗。糖皮质激素可减轻脑水肿，可短期应用。

4. 呼吸衰竭：常规氧疗；静脉滴注呼吸兴奋剂洛贝林、可拉明、利他林等；必要时气管插管、气管切开，及时机械通气治疗。

三、药物治疗

基于临床经验和一些动物实验的研究表明，WNV 对广谱抗病毒药物比较敏感。目前已有多项体外试验证明 I 型干扰素（IFN-α 和 IFN-β）能够有效地抑制 WNV 的复制。同时在人体研究中也显示 IFN-α 能够减少圣·路易斯脑炎并发症的发生，并且也有少数有关 IFN-α 治疗西尼罗脑炎病例的报道；也有报道显示 IFN-α-2b 已使多例因 WNV 致中枢神经系统疾病的患者康复。另外，IFN-γ 也具有抗 WNV 的能力，但是其效力不如 IFN-α。在人工培养细胞试验中，利巴韦林（ribavirin）能够抑制黄病毒属（包括 WNV）病毒复制，但是在动物模型试验中的效力却比较差。

目前，有研究报道从黄连（Coptis Chinensis Franch）中提取的化合物巴马汀（plamatine）能够抑制 WNV 非结构蛋白 NS2B-NS3 的活性，它有可能成为潜在的抗 WNV 治疗药物之一。

有研究表明，利用中和抗体能够保护实验动物（地鼠）免受 WNV 攻击。2 例临床感染病例经过注射人源抗 WNV 免疫球蛋白后，疗效明显并治愈；而第 3 例患者无效死亡。该治疗方案的效果可能与宿主个体差异因素、治疗、感染时间以及早期诊断的时机都具有很高的相关性。

四、疫苗研发

类似于其他单链 RNA 病毒，WNV 基因进化速度很快，RNA 依赖的 RNA 聚合酶的出错是突变的主要原因。因此，随着病毒大流行的出现和传播，新的变异株会不断地出现，如变异株病毒在鸟类中会更高效地复制或在昆虫媒介中更有效地传播。E 蛋白和 NS3 蛋白部分位点糖基化可影响毒株的毒力。近几十年的流行数据表明，感染的鸟类和哺乳类动物的高毒力 WNV 谱系不断出现，由于媒介蚊和被感染的鸟类分布广泛，新变异株可以迅速传播，因此发展针对 2 个主要基因型的具体诊断和疫苗等预防措施仍是一个巨大挑战。

目前已批准上市的均为兽用疫苗，包括两种福尔马林灭活疫苗和一种 DNA 疫苗，其中美国普林斯顿道奇堡公司研发的马用灭活疫苗可使 94% 接种疫苗的马匹获得保护性免疫，免疫程序为 2 针肌内注射，间隔 4~6 周，每半年需要增强免疫一次才能达到和保持完全保护性反应。该疫苗也应用其他动物种群，免疫效果不一。

目前尚没有成熟的 WNV 疫苗应用于人群免疫预防，多个研究小组都在进行不同策略的 WNV 疫苗的研究，在候选疫苗中目前已有 3 种进入临床试验阶段。美国 Acadmis 公司的 TP.Monath 等利用反向遗传学系统构建 Vax-WNV 嵌合疫苗的减毒活疫苗，该疫苗是利用黄热病 17D 减毒活疫苗株骨架（YFV-17D），将 WNV 的 prM、E 基因替换其相关基因，构建的嵌合疫苗。另一个类似的嵌合疫苗，将 WNV 结构基因与登革热 4 型疫苗（DENV-1）骨架进行嵌合。这 2 种疫苗均具有良好的耐受性，并能诱导较高的中和抗体滴度，具有安全性和保障性，是最有希望的商业化的人用疫苗。另一项进入临床试验的候选疫苗是裸 DNA 核酸疫苗，将 WNV prM、E 段基因克隆入真核表达载体 pcDNA3.1，在小鼠模型中保护率在 80%~90%。将上述重组质粒转染哺乳动物细胞，表达的 WNV prM、E 蛋白可以组装成非感染性亚病毒颗粒，后者也被用于血清学诊断用抗原，在小鼠动物模型中具有一定的免疫保护效果。

五、预后

WNE 的预后与神经系统感染的严重程度、年龄有关。症状轻者预后良好，不留有后遗症；严重者会有瘫痪，震颤麻痹，可留有乏力、记忆力减退、行走困难、肌无力等后遗症；最严重的后果就是死亡，病死率为 3%~15%。年龄是最危险的因素，老年人免疫力差者病死率较年轻人为高。在罗马尼亚旅行者中，全部发病者的病死率为 4.3%，但 70 岁以上病死率为 14.7%。

第七节　预防控制

同大多数病毒感染一样，对 WNV 感染没有特殊治疗方法。由于目前无人用预防 WNV 感染的疫苗，开展防蚊灭蚊是最重要和有效的措施，同时还可进行易感动物疫苗接种。

一、疫情处置措施

1. 保护易感人群：在 WNV 感染暴发的疫区，提醒居民较少户外活动，在户外应尽量穿着长袖衣裤，裸露皮肤应涂抹蚊虫驱避剂。注意安装纱窗和纱门，减少蚊虫进入室内的机会，同时可以使用电蚊香和电蚊拍杀死室内的成蚊。

2. 隔离病人：虽然目前认为人与人之间通过蚊虫吸血刺叮传播西尼罗病毒的可能性相对较小，但是为了安全起见，应隔离病人并加装蚊帐，防止蚊虫刺叮，避免引起传播。

3. 切断传染源：采取综合防控措施开展媒介控制工作，将媒介蚊虫的密度尽可能地降低。消除蚊虫滋生、虫卵孵化的场所包括各种死水、池塘、河沟等，定期疏通沟渠，保持排水通畅，减少家庭的容器储水，翻盆倒罐、填塞树洞、竹节、清除各种积水，是防治蚊虫孳生的有效措施。

二、化学灭蚊方法

难以消除的积水可采用杀虫剂贝硫磷处理，使用方法：乳剂 11.3~22.4 mg/m^2，粉剂 5~10 g/m^3，颗粒剂 11.3~17.0 mg/m^2 喷洒杀灭蚊幼虫。

室内外空间可使用溴氢菊酯等，采用超低容量喷雾法和滞留喷洒处理，使用方法：25 mg/m^2 溴氢菊酯或 20 mg/m^2 二氯苯醚菊酯喷雾或滞留喷洒。

避蚊胺（DEET）是一种预防蚊虫叮咬的良好的驱蚊剂，能够直接作用于皮肤，使用浓度为 23.8%，驱蚊效果可以长达 5 h。

我国尚未有该病毒暴发流行的报道，但是我国地大物博，地理环境、自然条件复杂多样，具有存在多种蚊虫媒介的天然条件，同时随着全球气候变化趋势以及国内外人员交流和国际贸易的增加，WNV 病毒传入我国的可能性增加，应该加大出入境检验检疫力度，同时采取综合多学科控制方法，最大限度地降低 WNV 在我国暴发的可能性。

（叶 莺）

参考文献

［1］K C Smithburn, T P Hughes, A W Burke, et al. A neurotropic virus isolated from the blood of a native of Uganda［J］. American J of Tropical Medicine and Hygiene, 1940, 20: 471–492.

［2］Lu Z, Fu SH, Liang GD, et al. Human infection with West Nile virus, Xinjiang, China, 2011［J］. Emerg Infect Dis, 2014, 20 (8) : 1421–1423.

［3］Calisher CH, Karabatsos N, Dalrymple JM, et al. Antigenic relationships between flaviviruses as determined by crossneutralization tests with polyclonal antisera［J］. J Gen Virol, 1989, 70: 37–43.

［4］Grant LC, Anthony AM, Robert SL, et al. West Nile virus［J］. Lancet Infect Dis, 2002, 2 (9) : 519–529.

［5］Savini G, Capelli G, Monaco F, et al. Evidence of West Nile virus lineage 2 circulation in Northern Italy［J］. Vet Microbiol, 2012, 158 (3–4) : 267–273.

［6］Pauvolid Corrêa A, Campos Z, Juliano Raquel, et al. Serological evidence of widespread circulation of West Nile virus and other flaviviruses in equines of the Pantanal, Brazil.［J］. PLoS Negl Trop Dis, 2014, 8 (2) : e2706.

［7］Habarugira G, Moran J, Colmant AMG, et al. Mosquito–independent transmission of west nile virus in Farmed Saltwater crocodiles（*Crocodulus porosus*）［J］. Viruses, 2020, 12 (2): 198.

［8］De Filette M, Ulbert S, Diamond M, et al. Recent progress in West Nile virus diagnosis and vaccination［J］. Vet Res, 2012, 43 (1): 16.

［9］Gervais H, Willy WS, Jody HP, et al. West Nile Virus: An update on pathobiology, epidemiology, diagnostics, control and "One Health" implications［J］. Pathogens, 2020, 9 (7): 589.

［10］Petersen LR, Brault AC, Nasci RS. West Nile virus: Review of the literature［J］. JAMA, 2013, 310 (3): 308‑315.

［11］Lindsey NP, Staples JE, Lehman JA, et al. Medical Risk Factors for Severe West Nile Virus Disease, United States, 2008–2010［J］. Am J Trop Med Hyg, 2012, 87 (1): 179‑184.

［12］CDC. Mosquito Species in which West Nile Virus Has Been Detected‑United States, 1999–2016. 2017［EB/OL］.［2020–05–05］https: //www.cdc.gov/westnile/resources/pdfs/MosquitoSpecies 1999–2016.pdf.

［13］Suen W, Prow N, Hall R, et al. Mechanism of West Nile virus neuroinvasion: A critical appraisal［J］. Viruses, 2014, 6 (7): 2796‑2825.

［14］Hasebe R, Suzuki T, Makino Y, et al. Transcellular transport of West Nile virus–like particles a cross human endothelial cells depends on residues 156 and 159 of envelope protein［J］. BMC Microbiol, 2010, 10: 165.

［15］Dahm T, Rudolph H, Schwerk C, et al. Neuroinvasion and Inflammation in Viral Central Nervous System Infections［J］. Mediat Inflamm, 2016, 2016: 8562805.

［16］Yamshchikov V, Manuvakhova M, Rodriguez E, et al. Development of a human live attenuated West Nile infectious DNA vaccine: Identification of a minimal mutation set conferring the attenuation level acceptable for a human vaccine［J］. Virology, 2017, 500: 122–129.

第二十五章
流行性乙型脑炎

流行性乙型脑炎，简称乙脑，是我国最严重的媒介传播病毒性脑炎。英文名称为日本脑炎（Japanese encephalitis，JE）。1935 年，日本学者首次从脑炎病人的脑组织标本中分离到病毒，根据分离的国家，将病原体命名为日本脑炎病毒（Japanese encephalitis virus，JEV），我国称为乙型脑炎病毒，简称乙脑病毒。

乙脑主要由节肢动物叮咬传播，引起人类中枢神经系统急性传染病，病死率高达 20%~30%，幸存者中约 30%~50% 会出现失语、意识障碍、肢体瘫痪等永久性神经系统或精神后遗症。马得病后可以引起病毒性脑炎，公猪得病导致睾丸炎，孕猪则出现流产和死胎，但大多数动物以隐性感染为主。乙脑主要在亚洲及太平洋地区流行，在温带地区具有明显的季节特征，发病集中在在 6~10 月份。热带地区，全年均有病例报道。猪和鸟是乙脑病毒在自然界的主要扩增宿主，病毒在自然界以蚊 – 猪（鸟）– 蚊的形式循环。本病以 15 岁以下儿童发病为主，但随着乙脑疫苗在世界范围内广泛使用，很多地区儿童病例显著下降，成人乙脑病例显著升高，甚至出现成人乙脑暴发流行的现象。乙脑诊断以血清学检测为主，分子生物学检测已经广泛应用。本病没有特效药物治疗，以对症支持治疗为主。WHO 的统计数据显示，每年乙脑报告病例达 67 900 例左右，死亡 10 000 例左右。随着近年来欧洲（意大利）、非洲（乌干达）等地区的蚊虫和脑炎病例脑脊液中发现乙脑序列，目前，乙脑不仅是亚洲重点关注的，也逐渐成为全世界亟待关注的重要公共卫生问题。

第一节　病原学特征

乙型脑炎病毒（Japanese Encephalitis virus，JEV）属于黄病毒科（Flavividae）黄病毒属（*Flavivirus*），简称乙脑病毒，是有包膜的单股正链 RNA 病毒。乙型脑炎病毒粒子为球形，有包膜，直径 20~30 nm。其 RNA 的 5' 末端有一个 I 型帽子结构，3' 末端不含多聚腺苷酸（poly A）尾。基因组只有 1 个开放阅读框（Open reading frame，ORF），约由 11 000 个核苷酸组成，基因组顺序为 5'–C–PreM–M–E–NS1–nS2a–nS2b–NS3–nS4a–nS4b–NS5–3'。编码 3 个结构蛋白，分别为：C 蛋白，是保护基因组免受破坏的核衣壳蛋白；PrM/M 蛋白是膜蛋白；E 蛋白含病毒的抗原决定簇，决定病毒毒力；7 个非结构蛋白，主要为乙脑病毒复制提供相关的功能性调节蛋白酶。5' 非编码区（5' untranslated region，5' UTR）位于衣壳蛋白基因上游，长度约 100 个核苷酸，包括 m7GpppAmpN1 帽子结构；3' 非编码区（3'

untranslated region，3'UTR）长度从 400~700 nt 不等，高度结构化，由茎环结构和 2 个哑铃结构组成。

1. 理化特征：乙脑病毒是有膜病毒，因此对乙醚、氯仿、蛋白酶、胆汁和去氧胆酸钠等都很敏感，在 pH 3~5 条件下不稳定，在 pH 7~9 时最为稳定。0.05% 甲醛溶液、高锰酸钾、龙胆紫等均可灭活病毒。乙脑病毒对外界抵抗力弱，不耐热，50℃ 30 min 或 54℃ 10 min 即可灭活。但对低温和干燥抵抗力较强，在 4℃ 冰箱能保存数年，如加甘油和血清保存可增加其稳定性，在 –70℃ 或冷冻干燥 4℃ 存放较稳定，存于 4℃ 的患者血清或其他感染材料的感染性可保持数周之久。

2. 生物学特征：乙脑病毒能够感染多种细胞。C6/36、BHK–21、Vero 等传代细胞系和金黄地鼠肾、猪肾、狗肾、鸡胚等原代细胞均对乙脑病毒敏感。细胞感染病毒后均能大量繁殖扩增到较高效价，并引起明显的细胞病变（cytopathic effect，CPE），表现为细胞圆缩、脱落；C6/36 细胞上的病变可表现为聚集、圆缩及脱落等。在琼脂糖覆盖下，金黄地鼠肾、Vero 等细胞系均能形成嗜斑，此特性可用于减毒疫苗株的筛选。

3. 基因分型特征：根据全基因组序列分型分析，乙脑病毒分为 5 个基因型。将乙脑的流行区域由北向南划分为 A–E 共 5 个区域，还包括近年来在蚊虫（F 区域）及患者血清（G 区域）中发现乙脑病毒基因序列的区域（图 3-25-1）。每个地域包含的国家（或地区）的乙脑病毒基因分型情况汇总分析如下（表 3-25-1）。

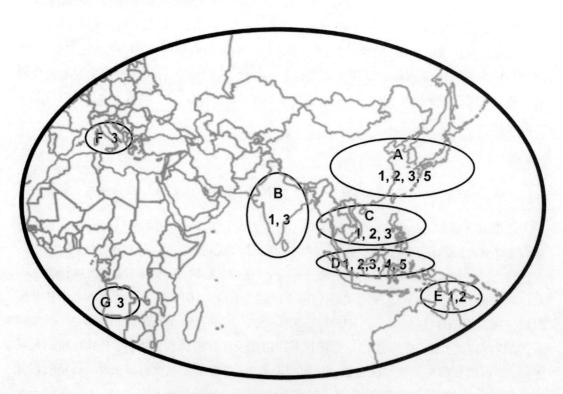

图 3-25-1　乙脑病毒基因 1-5 型全球分布

表 3-25-1　世界范围乙脑病毒基因分型基本情况

地域	包含的国家和地区	基因型别
A	俄罗斯西伯利亚东部沿海地区、中国（台湾、香港），朝鲜、韩国、日本	1、2、3、5
B	印度、尼泊尔、斯里兰卡、巴基斯坦	1、3
C	越南、泰国、老挝、柬埔寨、菲律宾	1、2、3
D	新加坡，马来西亚，印度尼西亚	1、2、3、4、5
E	巴布亚新几内亚，澳大利亚	1、2
F	欧洲 – 意大利	3
G	非洲 – 安哥拉	3

A 地域：在苏联时期，从西伯利亚东部沿海地区采集的候鸟血液中分离到乙脑毒株，但由于缺乏其核酸序列，因此该地区乙脑病毒的基因型别尚不清楚。中国在 1938 年通过血清学实验证实在中国有乙型脑炎的流行。1940 年，在北京分离到第一株乙脑病毒；1949 年，在北京从死亡的病人脑组织中再次分离到乙脑病毒，毒株（Beijing–1）保留至今，之后在中国各地分离到多株乙脑病毒。通过对 1949—1987 年在中国乙脑流行区域（北至黑龙江省，南至云南省）分离的乙脑病毒株基因分型分析，发现均属于基因 3 型。2001年从上海市奉贤县采集的三带喙库蚊中分离的乙脑病毒株属于基因 1 型，这是在中国首次发现这一型别的乙脑病毒。之后从我国各地的蚊虫标本中相继分离到基因 1、3 型病毒，证实 2 种型别的乙脑病毒共同流行，并证实 2006 年山西省运城成人乙脑暴发流行的是由基因 1、3 型两种型别的乙脑病毒共同引起。2009 年从西藏自治区的林芝地区墨脱县采集的三带喙库蚊中分离到基因 5 型 JEV。证实中国存在基因 1、3 和 5 型 JEV，2011 年之后在自然界蚊虫中主要以基因 1 型乙脑病毒为主。中国台湾地区从 1968 年开始在全岛进行大范围的乙脑疫苗接种，并且加强了实验室确诊病例的报告率，从 1958—1994 年，分离地点基本覆盖了台湾全岛的 47 株乙脑病毒的基因分型分析发现，所有的毒株均属于基因 3 型。2008 年首次从蚊虫标本中分离到基因 1 型乙脑病毒，之后在岛内成为优势型别，逐渐替代基因 3 型乙脑病毒。1967—2003 年中国香港共出现 45 例乙脑病例，2004 年出现 5个病例，其中 2 人死亡，通过核酸鉴定为基因 1 型乙脑病毒。朝鲜缺少相应的背景信息，因此其乙脑毒株的特征目前尚不清楚。韩国也发现 1980 年以前分离的乙脑毒株均属于基因 3 型。目前认为韩国最早出现的基因 1 型乙脑病毒为 1991 年从蚊虫中分离的 K91P55 株。从 1951 年病例的样本中分离的毒株属于基因 2 型，2011 年从蚊虫标本中检测到基因 5 型JEV 的序列，2015 年从 27 岁女性脑炎病例的脑脊液标本中分离到基因 5 型乙脑病毒，这是时隔 60 多年后再次从病例中分离到 5 型乙脑病毒。日本是最先分离到乙脑病毒的国家，

1935—1992 年，日本分离的乙脑毒株（北至北海道，南至冲绳群岛）均属于基因 3 型，1994 年在日本石川县（Ishikawa）分离到一株属于基因 1 型乙脑病毒，是日本最早出现基因 1 型乙脑病毒株，1994 年之后在日本分离的乙脑毒株以基因 1 型为主。

B 地域：印度于 1954 年在人群中查出乙脑病毒的中和抗体，从而证实了当地的乙脑流行，从 1958—1987 年分离的毒株均属于 3 型。印度于 2005 年暴发乙脑流行，分离的毒株仍为基因 3 型。2009 年从脑炎暴发病例的脑脊液标本中分离到基因 1、3 乙脑病毒，证实基因 1 型乙脑病毒在当地流行。之后在猪中检测结果证实基因 1、3 乙脑病毒共同流行。尼泊尔分离的乙脑毒株均为基因 3 型，并且与相接壤的印度 Bankura 地区毒株非常相近。斯里兰卡分离的乙脑毒株也均为基因 3 型。

C 地域：1964—1988 年在越南的病人及自然界不同种类蚊虫和鸟的标本中分离的 16 株乙脑毒株，均属于基因 3 型。1990~1994 年蚊虫及病例标本中检测到基因 1 型乙脑病毒，2004 年之后分离的乙脑毒株均属于基因 1 型。2004 年之后南方和北方地区存在不同的基因型别，北部分离的毒株属于 1 型，南部地区分离的属于 2 型，但是 E 基因分型发现有少量的毒株也属于基因 3 型。柬埔寨分离的毒株属于基因 1 型，而菲律宾分离的毒株均属于基因 3 型。

D 地域：在新加坡分离出一株乙脑病毒（Muar）较为特殊，其核苷酸与氨基酸与其他各个地区的毒株差异较大，成为一个独立的型别，为 5 型。马来西亚从 20 世纪 60 年代至今分离的乙脑毒株包括 1、2 和 4 型共 3 个基因型别。印度尼西亚分离的乙脑毒株涵盖了 1、2、3、4 型的毒株，其中 3 型的毒株非常少。这一地域的毒株包括了目前已知的乙脑毒株的全部基因型别。

E 地域：1995 年在巴布亚新几内亚、澳大利亚北部岛屿出现乙脑的暴发流行，并从病人血清中分离到 2 株乙脑病毒，其中 1 株（FU），测定其全基因序列并同世界其他地区分离的 15 株乙型脑炎病毒全基因序列比较，显示其属于基因 2 型。之后在 1997 年、1998 年，又从当地的蚊虫标本中分离到乙脑病毒，并且均属于基因 2 型。2000 年从当地的猪血清标本及蚊虫标本中分离到属于基因 1 型的乙脑病毒。

F 地域：2010 年，在意大利东北部采集的淡色库蚊和鸟类标本中检测到 JEV-NS5 区段的部分核酸序列。

G 地域：2016 年，非洲安哥拉报道从 1 例 19 岁男性发热、黄疸伴头痛的黄热病病例血清标本中通过深度测序检测到基因 3 型乙脑病毒的核酸。

从分子生物学的角度寻找世界范围乙脑毒株之间的区别和联系，基于乙脑病毒全基因序列，将世界不同地域、不同时间分离的乙脑毒株进行序列分析，通过分为不同的基因型别，来揭示各地乙脑毒株的分子差异及分子特征的改变，为乙型脑炎防控提供病原学科学数据。目前，乙脑病毒分为 5 个基因型，基因 1 型乙脑病毒属于最年轻的种群，已经成为亚洲地区的主要流行型别。基因型别的改变，尤其是基因型别从 3 型变化到 1 型是由多个因素通过复杂的联合作用引起的，最近的研究提示，NS2B/NS3 基因的 3 个氨基酸位点（NS2B-L99V、

NS3-S78A 或 NS3-D177E）可能是 1 型乙脑病毒在猪和家禽中具有复制优势的关键位点，从而使 1 型乙脑病毒在扩增宿主 – 蚊子周期中，比 3 型乙脑病毒具有更有效的传播能力。另外，基因 1 型乙脑病毒在水禽宿主中具有更强的拮抗 I 型干扰素的能力从而增强其适应性优势，但仅在禽类宿主中发现这一现象。

第二节　流行过程

1871 年，在日本即有夏天出现病毒性脑炎流行的记载，1924 年发生一次大流行，1935 年在日本东京一位脑炎病人的脑组织标本中分离到第一株乙型脑炎病毒（Nakayama 株），也因此定名为日本脑炎病毒，我国称为乙型脑炎病毒，简称乙脑病毒。1939 年，中国病毒学研究先驱黄祯祥先生首先通过血清学实验证实乙脑在中国流行。1949 年，从患者脑组织中分离到 3 株 JEV，其中京卫研 1 号病毒（目前名称是：Beijing-1 株）和京卫研 3 号病毒（目前名称是：P3 株）分别是日本和我国现在制备 JEV 灭活疫苗的毒株。之后，王逸民教授证实三带喙库蚊是我国乙脑传播的主要媒介，猪是主要扩增宿主。

据 WHO 统计，全世界每年乙脑的发病人数达 67 900 例，死亡约 10 000 例，病死率 5%~40%，30%~50% 的患者愈后会有不同程度的神经系统和精神方面的后遗症。乙脑主要引起儿童和青少年发病，在热带地区为常年发病，属于地方病，而在温带地区，发病有明显的季节特点，在 6~10 月份为发病的高峰期。目前乙脑在 24 个国家和地区（包括俄罗斯东部沿太平洋的海滨地区以及中国、日本、朝鲜、韩国、越南、老挝、缅甸、不丹、泰国、柬埔寨、菲律宾、尼泊尔、印度、斯里兰卡、马来西亚、新加坡、文莱、印度尼西亚、巴布亚新几内亚、澳大利亚及中国台湾地区等）有流行的报道，其传统的流行地区主要分布在亚洲的国家和地区，并时常会有暴发流行的报告，如尼泊尔和印度 1998 年报告数千病例，2005 年两国再次出现乙脑的暴发流行。目前乙脑的流行区域有不断扩大的趋势，例如：1995 年在巴布亚新几内亚、澳大利亚北部岛屿的土著居民中出现乙脑的暴发流行，1998 年澳大利亚本土北部地区出现乙脑病例，乙脑目前已经成为世界关注的公共卫生问题之一。乙脑是我国重要的一种媒介传播引起病毒性脑炎的传染病，是目前为止证实在我国存在与流行的 4 种虫媒病毒病之一。

世界卫生组织（WHO）统计，将存在乙脑病毒传播风险的 24 个国家和地区按照西太平洋地区和东南亚地区进行分类。按照不同国家开展乙脑监测的范围、使用的病例定义、是否进行脑炎脑膜炎联合监测、监测年龄、是否开展实验室确诊、标本（脑脊液和血清）检测等方面的特点进行汇总分析（表 3-25-2），发现：①有 22 个（92%）国家开展了乙脑监测，14 个（58%）国家在全国范围内开展乙脑监测，2 个（8%）国家在本国存在乙脑病毒传播风险的地区开展乙脑监测，11 个（46%）国家开展乙脑哨点监测。②有 22 个（92%）国家使用乙脑病例定义，12 个（52%）国家使用世界卫生组织急性脑炎综合征病例定义

（Acute encephalitis syndrome，AES），3个（12%）国家在不同情况下分别使用急性脑炎（AES）或急性脑膜脑炎监测（Acute meningitis and encephalitis syndrome，AMES）病例定义，3个（12%）使用自己国家制定的病例定义。③所有开展乙脑监测报告的国家都对疑似病例中的一些或多数进行了血清或脑脊液检测。

表 3-25-2　乙脑流行的国家和地区监测特点

国家（地区）	监测范围	病例定义[①]	受监测年龄组	实验室检测	脑脊液检测[②]	血清检测
日本	全国	其他	全部	是	是	是
韩国	全国	WHO-AES	全部	是	多数	多数
马来西亚	全国	其他	全部	是	多数	多数
文莱	全国	WHO-AES	全部	是	否	多数
新加坡	全国	WHO-AES	全部	是	多数	多数
中国	全国（哨点监测）	WHO-AES（全国）AMES（哨点）	全部	是	多数	多数
中国台湾地区	全地区	其他	全部	是	是	是
越南	全国（哨点监测）	WHO-AES（全国）AMES（哨点）	全部（WHO-AES）15岁以下（AMES）	是	多数	多数
老挝	全国（哨点监测）	WHO-AES（全国）AMES（哨点）	全部	是	多数	多数
澳大利亚	有风险地区[③]	其他	全部	是	多数	多数
菲律宾	哨点监测	急性脑膜脑炎监测	全部	是	多数	多数
柬埔寨	哨点监测	急性脑膜脑炎监测	<15岁	是	多数	多数
巴布亚新几内亚	哨点监测	WHO-AES	<15岁	是	多数	多数
朝鲜	全国	AMES	<15岁	是	是	是
尼泊尔	全国	WHO-AES	全部	是	多数	一些
缅甸	全国	WHO-AES	全部	是	一些	多数
斯里兰卡	全国	WHO-AES	全部	是	多数	一些
东帝汶	全国	WHO-AES	全部	是	多数	否
泰国	全国（哨点监测）	WHO-AES	全部	是	多数	多数

续表

国家 （地区）	监测范围	病例定义①	受监测 年龄组	实验室 检测	脑脊液 检测②	血清 检测
印度	有风险地区和 哨点监测	WHO-AES	全部	是	多数	多数
不丹	哨点监测	WHO-AES	< 15 岁	是	一些	多数
孟加拉国	哨点监测	AMES	全部	是	多数	多数
印度尼西亚	哨点监测	WHO-AES	全部	是	否	多数
巴基斯坦	无	-	-	-	-	-
俄罗斯④	无	-	-	-	多数	多数

①"WHO-AES"：世界卫生组织定义的急性脑炎综合征；"AMES"：急性脑炎脑膜炎综合征；"其他 - 日本"：病例临床表现为脑炎综合征，并且是实验室确诊乙脑病例；"其他 - 马来西亚"：伴有神经症状（如：头痛、脑膜征、昏迷、定向障碍、震颤、全身麻痹、张力增强、意识丧失）的发热性疾病；"其他 - 中国台湾地区"：临床报告病例：指在一年中的任何时候出现急性发热，精神状态改变或者新发癫痫（不包括单纯发热性癫痫）的任何年龄段的人；确诊病例：符合临床病例定义，具有流行病学关联，血清、血浆、脑脊液或组织标本中检测到乙脑病毒特异性抗体的病例，"其他 - 澳大利亚"：临床无脑炎症状疾病（急性发热伴有头痛肌痛和（或）皮疹）或脑炎症状疾病（如局灶性神经系统疾病、意识障碍、异常脑成像、异常脑电图和（或）脑脊液中有多细胞增多）的临床证据，加上明确的乙脑检测实验室证据。

②"是"：没有量化百分比；"多数"：超过 ≥ 50% 临床报告疑似乙脑病例经过实验室检测；"一些"：指国家报告进行检测；"-"：无数据报告。

③在澳大利亚，乙脑病毒传播风险地区是：奥里斯海峡群岛和约克角北部。

④在俄罗斯，乙脑病毒传播风险地区是：西伯利亚东部沿海地区。

中国于 2009 年加入 WHO 乙脑参比实验室网络，成为西太区乙脑地区参比实验室。2011 年组建中国乙脑参比实验室网络，至 2019 年，中国乙脑网络涵盖 27 个省（市、自治区）级乙脑参比实验室。首先是加强监测，提高实验室检测率，包括：临床报告乙脑病例的实验室检测率；病毒性脑炎病例中乙脑的实验室检测率。目前我国临床报告乙脑病例的实验室检测率得到显著提升，2019 年 90% 以上的临床报告乙脑病例均经过实验室确诊。

第三节　流行病学特征

日本最早有乙脑流行的记载，并分离到病原体，从而该病命名为日本脑炎。之后随着各地乙脑发病的报道，发现本病主要在亚洲和西太平洋地区流行。中国是乙脑高发区，在20世纪40年代有病例报告，60年代中期和70年代初期曾出现乙脑暴发流行，在10年间报告病例达到100万。70年代后期，开始推广乙脑疫苗接种。90年代以后，通过以接种乙脑疫苗为主的综合性措施，乙脑病例数、发病率、死亡率和病死率均呈现逐年下降趋势。1998年起＜1/10万，2011年达0.12/10万，2014—2018年中国共报告乙脑5 666例，均为确诊病例，其中：实验室确诊病例5 106例（90.12%）、临床诊断病例560例（9.88%），年均发病率为0.083/10万。报告病例中，死亡309例，年均病死率为5.45%。

一、地区分布特征

最初乙脑主要在亚洲及东南亚热带和亚热带地区的一些国家流行，日本、朝鲜、韩国、中国、越南、泰国、印度、印度尼西亚、马来西亚、菲律宾等都有本土病例报道，同时乙脑还在不断向周边地区扩展。乙脑分布区：最北到俄罗斯西伯利亚、最南到澳大利亚北部、最西边可达巴基斯坦、最东到关岛地区。

以往中国乙脑高发区主要在西南省份，2014—2018年乙脑报告病例数居前5位的省份为甘肃、四川、陕西、云南和河南，占全国病例总数的58.49%。可见乙脑高发地区向西北转移。自1951年以来，新疆、西藏和青海3个省区一直没有本地乙脑病例报告，因此，一直被视为非乙脑流行区。尽管2009年在西藏采集的蚊虫标本中分离到乙脑病毒并发现当地人群和饲养的家猪中存在乙脑病毒中和抗体，但是连续监测未发现乙脑病例。

二、季节分布特征

在热带地区，如：印度尼西亚、马来西亚、新加坡、菲律宾、越南南部等地区，全年均有乙脑病例报告，没有明显的季节特征。而温带地区，则具有明显的季节特征，每年6~10月有乙脑病例报告，7~8月是乙脑高发月份。

中国地域广阔，由南向北纵跨北纬4°~53°30′，东西横跨东经73°40′~135°05′，因此乙脑在中国南方和北方地区的发病高峰存在较大差异。北回归线以南地区海南、广东、广西和云南省南部地区，乙脑发病高峰在6月份；长江中下游地区的省份乙脑发病高峰在7月；乙脑高发省份的发病高峰主要在7月底到8月中旬；北部地区的发病高峰在9月。

三、人群分布特征

"0-"岁到"＞75岁"各年龄组均有乙脑病例报告。2005年之前，乙脑病例职业分布在散居儿童和学生、托幼儿童为主，占报告病例总数的88.5%。其中散居儿童占乙脑总体发病人数 54.51%，总体死亡人数 54.72%。在 2014—2018 年乙脑报告病例中，男、女性别例数之比为 1.19。0~14 岁、15~39 岁、≥ 40 岁分别占 42.53%、14.83%、42.64%，其中 0~14 岁组构成从 2014 年的 73.31% 降至 2018 年的 21.00%，而 40 岁以上组构成从 2014 年的 14.45% 升至 2018 年的 64.04%。农民、学生、散居儿童分别占 41.30%、22.93%、17.49%，其中 2018 年农民病例构成为 57.61%。

从乙脑病例发病年龄分布看，从乙脑疫苗纳入国家免疫计划已经 10 年，我国乙脑病例整体大幅度下降，但乙脑发病人群的年龄别特征出现了变化，近年来成人乙脑病例在我国北方地区出现高发趋势，甚至成为乙脑发病的主要人群。2006 年山西运城乙脑暴发流行中 30 岁以上乙脑病例占 86%，95% 的死亡病例是 50 岁以上年龄组；2013 年山东省共报告 407 例乙脑病例，其中大于 15 岁乙脑病例占 73%。通过对近年来我国乙脑病例年龄别特征分析，发现我国北方地区以成人发病为主。近年来，韩国乙脑病例也有增高的趋势，并以 50 岁以上年龄组发病为主。因此，成人乙脑已经是不容忽视的公共卫生问题。

随着儿童广泛接种乙脑疫苗，也发现儿童接种乙脑疫苗后发病的现象，但发病后，临床症状轻微，愈后相对良好。在我国政府的高度重视下，乙脑发病率、发病人数显著下降，乙脑防控成绩显著。但是随着乙脑疫苗的广泛使用，发病人群特征出现了新的变化。

第四节　致病机制

一、发病机理

人体感染乙脑病毒后，只有 1/25~1/10 000 的人出现临床症状，包括轻度的流感样疾病和致命的脑膜炎、脊髓炎。感染乙脑病毒的蚊虫叮咬宿主后，病毒随蚊虫唾液进入机体，首先在局部的毛细血管内皮细胞和局部淋巴组织的细胞中增殖，在侵入中枢神经系统之前引起短暂的病毒血症。是否引起病毒性脑炎，一方面取决于病毒的进入途径、毒力和数量，另一方面取决于宿主的年龄、免疫反应性、防御机能和遗传因素等。

人体抵抗力较强时，病毒即被消灭。病毒释放入血形成短暂的低水平的病毒血症期，病毒经过血液循环扩散到肝、脾等处的细胞中增殖，一般仅表现出轻微的症状或无症状。人体抵抗力降低，而感染病毒量大，毒力强时，乙脑病毒通过附着于人体的中枢神经的血管内皮细胞，通过内吞作用进入细胞内囊泡，进而被血管周围的细胞摄取并运送至中枢神经系统。尤其在血脑屏障受损或脑实质已被病毒入侵时更容易诱发脑炎。经过 4~7d 的病毒增殖过程，大量病毒再次释放入血形成第二次病毒血症，引起发热、寒战、出疹和其他全身不适的症状。

在组织培养中，用乙脑病毒攻击体外培养的原代人脐带静脉内皮细胞，发现有病毒的复制并呈现动态的过程，与易感 C6/36 细胞增殖滴度相近，且光镜和电镜还发现病毒的复制增殖并未造成明显的细胞病变。此外，还发现病毒感染和增殖程度明显受到接种剂量的影响。用 $10 \times LD_{50}$ 量接种细胞 48 h 后未测出病毒，提高病毒到 $10^2 \times LD_{50}$ 时即可测出，用 $10^4 \times LD_{50}$ 时病毒滴度接近峰值。提示乙脑病毒在通过毛细血管内皮细胞侵入中枢神经系统前，可能需要达到某一较高浓度的病毒血症。否则不能形成有效感染。中枢神经系统的毛细血管内皮细胞是血脑屏障的重要组成部分，乙脑病毒在体内能否侵入血管内皮细胞并在其中大量增殖且最后突破血管内皮细胞屏障可能是乙脑发病的重要因素之一。

一般认为，乙脑病人常有细胞免疫和部分体液免疫的抑制，但对乙脑病人应用一些非特异性的免疫增强剂效果欠佳。

二、病理学改变

乙脑病毒能够导致严重的中枢神经系统病理改变，表现为：软脑膜正常或模糊；脑实质充血，以大脑皮质、脑干及基底核的病变最为明显，脑桥、小脑和延髓次之，脊髓病变最轻；灰质有局灶性瘀斑或出血，当存活时间超过 7d 时，可见斑点状坏死溶解区；白质通常看起来正常；丘脑、基底节和中脑严重受损。其基本病理改变如下。

1. 血管内皮细胞损害，可见脑膜与脑实质小血管扩张、充血、出血及血栓形成，血管周围套式细胞浸润。

2. 神经细胞变性坏死，液化溶解后形成大小不等的筛状软化灶。

3. 局部胶质细胞增生，形成胶质小结；部分患者脑水肿严重，颅内压升高或进一步导致脑疝。

病变虽然广泛存在于大脑及脊髓，但主要位于脑部，且一般以间脑、中脑等处病变为主。肉眼观察可见软脑膜大小血管高度扩张与充血，脑的切面上可见灰质与白质中的血管高度充血、水肿，有时见粟粒或米粒大小的软化坏死灶。显微镜下可见：血管病变（包括：脑内血管扩张、充血；小血管内皮细胞肿胀、坏死、脱落；重者有小动脉血栓形成及纤维蛋白沉着；血管周围环状出血；血管周围有淋巴细胞和单核细胞浸润，可形成"血管套"）。

神经细胞病理改变包括：变性、肿胀与坏死。神经细胞中出现胞核溶解，细胞浆虎斑消失，重者呈大小不等点、片状神经细胞溶解坏死形成软化灶。坏死细胞周围常有小胶质细胞围绕并有中性粒细胞浸润形成噬神经细胞现象。软化灶形成后可发生钙化或形成空洞。胶质细胞增生，主要是小胶质细胞增生，呈弥漫性存在血管旁或坏死崩解的神经细胞附近。

由于以上病变的程度及分布各不相同，故在临床上神经症状表现极不一致。

第五节 实验室检测

一、病原学检测

1. 标本采集及注意事项：标本采集、运输、保存及检测工作要遵守相关规定，加强个体防护和生物安全。发现乙脑病例或疑似病例时要采集、保存病人血液和脑脊液标本。其中血标本需要全血 2~4 mL，可用于抗体检测、病原培养分离、核酸检测。采集双份血时，第一份血标本在发病 1 周内采集，第二份血标本在发病 3~4 周后采集。脑脊液在发病 3~4 d 内采集 1~2 mL，可用于病毒培养分离、抗体检测和核酸检测。

2. 病毒分离：乙脑病毒主要存在于脑组织中，在感染乙脑病毒后至发病早期时采集病人血液和脑脊液标本有可能分离到乙脑病毒，但分离成功率较低。以往从死亡病例的脑组织标本中分离病毒的成功率高。从脑炎病人标本中分离到病毒是乙型脑炎诊断的金标准，目前常规采用的病毒分离方法有：采用白纹伊蚊卵细胞系（C6/36 细胞）或金黄地鼠肾细胞系（BHK–21）的组织细胞培养法和新生乳鼠接种法。

3. 病毒核酸检测：基于常规 RT-PCR 原理，对脑炎病人的标本进行乙脑病毒特异性核酸检测，该方法比病毒分离更为快速，阳性结果可以直接判定为乙脑病毒感染。TaqMan 荧光 PCR 是一种实时荧光定量检测分析方法，比普通 PCR 更加简便、快捷、灵敏、特异，还可做乙脑病毒基因分型，具有广泛的应用前景。

二、血清学检测

1. IgM 捕获 ELISA 法（Mac–ELISA）检测乙脑 IgM 抗体：机体在感染乙脑病毒后首先产生 IgM 抗体，出现临床症状的病人，其血液或脑脊液中查到乙脑特异性 IgM 抗体，结合症状可以诊断为乙型脑炎。该方法的特点是特异、敏感、快速，适于早期快速诊断。

2. 间接 ELISA 法检测乙脑病毒 IgG 抗体：该法除了检测到乙脑中和抗体，还有乙脑非中和抗体。IgG 抗体阳性提示感染过乙脑病毒或曾经接种过乙脑疫苗。

3. 间接免疫荧光试验（IFA）检测乙脑病毒 IgM、IgG 抗体：本方法可以检测乙脑 IgM 和 IgG 抗体，特点是快速、简便、结果直观、敏感性和特异性较高。

4. 补体结合实验：该法敏感度和特异性较高，但抗体出现时间较晚，病后 2~3 周才开始出现，5~6 周达高峰，因此不能作早期诊断，一般多用于回顾性诊断或流行病学调查。抗体维持时间 1~2 年，抗体效价以双份血清 4 倍以上增高为阳性，单份血清 1：2 为可疑，1：4 或以上为阳性。

5. 血凝抑制实验：血凝抑制抗体于第 5 病日出现，第 2 周达高峰，可维持 1 年以上，血凝抑制实验阳性率高于补体结合实验，但存在假阳性，双份血清效价呈 4 倍以上升高或单份效价达 1：80 以上可作诊断依据，此法操作简便，可应用于临床诊断及流行病学检测。

6. 中和实验：人或动物感染乙脑病毒后，血清中可产生具有高度特异性的中和抗体。中和抗体于发病后第 2 周出现，检查病人双份血清中和抗体时，以恢复期血清抗体较急性期呈 4 倍或 4 倍以上升高，或急性期乙型脑炎中和抗体呈阴性、恢复期呈阳性可确定诊断。此方法特异性高，但方法复杂，可临床病例实验室最终确诊，也用于人群免疫水平的流行病学调查。

三、鉴别诊断

主要与其他病毒性脑炎、细菌性脑膜炎、真菌性脑膜炎、中毒性痢疾等鉴别。

第六节　临床与治疗

一、临床表现

乙脑的人类疾病临床表现：前期为非特异性发热，潜伏期一般为 5~15 d（最短为 2~3 d），包括眩晕、腹泻、僵硬、伴有抽搐、惊厥。随后出现神经系统疾病，主要表现包括癫痫、脊髓灰质炎样弛缓性麻痹及帕金森运动障碍。

1. 典型特征：钝平的面具样相，眼睛睁大而不眨、震颤、全身张力增高、僵硬，约有 15% 的患者出现角膜炎和强直性痉挛，约 10% 的儿童出现轻微的、间歇性神经麻痹。若预后不良会出现呼吸模式的改变、屈肌和伸肌姿势的改变以及瞳孔反射和隐匿性脑反射的异常。

2. 癫痫：在儿童中很常见，可能与颅内压升高和脑干疝综合征有关。全身性强直癫痫发作比局灶性癫痫发作更为频繁，高达 1/3 的儿童在癫痫发作时仅表现出细微的临床表现包括：手指、眉毛、眼睑或口腔的轻微间歇性抽搐，并伴有眼球震颤、眼偏离、唾液过多、呼吸不规则或孤立性强直性眼偏斜。有研究表明，超过一半的全身强直性发作患者和所有轻微发作的患者都处于癫痫持续状态。鉴于癫痫的发作次数和持续状态与较高的死亡率和不良结局相关，因此认识到这些发作是至关重要的。

3. 脊髓灰质炎样弛缓性麻痹：在短暂的发热性疾病后，尽管意识水平正常，但在一个或多个肢体上迅速出现弛缓性麻痹，多发生在腿部而不是手臂，而且通常是不对称的。30% 的患者随后发展为脑炎，意识水平下降，并有上运动神经元征，但在大多数急性弛缓性麻痹是唯一的特征，类似于清醒病人的脊髓灰质炎。

4. 帕金森运动障碍：运动障碍是感染的急性期和后遗症的一部分。一种典型的"帕金森综合征"，包括面具样相、震颤、僵硬。其他运动障碍包括全身性僵硬、颌骨肌张力障碍、角膜炎、舞蹈病、口面部运动障碍、肌肉痉挛、抽搐。在一些患者中，意向性震颤和共济失调可能提示小脑受累。

二、病程

典型的乙脑患者病程可分 4 个阶段。

初热期：病程第 1~3 d，体温在第 1~2 d 内升高到 38℃~39℃，伴头痛、神情倦怠和嗜睡、恶心、呕吐。小儿可有呼吸道症状或腹泻。

极性期：病程第 4~10 d，进入极期后，突出表现为全身毒血症状及脑部损害症状。高热、抽搐、呼吸衰竭是本期间的三联症。多数患者在本期末体温下降，病情改善，进入恢复期。少数患者因严重并发症或脑部损害重而死于本期。

恢复期：极期过后体温在2~5 d降至正常，昏迷转为清醒，有的患者有一短期精神"呆滞阶段"，以后言语、表情、运动及神经反射逐渐恢复正常。部分患者恢复较慢需要1~3个月以上。个别重症患者表现为低热、多汗、失语和瘫痪等。但经积极治疗，常可在6个月恢复。

后遗症期：虽经积极治疗，但部分患者在发病6个月后仍留有神经、精神症状，称为后遗症。发生率为5%~20%。以失语、瘫痪及精神失常最多见。如继续积极治疗，仍渴望有一定程度的恢复。

三、治疗

对乙型脑炎病例的治疗以支持疗法为主，尚无针对性治疗方案。有研究表明 α-重组干扰素已对少数患者进行了公开试验，并取得了进展。

目前主要控制感染并发症以及良好的护理和物理治疗，避免压疮和挛缩。重点做好高热、惊厥、呼吸衰竭等危重症状的治疗和护理。具体措施包括：高热降温保持在38.5℃后以下，根据脑受损情况给予镇静、解痉、脱水、给氧、使用肾上腺皮质激素，呼吸衰竭给予呼吸兴奋剂、切开气管、使用人工呼吸器等。中医可采用白虎汤加减，也可配合使用紫雪丹、至宝丹、安宫牛黄丸等。其他药物如能量合剂也有促进脑细胞功能恢复的作用。但即使采用强化治疗，严重的神经后遗症也很常见。

第七节　预防控制

乙脑是媒介昆虫（蚊虫、蠓）叮咬传播，主要在亚洲地区流行的疾病。因此，在乙脑防控策略应包括：媒介、动物、人群及健康教育。

一、蚊虫防控措施

采取个人防护措施，减少蚊虫叮咬的次数。措施包括：尽量减少黄昏和黎明时的室外暴露、穿上能使皮肤暴露最少的衣服、使用驱蚊剂，睡觉时使用蚊帐等。长期居住在乙脑流行地区的人群在乙脑流行季节应常规采取上述保护措施，也建议从来自非乙脑流行地区的旅游者使用。乙脑暴发流行期间，通过化学药物的空间喷雾和滞留喷洒迅速降低成蚊密度，同时，使用幼虫杀虫剂定期喷洒。针对传播乙脑病毒的蚊虫，采取以环境治理为主的综合防治措施是控制乙脑传播的重要环节。

二、人及动物的隔离及预防接种措施

1.随着城市化进程的加快，减少零散的养猪行为，建立远离稻田和人群的大型养猪场。

2. 人及动物预防接种：

（1）对未经过流行季的仔猪进行疫苗免疫，减少猪群的乙脑病毒血症，从而降低乙脑病毒在猪中的扩增速度和范围。

（2）乙脑属于疫苗可预防性疾病，流行区当地居民和外来居民、可能接触病毒的实验室工作人员以及在流行地区停留 30 d 或更长时间的旅行者建议接种疫苗。对于短期访问，只有在农村地区有大量户外活动的情况下，可建议接种疫苗。目前应用的疫苗包括：灭活疫苗、减毒活疫苗、嵌合减毒活疫苗三大类，其中通过 WHO 预认证疫苗有 3 种，分别是：中国研发的 JEV-L SA14-14-2 减毒活疫苗、印度使用的 JEEV® 灭活疫苗、泰国生产的 IMOJEV.MD 嵌合减毒疫苗（表 3-25-3）。

表 3-25-3 乙脑疫苗种类和特征

描述	类型	毒株	名称	原产国，生产商和（或）开发商
早期疫苗，不再使用				
鼠脑	灭活	Nakayama	BIKEN	日本 BIKEN
鼠脑	灭活	Nakayama	Green Cross	韩国 Green Cross
鼠脑	灭活	Beijing-1	NA	日本
原代地鼠肾细胞（PHK）	灭活	P3	NA	中国
目前使用的疫苗				
非洲绿猴肾细胞（Vero）	灭活	P3	NA	中国
原代地鼠肾细胞（PHK）	减毒	SA14-14-2	NA	中国成都生物制品研究所
非洲绿猴肾细胞（Vero）	灭活	Beijing-1	JEBIKV	日本 -BIKEN
非洲绿猴肾细胞（Vero）	灭活	Beijing-1	ENCEVAC	日本 - Kaketsuken
非洲绿猴肾细胞（Vero）	灭活	SA14-14-2	1C51，IXIARO	Intercell，Valneva
非洲绿猴肾细胞（Vero）	灭活	Kolar-821564XY	JENVAC	印度 Bharat Biotech
黄热病 17D 重组载体	减毒	SA14-14-2(PrM/E)	Imojev，Chimerivax JE	AcambisSanofi Pasteur

日本最早使用 Nakayama 株制备鼠脑灭活疫苗开展免疫接种，鉴于疫苗免疫原性的研究，后由 Beijing-1 株替代作为疫苗株。鉴于多项研究表明鼠脑灭活疫苗接种后对人群产生较为严重的副反应，日本于 2005 年停止生产该疫苗。之后采用 Beijing-1 株制备 Vero 细胞灭活精苗。我国自 1968 年起，大陆地区主要采用在地鼠肾细胞，采用 P3 株制备灭

活疫苗进行免疫接种。1988 年批准了具有中国自主知识产权的地鼠肾细胞培养的 SA14–14–2 株减毒活疫苗,具有低成本、接种剂次少以及人群接种后安全性和免疫效果良好等多方面的优点。2008 年将乙脑疫苗正式纳入国家扩大免疫规划(EPI),采用的是乙脑病毒减毒活疫苗(SA14–14–2 株)。Imojev 是第一个获得许可的重组疫苗,是由乙脑减毒活疫苗 SA14–14–2 株的前膜基因(prM 基因)和包膜基因(E 基因)替代的黄热病减毒活疫苗 17D 相应区段,制备的嵌合减毒活疫苗,同样的技术被用于开发第一个获得许可的登革热疫苗 Dengvaxia。

2016 年,有 12 个(50%)国家实施了乙脑免疫接种计划。其中 10 个(42%)在全国或所有明确乙脑发病风险地区实施,剩余 2 个在局部乙脑发病风险地区实施。在所有计划免疫使用的疫苗种类中,有 8 个国家使用减毒活疫苗(SA14–14–2 株),韩国和泰国使用重组减毒活疫苗,日本使用 Vero 细胞来源的乙脑灭活疫苗,越南和中国台湾地区仍使用鼠脑灭活乙脑疫苗。其中,韩国和泰国计免是使用 2 种以上类型的疫苗(见表 3–25–4)。

表 3–25–4　乙脑病毒传播风险国家的乙脑免疫接种特征

国家	免疫计划	策略	开始常规免疫年龄(月龄)	计划免疫使用疫苗种类
日本	全国	常规	3 岁	VC
韩国	全国	常规	12	CD–JEV, MB, VC
马来西亚	地方[①]	常规	9	JE–CV
文莱	无	–	–	–
新加坡	无[②]	–	–	–
中国	全国[③]	常规	8	CD–JEV
中国台湾地区	所有地区	常规	15	MB
越南	全国	常规	12	MB
老挝	全国	常规	9–11	CD–JEV
澳大利亚[④]	所有风险地区[⑤]	常规	12	JE–CV
菲律宾	无	–	–	–
柬埔寨	全国	常规	9	CD–JEV
巴布亚新几内亚	无	–	–	–
朝鲜	无[⑥]	–	–	–
尼泊尔	全国	常规	12	CD–JEV

续表

国家	免疫计划	策略	开始常规免疫年龄（月龄）	计划免疫使用疫苗种类
缅甸	无	–	–	–
斯里兰卡	全国	常规	12	CD–JEV
东帝汶	无	–	–	–
泰国	全国	常规	12	CD–JEV, JE–CV
印度	地方	常规	9–11	CD–JEV
不丹	无	–	–	–
孟加拉国	无	–	–	–
印度尼西亚	无	–	–	–
巴基斯坦	无	–	–	–
俄罗斯	无	–	–	–

注：CD‑JEV：乙脑减毒活疫苗；JE‑CV：乙脑重组活疫苗；

　　MB：鼠脑灭活乙脑疫苗； VC：Vero 细胞灭活乙脑疫苗。

①在沙劳越州、马来西亚半岛和沙巴州,为疫情暴发地附近年龄小于15岁的儿童提供疫苗。

②新加坡决定不引入乙脑疫苗,因为该国仅报告了罕见且散发的人患病例。

③不包括非流行省区即青海、西藏和新疆。

④在界定明确、限定的区域内乙脑病毒传播风险。

⑤建议在雨季期间在托雷斯海峡外岛的居民或在该岛居住或工作≥30d的非居民进行疫苗接种。

⑥朝鲜于2016年开展了乙脑疫苗接种运动。

三、健康教育

乙脑属于可防、可控的疾病,这需要健康教育宣传,让群众知晓。通过预防知识的宣教,让群众接受,提高自我保护意识,特别是提高群众对乙脑疫苗的接种程度,个体防蚊灭蚊的重要性。积极参加爱国卫生运动,尤其在农村地区,重点是消灭牲畜棚（特别是猪圈）的蚊虫,居家使用纱窗、纱门,睡觉使用蚊帐等。

四、特殊情况的防控

1. 特殊型别乙脑病毒防控：1952 年,从马来亚病毒性脑炎患者脑组织标本中分离到世界第一株基因 5 型乙脑病毒,此后近 60 年间未见该型别病毒报道。中国于 2009 年从我国西藏采集的蚊虫标本中分离到一株基因 5 型乙脑病毒，这是时隔 57 年世界上再次分离到此基因型病毒。2011 年韩国在当地蚊虫标本中检测到基因 5 型乙脑病毒序列，2018 年从脑炎病例脑脊液标本中分离到基因 5 型乙脑病毒。提示基因 5 型乙脑病毒在沉寂近 60 年后再次出现和流行。目前使用的乙脑疫苗毒株均为基因 3 型，与基因 5 型乙脑病毒存在较大分子差异，实验证实目前广泛使用的减毒活疫苗（SA14-14-2 株）和灭活疫苗（P3 株、Beijing-1 株）针对基因 1 型乙脑病毒具有较好的保护作用，而针对于基因 5 型乙脑病毒保护力低。存在由基因 5 型乙脑病毒引起疾病暴发流行可能，因此，针对 5 型乙脑病毒急需研发相应的疫苗或联合疫苗。

2. 特殊群体防控：2018 年，香港报告了一名无症状的病毒携带者通过献血产品将乙脑病毒传播给 2 名免疫功能低下的受者。一名接受高剂量免疫抑制药物的患者在双肺移植后接受了乙脑病毒阳性的填充红细胞，引起严重脑炎，在患者血清、脑脊液和支气管肺泡灌洗液标本中均检测到乙脑病毒核酸，病人临床愈后较差。另一名是白血病患者，化疗后接受了血小板治疗。该患者无临床症状，但血清中乙脑病毒 IgM 抗体检测为阳性，证实此人被乙型脑炎病毒感染。结果证实乙脑病毒可通过血液制品传播。北京友谊医院报告一例女性因自身免疫性肝病接受肝移植，但在移植后第 13 d 出现发热和神经系统症状，血液和脑脊液中乙脑病毒抗体阳性。患随访 1 年后无神经系统后遗症。

鉴于大多数人感染乙脑病毒后，为隐性感染，无明显的临床表现。在乙脑高流行区，发现通过输血和移植传播乙脑病毒的案例。针对这一新的传播模式，我们应该考虑对这一特殊人群进行乙脑病毒抗体或核酸检测。

（王环宇）

参考文献

［1］白登云，陈伯权，俞永新．虫媒病毒与虫媒病毒病［M］．昆明：云南科技出版社，1995.

［2］程志．虫媒病毒和虫媒病毒感染［M］．哈尔滨：黑龙江科学技术出版社，1991.

［3］Huang CH. The Neutralization of Japanese encephalitis virus by serum［J］. Chin Med J, 1941, 59 (1)：34-44.

［4］Yen HC. Isolation of a Virus from an acute encephalitis case in Peiping［J］. Proceedings of the Society for Experimental Biology and Medicine, 1941, 46(4)：609-611.

［5］黄祯祥，王逸民．北京市流行性脑炎病毒的分离和鉴别［J］．中华医学杂志，1951, 37 (4)：280-286.

［6］李晓宇，宋宏，付士红，等．中国流行性乙型脑炎病毒分子生物学特性研究［J］．病毒学报，2004 (03)：200-209.

［7］王环宇，付士红，李晓宇，等．我国首次分离到基因Ⅰ型乙型脑炎病毒［J］．中华微生物学和免疫学杂志，2004, 24 (11)：843–849.

［8］Wang H Y, Takasaki T, Fu S H, et al. Molecular epidemiological analysis of Japanese encephalitis virus in China ［J］. J Gen Virol, 2007, 88 (Pt 3)：885–894.

［9］Wang L H, Fu S H, Wang H Y, et al. Japanese encephalitis outbreak, Yuncheng, China, 2006 ［J］. Emerg Infect Dis, 2007, 13 (7)：1123–1125.

［10］Li MH, Fu SH, Chen WX, et al. Genotype v Japanese encephalitis virus is emerging［J］. PLoS Negl Trop Dis, 2011, 5 (7)：e1231.

［11］Gao X, Liu H, Li X, et al. Changing geographic distribution of Japanese encephalitis virus genotypes, 1935–2017 ［J］. Vector Borne Zoonotic Dis, 2019, 19 (1)：35–44.

［12］Wu YC, Huang YS, Chien LJ, et al. The epidemiology of Japanese encephalitis on Taiwan during 1966–1997 ［J］. Am J Trop Med Hyg, 1999, 61(1)：78–84.

［13］Jan L R, Yueh Y Y, Wu Y C, et al. Genetic variation of Japanese encephalitis virus in Taiwan ［J］. Am J Trop Med Hyg, 2000, 62 (4)：446–452.

［14］Huang J H, Lin T H, Teng H J, et al. Molecular epidemiology of Japanese encephalitis virus, Taiwan ［J］. Emerg Infect Dis, 2010, 16 (5)：876–878.

［15］Su CL, Yang CF, Teng HJ, et al. Molecular epidemiology of Japanese encephalitis virus in mosquitoes in Taiwan during 2005–2012 ［J］. PLoS Negl Trop Dis, 2014, 8 (10)：e3122.

［16］Fan Y C, Lin J W, Liao S Y, et al. Virulence of Japanese encephalitis virus genotypes I and III, Taiwan ［J］. Emerg Infect Dis, 2017, 23 (11)：1883–1886.

［17］Lam K, Tsang O T, Yung R W, et al. Japanese encephalitis in Hong Kong ［J］. Hong Kong Med J, 2005, 11 (3)：182–188.

［18］Chung Y J, Nam J H, Ban S J, et al. Antigenic and genetic analysis of Japanese encephalitis viruses isolated from Korea ［J］. Am J Trop Med Hyg, 1996, 55 (1)：91–97.

［19］Yun S I, Kim S Y, Choi W Y, et al. Molecular characterization of the full-length genome of the Japanese encephalitis viral strain K87P39 ［J］. Virus Res, 2003, 96 (1/2)：129–140.

［20］Schuh A J, Tesh R B, Barrett A D. Genetic characterization of Japanese encephalitis virus genotype II strains isolated from 1951 to 1978 ［J］. J Gen Virol, 2011, 92 (Pt 3)：516–527.

［21］Takhampunya R, Kim H C, Tippayachai B, et al. Emergence of Japanese encephalitis virus genotype V in the Republic of Korea ［J］. Virol J, 2011, 8: 449.

［22］Woo J H, Jeong Y E, Jo J E, et al. Genetic characterization of Japanese encephalitis virus genotype 5 Isolated from Patient, South Korea, 2015 ［J］. Emerg Infect Dis, 2020, 26 (5)：1002–1006.

［23］Ma S P, Arakaki S, Makino Y, et al. Molecular epidemiology of Japanese encephalitis virus in Okinawa ［J］. Microbiol Immunol, 1996, 40 (11) : 847–855.

［24］Takegami T, Ishak H, Miyamoto C, et al. Isolation and molecular comparison of Japanese encephalitis virus in Ishikawa, Japan ［J］. Jpn J Infect Dis, 2000, 53 (4) : 178–179.

［25］Nerome R, Tajima S, Takasaki T, et al. Molecular epidemiological analyses of Japanese encephalitis virus isolates from swine in Japan from 2002 to 2004 ［J］. J Gen Virol, 2007, 88 (Pt 10) : 2762–2768.

［26］Kuwayama M, Ito M, Takao S, et al. Japanese encephalitis virus in meningitis patients, Japan ［J］. Emerg Infect Dis, 2005, 11 (3) : 471–473.

［27］Kuwata R, Torii S, Shimoda H, et al. Distribution of Japanese encephalitis virus, Japan and Southeast Asia, 2016–2018 ［J］. Emerg Infect Dis, 2020, 26 (1) : 125–128.

［28］Uchil P D, Satchidanandam V. Phylogenetic analysis of Japanese encephalitis virus: envelope gene based analysis reveals a fifth genotype, geographic clustering, and multiple introductions of the virus into the Indian subcontinent ［J］. Am J Trop Med Hyg, 2001, 65 (3) : 242–251.

［29］Parida M, Dash P K, Tripathi N K, et al. Japanese encephalitis outbreak, India, 2005［J］. Emerg Infect Dis, 2006, 12 (9) : 1427–1430.

［30］Fulmali P V, Sapkal G N, Athawale S, et al. Introduction of Japanese encephalitis virus genotype I, India ［J］. Emerg Infect Dis, 2011, 17 (2) : 319–321.

［31］Datey A, Singh L M, Rajkhowa U, et al. Molecular epidemiology of Japanese encephalitis virus in pig population of Odisha, Assam and Manipur states of India ［J］. Infect Genet Evol, 2020: 104325.

［32］Chen W R, Tesh R B, Rico-Hesse R. Genetic variation of Japanese encephalitis virus in nature ［J］. J Gen Virol, 1990, 71 (Pt 12) : 2915–2922.

［33］Huong V T, Ha D Q, Deubel V. Genetic study of Japanese encephalitis viruses from Vietnam ［J］. Am J Trop Med Hyg, 1993, 49 (5) : 538–544.

［34］Do L P, Bui T M, Hasebe F, et al. Molecular epidemiology of Japanese encephalitis in northern Vietnam, 1964–2011: genotype replacement ［J］. Virol J, 2015, 12: 51.

［35］Ali A, Igarashi A. Antigenic and genetic variations among Japanese encephalitis virus strains belonging to genotype 1 ［J］. Microbiol Immunol, 1997, 41(3) : 241–252.

［36］Hale J H, Lim K A, Chee P H. Japanese type B encephalitis in Malaya ［J］. Ann Trop Med Parasitol, 1952, 46 (3) : 220–226.

［37］Mohammed M A, Galbraith S E, Radford A D, et al. Molecular phylogenetic and evolutionary analyses of Muar strain of Japanese encephalitis virus reveal it is the missing fifth genotype ［J］. Infect Genet Evol, 2011, 11 (5) : 855–862.

［38］Tsuchie H, Oda K, Vythilingam I, et al. Genotypes of Japanese encephalitis virus isolated in three states in Malaysia [J]. Am J Trop Med Hyg, 1997, 56 (2): 153–158.

[39] Solomon T, Ni H, Beasley D W, et al. Origin and evolution of Japanese encephalitis virus in southeast Asia [J]. J Virol, 2003, 77 (5): 3091–3098.

[40] Hanna J N, Ritchie S A, Phillips D A, et al. An outbreak of Japanese encephalitis in the Torres Strait, Australia, 1995 [J]. Med J Aust, 1996, 165 (5): 256–260.

[41] Williams D T, Wang L F, Daniels P W, et al. Molecular characterization of the first Australian isolate of Japanese encephalitis virus, the FU strain [J]. J Gen Virol, 2000, 81 (Pt 10): 2471–2480.

[42] Johansen C A, van den Hurk A F, Ritchie S A, et al. Isolation of Japanese encephalitis virus from mosquitoes (Diptera: Culicidae) collected in the Western Province of Papua New Guinea, 1997–1998 [J]. Am J Trop Med Hyg, 2000, 62 (5): 631–638.

[43] Pyke A T, Williams D T, Nisbet D J, et al. The appearance of a second genotype of Japanese encephalitis virus in the Australasian region [J]. Am J Trop Med Hyg, 2001, 65 (6): 747–753.

[44] Ravanini P, Huhtamo E, Ilaria V, et al. Japanese encephalitis virus RNA detected in Culex pipiens mosquitoes in Italy [J]. Euro Surveill, 2012, 17 (28): 20221.

[45] Platonov A, Rossi G, Karan L, et al. Does the Japanese encephalitis virus (JEV) represent a threat for human health in Europe Detection of JEV RNA sequences in birds collected in Italy [J]. Euro Surveill, 2012, 17 (32): 20241.

[46] Simon-Loriere E, Faye O, Prot M, et al. Autochthonous Japanese encephalitis with yellow fever coinfection in Africa [J]. N Engl J Med, 2017, 376 (15): 1483–1485.

[47] Pan X L, Liu H, Wang H Y, et al. Emergence of genotype I of Japanese encephalitis virus as the dominant genotype in Asia [J]. J Virol, 2011, 85 (19): 9847–9853.

[48] Gao X, Liu H, Wang H, et al. Southernmost Asia is the source of Japanese encephalitis virus (genotype 1) diversity from which the viruses disperse and evolve throughout Asia [J]. PLoS Negl Trop Dis, 2013, 7 (9): e2459.

[49] Gao X, Liu H, Li X, et al. Changing geographic distribution of Japanese encephalitis virus genotypes, 1935–2017 [J]. Vector Borne Zoonotic Dis, 2018.

[50] Fan Y C, Liang J J, Chen J M, et al. NS2B/NS3 mutations enhance the infectivity of genotype I Japanese encephalitis virus in amplifying hosts [J]. PLoS Pathog, 2019, 15 (8): e1007992.

[51] Li C, Di D, Huang H, et al. NS5-V372A and NS5-H386Y variations are responsible for differences in interferon alpha/beta induction and co-contribute to the replication advantage of Japanese encephalitis virus genotype I over genotype III in ducklings [J]. PLoS Pathog, 2020, 16 (9): e1008773.

［52］Huang C H. The neutralization of Japanese encephalitls virus by serum［J］. Chin Med, 941, 59 (1) : 34–44.

［53］黄祯祥, 王逸民. 北京市流行性脑炎病毒的分离和鉴别［J］. 中华医学杂志, 1951, 37 (4) : 280–286.

［54］王逸民, 任广宏, 葛继乾, 等. 我国乙脑主要传播媒介和主要宿主动物的确定及其在疫区区划和流行病学监测中的作用［J］. 医学研究通讯, 1990 (1) : 29.

［55］Heffelfinger J D, Li X, Batmunkh N, et al. Japanese encephalitis surveillance and immunization – Asia and Western Pacific Regions, 2016［J］. MMWR Morb Mortal Wkly Rep, 2017, 66 (22) : 579–583.

［56］Japanese encephalitis surveillance and immunization––Asia and the Western Pacific, 2012［J］. MMWR Morb Mortal Wkly Rep, 2013, 62 (33) : 658–662.

［57］Wang H, Liang G. Epidemiology of Japanese encephalitis: past, present, and future prospects［J］. Ther Clin Risk Manag, 2015, 11: 435–448.

［58］Wakai S. Scourge of Japanese encephalitis in southwestern Nepal［J］. Lancet, 1998, 351 (9104) : 759.

［59］Akiba T, Osaka K, Tang S, et al. Analysis of Japanese encephalitis epidemic in Western Nepal in 1997［J］. Epidemiol Infect, 2001, 126 (1) : 81–88.

［60］Chatterjee P. Japanese encephalitis outbreak in India［J］. Lancet Neurol, 2005, 4 (11): 700.

［61］Lawrence J. Japanese encephalitis outbreak in India and Nepal［J］. Euro Surveill, 2005, 10 (9) : E50922–E50924.

［62］Mudur G. Japanese encephalitis outbreak kills 1300 children in India［J］. BMJ, 2005, 331 (7528) : 1288.

［63］Johansen C A, van den Hurk A F, Pyke A T, et al. Entomological investigations of an outbreak of Japanese encephalitis virus in the Torres Strait, Australia, in 1998［J］. J Med Entomol, 2001, 38 (4) : 581–588.

［64］Hanna J N, Ritchie S A, Phillips D A, et al. Japanese encephalitis in north Queensland, Australia, 1998［J］. Med J Aust, 1999, 170 (11) : 533–536.

［65］Zheng Y, Li M, Wang H, et al. Japanese encephalitis and Japanese encephalitis virus in mainland China［J］. Rev Med Virol, 2012, 22 (5) : 301–322.

［66］吴丹, 宁桂军, 尹遵栋, 等. 中国 2011~2013 年流行性乙型脑炎流行病学特征分析［J］. 中国疫苗和免疫, 2015, 21 (5) : 486–490.

［67］吴丹, 尹遵栋, 李军宏, 等. 中国 2014–2018 年流行性乙型脑炎流行病学特征［J］. 中国疫苗和免疫, 2020, 26 (1) : 1–4.

［68］Gao X, Li X, Li M, et al. Vaccine strategies for the control and prevention of Japanese encephalitis in Mainland China, 1951–2011 〔J〕. PLoS Negl Trop Dis, 2014, 8 (8) : e3015.

〔69〕Li X, Cui S, Gao X, et al. The spatio–temporal distribution of Japanese encephalitis cases in different age groups in Mainland China, 2004 – 2014 〔J〕. PLoS Negl Trop Dis, 2016, 10 (4) : e4611.

〔70〕Li Y X, Li M H, Fu S H, et al. Japanese encephalitis, Tibet, China 〔J〕. Emerg Infect Dis, 2011, 17 (5) : 934–936.

〔71〕Wang H, Li Y, Liang X, et al. Japanese encephalitis in mainland china 〔J〕. Jpn J Infect Dis, 2009, 62 (5) : 331–336.

〔72〕Wang J L, Pan X L, Zhang H L, et al. Japanese encephalitis viruses from bats in Yunnan, China 〔J〕. Emerg Infect Dis, 2009, 15 (6) : 939–942.

〔73〕Li X, Gao X, Fu S, et al. An Outbreak of Japanese encephalitis in adults in Northern China, 2013: A Population–Based Study 〔J〕. Vector Borne Zoonotic Dis, 2018.

〔74〕Sunwoo J S, Jung K H, Lee S T, et al. Reemergence of Japanese encephalitis in South Korea, 2010–2015 〔J〕. Emerg Infect Dis, 2016, 22 (10) : 1841–1843.

〔75〕Li J W, Gao X Y, Wu Y, et al. A Centralized report on pediatric Japanese encephalitis cases from beijing Children's Hospital, 2013 〔J〕. Biomed Environ Sci, 2016, 29 (12) : 902–908.

〔76〕Solomon T, Dung N M, Kneen R, et al. Japanese encephalitis 〔J〕. J Neurol Neurosurg Psychiatry, 2000, 68 (4) : 405–415.

〔77〕Shao N, Li F, Nie K, et al. TaqMan Real–time RT–PCR Assay for detecting and differentiating Japanese encephalitis virus 〔J〕. Biomed Environ Sci, 2018, 31 (3) : 208–214.

〔78〕Solomon T, Kneen R, Dung N M, et al. Poliomyelitis–like illness due to Japanese encephalitis virus 〔J〕. Lancet, 1998, 351 (9109) : 1094–1097.

〔79〕Turtle L, Solomon T. Japanese encephalitis – the prospects for new treatments 〔J〕. Nat Rev Neurol, 2018, 14 (5) : 298–313.

〔80〕Ohrr H, Tandan J B, Sohn Y M, et al. Effect of single dose of SA 14–14–2 vaccine 1 year after immunisation in Nepalese children with Japanese encephalitis: a case–control study 〔J〕. Lancet, 2005, 366 (9494) : 1375–1378.

〔81〕王环宇. 流行性乙型脑炎防控进展及挑战 〔J〕. 中华预防医学杂志, 2019, 53 (2) : 133–135.

〔82〕Monath T P, Guirakhoo F, Nichols R, et al. Chimeric live, attenuated vaccine against Japanese encephalitis (ChimeriVax–JE) : phase 2 clinical trials for safety and immunogenicity, effect of vaccine dose and schedule, and memory response to challenge with inactivated Japanese encephalitis antigen 〔J〕. J Infect Dis, 2003, 188 (8) : 1213–1230.

〔83〕Liu X, Yu Y, Li M, et al. Study on the protective efficacy of SA14–14–2 attenuated Japanese encephalitis against different JE virus isolates circulating in China 〔J〕. Vaccine, 2011,

29 (11) : 2127-2130.

[84] Cao L, Fu S, Gao X, et al. Low protective efficacy of the current Japanese encephalitis vaccine against the emerging cenotype 5 Japanese encephalitis virus [J] . PLoS Negl Trop Dis, 2016, 10 (5) : e4686.

[85] Tajima S, Yagasaki K, Kotaki A, et al. In vitro growth, pathogenicity and serological characteristics of the Japanese encephalitis virus genotype V Muar strain [J] . J Gen Virol, 2015, 96 (9) : 2661-2669.

[86] Cheng V, Sridhar S, Wong S C, et al. Japanese encephalitis virus transmitted via blood transfusion, Hong Kong, China [J] . Emerg Infect Dis, 2018, 24 (1) : 49-57.

[87] Qi Z L, Sun L Y, Bai J, et al. Japanese encephalitis following liver transplantation: A rare case report [J] . World J Clin Cases, 2020, 8 (2) : 337-342.

第二十六章
流行性感冒

流行性感冒（influenza）简称流感，该病症由流感病毒（influenza virus）引起急性呼吸道症状，主要侵犯机体呼吸道和肺部。早期症状包括发热、寒战、头痛、全身酸痛、乏力、嗜睡，肺部和呼吸道表现咽喉痛、干咳及鼻塞等。流感病毒主要分 4 型，即 A 型、B 型、C 型、D 型，一般由甲（A）和乙（B）型致病人类，丙（C）型只发生在少数幼儿中，散发且症状不典型，丁（D）型宿主为牛，对人类基本不致病。流感病毒起源不详，可能几个世纪前就有该病毒引起的疾病存在。该病是典型的人兽共患病，病毒宿主为禽类、猪及人类，有季节性流行和大流行之分，但病毒在人类中长期循环存在。1930 年英国首先分离出流感病毒，1935 年美国研制出第一株流感疫苗。

第一节　病原学特征

流感病毒属于正黏病毒科（Orthomyxoviridae）流感病毒属，为单股、负链分节段RNA 病毒。根据病毒核蛋白（nucloprotein，NP）和膜蛋白（membrant protein，MP）抗原特性不同，人致病性流感病毒分为甲乙丙即 A、B、C 三型，分别用 IAV、IBV 及 ICV 简称。A、B 型核膜包裹 8 个 RNA 节段，C 型有 7 个节段（缺少编码神经氨酸酶蛋白节段），用冷冻电子显微镜观察自鸡胚培养的两株 IAV，约 80% 病毒粒子呈球形并有包膜，直径为80~120 nm，其余病毒粒子呈多形性结构（图 3-26-1）。

IAV 至少编码产生 11 个蛋白。病毒表面可凝聚红细胞并具有抗原性的血红素（hemagglutinin，HA），可和宿主受体唾液酸结合的神经氨酸酶（neuraminidase，NA），负责离子通道的基质蛋白 2（matrix2，M2），由这 3 种蛋白构成病毒的双层包膜。HA 约占包膜总量 80%，NA 约占 17%，M2 蛋白量很微（每个病毒粒子只有 16~20 个分子）。HA 的形态和功能类似冠状病毒的刺突蛋白，主要是型特异性抗原，起侵入细胞的作用；NA 主要作用为清理唾液酸、释放子代病毒。包膜的下层是基质蛋白 1（matrix 1，M1），其内表层裹着组成病毒 8 节段的病毒核糖核蛋白复合物（viral ribonucleoprotein comples，vRNP）的遗传物质。vRNAs 由核蛋白（nucleoprotein，NP）和微量的核运输蛋白（nuclear export protein，NEP）包绕着每一节段的 RNA 组成，在 vRNAs 的顶端还有称为"3P 蛋白"RNA依赖的多聚蛋白酶（RdRp），RdRp 复合物由聚合酶酸性蛋白酶（polymerase acidic protein，PA）、聚合酶碱性蛋白酶 1（polymerase basic protein1，PB1）和聚合酶碱性蛋白酶 2（polymerase basic protein2，PB2）组成；由 NP 和 NEP 蛋白结合每一节段病毒 RNA 及顶端的 3P 蛋白构成了 8 个病毒 vRNPs；IAV 的非结构蛋白（non-structural protein，NSP）编码抗病毒反应蛋白拮抗剂；PB1 片段还编码促凋亡蛋白 PB1-F2。

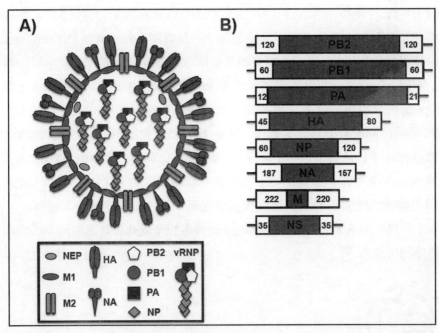

图 3-26-1　甲型流感病毒和基因组结构图（引自 Blanco-Lobo P，et al. 2019）

HA：血凝素；NA：神经氨酸酶；NEP：核移动蛋白；M1：基质蛋白 1；M2：基质蛋白 2；PB2：聚合酶碱性蛋白酶 2；PB1：聚合酶碱性蛋白酶 1；PA：聚合酶酸性蛋白酶；NP：核蛋白；vRNP：病毒核糖核蛋白复合物。B）IAV 8 节段单股、负链 vRNA 基因组的基因组成，每一节段 vRNA 编码的主要蛋白如下：PB2，PB1，PA，HA，NP，NA，M，and NS。白框表示每个 vRNA 选择性包装入病毒粒子的信号，而数字则表示每个 vRNA 节段含有包装信号的核苷酸长度，黑线代表病毒基因组复制和转录时可被病毒 RdRp 识别的 3~5 非编码区（NCRs）。

　　HA 可分为 H1~H18，NA 分为 N1~N11，由这些血清型组成各种流感病毒株。一般称血清型 H1~H3 株为季节性流行株，其他组合型大多为禽流感株。2012—2013 年分别从蝙蝠中测得核苷酸序列 H17N10 和 H18N11，但病毒株至今仍未分离到。IBV 只有山形（Yamagata）和维多利亚（Victoria）2 型。

　　流感病毒按以下公式命名分类：型别 / 宿主 / 分离地点 / 毒株序号（指采样时标本号）/ 分离年代（血凝素和神经氨酸酶亚型）。IAV 的生命循环　IAV 的感染和产生子代周而复始的过程即是 IAV 生命循环。首先 IAV 的 HA 与宿主唾液酸的结合起始感染过程，因此，从感染来说，其宿主受体是非常重要的。在人类主要位于上呼吸道的 α2，6 键结合半乳糖的唾液酸，禽类则主要在于下呼吸道的 α2，3 键结合半乳糖的唾液酸，而在猪上呼吸道既有 α2，6 键结合半乳糖的唾液酸、也有 α2，3 键结合半乳糖的唾液酸，因此把猪称为流感病毒的混合器。

IAV HA 的酸化（pH 为 5~6）裂解出了 HA1 和 HA2，其次 HA2 与宿主上皮细胞（巨噬细胞）内小体膜融合，M2 进一步酸化促使 M1 释放 vRNP 进入宿主细胞质中，通过病毒 NP，vRNPs 被转运到病毒复制和转录的细胞核，进行 vRNP 的复制与转录。由进入细胞核的病毒 RdRp 操控了细胞的解旋酶、复制酶等，首先形成发夹状 RNA，合成正链 RNA，再转合成具有 IAV 特征互补的负链 RNA；其次转录 IAV mRNA，这种转录需要有引物引导，病毒 RdRp 识别 PB2 活化了宿主细胞核的 5'端帽酶，截取或偷窃（cap-snatching）了 12~14 个核苷酸作为引物，而 3'端聚腺苷酸尾则由 IAV 自带的 RdRp 序列作为引物转录 mRNA，原则上这种转录机制可以转录单个 PB2、HA、NA 和 NA 蛋白和多个的 PB1、PA、M 和 NS 蛋白。在细胞核中复制的 IAV 遗传物质和转录生成的蛋白由 NP 及 NEP 在 β 肌动微纤毛的协同配合下移出细胞核，其中 HA、NA 和 M2 被转运到细胞的内质网中进行脂或糖基化修饰，最后由信号引导至细胞膜极性化顶端，等待包装好的 vRNPs 从极化的细胞膜顶端出芽生殖（图 3-26-2），按信号装配成功的子代病毒粒子具有感染性可以再感染周边细胞，完成了 IAV 的第一代生命循环。而在复制、转录等过程，不能按照装配信号要求形成正确的 8 节段的 vRNPs 的子代病毒粒子或缺失某蛋白的子代病毒粒子，则不能再感染周边细胞。

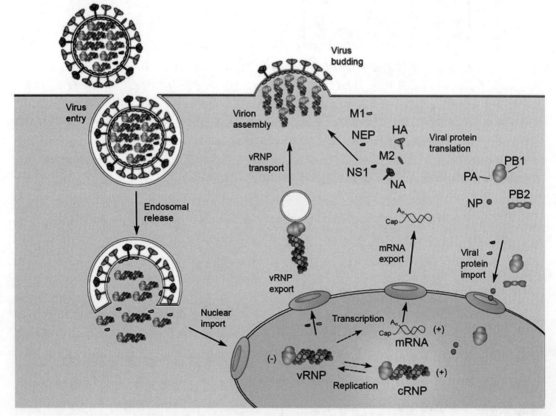

图 3-26-2　甲型流感病毒（IAV）生命循环图（引自 Aartjan JW te Velthuis，2016）

注：圆型为病毒粒子，方框示细胞内环境，方框内蓝色椭圆形部分为细胞核；各符号代表参见图 3-26-1。

第二节　流行过程及特征

流感一般分为流感大流行、季节性流感及禽流感三部分。流感大流行一般难以预测，季节性流感指引起常年人类的流感，其流感病毒亚型为 H1~H3。据 WHO 报告，全球每年因流感发病 300 万 ~500 万人，严重感染者有 29 万 ~60 万例死亡，是全球一大公共卫生的高负担疾病。禽流感有高、中、低致病性之分（致禽类死亡程度而分），高致病性禽流感一般为 H5N1。2013 年 3 月始，我国曾一度发生致病性禽流感 H7N9 在活禽市场引发人感染事件，多年来感染病例合计 1 537 例；2017 年 2 月份在广东发现的 H7N9 发生 2 个位点的变异而可能成为高致病性禽流感株后，同年 9 月在农业部的协调下，约有 85% 的禽类用含 H5 和 H7 的三价灭活兽用疫苗免疫接种，此后 H7N9 禽流感病毒的流行、变异及感染人被终止了。我国每年禽类养殖在 50 亿羽以上，由于禽流感的流行可引起人员的死亡以及因疫情需要扑灭禽类，引起巨大的经济损失。其他禽流感病毒亚型一般为低致病性，偶尔引起死亡病例发生。引起人类患病多为季节性流感，其抗原性的变化多为病毒的遗传物质发生"漂移"引起；而大流行往往涉及禽或猪类流感病毒节段基因的重排。

一、传染源、传播途径和易感人群

传染源：引起季节性流感发生的传染源为人类循环散发的流感患者，其本质是 HA 或 NA 病毒抗原发生位点突变的结果。

传播途径：一般是经呼吸道途径，由飞沫或密切接触传播；

易感人群：从某种程度来说，全人群为流感易感人群。但按 WHO 分类，需接种流感疫苗的易感人群分为 5 类：①孕妇。② 6 个月 ~5 岁儿童。③ 65 岁以上老者。④ 患除单纯高血压外的基础疾病及免疫低下者。⑤ 医务工作者。

二、时空分布

流感一般全年可以发生，但病例多寡有季节性分布。所谓季节性流感，在全球有南北半球的流行。在我国以长江为界，南北流行也很明显，北方发生在每年的 11 月至次年的 2 月份，即在冬季流行；南方如福建省、广东省，一年有 2 次流行，一次在夏季，7~8 月份，另一次在冬季。

三、流行状况

流感全年均可发生，在非季节性时常以散发流行使病毒在人间循环存在；但在流行季节时，存在 IAV 疫苗株因遗传漂移问题存在选择不准问题，使流行控制难度增加。其次，何时发生流感大流行由于在禽或猪内发生的基因重排而难以预测。全球发生的 4 次流感大流行，前 3 次均由禽类引起，后 1 次由猪引起，但每一次都有不同的禽流感病毒节段的混杂；此外，大流行的流感都是由 IAV 引起的。

1.1918 年流感大流行：1918 年的流感大流行始于 1918 年的春天，一个不同寻常的特征是大多数的死亡病例发生在 15~34 岁的健康成年人中，要知道，这些身体健康的年轻人相对老幼来说拥有更强大的免疫力和自我修复力。而这场瘟疫在全球范围内流行，根据保守的数字统计，它至少感染了 5 亿人，死亡人数为 2 500 万 ~5 000 万人，而因为很多偏远地区和战乱无法统计，有学者认为，死亡人数超过 1 亿，而当时世界的全部人口也只有 17 亿而已。

Taubenberger 等从 1918 年一死者的福尔马林固定、石蜡包埋肺部组织中用 RT-PCR 扩增到 4 个节段 9 个基因的 DNA 片段，并进行测序分析，证实当初流行的 IAV 为 H1N1。2005 年，Taubenberger 等又从埋葬于阿拉斯加冻土带下 1918 年因流感死亡的一女尸肺中获得标本，将其复活为具有活性的 H1N1 病毒，作为对照，取一经修饰暂称为德州的 IAV，该 H1N1 病毒感染肺细胞株、小鼠与德州 IAV 进行比较，感染 1 d 后从肺细胞株中释放的病毒 50 倍高于德州 IAV，感染 2 d 后小鼠失重 13%，感染 4 d 后该病毒在小鼠肺部中的量 39 000 倍高于德州 IAV，6 d 后感染该复活的 H1N1 小鼠全部死亡。当时认为该病毒可制成最有毒力的生物战剂。

2. 1957 年 H2N2 大流行：1957 年 2 月，我国西南贵州省首先检测出该流感的流行，4 月份蔓延至中国香港，导致发生 250 000 病例，是中华人民共和国成立后流行最严重的流感。此后 5 月，流行至日本和新加坡，7~8 月份袭击中东、欧洲和非洲，10 月份蔓延至美国，即在 8 个月时间席卷全球，其发病率在 15% ~30%。该流感最终造成全球约 66 000 万例死亡，死亡病例以儿童和老年人为主；据估计此次大流行基本传染数（R0）为 1.8，60%~65% 感染者有明显的临床症状。同年，我国设立了流感监测实验室。

1957 年的大流行持续循环近 10 年，到 1968 年由 H3N2 取代，此后亦未见其成为季节性流感病原。1957 年的 H2N2 病毒是由 H1N1 病毒中的 5 个基因组节段（NP、M、NS、PB2 和 PA）和 3 个来源于禽类的 HA、NA 和 PBI 节段重组而新产生的。重组病毒出现，人类缺少针对新的 HA 和 NA 蛋白保护性抗体，所以导致病毒快速传播。

3. 1968 年流感大流行：1968 年 7 月大流行的流感株由 H3N2 引发。首先从香港突发病例，约 15% 的香港人群发病。疫情扩散蔓延至印度及澳大利亚北部城市。此后，1968—1969 年冬疫情流行至北半球国家，全球该流感流行导致的超额死亡数约有 16 400，其发病和死亡情况更类似于季节性流感，以小年龄青少年更为易感，死亡则以 ≥ 65 岁的老者占比高（52%）。

我国处于十年动乱期间，虽大多数公共卫生资料没有收集，但由广东、四川、上海、北京、哈尔滨和青岛等仍有流感样病例（influenza-like illness, ILI）报告 CNIC，统计分析认为 1968 年年度报告的 ILI 仍是 1968—1992 年报告的最高年份。

导致该暴发的 H3N2 病毒，除 HA 基因 H3 亚型可能来自于乌克兰鸭或其他相近病毒株和新来源的 PB1 基因外，其他基因片段与 1957 年流行的 H2N2 病毒高度同源性。此后 H3N2 成为季节性甲型流感病毒的主要基因亚型，虽然该病毒也持续地发生抗原变异，但基本上为抗原"漂移"式变异。

4. 2009 年 H1N1pdm09 流感大流行：2009 年 4 月份，墨西哥和美国等报告了甲型流感的流行，美国首先检测确定了该流感是由甲型 H1N1 流感病毒引起。H1N1 病毒的全基因组核苷酸测序表明，该病毒是由北美猪系的 H1N1 和欧亚猪系 H1N1 流感病毒的基因组重组而成，因此称为"猪源性甲型流感病毒"，以 H1N1pdm09 称之，区别现季节性 H1N1 IAV。

2009 年 4 月 25 日，根据《国际卫生条例》的规定，世卫组织（WHO）总干事宣布 2009 年 H1N1 疫情为国际关注的突发公共卫生事件。4 月 27 日，WHO 将流感大流行疫情警戒级别从 3 级提高到 4 级；4 月 29 日，WHO 又把流感大流行的警戒级别从 4 级提高到 5 级，表明大流行迫在眉睫；6 月 11 日，WHO 将全球流感大流行警戒级别再升至 6 级。这是 WHO 40 年来第一次把传染病警戒级别升至最高级别。本次疫情传播快，蔓延到 214 个国家和地区，但相对只引起轻症发生，导致近 20 万人死亡。该疫情历时一年，2010 年 4 月 10 日宣布本次大流行结束。

这次大流行美国估计发生 6 080 万例感染（95% 可信限为 4 330 万~8 930 万例），27.4 万例住院治疗（195 086~402 719），死亡 12 469 例（8 868~18 306）。我国报告 12.7 多万例病例，住院治疗 4 859 例，死亡病例 800 多例。

本次大流感促进了我国进一步加强流感监测网的投入和建设，监测实验室增至 411 个，哨点医院增至 556 个。有关禽流感的流行及防控等，有其特殊性，本书将有专章介绍。

第三节　重症流感的病理机制

重症流感的引发肺炎病理机制有 2 种。一是季节性流感或流感大流行大多为随后感染化脓性细菌引起肺炎的发生的，这是第一、二次流感大流行诊断的结果；二是由于病毒的大量复制引发"细胞因子风暴"使肺部积血、充水、纤维化而致重症发生；H5N1、H7N9 禽流感病毒和引发个别死亡的低致病性禽流感病毒也是由于肺部"细胞因子风暴"而致重症死亡的。而现在的理论趋向于流感的重症是过度细胞免疫的结果，引起过多的细胞因子趋向于肺部引起"细胞因子风暴"的发生，是流感重症和死亡的原因。

第四节　诊　疗

一、流感临床病例的产生

流感临床病例的产生与社会病例发生密切相关，但由于散发病例的存在很难准确推测；社会病例的大量发生发展则预示着季节性流感的发生。流感致病性与毒株型别侵染有关，临床表现也不尽相同。个体免疫状况与感染也有密切关系，出现隐性感染或显性感染。一般感染流感后的潜伏期很短，为 1~4 d，平均 2 d。起病急，伴有发热（38 ℃或以上），全身中毒症状明显，表现为头疼、肌疼和严重不适，上呼吸道症状明显；婴幼儿有高热惊厥及拒奶等现象。

二、流感的药物治疗

药物治疗一般抑制流感病毒的 3 个靶点：一是离子通道 M2 抑制剂，以金刚烷胺或金刚乙胺治疗，已证实该位点已全部发生突变，现已不用该抑制剂治疗。二是神经氨酸酶（NA）抑制剂，目前用磷酸奥司他韦（达菲）在流感发病 36 h 之内用该药治疗有效，2000 年初该药被美国 FDA 批准用于 13 岁以上人群的治疗，但流感患者常超过时间就诊，临床医生发现在加倍使用奥司他韦情况下对该病还有作用；此类药物另一种是扎那米韦（zanamivir），因药效不稳定，我国未批准使用。三是 RNA 聚合酶抑制剂，该药有法匹拉韦和巴洛沙韦（baloxavir），前者已在日本上市，美国也批准使用，但其使用范围主要为轻症；后者仍处于研究阶段。用流感恢复期血浆治疗也有用于重症流感治疗，但需要注意其中和抗体效价及安全性。季节性流感的治疗还配用抗生素（一般对老年人及幼童），以预防致病性细菌侵入感染引起的大叶性肺炎。除此以外，一般以支持疗法或卧床休息为主。

三、实验室检测

一般三大常规辅助检测主要注意外周血象检测结果。白细胞计数范围广，没有发现明显的由细菌续发感染引发的肺炎症状时，看不出白细胞增高情况；中性粒细胞和淋巴细胞是白细胞的重要组成部分，特别是中性粒细胞占比达 50%~70%，是对抗入侵细菌最重要的防卫细胞，特别是急性化脓性菌入侵时，会引起中性粒细胞的增高；重症患者的淋巴细胞数量降低；另一重要指标是 C 反应蛋白（CRP），在感染、炎症等应急状态下，血浆中 CRP 会迅速增高。

实验室直接检测流感病毒是特异性检测方法，现最精确的做法是用咽拭子采取口咽部标本提取 RNA 作 qRT–PCR 检测。分离病毒及抗体检测法等无法达到快速诊断目的，故采用较少。

第五节　预防控制

一、策略的实行

WHO 制定了 2019~2030 年全球流感应对策略。该策略包括 3 个部分，简介、概论和策略的实行。其中概论包括了 4 个应对内容措施。一是强调对公共卫生难以解决的问题需进行研究和创新；二是对全球流感的监测、溯源和资料利用；三是扩展季节性流感的预防控制和保护易感人群；四是为使全球更安全，要切实加强大流感的准备和应对。在策略的实行里也包括两大内容，一是概述 2002 年以来的主要对流感防控（包括对 SARS、MERS 等呼吸道病毒性疾病）成效；二是在 2019—2030 年流感应对策略中可能遇到的预防、控制等出现的问题和对策。客观地说，2002 年以来的流感防控策略是取得了很大的成效，从 1952 年开始的全球流感系统的监测协作从最初的几个发展到目前 110 个国家的 150 个研究机构的参与；其间平息了 SARS 疫情；2005 年制定了可操作的《全球卫生条例》（International Health Regulation，IHR）；发现并控制了 MERS 的流行；开展了对医院 SARI 病例的报告和诊断，促进全球各地在流感（或呼吸道病毒性疾病）的防控、诊断和应对（包括防护衣帽、消毒物质的储备等）。

二、WHO 注重流感疫苗对流感的应对

WHO 在 2019—2030 年全球流感应对策略中，特别强调采用疫苗保护易感人群的作用。流感疫苗每年需要通过全球 100 多家流感实验室报送当年流感流行的亚型，并经 WHO 的 5 个参比实验室经抗原测定，每年 2 次例会推荐企业生产用的疫苗株。对于多数疾病而言，目前主要使用 5 类疫苗，包括灭活苗、减毒苗、活病毒载体苗、基因重组苗和 DNA 或 mRNA 苗。而对于流感疫苗主要为全病毒灭活疫苗、裂解疫苗、亚单位疫苗和减毒活疫苗，目前市场使用率高的为裂解疫苗和亚单位疫苗。

裂解疫苗是应用裂解剂溶解或裂开病毒脂膜，再应用相应的纯化工艺去除病毒核酸和大分子蛋白和裂解剂等，保留抗原有效成分 HA 和 NA 以及部分 M 蛋白和 NP 蛋白。与全病毒灭活疫苗相比，它保留了病毒的免疫原性同时极大降低了反应原，使接种副反应得到明显减少，用于全年龄组的接种。亚单位或纯化表面抗原疫苗，是在裂解疫苗的基础上，使用额外的纯化步骤，得到更纯的 HA 和 NA 蛋白抗原成分，接种副反应也相应减少，特别用于低年龄组及免疫缺陷病例的接种。其他剂型生产量少且有特殊部位接种，可根据说明书进行接种。

大多数流感疫苗都是 3 价，包含甲 1（H1N1）和甲 3（H3N2）和乙型流感病毒（Victoria 系）。近年由于乙型流感病毒分化为抗原性明显不同的 2 个支系（Victoria 系和 Yamagata 系），因此增加了 Yamagata 系的乙型病毒亚型病毒株，制成 4 价流感疫苗。这类苗，在我国流感疫苗的市场上占绝对优势。

每个国家或地区对流感疫苗接种对象和免疫程序各有不同。目前，美国公共卫生部门及儿科协会推荐所有 > 6 月龄的人群都可以接种流感疫苗。WHO 推荐流感疫苗最优先接种对象为孕妇，然后是 6 月~5 岁的儿童、> 65 岁老人、慢性疾病患者以及医护人员。疫苗接种一般推荐在北半球 10~12 月和南半球 4~7 月（流行季前）完成。

三、流感疫苗的免疫效力和效果

因为抗原"漂移"（遗传物质相对变异少）的缘故，流感疫苗的保护作用一般只能达

到 60%，有的年份因预测不准或其他因素使选择的疫苗株不能匹配，还无法达到这样的保护效果，这也就是为什么流感疫苗需要年年注射接种预防的主要原因。

（张智芳　杨秀慧）

参考文献

［1］Silveira S, Falkenberg SM, Kaplan BS, et al. Serosurvey for influenza D virus exposure in Cattle, United States, 2014－2015 ［J］. Emerg Infect Dis, 2019, 25（11）: 2074-2080. DOI: 10.3201/eid2511.190253.

［2］Nayak DP, Balogun RA, Yamada H, et al. Influenza virus morphogenesis and budding ［J］. Virus Res, 2009, 143（2）: 147－161. DOI: 10.1016/j.virusres.2009.05.010.

［3］Samji T. Influenza A: understanding the viral life cycle ［J］. Yale J Biology Med, 2009, 82: 153-159.

［4］Blanco-Lobo P, Nogales A, Rodríguez L, et al. Novel approaches for the development of live attenuated influenza vaccines ［J］. Viruses, 2019, 11（2）: 190. DOI: 10.3390/v11020190.

［5］Gamblin SJ, Skehel　JJ. Influenza hemagglutinin and neuraminidase membrane glycoproteins ［J］. J Biol Chem, 2010, 285: 28403－28409.

［6］Chen X, Liu S, Goraya MU, et al. Host Immune response to influenza a virus infection ［J］. Front Immunol, 2018, 9: 320.

［7］Hutchinson EC. Influenza virus ［J］. Trends Microbiol, 2018, 26（9）: 809－810. DOI: 10.1016/j.tim.2018.05.013.

［8］Webster RG, Bean WJ, Gorman OT, et al. Evolution and ecology of influenza A viruses ［J］. Microbiol Rev, 1992, 56（1）: 152－179.

［9］Kumlin U, Olofsson S, Dimock K, et al. Sialic acid tissue distribution and influenza virus tropism ［J］. Influenza Other Resp , 2008, 2（5）: 147-154. DOI: 10.1111/j.1750-2659.2008.00051.

［10］Aartjan JW, te Velthuis , Ervin Fodor. Influenza virus RNA polymerase: insights into the mechanisms of viral RNA synthesis ［J］. Nat Rev Microbiol, 2016, 14（8）: 479－493. DOI: 10.1038/nrmicro.2016.87.

［11］Bai N, Zhang J, Li L, et al.Evaluating the effect of virus mutation on the transmission of avian influenza H7N9 virus in China based on dynamical model［J］. Math Biosci Eng, 2019, 16(5): 3393-3410. DOI: 10.3934/mbe.2019170.

［12］Zhang R, Dong X, Wang D, et al. Recollections: one hundred years of influenza since the 1918 pandemic — Is China prepared today ［J］. China CDC Weekly, 2019, 1（4）: 56-61.

［13］Taubenberger JK, Reid AH, KRAFFT AE, et al. Initial genetic characterization of the 1918 "Spanish" Influenza Virus ［J］. Science, 1997: 1793–1796.

［14］Special Report. The 1918 flu virus is resurrecte ［M］. Nature Publishing Group, 2005: 794–795.

［15］马明英, 郭仁荣. 流行性感冒流行病学进展［J］. 安徽预防医学杂志, 2000, 6（6）: 476.

［16］Simonsen L, Clarke MJ, Schonberger LB, Arden NH, Cox NJ, Fukuda K. Pandemic versus epidemic influenza mortality: a pattern of changing age distribution ［J］. J Infect Dis, 1998, 178（1）: 53–60. DOI: 10.1086/515616.

［17］Simonsen L, Clarke MJ, Schonberger LB, Arden NH, Cox NJ, Fukuda K. Pandemic versus epidemic influenza mortality: a pattern of changing age distribution ［J］. J Infect Dis, 1998, 178（1）: 53–60. DOI: 10.1086/515616.

［18］Vynnycky E, Edmunds WJ. Analyses of the 1957（Asian）influenza pandemic in the United Kingdom and the impact of school closures. Epidemiol and Infect 2008, 136（2）: 166–179. DOI: 10.1017/S0950268807008369.

［19］Krammer F, Smith GJD, Fouchier RAM, et al. Influenza ［J］. Nat Rev Dis Primers, 2018, 4（1）: 3. DOI: 10.1038/s41572–018–0002–y.

［20］Scholtissek C, Rohde W, Von Hoyningen V, Rott R. On the origin of the human influenza virus subtypes H2N2 and H3N2 ［J］. Virology, 1978, 87（1）: 13–20. DOI: 10.1016/0042–6822（78）90153–8.

［21］Rambaut A, Pybus OG, Nelson MI, Viboud C, Taubenberger JK, Holmes EC. The genomic and epidemiological dynamics of human influenza A virus［J］. Nature, 2008, 453（7195）: 615–619. DOI: 10.1038/nature06945.

［22］Reperant LA, Moesker FM, Osterhaus AD. Influenza: from zoonosis to pandemic ［J］. ERJ Open Research, 2016, 2（1）: 1–4. DOI: 10.1183/23120541.00013–2016.

［23］Taubenberger JK, Morens DM. 1918 Influenza: the mother of all pandemics ［J］. Emerg Infect Dis, 2006, 12（1）: 15–22. DOI: 10.3201/eid1201.050979.

［24］Smith DJ, Lapedes AS, de Jong JC, et al. Mapping the antigenic and genetic evolution of influenza virus ［J］. Science, 2004, 305（5682）: 371–376. DOI: 10.1126/science.1097211.

［25］Sheng ZM, Chertow DS, Ambroggio X, et al. Autopsy series of 68 cases dying before and during the 1918 influenza pandemic peak ［J］. Proc Natl Acad Sci U S A, 2011, 108（39）: 16416‑16421.

［26］Rudd JM, Ashar HK, Chow VT, et al. Lethal synergism between influenza and Streptococcus pneumoniae ［J］. J Inf Secur Pulm Dis, 2016, 2 (2): 1–13. DOI: 10.16966/2470–3176.114.

［27］WHO.Influenza（Seasonal）［EB/OL］.（2018-11-06）［2020-05-05］.http: //www.who.int/en/news-room/fact-sheets/detail/influenza-（seasonal）.

［28］文心田,于恩庶,徐建国,等.当代世界人兽共患病学［M］.成都:四川科学技术出版社,2011.

［29］康利宏,田耕,杨雄利.200 例发热患者临床特征分析［J］.中国病案,2018,19（12）:107-110.

［30］WHO.Global influenza strategy 2019-2030［M］.Geneva: WHO, 2019, 31.

［31］ Salk JE, Suriano PC. Importance of antigenic composition of influenza virus vaccine in protecting against the natural disease; observations during the winter of 1947-1948［J］. Am J Public Health Nations Health, 1949, 39（3）: 345-355. DOI: 10.2105/ajph.39.3.345.

［32］Cate TR, Couch RB, Parker D, Baxter B. Reactogenicity, immunogenicity, and antibody persistence in adults given inactivated influenza virus vaccines - 1978［J］. Rev Infect Dis, 1983, 5（4）: 737-747. DOI: 10.1093/clinids/5.4.737.

［33］Wright PF, Cherry JD, Foy HM, et al. Antigenicity and reactogenicity of influenza A/USSR/77 virus vaccine in children--a multicentered evaluation of dosage and safety［J］. Rev Infect Dis, 1983, 5（4）: 758-764. DOI: 10.1093/clinids/5.4.758.

［34］Centers for Disease Control and Prevention. Flublok seasonal influenza （flu）vaccine［EB/OL］［2020-05-05］. CDC https: //www.cdc.gov/flu/protect/vaccine/qa_flublok-vaccine.htm （2017）.

［35］Luke CJ, Lakdawala SS, Subbarao K. Influenza vaccine - live［M］. Plotkin's Vacines: Elsevier, 2018: 489 - 510.

［36］Hoft DF, Babusis E, Worku S, et al. Live and inactivated influenza vaccines induce similar humoral responses, but only live vaccines induce diverse T-cell responses in young children［J］. J Infect Dis, 2011, 204（6）: 845-853. DOI: 10.1093/infdis/jir436.

［37］Mohn KG, Bredholt G, Brokstad KA, et al. Longevity of B-cell and T-cell responses after live attenuated influenza vaccination in children［J］. J Infect Dis, 2015, 211（10）: 1541-1549. DOI: 10.1093/infdis/jiu654.

［38］Krammer F, Palese P. Advances in the development of influenza virus vaccines［J］. Nat Rev Drug Discov, 2015, 14（3）: 167-182. DOI: 10.1038/nrd4529.

［39］Paules CI, Marston HD, Eisinger RW, et al. The Pathway to a Universal Influenza Vaccine［J］. Immunity, 2017, 47（4）: 599-603. DOI: 10.1016/j.immuni.2017.09.007.

［40］Keitel WA, Atmar RL, Cate TR, et al. Safety of high doses of influenza vaccine and effect on antibody responses in elderly persons［J］. Arch Intern Med, 2006, 166（10）: 1121-1127. DOI: 10.1001/archinte.166.10.1121.

［41］Demicheli V, Jefferson T, Ferroni E, et al. Vaccines for preventing influenza in healthy adults［J］. Cochrane Database Syst Rev. 2018；2（2）：CD001269. DOI: 10.1002/14651858. CD001269.pub6.

［42］Demicheli V, Jefferson T, Di Pietrantonj C, et al. Vaccines for preventing influenza in the elderly［J］. Cochrane Database Syst Rev, 2018；2（2）：CD004876. DOI: 10.1002/14651858.CD004876.pub4.

［43］Jefferson T, Rivetti A, Di Pietrantonj C, et al. Vaccines for preventing influenza in healthy children. Cochrane Database Syst Rev. 2018；2（2）：CD004879. DOI: 10.1002/14651858.CD004879.pub5.

第二十七章
人感染禽流感

禽流感（avian influenza，AI）是由甲型流感病毒（influenza A virus，IVA）引起的一种禽类传染病。水禽（waterfowl）是 IVA 的储存宿主，截至目前，除了两种在蝙蝠中发现的亚型外（H17N10，H18N11），所有亚型的 IVA 均存在于水禽中（H1~16，N1~9）。在禽类中流行的 IVA 统称为禽流感病毒（avian influenza virus，AIV）。部分 AIV 可经家禽（domestic poultry）感染包括人在内的哺乳动物，特别是 H5 和 H7 亚型 AIV，因此 AI 也是一种人兽共患病。1997 年之前全球范围内人感染禽流感罕有报告，仅有的 3 例 H7 亚型感染者仅有结膜炎等轻微临床症状。1997 年香港首次暴发人感染 H5N1 亚型高致病性禽流感（high pathogenic avian influenza，HPAI），随后播散至亚洲、欧洲和非洲多个国家；2013 年中国上海和安徽两地发现人感染 H7N9 禽流感并发生持续流行。H5N1 和 H7N9 两种亚型 AIV 流行除对家禽养殖业产生的巨大危害，严重制约养殖业的健康发展外，还造成人严重疾病和高致死率，严重威胁人类健康。此外，由于两种病毒具有进一步变异获得大流行的潜能，严重威胁全球公共卫生安全，因此引发全球高度关注。

第一节 病原分子生物学特征

AIV 的形态特征、基因组及对理化抵抗力等与其他的流感病毒比较，没有明显差别。

血凝素蛋白（hemagglutinin，HA）是 IVA 表面重要病毒蛋白，以同源三聚体形式呈现在病毒表面。HA 蛋白在翻译成为 HA0 后经宿主细胞胞外蛋白酶切割成为 HA1 和 HA2，该过程是产生具有受体识别和结合功能以及介导后续病毒外膜与宿主细胞内质网融合的 HA 分子的关键步骤。IVA 通过表面 HA 与宿主细胞表面与半乳糖连接的 N- 乙酰神经氨酸（唾液酸）结合，启动病毒侵入宿主细胞以及病毒复制过程。N- 乙酰神经氨酸与半乳糖连接方式决定了 AIV 的宿主范围以及病毒的传播能力，禽类肠道黏膜细胞表面受体以 α2-3 方式连接（SA α2-3Gal），人上呼吸道细胞表面受体则以 α2-6 方式连接（SA α2-6Gal），但人类的 II 型肺细胞表面具有 SA α2-3Gal 受体。受体特异性转变是 AIV 跨物种传播的重要分子机制。大量研究表明，人感染 AIV 在 HA 上发生多种氨基酸替代，其中 Q226L（H3 numbering）替代显著增加 HA 对人样受体（SA α2-6Gal）的亲和力，降低或完全丧失禽样受体（SA α2-6Gal）的亲和力，该位点突变在 H5、H7 等多种亚型人感染 AIV 中均有发现。除了 Q226L 外，其他氨基酸位点突变也不同程度改变 AIV 对两种受体亲和力,如 H5 和 H7 亚型 HA 的 T160A 突变也可增加病毒对人样受体的亲和力,而对 H7N9 进行诱变和结构研究发现 G186V 突变是 H7N9 AIV 结合人样受体的关键因素。此外,G228S 替代也可导致病毒具备人样和禽样受体的双嗜性。除了单一氨基酸替代外,多个氨基酸替代还产生协同效应,促进 AIV 对人样受体的亲和力。HA 突变除了对病毒跨物种传播具有重要作用外,有报道在 H5 亚型 HA 中,H103Y 突变可以降低融合 pH,从而增加 HA 的温度稳定性,该突变可能增加病毒的空气传播能力。HA 突变对感染后体内多脏器的播散,产生系统性感染也具有重要作用。

神经氨酸酶(neuraminidase,NA)是 IVA 的另一种重要表面蛋白,以同源四聚体形式呈现在病毒表面,负责切割宿主细胞表面糖蛋白上的唾液酸,促进病毒通过细胞表面黏膜,进而导致子代病毒从感染细胞表面脱落。NA 蛋白还是氨酸酶抑制剂的重要靶点,因此,NA 蛋白变异对 AIV 的宿主嗜性、致病性以及耐药性等也具有重要作用。人感染 AIV 的 NA 蛋白一个显著变异在于 NA 蛋白杆部约 19aa 的缺失,该缺失被认为是 AIV 从水禽向旱禽传播的一个重要标志,该缺失在高致病性 H5 亚型 AIV 中常见,但是在早期发现的人感染 H7 亚型 AIV 中,该区仅有 5 个氨基酸的缺失。NA 的另一类重要突变涉及神经氨酸酶抑制剂耐药,如 H274Y、R292K(N2 numbering)等重要耐药性突变,目前人感染 H5、H7 亚型 AIV 发生上述耐药性突变较少。

禽源 AIV 跨物种传播并适应哺乳动物与其 PB2 聚合酶 E627K 突变有关,该突变是 AIV 适应哺乳动物的重要标志。在禽源病毒中,PB2 第 627 位氨基酸通常为谷氨酸(E),但 H5、H7 亚型人感染 AIV 毒株通常为赖氨酸(K)。E627K 突变提高了 PB2 的聚合活性,有利于病毒在人上呼吸道环境(33℃)复制和增殖,增加病毒对哺乳动物的毒力和传播能力,而对禽类的毒力没有影响甚至降低。人感染 H5、H7 亚型 AIV 的 PB2 上还包括 D701N 等与聚合酶活性增强以及病毒复制效率提高有关突变。E627K 和 D701N 双突变还极大提高 AIV 对哺乳动物的致病性。除了 PB2 外,PB1 和 PA 的氨基酸变异也可提高 AIV 聚合酶活性和复制效率,其作用机制可能涉及其与 RNA 依赖的 RNA 聚合酶(RNA dependent RNA polymerase,RdRP)复合物亲和力的增强。

除改变病毒的宿主范围、提高病毒致病力外,AIV 氨基酸变异还对病毒的传播力、对抗宿主免疫具有重要作用。如 NS1 蛋白 P24S 降低宿主细胞干扰素应答,附属蛋白 PB1-F2 的 N66S 也能抑制干扰素应答并促进宿主细胞前炎细胞因子应答。由于 IVA 的高度突变性,多种氨基酸的突变与 AIV 的适应性、毒力、致病力、耐药性以及对抗宿主免疫应答之间的关系仍需不断证实。

根据 AIV 对禽类的致病性高低,AIV 可分高致病性(high pathogenic,HP)和低致病性(low pathogenic,LP)两种。静脉致病指数(intravenous pathogenic index,IVPI)高于 1.2 为 HPAIV,低于 1.2 则为 LPAIV。HPAIV 的 HA 蛋白在 HA1 和 HA2 链接肽处一般为连续多碱性氨基酸,而 LPAIV 则多为单个碱性氨基酸,因此,HA1 和 HA2 链接肽的氨基酸构成是判断 AIV 致病性高低的重要分子遗传标志。人感染 AIV 的临床严重程度与病毒致病性高低并不直接相关，在既往人感染禽流感病例中，H5N1 亚型多为高致病性，而早期人感染 H7N9 亚型 AIV 多为低致病性，其在禽类中多为无症状或仅有轻微症状，但 2017 年广东省出现的高致病性 H7N9 亚型 AIV 造成大量禽类死亡。

人感染 H5N1 亚型 AIV 起源于 A/goose/Guangdong/1/96（Gs/Gd/96），该病毒来源于迁徙性鸟类，最早于 1996 年郭元吉等人在广东省商品鹅中发现。目前，该 H5 亚型家系（Lineage）病毒不断进化，已经衍生出至少 10 种进化分支（Clade 0~9），少数可进一步进化出亚分支（sub-Clade），其中以 Clade 2 最为多样。受野生禽类迁徙以及禽类贸易等因素影响，不同的进化分支呈现一定的地域分布特征，例如 Clade 2.1.3 主要分布在印度尼西亚，2.2.1 主要分布在埃及，2.3.2 主要分布在东南亚。其中以 2.3.4.4 分支分布最广，广泛分布在包括我国在内的多个国家。除了抗原变异之外，H5 亚型 AIV 通过内部基因的重排，还衍生出众多具有不同遗传特征的病毒衍生株，甚至于不同亚型的 NA 节段发生重配，产生多种亚型（H5Nx）AIV，如导致人感染的 H5N6 亚型 AIV。

2013 年人感染 H7N9 亚型 AIV 系多种病毒重配而来，其中 H7 和 N9 节段分别来自家鸭和野生鸟类，而病毒的内部基因则来自于两种不同的 H9N2 病毒，因此推测该病毒为四源重配株。此外，由于环境中存在大量的内部基因供体，因此病毒内部基因一直处于动态变化，与不同 H9N2 病毒的重配导致大量 H7N9 基因型病毒产生。

第二节　流行病学特征

1997 年 5 月，香港 1 名 3 岁男孩感染 H5N1 亚型 HPAI 并死亡，该病例系首例由禽源 H5N1 亚型 HPAIV 导致的人感染病例，是人感染禽流感的标志性事件。当年 11~12 月间，香港又报告 17 例人感染 H5N1 亚型 HPAI 病例，其中 5 例死亡。监测发现同期香港的活禽市场暴发 H5N1 禽流感，且病例多有禽类接触史，随后香港采取活禽扑杀策略，最终控制了疫情的蔓延。2001—2002 年期间香港禽间重现 H5N1AIV 流行，但没有发生人感染病例，这可能与香港政府当时采取禽类扑杀以及禽类接种 H5N2 疫苗有关。

2003 年人感染 H5N1 病例重新出现，据 WHO 数据，截至 2020 年 8 月，2003—2020 年间全球共报告 861 例 H5N1 病例，死亡 455 例，病死率 52.8%。几乎每年都有 H5N1 亚型 HPAIV 报告，病例主要分布在东南亚的印度尼西亚、越南、柬埔寨，非洲的埃及以及中东的伊拉克等 17 个国家，其中 2014—2015 年报告病例最多，主要病例发生在埃及且主要感染 2.2.1.2 分支病毒。2003—2020 年间，中国内地共报告 53 例病例，死亡 31 例，病死率（58.5%）。

Lai 等对 1997—2015 年间全球人感染 H5N1 亚型 HPAI 病例进行了系统流行病学分析，结果表明，H5N1 亚型 HPAI 病例无性别差异（M/F：1:1.2），病例中位年龄为 19 岁，15 岁以下病例占 41.2%，35 岁以下年龄占 80.3%，说明人感染 H5N1 亚型 HPAI 病例主要以青壮年为主，死亡病例中位年龄为 22 岁且呈现地域差异，北部非洲死亡中位年龄要大于亚洲地区，且北非地区的病死率要显著低于东南亚地区。从全球范围看，2003 年人感染 H5N1 亚型 HPAI 病例在东亚重现，之后就陆续在东南亚、西亚、北非以及其他地区出现，流行范围逐步扩大。2003—2008 年期间，中国、越南、柬埔寨、印度尼西亚和埃及等地几乎每年都有病例报告。从季节分布看，人感染 H5N1 亚型 HPAI 主要发生在冬春季，其中以 1 月份为发病高峰。

禽类是人感染 H5N1 亚型 HPAI 的主要传染源，人感染 H5N1 亚型 HPAI 病例中 95.8% 有禽类暴露史。按不同的暴露环境，85.7% 病例有病死禽接触史，61.4% 有散养禽类接触史，26.4% 有活禽市场暴露史。但在所有病例中，职业暴露人群所占比例仅为 4.7%。

2013 年 3 月中国大陆上海和安徽两地首次报告人感染 H7N9 AI 病例，11 月 1 日，国家卫生计生委将人类感染 H7N9 AI 列入乙类传染病。截至 2020 年 8 月 31 日，中国大陆地区报告人感染 H7N9 AI 病例 1537 例，死亡 612 例，病死率 39.8%。中国台湾地区、加拿大、马来西亚以及香港等地亦有个别病例报告。在采取禽类强制免疫接种的防控策略后，2018—2019 年间中国内地人感染 H7N9 AI 病例大幅降低，两年间仅报告 3 例病例。

2013 年迄今，人感染 H7N9 AI 已在国内发生至少 5 波的流行，其流行具有典型季节性特征，主要在冬春季节流行，一般 1 月份达到流行高峰。在流行早期（2013—2014），病例主要分布在长三角地区，广东等南方省份鲜有病例，但 2014 年底开始，广东省等南方地区病例显著增加。人感染 H7N9 亚型 AI 病例的性别分布具有明显差异，男性感染者约占全部感染者的 70%，显著高于女性。与人感染 H5N1 亚型 HPAI 不同，人感染 H7N9 AI 病例多为大年龄组人群（中位年龄 49~56 岁），儿童患者通常仅产生无症状或轻微症状。在人感染 H7N9 AI 重症患者中，多数具有基础性疾病，包括慢性阻塞性肺疾病、糖尿病、高血压、慢性心肺疾病以及肥胖等。因此，具有基础性疾病的大年龄男性是人感染 H7N9 AI 的高危人群。与人感染 H5N1 亚型 HPAI 类似，流行病学调查表明多数人感染 H7N9 AI 病例具有禽类或活禽市场暴露史，尽管有报道有限的人传人，但迄今病毒尚未具备人传人能力。

H5N1 和 H7N9 两种人感染 AI 流行特征有诸多相似之处，如二者的潜伏期（2~4d vs. 2~7d）和基本再生指数 R0（0.1~0.4 vs. 0.08~0.39）类似，人群对两种病毒的免疫水平均较低，但二者在发病年龄、性别分布、病死率以及流行的危险因素等方面具有显著差异。此外两种病毒对禽类的致病性亦有显著差异，前者对禽类具有高度致病力，但早期流行的 H7N9 亚型 AIV 对家禽的致病性较低甚至不致病，直至 2017 年出现的高致病性 H7N9 亚型 AIV，才导致禽类大量发病死亡。

第三节　致病机制

多种因素与人感染 AI 的致病机制有关，各种因素综合作用决定机体损伤程度以及疾病的预后。H5N1 亚型 HPAIV 经呼吸道感染机体后，由于人体肺细胞表面存在 SA α 2-3Gal 受体，病毒可侵入下呼吸道气管上皮细胞、II 型肺细胞、肺泡巨噬细胞等并增殖，造成肺部弥撒性损伤并抑制抗病毒免疫。与 H5N1 HPAIV 类似，H7N9 AIV 也可侵入下呼吸道。病毒还可播散至多种肺外组织，如心、肝、脾、肾、肠道甚至脑部，系统性感染直接造成多种组织细胞损伤或引发细胞凋亡。除了病毒感染增殖对机体直接损伤外，病毒感染导致机体免疫应答功能失调也是人感染禽流感致病的重要机制，研究表明，H5N1 亚型 HPAIV 的 NS1 蛋白可通过干扰维甲酸诱导基因 1（RIG-1）信号通路，从而逃脱宿主的 I 型干扰素免疫应答。大量研究表明，人感染 H5N1 HPAIV 病例血清中促炎因子和趋化因子（RANTES、MIP-1 α、IP-10、IL-6、IL-8、TNF-α 等）显著升高导致过度免疫应答，即所谓"细胞因子风暴"机制，进一步造成肺泡上皮细胞的损伤。另外研究还发现 H5N1AIV 感染可诱导 TNF 相关凋亡诱导配体（TRAIL）的上调，可诱导体内 T 淋巴细胞凋亡，这与感染后通常发生 T 淋巴细胞减少一致。此外病毒自身编码蛋白也可参与人感染禽流感病毒的致病过程。

第四节　实验诊断

病毒分离是流感病毒分离、实验诊断和疫苗制备的重要方法。人感染 H5N1 或 H7N9 亚型 AIV 均可在鸡胚中增殖，病毒接种鸡胚后，33℃ ~37℃ 条件下通常在 2~3d 可导致病毒大量增殖。人感染 AIV 也可在细胞中有效复制，虽然有多种细胞如 Vero、PER.C6 等可以用于病毒体外增殖，多数检测实验室仍使用 MDCK 细胞分离人感染 AIV。病毒分离是人感染 AIV 诊断的金标准，但该方法也存在诸多不足，如检测敏感性低、实验周期长等。

目前，实验室多采用病毒核酸扩增方法检测人感染 AIV，如 RT-PCR、实时定量 RT-PCR（qRT-PCR）等经典核酸扩增方法。此类核酸检测方法具有快速、敏感和高特异性的特点，同时使用不同引物探针组合以及优化的反应体系，体外核酸扩增方法可实现病毒分型和多重检测目的，有助于提高实验诊断效率。一般来说，禽、野鸟类肛拭子、粪便、鸡笼、市场砧板等禽鸟类内外环境及人体标本的检测均用 qRT-PCR 进行。

随着核酸检测技术发展，许多基于等温扩增如 NASBA、LAMP 等方法也被用于人感染 AIV 实验诊断，LAMP 等方法的优点在于无需复杂设备，如使用焦磷酸沉淀等检测方式，可实现现场检测。近几年，一种基于 CRISPR/Cas 的核酸检测方法也被尝试用在人感染 AIV 的实验诊断中，该方法可大幅提高核酸检测敏感性并缩短检测时间，但该方法的实际使用效果仍需进一步验证。

除了核酸检测外，病毒特异性抗原也可用于人感染 AIV 的实验诊断，既往常使用如重组病毒 NP 蛋白制备胶体金快速抗体检测试剂，反之使用特异性抗体制备病毒抗原快速检测试剂等，但此类方法敏感性仍显不足。此外，由于流感病毒型别多样，人感染 AIV

抗体检测易产生非特异性反应。目前实验室多采用微量中和试验（micro-neutralization，MN）和空斑减少中和试验（plaque reduction neutralization test，PRNT）等测定人感染 AIV 抗体，但此类方法操作繁琐且耗时。

近年来，基于各种纳米颗粒制成的生物感受器被尝试用于包括流感病毒在内的各种病原体检测，由于各种纳米颗粒的性质不同，其在检测中的作用各异，主要包括稳定或标记生物分子、催化电化学反应以及促进电子转移等，此类方法可极大提高抗原抗体反应的敏感性，但此类方法的特异性等仍须进一步研究。

第五节　临床与治疗

人感染 H5N1 亚型 HPAI 的潜伏期多为 2~5d，其发病至死亡中位时间为 9~10 d。大部分病例发病初期均有高热（38℃，92%）、咳嗽（58%）、咳痰（85%）等症状，鼻塞和咽痛的呼吸道症状较少。少数病例（35%）有腹泻症状。病例发病早期可见单侧或双侧肺部浸润，并快速发展成肺炎甚至呼吸窘迫综合征。实验室检查发现，多数病例发病早期可见白细胞和淋巴细胞减少以及轻微血小板降低，约半数病例住院前有谷草转氨酶（AST）、乳酸脱氢酶（LDH）、肌酸激酶（CK）、肌酸磷酸激酶异构酶（CPK）升高，并伴有血浆白蛋白下降。随着病程发展，住院病例出现上述血液学改变的比例逐步增加，同时生化异常几乎见于所有病例。患者的并发症主要包括呼吸窘迫综合征（81%）、肝功能损伤（43%）、肾功能损伤（17%）以及心衰（50%）。死亡病例的血小板总数较非死亡比例低，而乳酸脱氢酶水平则高于非死亡病例，死亡病例的 ARDS 以及心衰比例也高于非死亡病例。

人感染 H7N9 AI 的潜伏期为 1~10 d，一般为 2~7 d。多数感染者具有发热、咳嗽、呼吸困难等严重呼吸道症状，并伴有 AST、CK、LDH 升高等。一项对 111 例人感染 H7N9 亚型 AI 病例的临床特征研究显示，所有病例都有发热表现，超过一半病例（51.4%）体温可达 39℃，多数病例有咳嗽（90.1%）、呼吸困难（55.9%）、咳痰（55.9%）等呼吸道症状，少数有疲劳（36.0%）、咯血（24.3%）以及呕吐、腹泻（13.5%）等症状。血液检查发现大部分病例白细胞计数正常或轻微降低，多数患者有淋巴细胞减少（88.3%）和血小板减少（73.0%），生化检查可见病例的 AST、CK、LDH、降钙素及肌球蛋白普遍升高，氧合指数显著下降，肺部影像学检查可见大部分患者有肺炎表现，其中以肺实变（89.2%）及双侧肺部磨玻璃样影（55.9%）为多见。在所有病例中，有 76.6% 病例需要 ICU 治疗，常见并发症包括肺炎、ARDS、休克以及肾损伤等。重症 ARDS 患者多数需要有创机械通气，少数需要体外膜肺氧合（ECMO）治疗。多变量分析显示基础性疾病是 ARDS 的唯一独立危险因素，而休克是死亡的指示因素。

人感染禽流感的临床治疗主要包括抗病毒治疗、免疫治疗以及对症治疗。抗病毒治疗主要采用化学药物，由于目前 IVA 普遍存在对烷胺类药物的耐药性突变，既往烷胺类药物

（amantadine 或 rimantadine）已基本不再应用于临床。而包括奥司他韦（oseltamivir）、扎那米韦（zanamivir）和帕拉米韦（peramivir）在内的神经氨酸酶抑制剂在临床上使用最为广泛。其中奥司他韦与其他药物的联合使用被证明可使宿主体内的 H5N1、H7N9 等亚型 AIV 病毒载量显著下降。最近，一种新的抗流感病毒药物巴洛沙韦脂（balaxavir marboxil，商品名 xofluza）已经在日本批准上市，该药物可抑制 Cap-dependent endonuclease，从而阻断流感病毒 mRNA 的合成，这是第一种应用于临床的病毒聚合酶抑制剂，理论上对所有甲型流感病毒均有明显疗效，但在人感染 H5N1、H7N9 亚型 AI 的研究尚不多见。

在免疫治疗方面，既往有使用恢复期患者血清治疗人感染 H5N1 高致病禽流感的案例，接受恢复期血清后，病例体内病毒滴度迅速下降，显示出良好的治疗效果。由于禽流感病毒存在大量的抗原靶点，因此单抗等免疫制剂也是人感染禽流感治疗研发的热点，但截至目前尚没有可供临床使用的单抗类药物。

糖皮质激素类药物是一类免疫调节剂，具有免疫抑制和抗炎等作用，早期在人感染禽流感重症病例治疗时曾使用激素类药物治疗，但多项研究表明，激素类治疗可能导致病死率升高以及病例排毒期延长，仅有个别报道在低氧合指数情况下使用低剂量激素可能降低病死率，因此糖皮质激素在人感染禽流感治疗中应慎重使用。人感染禽流感病例早期主要面临呼吸障碍，因此机械通气是对症治疗的重要临床治疗方法，少数重症 ARDS 患者需要 ECMO 治疗。

第六节　防控策略

人感染禽流感的防控是当前公共卫生面临的巨大挑战。在我国，人感染禽流感防控的难点主要包括：①自然环境中的病毒分布广泛且病毒在自然宿主中持续发生变异，导致新的 AIV 不断出现，一旦病毒发生宿主适应性变异，则可导致人感染。②国内禽类规模化养殖模式发展仍不充分，农村地区仍然存在大量散养禽类，特别是在临水地区，水禽放养模式增加了病毒从野生水禽向家禽传播并最终导致人感染的机会。③国内的禽类消费模式以及市场等环境中禽类高度聚集、消毒等卫生处理不足导致病毒暴露风险增加。④禽类的跨地区运输增加了病毒的远距离传播风险。⑤人群对新出现病毒的普遍缺乏免疫保护等。

接种疫苗是控制人感染禽流感的重要手段。但除美国 FDA 批准供应急使用的 H5N1 疫苗外，目前尚没有人用 H5N1 和 H7N9 禽流感疫苗可供使用。禽类接种疫苗可有效降低禽间病毒感染，大幅降低病毒感染造成的禽类大量死亡，减少经济损失；同时大幅降低禽类病毒携带率，有效降低禽类接触人员者的感染。2016—2017 年，由于人感染 H7N9 亚型 AI 病例大幅增加，以及高致病性 H7N9 亚型 AIV 的出现造成禽类大量死亡，导致 2017 年我国在禽间强制推广疫苗接种，使用的疫苗成分为经反向遗传技术制备的重组禽流感（H5/H7）3 价灭活疫苗（Re-11/Re-12/Re-2），包括 Clade 2.3.2.1（Re-11）和 Clade 2.3.4.4

（Re-12）两种 H5 亚型以及 H7 亚型（Re-2）抗原成分。监测发现，自疫苗使用以来，包括市场在内的环境中 H7 亚型 AIV 的检出大幅下降，人感染 H7N9 亚型 AI 病例也得到了有效遏制。但禽类疫苗接种推动了病毒的进化，对家禽养殖业和公共安全仍构成潜在威胁。

由于禽类在人感染 AI 传播流行中具有重要的作用，因此每当新型 AIV 出现并导致禽或人大量感染时，短期大量扑杀禽类往往是疫情应急处置的重要手段，特别是没有特异性疫苗可供使用情况下，禽类扑杀能够起到立竿见影的效果。然而禽类扑杀将严重损害养殖户经济利益，损害禽类养殖业发展。因此，在禽间或人间开展病原学监测，及时发现新型 AIV 并评估其传播风险，以及及时更新疫苗是避免发生新型 AIV 传播流行的重要手段。

目前我国已经建立了较为完善的禽间 AIV 监测网络，但人感染 AI 的监测尚有不足，因此需进一步加强人感染 AI 病例及病原学监测工作。此外，定期开展活禽市场清洗、消毒和休市措施，有利于改善市场环境卫生，减少人群暴露风险；同时，开展人群健康教育，改变公众禽类消费模式等措施也有利于人感染禽流感的防控。

（翁育伟）

参考文献

［1］Lycett SJ, Duchatel F, Digard P. A brief history of bird flu［J］. Philos Trans R Soc Lond B Biol Sci, 2019, 24, 374 (1775)：20180257. DOI：10.1098/rstb.2018.0257.

［2］Rongbao Gao, Bin Cao, Yunwen Hu, et al. Human Infection with a Novel Avian-Origin Influenza A (H7N9) Virus［J］. N Engl J Med, 2013, 16；368 (20)：1888-1897. DOI：10.1056/NEJMoa1304459.

［3］Suttie A , Deng Y M, Greenhill A R, et al. Inventory of molecular markers affecting biological characteristics of avian influenza A viruses［J］. Virus Genes, 2019, 55 (6)：739-768. DOI：10.1007/s11262-019-01700-z.

［4］Xu Y, Peng R, Zhang W, et al. Avian to Human Receptor Binding Adaptation of Avian H7N9 Influenza Virus Hemagglutinin［J］. Cell Rep, 2019, 19；29 (8)：2217-2228. DOI：10.1016/j.celrep.2019.10.047.

［5］Nilsson B E, Te Velthuis A J W, Fodor E. Role of the PB2 627 domain in influenza A virus polymerase function［J］. J Virol, 2017, 91 (7)：e02467-16. DOI：10.1128/JVI.02467-16.

［6］Shi J Z, Deng G, Kong H, et al. H7N9 virulent mutants detected in chickens in China pose an increased threat to humans［J］. Cell Res, 2017, 27 (12)：1409-1421. DOI：10.1038/cr.2017.129.

［7］Duan L, Bahl J, Smith GJ, et al. The development and genetic diversity of H5N1 influenza virus in China, 1996–2006〔J〕. Virology. 2008, 380 (2) : 243–254. DOI : 10.1016/j.virol.2008.07.038.

〔8〕Di Liu, Weifeng Shi, Yi Shi, et al. Origin and diversity of novel avian influenza A H7N9 viruses causing human infection: phylogenetic, structural, and coalescent analyses〔J〕. Lancet, 2013, 381 (9881) : 1926–1932. DOI: org/10.1016/S0140–6736 (13) 60938–1.

〔9〕Lunbiao Cui, Di Liu, Weifeng Shi, et al. Dynamic reassortments and genetic heterogeneity of the human–infecting influenza A (H7N9) virus〔J〕. Nat Commun, 2014, 5: 3142. DOI : 10.1038/ncomms4142.

〔10〕Shengjie Lai, Ying Qin, Benjamin J Cowling, et al. Global epidemiology of avian influenza A H5N1 virus infection in humans, 1997－2015: a systematic review of individual case data〔J〕. Lancet Infect Dis, 2016., 16 (7) : e108–e118. DOI : 10.1016/S1473–3099 (16) 00153–5.

〔11〕Tanner WD, Toth DJ, Gundlapalli AV, et al. The pandemic potential of avian influenza A (H7N9) virus: a review〔J〕. Epidemiol Infect, 2015, 143 (16) : 3359–3374. DOI : 10.1017/S0950268815001570.

〔12〕Debby van Riel, Vincent J Munster, Emmie de Wit, et al. H5N1 virus attachment to lower respiratory tract〔J〕. Science, 2006, 312 (5772) : 399. DOI : 10.1126/science.1125548.

〔13〕Debby van Riel, Lonneke M E Leijten, Miranda de Graaf, et al. Novel Avian–Origin Influenza A (H7N9) Virus Attaches to Epithelium in Both Upper and Lower Respiratory Tract of Humans〔J〕. Am J Pathol, 2013, 183 (4) : 1137–1143. DOI : 10.1016/j.ajpath.2013.06.011.

〔14〕Satoshi Fukuyama, Yoshihiro Kawaoka. The pathogenesis of influenza virus infections: the contributions of virus and host factors〔J〕. Curr Opin Immunol, 2011, 23 (4) : 481–6. DOI : 10.1016/j.coi.2011.07.016.

〔15〕Liu Q, Zhou Y H, Yang Z Q. The cytokine storm of severe influenza and development of immunomodulatory therapy〔J〕. Cell Mol Immunol, 2016, 13 (1) : 3–10. DOI : 10.1038/cmi.2015.74.

〔16〕Menno D de Jong, Cameron P Simmons, Tran Tan Thanh, et al. Fatal outcome of human influenza A (H5N1) is associated with high viral load and hypercytokinemia〔J〕. Nat Med, 2006, 12 (10) : 1203–1207. DOI : 10.1038/nm1477.

〔17〕Christine Korteweg, Jiang Gu. Pathology, Molecular Biology, and Pathogenesis of Avian Influenza A (H5N1) Infection in Humans〔J〕. Am J Pathol, 2008, 172 (5) : 1155–1170. DOI: 10.2353/ajpath.2008.070791.

〔18〕Yufeng Liu, Hongpan Xu, Chang Liu, et al. CRISPR–Cas13a Nanomachine based simple technology for Avian Influenza A (H7N9) Virus on–site detection〔J〕. J Biomed Nanotechnol, 2019, 15 (4) : 790–798. DOI : 10.1166/jbn.2019.2742

〔19〕Amitava Moulick, Lukas Richtera, Vedran Milosavljevic, et al. Advanced nanotechnologies in avian influenza: Current status and future trends-A review［J］. Analytica Chimica Acta, 2017, 983: 42-53. DOI: org/10.1016/j.aca.2017.06.045

［20］Hongjie Yu, Zhancheng Gao, Zijian Feng, et al. Clinical Characteristics of 26 Human Cases of Highly Pathogenic Avian Influenza A（H5N1）virus infection in China［J］. PLoS One, 2008, 3 (8)：e2985. DOI：10.1371/journal.pone.0002985.

［21］Hai-Nv Gao, Hong-Zhou Lu, Bin Cao, et al. Clinical Findings in 111 Cases of Influenza A（H7N9）Virus Infection［J］. N Engl J Med, 2013, 368 (24)：2277-2285. DOI：10.1056/NEJMoa1305584.

［22］Behzadi MA., Leyva-Grado VH. Overview of Current Therapeutics and novel candidates against influenza, respiratory syncytial virus, and middle east respiratory syndrome coronavirus infections［J］. Front Microbiol, 2019, 10: 1327. DOI：10.3389/fmicb.2019.01327.

［23］Boping Zhou, Nanshan Zhong, Yi Guan. Treatment with Convalescent Plasma for Influenza A（H5N1）Infection［J］. N Engl J Med, 2007, 357 (14)：1450-1451. DOI：10.1056/NEJMc070359

［24］David S Hui, Nelson Lee, Paul K Chan, et al. The role of adjuvant immunomodulatory agents for treatment of severe influenza. Antiviral Res［J］. 2018, 150: 202-216. DOI：10.1016/j.antiviral.2018.01.002.

第二十八章
戊型肝炎

戊型肝炎（戊肝）是由戊型肝炎病毒（hepatitis E virus，HEV）引起的一种常见的急性病毒性肝炎。据 WHO 估计，全球每年约 2 000 万人感染 HEV，造成超过 300 万例临床病例和 70 000 例死亡。HEV 感染结局可以由亚临床感染至暴发性肝炎不等，报告病死率约为 1%。孕妇、中老年人 HEV 感染后病死率增加。急性戊肝通常呈自限性，以对症治疗为主。免疫抑制人群，患有基础慢性肝病人群感染 HEV 后通常预后较差，可发展为慢性感染甚至肝硬化。

第一节 病原学特征

HEV 感染宿主细胞后产生的子代病毒主要为含有包膜的病毒（eHEV），eHEV 进入血液和胆囊，胆囊中的病毒在胆汁酸等作用下脱膜形成无包膜的病毒（naked HEV）。在粪便中的 HEV 病毒为球形无包膜的病毒形态，直径为 27~34nm。在血液中循环为准包膜病毒颗粒，其包膜上有 HEV ORF3 蛋白。HEV 基因组为单链正义 RNA，全长为 7200 nt，存在 3 个部分重叠的 ORF。其中 5' 端为 m7G 帽子结构，3' 端为多聚腺苷酸尾巴，在基因组的 5' 端和 3' 端都有非编码区。HEV 除基因组外，还有两个大小分别为 2000 bp 和 3 700 bp 的亚基因组 mRNA，二者都由基因组外的互补链产生，与基因组的 3' 端同源性较高。

一、ORF1

HEV 基因组中最大的 ORF 是 ORF1 基因，大约占基因组长度 2/3，位于 5' 端，全长 5 082 bp。Koonin 等发现 orf1 基因所编码的蛋白存在 8 个结构域。这些结构域包括甲基转移酶结构域（Methyltransferase）、Y 结构域、脯氨酸富集区（Polyproline region）、半胱氨酸蛋白酶（Cysteine protease）、X 结构域、解旋酶结构域（Helicase）和 RNA 聚合酶（RNA polymerase）。甲基转移酶位于 pORF1 蛋白的 N 端，参与 HEV 基因组的加帽，m7G 帽子结构对 HEV 的感染和复制至关重要。解旋酶能在病毒复制过程中辅助 RNA 解聚，广泛存在于正义 RNA 病毒中。半胱氨酸蛋白酶可能参与 ORF1 基因翻译后不同功能蛋白的剪切。X 结构域的碱基及氨基酸序列在不同地区的 HEV 毒株差异较明显。在 X 结构域之前有一个富含脯氨酸的高变绞链区，某些病毒的结构蛋白当中通常含有类似的高变铰链区，在抵抗机体免疫清除过程中发挥重要作用。RNA 聚合酶位于 pORF1 蛋白的 C 端，能够指导负义 RNA 的合成。将 HEV RNA 转染 HepG2 细胞，表达出多种 35~40 kDa 的小蛋白，这些蛋白分别针对甲基转移酶、解旋酶及 RNA 聚合酶的抗体有阳性反应。对 ORF1 基因编码蛋白所行使的功能和具体机制有待更为深入的研究。

二、ORF2

HEV ORF2 基因位于 orf1 基因的下游，全长为 1 980 bp，编码含有 660 aa 的多肽，是病毒的主要衣壳蛋白。HEV pORF2 蛋白 N 端的 110 aa 区域被认为是结合基因组 RNA 的主要区域，该区域富含精氨酸，表现为强正电性。HEV pORF2 蛋白可以形成同源二聚体，并且自组装成为 HEV 衣壳。利用基因工程技术在不同的生物反应器细胞中表达不同截段形式的 pORF2 可以组装成为均一的类病毒颗粒。通过对这些类病毒颗粒的结构分析表明，构成衣壳颗粒的单体分子可以分为 3 个不同的结构域：S 结构域（a.a. 129–319）、M 结构域（a.a. 320–455）、P 结构域（a.a. 456–606，也称为 E2s 结构域）。其中 E2s 结构域会以二聚体为基本结构单位分布于病毒粒子的最外层，该结构域是介导病毒 – 宿主相互作用的关键结构域，一方面该结构域介导了病毒对宿主细胞的识别与结合，另一方面该结构域也是宿主产生 anti–HEV 抗体应答的最主要靶向结构域。Asn137、Asn310 和 Asn562 是 pORF2 蛋白上 3 个潜在的糖基化位点。最近的研究发现 orf2 上有两个同框的 AUG 密码子，第 1 个 AUG 起始翻译 pORF2^S 并由信号肽引导依赖于高尔基体途径的糖基化修饰以及分泌，第 2 个 AUG 密码子则起始参与组装病毒的衣壳蛋白 pORF2^C 的翻译。pORF2^S 的表达量约为 pORF2^C 的 1 000 倍，并且在 HEV 细胞培养上清与急性 HEV 患者的血清中均存在大量的不与 RNA 结合的糖基化的 pORF2^S。

三、ORF3

HEV orf3 全长 342~369 nt，研究表明 pORF3 蛋白可能是一种病毒性调控蛋白，调节 HEV 感染细胞中的信号转导。此外，磷酸化的 pORF3 蛋白可以与非糖基化的 pORF2 蛋白结合形成复合体，推测 pORF3 蛋白可能参与了病毒的组装。研究表明 pORF3 蛋白中含有保守的 PSAP 基序，这个基序能够与胞内体分选复合物相互作用，在病毒出胞过程中具有重要作用。综合多方面研究推测 pORF3 可能在 HEV 的复制、颗粒组装及出胞等过程发挥着重要作用。

第二节 流行过程与特征

据 WHO 估计，HEV 每年约导致 2010 万 HEV 感染病例，340 万有症状病例，7 万死亡病例以及 3 000 例死产。我国 2004—2017 年累计报告约 33 万例戊型肝炎病例，平均每年报告戊肝病例约 2 万例。2012 年以来，在经肠道传播的肝炎中，戊肝发病率持续超过甲型肝炎，居急性病毒性肝炎之首。

一、传染源

人类感染的 HEV 基因主要分为 4 型：1 型和 2 型仅感染人类，传染源主要为戊肝患者；3 型和 4 型为人畜共患的基因型，主要传染源为猪和戊肝患者。

1. 戊肝患者：戊肝潜伏期为 2~9 周，平均 40 d，患者可分为临床型和亚临床型。临床型包括急性黄疸、急性无黄疸和重型肝炎，在症状出现前一周即可从患者粪便中检出 HEV，一般在发病后 2 周无传染性，处于潜伏期末或急性发病早期的患者具有最强的传染性。亚临床型和隐形感染者也可通过粪便排出 HEV。

2. 动物：戊肝病毒可在动物中广泛传播，黑猩猩、猕猴、枭猴、恒河猴、鼠猴、食蟹猴等灵长类动物，家猪、野猪、羊羔、鹿、兔子等非灵长类动物中均可自然感染 HEV。动物感染 HEV 后不发病，是 HEV 天然的储存库，其中，猪是最主要的动物宿主，与人类戊肝密切相关，屠宰场工人和猪肉销售者 HEV 抗体阳性率明显高于一般人群。

二、传播途径

1. 经水传播：粪便污染饮用水是 HEV 传播的主要途径，常见于供水和卫生条件较差的发展中国家，由 HEV 1 型和 2 型引起，至少有 3 个洲〔亚洲、非洲和北美洲（墨西哥）〕的 30 个国家曾报道过水源性戊肝暴发。经水传播的戊肝主要有两种类型：一是暴发流行型，即水源被一过性污染而引发的戊肝暴发，可持续几周，流行曲线为单峰型，病例集中在最短和最长潜伏期之间。二是持续流行型，即由于水源被持续性污染所导致，可持续数月或更长时间。

2. 经食物传播：食物在生产和加工过程中被 HEV 污染可导致食物型戊肝暴发。3 型和 4 型 HEV 被认为主要通过食用感染动物的肉而传播，食源性传播是发达国家散发型戊肝病例的主要流行模式。

3. 日常生活接触传播：戊肝可通过日常生活接触传播，主要由戊肝患者粪便污染外环境或日常生活用品所导致，日本、埃塞俄比亚、苏丹、索马里难民营里曾报告由于日常生活密切接触传播引起的病例。在同源性水型流行期，戊肝呈现明显的家庭聚集性，戊肝患者的家庭接触者二代发病率显著高于一般人群，但接触传播率仍明显低于甲肝。

4. 血液传播：日本、英国和法国均有通过输血传播导致 HEV 感染的报道。血浆（包括经补骨脂素处理过的血浆）、血小板及红细胞均可传播 HEV，但尚无血浆衍生产品可传播 HEV 的相关记载。献血员中有较高的 HEV 感染率，静脉内注射吸毒者、血液透析病人抗 –HEV 阳性率高于一般人群。

5. 母婴传播：HEV 病毒可通过胎盘屏障感染胎儿，HEV 感染的孕产妇其新生儿血样或脐带血中可检测出 HEV RNA。戊肝母婴传播导致每年全球约 3000 例的死产。

三、易感人群

人体对 HEV 普遍易感，各年龄段人群均可感染发病。感染 HEV 后可产生 HEV IgG 抗体，该抗体具有中和病毒的作用，感染后可获得一定的免疫力，预防 HEV 再感染的发生，但抗体保护水平和持续时间尚未明确。在克什米尔，对 1978 年戊肝爆发期的 47 名戊肝病人进行血清学随访发现，感染后 14 年只有 47% 的人检测出 HEV IgG 抗体。在我国一项基于戊肝疫苗 III 期临床试验对照组基线抗 –HEV IgG 阳性人群 67 个月的血清学随访数据和数学模型研究表明，HEV 自然感染诱导的抗体呈线性衰减，自然感染 HEV 人群 HEV IgG 平均抗体水平在 14.5 年降至检测限以下，该人群中 50% 的对象在感染后 14.5 年抗体阴转。但现有研究均在戊肝高流行区进行，尚不能排除再感染引起的免疫自然加强。因此，既往感染过 HEV 的人群仍有再次感染的风险。

在发展中国家，高危人群为青壮年、妊娠妇女以及有基础慢性肝病的患者。在发达国家，高危人群为中老年男性人群、输血者、免疫抑制人群以及有基础慢性肝病的人群。

四、地区分布

戊肝呈世界性分布，主要流行于亚洲、非洲及拉丁美洲等发展中国家。中国、印度、缅甸、尼泊尔、阿富汗、巴基斯坦、印度尼西亚、泰国、黎巴嫩、阿尔及利亚、突尼斯、埃塞俄比亚、苏丹、索马里、乍得、科特迪瓦以及中亚各国、中美洲的墨西哥等地均发生过暴发流行。

HEV 流行率存在明显的地域差异。非洲国家地区人群中抗 –HEV 阳性率较高，平均超过 20%，最高流行区感染率达 80% 以上。发达国家的抗 –HEV 的血清阳性率从 5% 至 20% 不等。然而，由于使用的检测试剂的灵敏度相对较低，这些国家真实的 HEV 血清阳性率有可能被低估。英国 HEV 新发感染率的年发生率为 0.2%，美国为 0.7%，法国南部为 2%~3%，中国约为 4.3%。

HEV 各基因型在全球的地理分布有明显特点，在经济和卫生条件较差的发展中国家，戊肝散发与周期性大暴发并存，主要由经粪 – 口传播的 1 型和 2 型 HEV 引起。据报道，至少有 3 个州（非洲、亚洲和北美墨西哥）30 个国家曾报道过主要由 HEV1 型引起的水源传播的戊型肝炎暴发。2016 年以来，在印度（2016 年 3 月）、乍得（2016 年 8 月）、尼日尔（2017 年 1 月）、尼日利亚（2017 年 5 月）、纳米比亚（2017 年 9 月）等国家发生多起戊肝暴发，最新发生在纳米比亚的戊肝大暴发，截至 2020 年 7 月已导致 9661 例戊肝病例，造成 65 人死亡。

在发达国家，戊肝以散发为主，其中部分散发病例是从亚洲和非洲返回的旅行者由 HEV1 型和 HEV2 型感染引起，但大部分是在本地经由动物宿主传播的 HEV3 型（全球范围）或 HEV4 型（主要分布在亚洲）引起的病例。

我国作为戊型肝炎高流行地区之一，人源型和人畜共患型戊肝并存。最大规模的一次暴发为 1986—1988 年在新疆地区由 1 型 HEV 引起水源性疫情，导致约 12 万人发病，超过 700 例死亡。然而，自 2000 年以来，由于我国供水及卫生条件的改善，戊型肝炎多发生于零散病例或偶发的由 4 型 HEV 引起的食源性暴发，说明我国戊型肝炎流行病学模式正从由以 1 型 HEV 占主导地位逐渐转变为主要流行人畜共患传播的 4 型 HEV。中国疾病预防控制中心结合 2006 年全国乙肝血清学调查，对剩余标本进行了戊肝检测，结果显示我国全人群抗 –HEV IgG 阳性率为 23.46%（95% CI，18.41%~28.50%），南方地区阳性率高于北方，其中四川、广东、云南、新疆、上海、河北、江苏阳性率较高。

五、时间分布

水源性戊肝存在明显的季节性，高发于夏季和雨季以及洪灾后。在亚洲、非洲等多个国家，戊肝呈现周期性高峰，周期为 5~10 年。

2004—2017 年我国报告发病率由 2004 年的 1.27/10 万上升到 2017 年的 2.1/10 万，春季高发，每年 3 月份为发病高峰，呈现周期性高峰，主要原因可能为春节期间摄入较多的肉类及动物内脏。

六、人群分布

HEV1 和 HEV2 型主要威胁 15~30 岁青壮年，以男性居多。感染 HEV 后是否出现症状与感染年龄有关，儿童感染后多为无症状或为无黄疸的轻微症状而未被诊断，成人则多为症状感染。但在水源性暴发期间，儿童如果合并甲肝病毒感染将发展成重症戊肝。

HEV3 型或 HEV4 型引起的病例，主要感染老年人，65% 散发性戊肝发生在 50 岁以上人群中，感染后易发展为急性病毒性肝炎，病死率可达 5%~10%。

在发展中国家，戊肝流行期，孕妇感染 HEV 后易发生暴发性肝炎，病死率可达 10%~50%，尤其是妊娠晚期。HEV 病毒可以通过胎盘屏障感染胎儿，对胎儿造成不良影响，如流产、早产、死产。

我国抗 –HEV 血清流行率随年龄增长而升高。老年人基础疾病较多，合并其他疾病后果严重，对各种治疗反应较差，易发生不良反应，可加重病情，戊肝病死率随年龄增大而增高，50 岁以上人群病死率显著上升。2004—2017 年，我国共发生 7 起戊型肝炎突发公共卫生事件，病例主要集中在老年人中，平均年龄 40~75 岁，其中 3 起发生在养老院，提示老年人的戊型肝炎防控形势严峻。

第三节　致病机制

HEV 通常引起急性自限性感染，少数感染者（0.5%~4%）可发生急性肝衰竭。慢性感染几乎均发生于免疫抑制患者，例如 HIV 感染者、实体器官或骨髓移植受者。目前对于戊型肝炎病毒感染导致的相关疾病的致病机制研究较少，相关机制暂不明确。

由于 HEV 的感染本身不引起细胞病变，病毒感染通过病原体或病原体激起的抗宿主免疫反应引起宿主细胞的损伤。在戊肝急性肝炎患者中 IgM 和 IgG 滴度高于自限性患者，间接表明肝细胞损伤可能与增强的体液免疫有关。戊肝感染急性期，患者淋巴细胞受病原体刺激后激活增殖。体液免疫和细胞免疫可能在 HEV 感染的肝细胞损伤过程中都起到重要作用。

在 HEV 感染流行地区，孕妇是 HEV 感染的高危人群。孕妇妊娠期感染 HEV 常发展为急性肝衰竭，病死率可高达 30%。HEV 引起肝衰竭的机制不详，但似乎与孕妇 T 细胞应答以及怀孕相关激素水平变化有关：Toll 样受体（toll-like receptor，TLR）的表达减少；Th1 细胞因子显著降低，Th2 细胞因子明显升高；雌激素、孕酮和人绒毛促性腺激素含量高，这些因素的变化可能导致病情加重。

另外，在对实体器官移植接受者的戊肝感染研究中，HEV 感染率为 0.9% 到 3.5%，感染患者中近 60% 由急性感染发展为慢性。慢性感染似乎与 HEV 特异性 T 细胞应答受损有关。感染 HEV 的实体器官移植受者发展为慢性肝炎可能与以下因素有关：淋巴细胞计数和 CD2、CD3、CD4 T 细胞计数更低；使用免疫抑制剂他克莫司；食用未熟透的野味或猪肉制品；重组 HEV- 宿主变异体毒株，重组毒株的 PPR 区域包括不同来源的人类基因的片段（核糖体基因 S17 或 S19，α - 胰蛋白酶间抑制剂）。

第四节　实验室诊断

戊肝的病原学诊断主要通过检测 HEV 相关生物标志物进行，主要包括：HEV RNA、HEV 抗原、抗 HEV IgM、抗 HEV IgG。通常认为人体标本中检出 HEV RNA 是戊肝诊断的"金标准"。急性戊肝病人在发病早期多伴随病毒血症和粪便排毒，核酸检测可以检测出血清和粪便中的戊肝病毒核酸。由于慢性戊肝患者和免疫缺陷人群可能无法产生抗体免疫反应，戊肝核酸检测和抗原检测在这些人群中有特别的优势。此外，对无肝炎症状的戊肝患者只有通过检测 HEV RNA 才能进行确诊，如通过检测脑脊液中的戊肝核酸可确定 HEV 是否是神经综合征的原因。

以逆转录 - 聚合酶链反应（RT-PCR）为基础的核酸检测目前比较常用，可以很好地检测出血清和粪便中的 HEV RNA。RT-PCR 是基于 HEV 基因的保守区段设计引物进行扩增并检测扩增产物的方法，主要包括传统的巢式 PCR 和实时荧光定量 PCR，后者具有更简单便捷的操作流程和更高的灵敏度，并且相较于传统方法实验场所和试剂污染的风险更小。传统的 RT-PCR 检测方法操作相对繁琐，依赖于昂贵仪器设备，并且耗时较长。

近年来，有研究者将环介导等温扩增技术（LAMP）应用于快速检测 HEV RNA。LAMP 法利用 6 条引物严格地识别 HEV 基因序列 ORF2 区段上的 8 个独立区域，具有高特异性，灵敏度可比传统方法提高 100 倍，并且该方法反应快速，在恒温 63℃ 条件下 45 min 即可完成扩增。LAMP 法具有简单快速、易操作，不依赖于 PCR 仪等昂贵仪器设备的特点，使其不局限于实验室研究，在野外和一些资源匮乏地区具有更大的优势。此外，也有研究者应用转录介导的扩增技术（TMA）进行 HEV RNA 检测。该方法利用 RNA 聚合酶和逆转录酶在 42℃恒温条件下进行扩增，生成产物为 RNA。该方法每经过一次扩增的循环可产生模板的 10^2~10^3 个拷贝转录本，反应 15 ~30min 后可将模板扩增约 10^{10} 倍，其在人类白细胞抗原的等位基因分型、细菌和病毒的快速检测中均具有重要的作用。目前市场上已经有商品化的基于 TMA 技术的试剂盒（Procleix HEV assay，CE marked）及全自动化系统 Procleix Panther system （Grifols）可用于献血员 HEV 筛查。国内尚无此类方法学产品获得批准上市。

HEV 抗原在 HEV 现症感染中可出现在患者的外周血、粪便和尿液中，其检出可以作为急性戊型肝炎的诊断依据之一。HEV 分泌型抗原 pORF2^s 在戊肝感染时会大量表达并分泌到胞外进入血液中，研究发现 pORF2^s 的表达量是与其同框编码的衣壳蛋白的 1000 倍左右，因此分泌型抗原是戊肝诊断的优势靶标。随着基于 ELISA 的高敏感 HEV 抗原检测方法的建立，HEV 抗原诊断试剂的灵敏度相比之前有了大幅度提高，并且对血清中抗原的检测不受血清中 IgM 或 IgG 抗体的影响。血清中抗原检测与病毒 RNA 检测阳性期基本一致，与 HEV RNA 的检测结果有较好的互补性。并且相较于 RNA 检测，基于 ELISA 的抗原检测具有操作简便、稳定、对样品保藏和运输要求更低以及更耐受不同基因型序列差异等优点。此外，为了满足社区诊所等需要即时检测出结果的场景，还开发了 HEV 抗原检测的荧光试纸条，只需 15min 就能完成检测，并且可通过肉眼判读检测结果。病毒抗原检测能够指示病毒在体内的存在情况，可成为急性戊型肝炎诊断的重要辅助工具。

戊型肝炎病毒 IgM 抗体（HEV–IgM）主要存在于戊肝急性感染期，在急性期后 HEV–IgM 抗体一般会较快消退。抗 HEV IgM 能指示戊肝近期感染，是目前使用最为广泛的戊肝诊断指标。抗 HEV IgM 作为近期感染指标，在黄疸之后 3~4d 急性戊型肝炎患者血清中可以被检测到。但是 IgM 其通常具有 5 个月的拖尾期，在反应 HEV 现症感染上存在不足，因此不能作为现症感染的单一指标使用。最近的研究发现，一部分免疫抑制或者免疫缺陷的慢性戊肝感染患者对戊肝的免疫应答较弱，检测不到抗 HEV IgM 或抗 HEV IgG。因此病原学检测即 HEV RNA 和戊肝抗原更适合用于慢性戊肝感染者的诊断。

抗 HEV IgG 在抗 HEV IgM 之后出现并能持续存在 1~14 年，一般作为戊肝既往感染指标。患者血清 IgG 抗体滴度的 4 倍或以上升高或 IgG 抗体亲和力低也能指示戊肝近期感染。IgG 检测结果阴性并不排除戊型肝炎病毒感染的可能性。非急性戊肝感染或感染初期 IgG 抗体未产生或滴度很低；免疫功能受损或接受免疫抑制治疗的患者，其血清学抗体含量水平有限。

目前已有多种实验方法来检测抗 HEV IgM 和 IgG，但是不同方法的检测结果经常不一致。有研究者对抗 HEV IgM 或 IgG 的不同检测方法进行评价发现，对于相同阳性的检测结果差异均较大。对 8 种商品化的抗 HEV IgM 和 IgG 试剂盒比较发现，不同试剂盒的检测灵敏度和特异性也有差异。除了万泰公司抗 HEV IgM 试剂盒基于抗 μ 链抗体捕获法检测，其余试剂盒均基于 ORF2 和 ORF3 合成肽间接法检测抗 HEV 抗体。研究显示万泰的抗 HEV IgM 试剂盒的灵敏度与其他试剂盒相当，但是具有最高的特异性。Mikrogen 新版抗 HEV IgG 试剂盒的分析灵敏度较高，但是若考虑血清样品的工作稀释梯度，万泰抗 HEV IgG 试剂盒灵敏度最高，最低检测极限为 0.69 WHO Unit/mL。因此当比较不同研究的血清阳性率时，应谨慎看待，尤其是这些研究是基于不同的检测方法时。

当人体感染急性戊肝后，除了产生 IgM、IgG 抗体之外，机体还能产生抗 HEV IgA 抗体。同时检测抗 HEV IgA 和抗 HEV IgM 比值检测 HEV IgM 更能确定 HEV 的近期感染。这提示在 HEV 感染早期，尤其是在抗 HEV IgM 的反应很低时，抗 HEV IgA 可能比抗 HEV IgM 更适合用于戊肝诊断。然而部分戊肝患者可能不会产生抗 HEV IgA，而且抗 HEV IgA 检测仍然存在多种问题，所以抗 HEV IgA 对戊肝诊断的意义还需更多的研究探讨。

第五节　临床特征

戊肝呈现多种疾病谱，从无症状感染到急性黄疸性肝炎，再到暴发性肝炎或急性肝衰竭等。在免疫功能健全人群中，疾病表现通常较轻，无症状感染较常见。据估计，在暴发中，有症状与无症状感染的比例在 1∶2 至 1∶10 或更高，并随着感染时年龄增高而增加。

急性黄疸性肝炎为戊肝的典型表现，在 5%~30% 的 HEV 感染患者中出现，其他不典型临床症状主要有全身乏力、食欲减退、腹痛和压痛、恶心、呕吐、发热，深色尿和黄疸标志着黄疸期的开始。在症状出现的几天内，谷丙转氨酶（ALT）水平达到峰值（超过 1000 U/L），通常在发病后 6 周内恢复正常。急性戊肝通常呈自限性，2~6 周内会自愈，偶尔也会发展成暴发性肝炎（急性肝衰竭），导致患者死亡，在暴发中，戊肝病死率为 0.5%~4.0%。

孕妇、有基础慢性肝病者以及免疫抑制人群在感染 HEV 后罹患重症风险显著升高。有基础慢性肝病者感染 HEV 后，通常预后较差，易发展为重症肝炎。患有晚期肝病者，如肝硬化患者，在感染 HEV 后，易发生急性肝衰竭，增加病死率。

近年来的研究证实，戊肝也可进展为慢性化，慢性戊型肝炎主要发生在免疫抑制人群中，如器官移植患者，CD4 计数低的 HIV 患者和接受化疗的血液恶性肿瘤患者。慢性感染患者通常没有症状，无伴随黄疸，血清 ALT 轻度升高（100~200 U/L）。若未经治疗，将会继发快速进展性的慢性肝脏疾病，约有 10% 的慢性戊肝患者会在 2 年内转为肝硬化。迄今为止，已发现 HEV3 型和 HEV4 型引起的慢性戊肝。

戊肝的肝外临床表现日益引起重视，急性或慢性 HEV 感染患者均可出现肝外表现，以神经和泌尿系统肝外表现为主。常见的神经系统症状包括格林 – 巴利综合征（Guillain-Barré syndrome，GBS）、神经性肌萎缩症（neuralgic amyotrophy，NA）以及脑膜脑炎（meningoencephalitis），大多数（> 90%）病例发生在免疫正常人群，但在慢性 HEV 感染患者中也会发生神经损伤。常见的泌尿系统症状包括膜增生性和膜性肾小球肾炎，IgA

肾病，多数发生在免疫抑制的 HEV 3 型患者中，戊肝病毒清除后肾功能可恢复，尿蛋白水平可降低。

第六节　治　疗

急性戊型肝炎多呈急性自限性，通常无需抗病毒治疗，以支持性治疗为主。在严重的急性戊型肝炎或慢性肝衰竭的情况下，可以考虑使用利巴韦林治疗。而慢性戊型肝炎的治疗包括减少免疫抑制剂用量，启动利巴韦林抗病毒治疗，对于利巴韦林治疗失败者，可考虑聚乙二醇干扰素 α 和索非布韦治疗。

第七节　预防控制

戊型肝炎主要经肠道传播，可通过切断粪 – 口传播途径和疫苗接种相结合的综合预防策略。对于发展中国家 HEV 的关键预防措施是通过改善卫生基础设施并提供清洁饮用水来减少暴露。在发达国家，因为存在多种可能的传播途径，预防措施包括确保肉类产品完全煮熟，防止生熟食品交叉污染，加强饮水和环境卫生监督等。从理论上讲，通过对献血员筛查可以预防 HEV 通过血液制品传播，但其成本效益尚未确定。

接种戊型肝炎疫苗是预防控制戊肝的最有效手段。HEV 共有 1~4 个基因亚型，但各种基因型的病毒株为同一血清型，HEV 只有一个血清型，来自一种基因型的疫苗可以对 4 个基因型病毒感染均起到保护作用。

目前，世界上仅有我国研发的一种戊型肝炎疫苗获准上市。该疫苗为重组戊型肝炎疫苗（HEV 239），以 239 个氨基酸重组 HEV 多肽为基础，与编码 HEV 衣壳蛋白的 ORF2 上的 368~606 氨基酸位点相对应。氨基酸序列来源于中国 HEV1 型毒株。HEV239 疫苗由基因工程大肠埃希菌中表达的 HEV 病毒结构蛋白经纯化、复性并加铝佐剂混合后制成。

HEV 239 疫苗对戊肝和 HEV 感染均有较高的保护性。在 III 期临床试验中，共有 112 604 名受试者随机分配到试验组和对照组，结果显示，疫苗在末针接种后的第一年随访期间，在方案规定的时间窗内全程接种的受试者（符合方案集，PPS）中，HEV 239 疫苗接种者均未感染戊肝，而在对照组发生了 15 例戊肝病例，HEV 239 疫苗对戊肝的保护效果达 100%（95% CI，72%~100%），在至少接种一针的受试者（改良的意向性治疗集，mITT 集）中，在 0 天至第 18 月期间的有效率达到了 96%（95% CI，66%~99%）。III 期临床试验后，在维持盲态的情况下开展延续监测研究，随访至 4.5 年的结果显示，在符合方案集中（PPS，第 7~54 月），HEV 239 疫苗的长期保护率达 93%（95% CI，79%~98%），在改良的意向性治疗集（mITT，0 天 ~ 第 54 月）中，HEV239 疫苗的长期保护率达 87%（95% CI，71%~94%）。在 III 期临床试验中，观察期开始至第 31 月期间，

HEV239 疫苗在至少接种一针的受试者中预防 HEV 感染（判定标准：间隔一年采集的血清样本中发生抗 –HEV IgG 抗体水平 4 倍及以上升高）的有效率达到了 77%（95%CI，65%~85%）。

HEV 239 疫苗可诱导稳健且持久的免疫应答。在 III 期临床试验中，共有 11165 名受试者被纳入到免疫原性亚组中，其中 5 567 人完成了 30μg HEV 239 疫苗的 3 针全程接种。在基线阴性的受试者中，最后一针接种后 1 个月 99.9% 的受试者发生了抗体阳转，到第 55 月，有 87% 的受试者仍保持血清抗体阳性。抗 –HEV IgG 抗体几何平均滴度（GMC）在第 7 月开始从峰值的 14.96 WU/mL（高于 HEV 自然感染所产生抗体滴度 0.6 WU/mL 的 25 倍）下降至第 19 个月时的 1.47 WU/mL，随后缓慢下降至第 55 个月的 0.27WU/mL。对免前抗体阳性的受试者即使仅接种一针也可诱导较强的免疫应答。疫苗在 HBsAg 阴性或阳性受试者中的免疫原性相似。

全球疫苗安全咨询委员会（Global Advisory Committee on Vaccine Safety，GACVS）在 2014 年 6 月的会议期间回顾了 HEV239 疫苗的安全性数据，结论是，根据 HEV239 疫苗 I、II 和 III 期试验，HEV239 疫苗耐受性良好，并对 16~65 岁人群有很好的安全性，多数不良反应仅限于注射部位局部。该疫苗在妊娠期接种后母亲和胎儿结果方面的安全性资料有限，尚缺乏在器官移植者、其他免疫抑制者或慢性肝病患者中接种该疫苗的安全性资料。

目前 HEV 疫苗主要应用于 18~65 岁人群，按照 0、1、6 月间隔接种。该疫苗上市后临床试验研究证明 HEV 疫苗在 65 岁以上老年人群、稳定期慢性乙肝患者中具有良好的安全性和免疫原性，乙肝、戊肝疫苗联合接种以及采用加速免疫程序（0、7、21d）接种依然具有良好的安全性和耐受性，可以用于暴发以前的快速接种和特殊人群的接种。然而戊肝疫苗要在临床和公共卫生实践中广泛应用，亟须对 < 16 岁人群、有较高严重疾病风险的人群，如慢乙肝患者（非稳定期）、合并急性肝衰竭的严重疾病患者，免疫抑制剂治疗者进行疫苗免疫原性和安全性评估，同时评估在暴露后接种和控制疫情方面的保护效果。

（张　军　郑子峥）

参考文献

［1］Nimgaonkar I, Ding Q, Schwartz R E, A. Hepatitis E virus: advances and challenges. Nat Rev Gastroenterol Hepatol［J］. 2018, 15（2）：96–110.

［2］Yin X, Ying D, Lhomme S, et al. Origin, antigenicity, and function of a secreted form of ORF2 in hepatitis E virus infection［J］. Proc Natl Acad Sci U S A, 2018, 115（18）：4773–4778.

［3］Pal R, Aggarwal R, Naik SR, Das V, et al. Immunological alterations in pregnant women with acute hepatitis E［J］. J Gastroenterol Hepatol, 2005, 20（7）：1094–1101.

［4］Kamar N, Selves J, Mansuy JM, et al. Hepatitis E virus and chronic hepatitis in organ–

transplant recipients［J］. N Engl J Med, 2008, 358（8）: 811–817.

［5］Aggarwal R. Diagnosis of hepatitis E［J］. Nat Rev Gastroenterol Hepatol, 2013, 10（1）: 24–33.

［6］Widén F. Hepatitis E as a Zoonosis［J］. Adv Exp Med Biol, 2016, 948: 61–71.

［7］Plotkin SA, Orenstein WA, Offit PA, et al. Vaccine［J］. 7th ed: Elsevier；2018.

［8］Li P, Liu J, Li Y, et al. The global epidemiology of hepatitis E virus infection: A systematic review and meta–analysis［J］. Liver Int, 2020, 40（7）: 1516–1528.

［9］于旭亚, 王富珍. 世界卫生组织关于戊型肝炎疫苗的立场文件（2015年5月）［J］. 中国疫苗和免疫, 2015, 21（04）: 461–465.

［10］孙校金, 张国民, 郑徽, 等. 2004–2017年中国戊型肝炎流行特征分析［J］. 中华预防医学杂志, 2019, 53（4）: 382–387.

［11］Organization WH. Hepatitis E vaccine: WHO position paper, May 2015［J］. Weekly epidemiological record, 2015, 90: 185–200.

［12］Kamar N, Bendall R, Legrand–Abravanel F, et al. Hepatitis E［J］. Lancet, 2012, 379（9835）: 2477–2488.

［13］Zhu FC, Zhang J, Zhang XF, et al. Efficacy and safety of a recombinant hepatitis E vaccine in healthy adults: a large–scale, randomised, double–blind placebo–controlled, phase 3 trial［J］. Lancet, 2010, 376（9744）: 895–902.

［14］Zhang J, Zhang XF, Huang SJ, et al. Long–term efficacy of a hepatitis E vaccine［J］. N Engl J Med, 2015, 372（10）: 914–922.

［15］Su YY, Huang SJ, Guo M, et al. Persistence of antibodies acquired by natural hepatitis E virus infection and effects of vaccination［J］. Clin Microbiol Infect, 2017, 23（5）: 336 e1–336 e4.

［16］European Association for the Study of the Liver. Electronic address eee, European Association for the Study of the L［J］. EASL Clin Pract Guideli hepatitis E virus infect，J Hepatol, 2018, 68（6）: 1256–1271.

［17］Wen GP, He L, Tang ZM, et al. Quantitative evaluation of protective antibody response induced by hepatitis E vaccine in humans［J］. Nat Commun, 2020, 11（1）: 3971.

第二十九章
发热伴血小板减少综合征

发热伴血小板减少综合征病毒（SFTSV）是一种广泛流行于我国的新发蜱传急性传染病病毒，其感染导致的发热伴血小板减少综合征（SFTS）病死率较高，可以达到12%~30%。SFTS 患者临床症状无特异性，主要表现为发热、出血症状及多器官功能障碍。SFTS 重症患者可发生多器官功能衰竭。实验室检查常见检测结果是血小板、白细胞减少以及血清中丙氨酸转氨酶、天冬氨酸转氨酶、肌酸激酶、乳酸脱氢酶水平增高等。多项研究表明，SFTSV 可以通过基因突变和重组进行快速进化。SFTSV 感染目前主要集中在东亚地区，且感染人数逐年上升，然而目前尚无有效的 SFTSV 疫苗及靶向治疗药物，主要对患者采取对症治疗和广谱抗病毒疗法。本章从 SFTSV 病原学、流行病学特点、致病机制、诊断检测、临床治疗及防控 6 个方面系统阐述 SFTSV 目前的研究基础，旨在为 SFTSV 的预防和控制提供参考。

第一节　病原学

SFTSV 是一种有包膜分节段的单股负链 RNA 病毒，属于布尼亚病毒科班德病毒属（Bandavirus）。电镜结果显示 SFTSV 无基质蛋白层，病毒整体呈球形、直径为 80~100 nm、包膜表面有刺突，病毒粒子的表面排列着 5~10 nm 的糖蛋白突起，这些突起包埋在厚度为 5 nm 双层脂质膜内。病毒基因组分为大（L）、中（M）、小（S）3 个节段。L 节段含有 6 368 个核苷酸，编码 RNA 依赖的 RNA 聚合酶（RNA-dependent RNA polymerase，RdRP），负责病毒 RNA 的合成和转录；M 节段含有 3 378 个核苷酸，编码糖蛋白前体，经胞内蛋白酶修饰后形成 N- 端糖蛋白（glycoprotein n，Gn）和 C- 端糖蛋白（glycoprotein c，Gc），他们是膜蛋白与感染识别功能相关，也可能刺激机体产生免疫反应；S 节段为双义的 RNA，N- 端正向编码核蛋白（nucleoprotein，NP），其包裹病毒的 RNA 与病毒的 RdRP 结合，最后形成的核蛋白复合物（ribonucleoprotein complexes，RNPs）在病毒 RNA 复制和增殖过程中发挥至关重要的作用，C- 端反向编码非结构蛋白（non-structure protein，NSs），是该病毒的毒力因子，该节段比较保守，且核酸序列同其他布尼亚病毒相比有很高的同源性，NP 和 NSs 间含有一个 62 bp 的基因间隔区。 和其他布尼亚病毒类似，SFTSV 的 3 个节段两端均存在保守的非翻译区（untranslated regions，UTRs），并且 3'端和 5'端的 UTRs 在序列上互补，形成一个圆环，可能参与调控 SFTSV 病毒复制。

第二节 流行病学特征

SFTSV 感染的报道目前主要集中在东亚地区，自在中国发现以来，韩国、日本、越南等地也相继发现。在中国每年报告的 SFTS 病例多达 2 000 多例，主要发生在中国中东部、东南部等农村地区。SFTS 病例发病率最高的省份包括河南、山东、湖北。SFTS 病死率极高，日本和韩国的发病率高达 20%~30%。我国的 SFTS 病死率各地不一，从 2%~30%，其中河南的最低。但最近的研究发现，河南很多病人临死前出院，漏报死亡人数，拉低了病死率。如果把包括出院后死于该病的人数纳入，河南的 SFTS 病死率高达 16% 以上。病例的高发危险因素与职业（主要指从事农业生产活动的人群）和地区自然环境（特别是常在丘陵、山林、草丛等地带劳动或活动的人群）有关。SFTS 潜伏期一般为 7~14 d。流行病学调查显示，SFTS 疫情主要发生在 3~11 月，其中 5~7 月为主要流行期，最高峰在 5 月。流行地区有 1%~6.5% 的人口感染 SFTSV。SFTS 患者血清抗体阳性人群的年龄大多为 50~60 岁，而 SFTS 发病和死亡多见于老年群体，表明老年人等免疫力低下的人群是 SFTSV 感染发病的高危人群。

SFTSV 跟其他大部分布尼亚病毒一样，主要以节肢动物作为媒介传播。目前已知 SFTSV 的主要宿主为蜱虫。蜱是蜘蛛纲动物，属寄生虫目，目前已发现了超过 800 种蜱。蜱主要包括 2 个科：硬蜱或软蜱。蜱的生命周期有 4 个阶段：卵、幼虫、若虫和成虫，大约需要一年能完成其生命周期。蜱广泛分布在世界各地，特别是在温暖潮湿的气候环境。蜱吸食各种陆地动物的血液，可传播多种病原体，对人和牲畜造成极大的危害，在传染病传播中，蜱的作用仅次于蚊子，是重要的疾病传播媒介。蜱传播的病原体包括细菌、病毒和原生动物。已知感染 SFTSV 的蜱虫主要为长角血蜱（*Haemaphysalis longicornis*），SFTSV 不仅能够在蜱中检测且分离也可经卵垂直传播给下一代。自然环境草地采集的蜱中 SFTSV 感染率非常低，不同实验室报道不同地区的蜱 SFTSV 的自然感染率很低（0.10%~0.46%），表明蜱能够控制 SFTSV 在其体内的感染和复制。但是蜱控制 SFTSV 在其体内的感染和繁殖的机制尚不清楚。

SFTSV 的动物宿主目前仍不清楚。有报道称除了蜱虫外，其他小型动物中，如鼠类、刺猬等也可以检测到 SFTSV。尚不明确这些动物与人感染 SFTS 的作用机制，可能这些动物也会因蜱叮咬获得感染。除此之外，血清学研究调查发现，家畜及家禽中 SFTSV 的抗体阳性率非常高（包括山羊、牛、狗、猪和鸡等），其中山羊 SFTSV 抗体阳性率最高，可达 70%，鸡血清抗体阳性率约 50%，但是这些动物的 SFTSV RNA 阳性率却非常低。这说明这些动物都曾感染过 SFTSV，有可能作为 SFTSV 的扩大宿主。目前已知蜱虫叮咬是 SFTSV 从自然界传播给人类的最初途径。在人感染并发病之后，SFTSV 可通过人与人之间的接触传播形成聚集性疫情，目前已有多起人传人 SFTS 疫情的报告。SFTSV 人传人可能通过黏膜直接接触患者血液或黏液有关。然而，这一人际传播事件的具体机制仍不清楚。

由于 SFTSV 是 RNA 病毒，在复制和转录过程中缺乏校对功能，表现出高突变率，其中 S 段进化速率最高而 L 段最低。因此 SFTSV 具有广泛的遗传多样性。对目前已知的 SFTSV 3 个片段的系统发育数分析表明，SFTSV 可分为 A–F 6 个基因型。中国大陆以 A、D 和 F 基因型为主。而韩国和日本及中国舟山群岛以 B 型为主。除此之外，与 SFTSV 类似的病毒如 Bhanja virus（BHAV）、Heartland virus（HRTV）在美国、印度和澳大利亚等国家也相继报道，系统进化分析显示这些病毒与 SFTSV 形成一组新的聚类，且血清学实验显示 SFTSV 与 HLV 和 BHAV 存在交叉反应。这些结果表明，以 SFTSV 为代表的新发布尼亚病毒正在世界蔓延，已成为威胁人类健康的重要病原体，对这类病毒的研究已迫在眉睫。

第三节　致病机制

脊椎动物中存在固有免疫和适应性免疫两种免疫系统，其相互协作，抵抗病原体的侵袭。固有免疫作为宿主免疫系统的第一道防线，依靠不同的模式受体（pattern recognition receptor，PRR）识别胞内和胞外的危险信号。核酸作为病原体最常见的组成部分，也可以作为 PRRs 的靶标，激活宿主免疫反应，促进干扰素和炎症因子的产生。到目前为止，已发现的大部分核酸模式识别受体都存在于胞内，包括内体膜上的 TLRs（toll–like receptors）、DNA 受体和 RNA 受体。目前研究表明 SFTSV 可被胞内的 RNA 病毒受体 RIG–I 及炎症小体 NLRP3 所识别。

相应地，SFTSV 可一定程度上免疫逃逸机体的固有免疫反应。NSs 是 SFTSV 重要的毒力因子。过表达的 NSs 可通过抑制 I 型干扰素的激活显著抑制细胞的抗病毒免疫反应。最先发现，NSs 蛋白可以在细胞浆内形成包涵体。NSs 与 TBK1 和 IKKε 相互作用并捕获其进入包涵体，抑制 I 型干扰素反应。NSs 也可与 RIG–I，E3 泛素连接酶 TRIM25 或 IRF3 等相互作用抑制其功能。除此之外，NSs 也可以通过与 STAT1 和 STAT2 结合，抑制其磷酸化及其核转移，抑制干扰素诱导基因的转录进而抑制干扰素诱导的抗病毒反应。NSs 还与 NP 相互作用，并与感染细胞中的病毒 RNA 相关，被认为 NSs 可能直接参与病毒复制。除 NSs 外，NP 的过表达也能通过抑制干扰素的激活和 NF–κB 的核转移抑制细胞的固有免疫反应。这些研究都证实了 SFTSV 蛋白能够多方面抑制 I 型干扰素系统，然而 SFTSV 与胞内不同核酸受体的关系及其如何激活 I 型干扰素反应仍有待研究。

第四节　实验室诊断

早期诊断 SFTSV 感染对患者的治疗和疾病的控制至关重要。通常来说，SFTSV 的潜伏期为 1~2 周，临床表现无明显特异性与登革热、人粒细胞无形体病、钩端螺旋体病出血病的临床表现相似（主要表现为发热、腹泻、血小板减少和白细胞减少、多器官功能障碍等）。因此，SFTS 患者的诊断主要基于实验室检测结果及患者的流行病学史，如患者是否在 SFTSV 的流行区域有蜱虫叮咬史。实验室检查显示 SFTS 患者多表现为血小板减少、白细胞减少、蛋白尿、天冬氨酸氨基转移酶、丙氨酸氨基转移酶、乳酸脱氢酶、肌酸激酶和 IL-6、IL-10、G-CSF、IFN-γ 等细胞因子水平升高。SFTS 确诊患者应至少满足以下条件之一：①在 SFTS 患者血清中分离到 SFTSV。②在 SFTS 患者血液或血清中检测到 SFTSV 核酸。③在 SFTS 患者血清中检测到 SFTSV 特异性 IgM 抗体。④在 SFTS 患者血清中检测到 SFTSV 特异性 IgG 抗体或恢复期抗体滴度升高 4 倍以上。

从 SFTS 急性期患者血液或血清中分离到 SFTSV 活病毒是确诊 SFTS 的直接证据和金标准。SFTSV 可用 DH82 和 Vero E6 细胞分离，DH82 和 Vero E6 细胞感染 SFTSV 后会产生细胞病变。SFTSV 病毒分离虽然准确性高，然而耗时长达 1~3 周，因此不能常规进行，不适用临床快速检测，主要应用于实验室科研研究。同时，在病毒量较低或无细胞病变时，电镜、分子流行病学、血清学等方法确认 SFTSV 感染也是十分必要的。在 SFTS 急性期患者的血清中可以检测到 SFTSV 核酸，临床上常用的检测 SFTSV 核酸方法包括逆转录 PCR（RT-PCR）、荧光定量 PCR（qPCR）、逆转录环介导等温扩增（RT-LAMP）。然而，SFTSV 感染的病毒血症持续时间很短，一般在发病后 1~6 d。因此，核酸检测技术仅适用于该病的急性期。在许多情况下，SFTSV 感染的最终确认依赖于对 SFTSV 的特异性抗体的检测。SFTSV 的特异性 IgG 抗体可在发病后 7 d 左右检测到，并可持续数年。血清中和及微量中和试验、ELISA 双抗原夹心法和间接法、间接免疫荧光法、免疫色谱法可用于检测 SFTSV 的特异性抗体。相对于中和实验，ELISA 操作更为简单和快速。最近的 SFTSV 感染是通过检测 SFTSV 特异性 IgM 抗体，或 IgG 抗体血清转化，或 IgG 抗体效价至少升高 4 倍来确定的。

第五节 临床与治疗

SFTSV 是一种广泛流行于我国的新发蜱传急性传染病病毒，感染病死率较高。大量临床资料显示，SFTSV 感染导致患者出现重症甚至死亡有两个重要因素，即高病毒滴度和细胞因子风暴。高病毒滴度是 SFTS 患者病情进展的重要危险因素，有效降低 SFTS 患者病毒滴度将是临床上治疗 SFTS 患者的首要目标。研究发现，在 SFTS 死亡患者中，细胞因子 IL-1β、IL-8、MIP-1α、MIP-1β 等升高水平与病毒滴度呈显著的正相关。这说明 SFTS 患者处于细胞因子紊乱状态，通过药物治疗抑制炎症因子、纠正细胞因子紊乱有可能缓解患者的病情。炎症反应是机体固有免疫抗病毒的重要组成部分，主要参与者包括炎症因子和单核-巨噬细胞、NK 细胞、淋巴细胞等免疫细胞。炎症反应是一把"双刃剑"，适度的炎症反应有利于机体识别病毒和被病毒感染细胞，增强机体清除病毒的能力；而过度的炎症反应（炎症因子大量释放、单核 – 巨噬细胞过度活化）使机体细胞因子紊乱、产生"细胞因子风暴"造成机体炎性损伤。因此，抑制机体炎症反应、纠正细胞因子紊乱的治疗就显得比较重要。

到目前为止，临床上对 SFTS 患者主要采取对症支持治疗和广谱抗病毒治疗，没有针对 SFTS 的疫苗或有效疗法。目前，临床上应用的抗病毒药主要分为两大类：抑制病毒复制的药物，如用于 HIV 感染治疗的逆转录酶抑制剂，阻止病毒侵染宿主细胞的药物；此外还有用于流感病毒感染治疗的达菲等。有报道称，类固醇脉冲治疗在 SFTS 患者有效，然而其安全性仍有待验证。利巴韦林和法匹拉韦在体外细胞培养模型及 SFTSV 易感动物模型中也能起到抗病毒作用。然而 SFTS 患者数量相对较少，因此，很难评价利巴韦林和法匹拉韦在体内抗 SFTS 的有效性。除此之外，体内外实验及回顾性临床数据表明钙通道阻滞剂之一可抑制 SFTSV 的感染。

近年来，治疗性单克隆抗体作为有效治疗病毒感染的一种特效药物已被广泛研究和应用。单克隆抗体可特异性靶向病毒囊膜蛋白，与病毒结合后，能够封闭病毒表面的与宿主细胞表面受体结合的靶点，阻止病毒与宿主细胞的结合；也能结合到感染了病毒的宿主细胞表面，通过抗体的 ADCC 效应杀死病毒感染的细胞。截至目前，已有多篇研究报道 SFTSV Gn 的特异性中和抗体，可有效抑制 SFTSV 的感染。SFTSV 的囊膜蛋白是 I 型跨膜蛋白，其氨基端暴露在病毒粒子表面，羧基端位于细胞膜上。SFTSV 糖蛋白参与了 SFTSV 的多种侵袭过程，包括受体附着、病毒进入细胞和病毒粒子组装。跨膜蛋白 Gn 位于外侧，负责与宿主细胞表面的受体结合；Gc 位于内侧，通过结构变化实现病毒囊膜与宿主细胞膜的融合，从而使得病毒基因组 RNA 释放到细胞中。SFTSV 蛋白 Gc 融合后结构显示，Gc 由二聚体转变为三聚体，构象的改变是由低 pH 引起的。Halldorsson 等研究发现，在 pH 为 8.0 时，Gc 胞外段以单体的形式存在，在 pH 为 5.0 时，Gc 胞外段有部分三聚体出现，对三聚体的结构解析发现，Gc 三聚体属于典型的 II 型膜融合蛋白融合后结构。因此，针对 SFTSV 蛋白 Gn 的中和抗体，能阻止 SFTSV 与细胞表面受体结合，使病毒丧失感染细胞的能力，而针对 SFTSV 蛋白 Gc 的中和抗体能阻碍蛋白 Gc 的结构变化，使病毒囊膜不能与细胞膜融合。

第六节　预防控制

SFTS 是一种病死率较高的出血热疾病，主要发生于中国、日本及韩国，且 SFTS 流行区域仍在逐渐扩大。据统计，目前报道的 SFTS 的病例数已超过 1 万。蜱虫叮咬是 SFTSV 的主要传播途径，人传人或动物传人的案例也有少量报道。然而，目前仍无针对 SFTS 治疗的药物及预防用的疫苗，主要采用对症及广谱抗病毒治疗。因此，对于 SFTS 的防控应主要采取以切断传播途径为主的防控措施，减少 SFTSV 暴露机会：①加强宣传教育，提高 SFTS 流行区域人群对 SFTS 对认知并加强自我保护意识，注意个人手部卫生。野外作业时，应加强个人防护，减少蜱虫叮咬机会。②对 SFTS 流行区域家养及野生动物蜱虫进行监测，并采用化学方法控制蜱虫，降低人群暴露在蜱虫的机会。③ SFTS 临床症状与其他出血热疾病症状类似，因此提高医务人员及实验室对 SFTS 的诊断、治疗及检测水平。④据报道，SFTSV 可通过病人血液或体液传播。尽管目前无 SFTS 大规模社区爆发的案例。SFTS 患者密切接触者，包括家人和医疗工作者都是 SFTS 的高危人群。因此，SFTS 的密切接触者应当采取标准防护措施，严格避免接触 SFTS 患者血液或体液。⑤对 SFTS 患者应采取隔离措施，同时对 SFTS 患者的血液及相关接触物都应采取消毒处理。⑥）深入了解 SFTS 的致病机制及传播媒介，为相关治疗措施提供理论基础。⑦加强 SFTSV 相关预防性疫苗及治疗性中和抗体的研制。

（周传敏　于学杰）

参考文献

［1］Yu X J, Liang M F, Zhang S Y, et al. Fever with thrombocytopenia associated with a novel bunyavirus in China［J］. N Engl Med, 2011, 364 (16) : 1523–1532.

［2］Guu T S, Zheng W, Tao Y J. Bunyavirus: structure and replication［J］. Adv Exp Med Biol, 2012, 726；245–266.

［3］Takahashi T, Maeda K, Suzuki T, et al.The first identification and retrospective study of severe fever with thrombocytopenia syndrome in Japan［J］. J Infecti Dis, 2014, 209 (6) : 816–827.

［4］Kim K H, Yi J, Kim G, et al. Severe fever with thrombocytopenia syndrome, South Korea, 2012［J］. Emerg Infect Dis, 2013, 19 (11) : 1892–1894.

［5］Tran X C, Yun Y, Van An L, et al. Endemic severe fever with thrombocytopenia syndrome, Vietnam［J］. Emerg Infect Dis, 2019, 25 (5) : 1029–1031.

［6］Gai Z T, Zhang Y, Liang M F, et al.Clinical progress and risk factors for death in severe fever with thrombocytopenia syndrome patients［J］. J Infect Dis, 2012, 206 (7) : 1095–1102.

［7］Yu X J. Risk factors for death in severe fever with thrombocytopenia syndrome［J］. Lancet Infect Dis, 2018, 18 (10) : 1056–1057.

［8］Jongejan F, Uilenberg G. The global importance of ticks［J］. Parasitology, 2004, 129 Suppl: S3–14.

［9］NIOSH Workplace Safety and Health Topic. https://www.cdc.gov/niosh/topics/tick-borne/default.html, C.–. Tick–Borne Diseases–［EB/OL］. (2016–05–04)［2020–05–01］.

［10］Hu Y Y, Zhuang L, Liu K, et al. Role of three tick species in the maintenance and transmission of Severe Fever with Thrombocytopenia Syndrome Virus［J］. PLoS Negl Trop Dis,

2020, 14 (6) : e0008368.

[11] Luo L M, Zhao L, Wen H L, et al. Haemaphysalis longicornis ticks as reservoir and vector of severe fever with thrombocytopenia syndrome virus in China [J] . Emerg Infect Dis, 2015, 21 (10) : 1770–1776.

[12] Liu J W, Wen H L, Fang L Z, et al.Prevalence of SFTSV among Asian house shrews and rodents, China, January–August 2013 [J] . Emerg Infect Dis, 2014, 20 (12) : 2126–2128.

[13] Sun Y, Liu M M, Luo L, et al.Seroprevalence of severe fever with thrombocytopenia syndrome virus in hedgehog from China [J] . Vector Borne Zoonotic Dis, 2017, 17 (5) : 347–350.

[14] Wen H L, Zhao L, Zhai S, et al.Severe fever with thrombocytopenia syndrome, Shandong Province, China, 2011 [J] . Emerg Infect Dis, 2014, 20 (1) : 1–5.

[15] Niu G, Li J, Liang M, et al. Severe fever with thrombocytopenia syndrome virus among domesticated animals, China [J] . Emerg Infect Dis, 2013, 19 (5) : 756–763.

[16] Liu Y, Li Q, Hu W, et al. Person–to–person transmission of severe fever with thrombocytopenia syndrome virus [J] . Vector Borne Zoonotic Dis, 2012, 12 (2) : 156–160.

[17] Jung I Y, Choi W, Kim J, et al. Nosocomial person–to–person transmission of severe fever with thrombocytopenia syndrome [J] . Clini Microbiol infect Dis, 2019, 25 (5) : 633 e1–633 e4.

[18] Jiang X L, Zhang S, Jiang M, et al.A cluster of person–to–person transmission cases caused by SFTS virus in Penglai, China [J] . Clini Microbiol Infect Dis, 2015, 21 (3) : 274–279.

[19] Bao C J, Guo X L, Qi X, et al.A family cluster of infections by a newly recognized bunyavirus in eastern China, 2007: further evidence of person–to–person transmission [J] . Clini Infect Dis, 2011, 53 (12) : 1208–1214.

[20] Fu Y, Li S, Zhang Z, et al.Phylogeographic analysis of severe fever with thrombocytopenia syndrome virus from Zhoushan Islands, China: implication for transmission across the ocean [J] . Scientific Reports, 2016, 6: 19563.

[21] Liu J W, Zhao L, Luo L M, et al.Molecular evolution and spatial transmission of severe fever with thrombocytopenia syndrome virus based on complete genome sequences [J] . PLoS One, 2016, 11 (3) : e0151677.

[22] Mourya D T, Yadav P D, Basu A, et al. Malsoor virus, a novel bat phlebovirus, is closely related to severe fever with thrombocytopenia syndrome virus and heartland virus [J] . J Virology, 2014, 88 (6) : 3605–3609.

[23] Matsuno K, Weisend C, Travassos da Rosa A P, et al.Characterization of the Bhanja serogroup viruses (Bunyaviridae) : a novel species of the genus Phlebovirus and its relationship with other emerging tick–borne phleboviruses [J] . J Virology, 2013, 87 (7) : 3719–3728.

[24] McMullan L K, Folk S M, Kelly A J, et al.A new phlebovirus associated with severe

febrile illness in Missouri［J］. N Engl J Med, 2012, 367 (9)：834–841.

［25］Wang J, Selleck P, Yu M, et al.Novel phlebovirus with zoonotic potential isolated from ticks, Australia［J］. Emerg Infect Dis, 2014, 20 (6)：1040–1043.

［26］Barbalat R, Ewald S E, Mouchess M L, et al. Nucleic acid recognition by the innate immune system［J］. Annual Review Immunol, 2011, 29: 185–214.

［27］Li S, Li H, Zhang Y L, et al.SFTSV Infection Induces BAK/BAX–dependent mitochondrial dna release to trigger NLRP3 inflammasome activation［J］. Cell Reports, 2020, 30 (13)：4370–4385 e7.

［28］Ning Y J, Wang M, Deng M, et al.Viral suppression of innate immunity via spatial isolation of TBK1/IKKepsilon from mitochondrial antiviral platform［J］. J Mole Cell Biology, 2014, 6 (4)：324–337.

［29］Santiago F W, Covaleda L M, Sanchez–Aparicio M T, et al. Hijacking of RIG–I signaling proteins into virus–induced cytoplasmic structures correlates with the inhibition of type I interferon responses［J］. J Virol, 2014, 88 (8)：4572–4585.

［30］Ning Y J, Feng K, Min Y Q, et al. Disruption of type I interferon signaling by the nonstructural protein of severe fever with thrombocytopenia syndrome virus via the hijacking of STAT2 and STAT1 into inclusion bodies［J］. J Virol, 2015, 89 (8)：4227–4236.

［31］Wu X, Qi X, Liang M, et al.Roles of viroplasm–like structures formed by nonstructural protein NSs in infection with severe fever with thrombocytopenia syndrome virus［J］. FASEB J, 2014, 28 (6)：2504–2516.

［32］Qu B, Qi X, Wu X, et al.Suppression of the interferon and NF–kappa B responses by severe fever with thrombocytopenia syndrome virus［J］. J Virology, 2012, 86 (16)：8388–8401.

［33］Moriyama M, Kodama S, Hirano T, et al.Endoscopic–modified medial maxillectomy and its limitation for a solitary fibrous tumor of the lacrimal sac and nasolacrimal duct［J］. Auris, nasus, larynx, 2017, 44 (3)：370–374.

［34］Liu W, Lu Q B, Cui N, et al. Case–fatality ratio and effectiveness of ribavirin therapy among hospitalized patients in china who had severe fever with thrombocytopenia syndrome［J］. Clin infect Dis, 2013, 57 (9)：1292–1299.

［35］Shimojima M, Fukushi S, Tani H, et al.Effects of ribavirin on severe fever with thrombocytopenia syndrome virus in vitro［J］. Japanese J Infect Dis, 2014, 67 (6)：423–427.

［36］Tani H, Fukuma A, Fukushi S, et al.Efficacy of T–705 (Favipiravir) in the treatment of infections with lethal severe fever with thrombocytopenia syndrome virus［J］. mSphere, 2016, 1(1).

［37］Gowen B B, Westover J B, Miao J, et al.Modeling severe fever with thrombocytopenia syndrome virus infection in golden syrian hamsters: importance of STAT2 in preventing disease and effective treatment with favipiravir［J］. J Virology, 2017, 91 (3).

［38］Li H, Zhang L K, Li S F, et al. Calcium channel blockers reduce severe fever with thrombocytopenia syndrome virus (SFTSV) related fatality［J］. Cell Res, 2019, 29 (9) : 739–753.

［39］Schoofs T, Klein F, Braunschweig M, et al. HIV–1 therapy with monoclonal antibody 3BNC117 elicits host immune responses against HIV–1［J］. Science, 2016, 352 (6288) : 997–1001.

［40］Scheid J F, Horwitz J A, Bar–On Y, et al.HIV–1 antibody 3BNC117 suppresses viral rebound in humans during treatment interruption［J］. Nature, 2016, 535 (7613) : 556–560.

［41］Caskey M, Klein F, Lorenzi J C, et al.Viraemia suppressed in HIV–1–infected humans by broadly neutralizing antibody 3BNC117［J］. Nature, 2015, 522 (7557) : 487–491.

［42］Sun H, Chen Q, Lai H.Development of antibody therapeutics against flaviviruses［J］. Internat J Molecul Sci, 2017, 19 (1).

［43］Dai L, Song J, Lu X, et al.Structures of the zika virus envelope protein and its complex with a flavivirus broadly protective antibody［J］. Cell Host Microbe, 2016, 19 (5) : 696–704.

［44］Geisbert T W, Mire C E, Geisbert J B, et al.Therapeutic treatment of Nipah virus infection in nonhuman primates with a neutralizing human monoclonal antibody［J］. Sci Translation Med, 2014, 6 (242) : 242ra82.

［45］Bossart K N, Geisbert T W, Feldmann H, et al.A neutralizing human monoclonal antibody protects african green monkeys from hendra virus challenge［J］. Sci translation Med, 2011, 3 (105) : 105ra103.

［46］Guo X, Zhang L, Zhang W, et al. Human antibody neutralizes severe Fever with thrombocytopenia syndrome virus, an emerging hemorrhagic Fever virus［J］. Clin Vaccine Immunol : CVI 2013, 20 (9) : 1426–1432.

［47］Kim K H, Kim J, Ko M, et al.An anti–Gn glycoprotein antibody from a convalescent patient potently inhibits the infection of severe fever with thrombocytopenia syndrome virus［J］. PLoS Pathogens, 2019, 15 (2) : e1007375.

［48］Zhu Y, Wu Y, Chai Y, et al.The postfusion structure of the heartland virus gc glycoprotein supports taxonomic separation of the bunyaviral families Phenuiviridae and Hantaviridae［J］. J Virol, 2018, 92 (1).

［49］Wu Y, Zhu Y, Gao F, et al.Structures of phlebovirus glycoprotein Gn and identification of a neutralizing antibody epitope［J］. Proceed Nation Acad Sci USA, 2017, 114 (36) : E7564–E7573.

［50］Halldorsson S, Behrens A J, Harlos K, et al.Structure of a phleboviral envelope glycoprotein reveals a consolidated model of membrane fusion［J］. Proceed Nation Acad Sci USA, 2016, 113 (26) : 7154–7159.

第三十章
狂犬病

狂犬病（rabies）是由狂犬病毒（Rabies virus，RABV）感染引起的一种重要的人兽共患传染病，临床表现为特有的恐水、怕风、咽肌痉挛、进行性瘫痪等，如果没有恰当的暴露后预防和治疗，一旦发病，病死率几乎为100%。发病犬和健康带毒犬是RABV的主要宿主之一，也是人感染RABV的主要传染源，其他感染RABV的动物，如牛，猫，浣熊等，也能将病毒传染给人。RABV是高致病性病原，主要通过破损的皮肤或黏膜侵入人体，经神经末梢上行进入中枢神经系统，引起人兽共患的致死性脑脊髓炎，温血动物和人普遍对RABV易感。

狂犬病潜伏期通常为1~3个月，短则不到一周，长则一年，这取决于狂犬病毒侵入部位和病毒载量等因素。通过对动物咬伤的患者迅速实施暴露后处置（post-exposure prophylaxis，PEP）可以预防人狂犬病。多数发达国家已经通过消除犬狂犬病而控制了人狂犬病的发生。然而，在大多数发展中国家，狂犬病仍在家犬中广泛流行，人狂犬病发病率也居高不下。目前，狂犬病在全球150多个国家和地区都有分布和流行，每年造成约59 000人死亡，其中95%的病例发生在非洲和亚洲。在我国，由于犬免疫覆盖率较低，目前仍是全球狂犬病流行的重灾区，尤其是我国的农村地区。美洲已在很大程度上遏制住犬类传播，目前造成美洲人狂犬病死亡病例的主要原因是蝙蝠。

第一节　病原学特征

一、形态结构及分类、分型

狂犬病毒属于弹状病毒科（Rhabdoviridae）狂犬病毒属（*Lyssavirus*），其基因组为不分节段的单股负链RNA。在电镜下观察，病毒粒子呈子弹头形状，头部为半球形，尾部扁平，长130~250 nm，直径约75 nm，但在不同毒株间，可观察到长度变化。病毒颗粒包括两个结构和功能单位：G蛋白三聚体构成的刺突（长约10 nm）覆盖在外层脂质膜表面，特异性识别易感细胞细胞膜上的病毒受体；内含螺旋状排列的RNP，由与N蛋白、L聚合酶及其辅助因子蛋白P密切相关的RNA基因组组成。核壳体包裹基因组确保RABV在细胞质中的转录和复制。蛋白M占据核壳体和外壳之间，决定了病毒出芽及子弹样的形态。只有全长的RABV基因组与结构蛋白结合后，才能形成子弹状结构；在细胞中扩增RABV时，RABV正链RNA复制形成负链RNA的过程中能够产生一定数量的残缺不全的负链 RNA，这些不完整的负链 RNA 同样能够与结构蛋白结合形成非典型的构象，这些非典型的构象为缺损颗粒（defective interfering，DI）。DI 能够侵入宿主细胞，但因其基因组缺失，所以在宿主细胞中不能复制，从而不能包装出有感染性的完整 RABV 颗粒。

按照狂犬病毒不同毒株的血清学反应和单克隆抗体的抗原交叉反应情况，将 RABV 分为 5 个血清型：血清型 I 是传统的狂犬病毒，主要包括街毒株和疫苗株，还包括新鉴定的中欧啮齿动物分离株。血清 II 型、III 型、IV 型分别是以 Lagos 病毒、Molola 病毒和 Duvenhage 病毒为原型的狂犬病相关病毒。血清 V 型即 Selimov 等从乌克兰蝙蝠中分离出的 2 株狂犬病毒，起初命名为 uB1 和 uB2，经单克隆柱体分析表明，其抗原结构与俄罗斯分离到的其他狂犬病毒相似，可以归属于最初分离自非洲的血清 IV 型，但两者之间又有差别，因此最后命名为欧洲蝙蝠狂犬病毒 I 型和欧洲蝙蝠狂犬病毒 II 型（EBL1、EBL2），两者同时划归血清 V 型。血清 I 型中的疫苗株对血清 II、III、IV 型狂犬病相关病毒具有很弱的保护作用或无保护作用。

基于狂犬病毒中 N 基因的高度保守性，近年来，通过分子遗传学研究，进一步扩展了分类，将狂犬病毒分为 7 个基因型，与前 4 个血清型相对应，存在 4 个基因型，即 1 型为传统的狂犬病毒、野毒株和实验室毒株；2 型为 Lagos 病毒；3 型为 Mokola 病毒；4 型为 Duvenhage 病毒。血清 V 型中的 EBL1 和 EBL2 又分别划为基因 5 型和基因 6 型。1996 年，在澳大利亚又发现了澳大利亚型蝙蝠狂犬病毒，分为独立的基因 7 型。基因 1 型狂犬病毒呈全世界分布，基因 2 型、3 型、4 型狂犬病毒分布于非洲，而基因 5 型、6 型狂犬病毒仅在欧洲发现。除了基因 2 型狂犬病毒以外，其他基因型狂犬病毒均可引起人类疾病。此外，近年来，有学者先后在欧洲发现了 4 个狂犬病毒株，分别为 ARAV、KHUV、IRKV 和 WCBV，其在遗传距离上都和现有的狂犬病毒基因型有着明显的差异，尚未划归具体的型别。我国存在的狂犬病毒序列比较保守，绝大部分的狂犬病毒属于基因 1 型。

根据致病性的强弱程度，RABV 毒株分成强毒株和弱毒株，其中强毒株包括固定毒株和街毒株。从自然界中分离的狂犬病毒流行毒称为街毒株；街毒株在经过数次传代后获得的仍然能够杀死成年小鼠，死亡时间比较固定均一的病毒称作固定毒株；经过复杂的驯化过程后，失去对成年小鼠致死能力的病毒称作弱毒株。RABV 弱毒株能够被宿主的免疫系统识别，而强毒株能够逃逸宿主免疫系统的识别，最终造成宿主死亡。

二、基因组结构

狂犬病毒的基因组为一长度约 12 kb 的单股负链 RNA 分子，由 11928 个（部分毒株 11 932 个）核苷酸组成，自病毒基因组 3′ 端至 5′ 端依次排列着 3′ 非编码区、N、P、M、G、L 和 5′ 非编码区 7 个功能区，基因组末端序列是狂犬病病毒最早的转录产物，在狂犬病病毒的复制和转录过程中有调控作用，既无 PolyA 尾也没有帽子结构，也不进行翻译。编码 5 个结构蛋白的基因长度分别是 1424 nt、991 nt、805 nt、1675 nt 和 5475 nt，5 个结构基因被转录成5个不重叠的mRNA,分别编码N蛋白(nucleoprotein)、P蛋白(phosphoprotein)、M蛋白(matrix protein)、G蛋白(glycoprotein)、L蛋白(polvmerae)5个结构蛋白。在N基因前还有一个由58个核苷酸组成的先导序列,在N-P、P-M、M-G、G-L基因间分别有2 nt、5 nt、5 nt和423 nt的间隔序列,G-L基因间的423核苷酸间隔序列是一个伪基因,该间隔区可以转录成病毒的第六个mRNA,其在病毒感染和复制过程中的具体功能尚待阐明。其中G、L、P、N蛋白和基因组RNA形成核糖核蛋白复合体(ribonucleoprotein,RNP),是转录和复制的模板。病毒的RNP与宿主细胞膜相互作用,形成M和G两个病毒膜结合蛋白。其中M蛋白位于病毒膜下面起到RNP和病毒膜蛋白连接桥梁的功能。G蛋白为三聚体结构是病毒与宿主细胞受体结合的位点,也是刺激机体产生中和抗体的主要靶点。

三、理化特征

狂犬病毒在外界的抵抗力并不强,一般的消毒剂、加热和日光中的紫外线均可以将其灭活。狂犬病毒对脂溶剂(肥皂水、氯仿、丙酮等)、45%~70%乙醇、甲醛、碘制剂以及季胺类化合物、酸(pH4.0以下)、碱(pH10.0以上)敏感。对日光、紫外线和热敏感,灭菌用紫外灯在距离30cm处垂直照射15 min就可以完全杀灭RABV,病毒在56℃ 1 h内即可完全被灭活;而100℃只需2 min就能被完全杀灭。在冷冻或冻干的组织提取物中,感染性十分稳定,脑组织块中的病毒在4℃可保存数个月,在-70℃以下,几年内仍能保持病毒活性。

第二节   流行过程

一、传染源

携带狂犬病毒的动物是最重要的传染源。从全世界来看,最重要的狂犬病疫源动物当数家犬。但是,理论上几乎所有温血动物,包括鸟类都可感染狂犬病毒,并将病毒传染给人。人和家畜是引发狂犬病的偶然宿主,野生动物是狂犬病毒的自然宿主。野生动物感染RABV后,如狐类、浣熊、狼、豺类、熊、野犬、鹿、臭鼬、鼠、猫鼬及其他啮齿动物等,均可成为RABV传染源;家畜包括感染RABV的羊、猪、牛、犬、马、鸭、鹅等。发达国家通过加强犬只的免疫和管理,狂犬病已达到基本控制或消灭,已报告狂犬病的传染源大多为野生动物。毒蝙蝠是中南美地区狂犬病的传染源之一,而蝙蝠和狐狸是欧洲地区主要的传染源。发展中国家尤其在亚洲,传染源和储存宿主最主要是家犬,其次是猫、猪、牛和马等。在中国,感染RABV的犬是狂犬病的主要传染源,其次是带病毒的宠物等。最近,印度学者在鸟类中分离到RABV,表明RABV具有跨越种属传播的危险。

二、传播途径

咬伤是狂犬病毒传播的最直接途径，98%的动物或人的狂犬病都是通过被患病动物咬伤引起的。少数病例是通过其他暴露方式，如通过动物舔舐黏膜或溃疡表面感染，动物抓伤并污染感染性物质时也会引起感染。在极其特殊的情况下，病毒可通过尘埃或气溶胶传播，如在实验室中对病毒感染脑组织进行匀浆时造成的飞沫传播也可能导致人感染。此外，通过器官移植传播、胎盘传播以及狂犬病人直接把病毒传染给另一个人引起人狂犬病的可能性很小，但确实存在。

三、易感动物

狂犬病毒感染谱较宽，大多数的温血动物包括人均易感。各种家禽（鹅、鸭等）、家畜（羊、猪、牛等）均对 RABV 具有易感性，各类野生动物（狐类、浣熊、狼、豺类、熊、野犬、臭鼬、鼠、猫鼬及其他啮齿动物等）也具有易感性。

第三节　流行病学特征

一、地区分布

狂犬病是自然疫源性疾病，地理分布广泛，除南极洲外，全世界各大洲均有发生或流行。狂犬病的发生和流行呈现显著的社会因素相关性，发达国家狂犬病基本达到控制，狂犬病病例数主要分布在发展中国家，其中亚洲最多，其次是非洲。大多数死亡发生在农村地区，印度狂犬病居首位，中国、孟加拉国、巴基斯坦、菲律宾、斯里兰卡和泰国等国的人狂犬病年发病数也居高不下。其中，中国狂犬病病例数在 20 世纪 80 年代曾达到 7 000 例以上，90 年代中期狂犬病得到一定控制。进入 21 世纪，中国狂犬病疫情又快速增长，在 2005 年出现一次回落，2007 年报道 3 300 例达到峰值。随后病例数缓慢减少，2018 年降至 422 例，较峰值下降 87.2%。中国狂犬病高发省份为广西、广东、贵州、湖南、湖北和江西省等地。大部分发达国家和地区，如西欧、北美和日本等已消灭或基本消灭了人、畜狂犬病，这些国家均采取了对犬免疫，同时对犬进行严格管理。

二、时间分布

狂犬病全年均可发生，一般以温暖季节发病较多。我国狂犬病的发病呈明显的季节性，以夏、秋季节为主。狂犬病大多潜伏期在半年以内，可推测暴露时间在春夏两季，这可能与犬的发情季节易伤人，天气炎热人群户外活动增多，衣服单薄容易暴露，且暴露后伤势严重有关。近年来，蝙蝠相关狂犬病毒变异株成为人狂犬病的新病原，出现了夏末人狂犬病的高发趋势，这种情况与蝙蝠狂犬病的流行相关。

三、人群分布

人群对狂犬病具有普遍的易感性，狂犬病毒对任何年龄组的人群均可引起发病，不同性别、年龄、职业的差异是因接触疫源动物机会的多少有所不同所致。在以犬及某些家畜为狂犬病主要传染源的亚洲和非洲某些国家，本病有明显的性别、年龄特征：青少年发病较多，男性多于女性。在以野生动物为主要传染源的美洲和欧洲的某些国家，狂犬病人群分布呈现出一定的职业性，以野外考察、旅游者等与野生动物接触多的人群居多。不同地区人群分布也存在较大差异。

四、影响发病因素

1. 疫苗和抗血清的使用：人被患病动物咬伤后，如能及时、正确、全程地使用抗狂犬病血清或抗狂犬病免疫球蛋白，再加狂犬病疫苗预防接种，一般不会发生狂犬病，免疫失败的比率极低，这是影响狂犬病发病的一个最有力的人为因素。

2. 咬伤的性质：患病动物可以咬伤人体表面的任何部位。狂犬病毒通过损伤的皮肤或黏膜进入人体，在局部繁殖后进入神经，向中枢神经系统的脊髓和大脑蔓延，引起急性脑炎、脊髓炎而导致死亡。一般病毒直接接触神经末梢时，可不经繁殖而直接进入末梢神经，这是短潜伏期的原因之一。研究证实人被狂犬病动物致伤的部位、致伤程度与发病有一定的关系。致伤头面和颈部等靠近中枢神经系统的部位或周围神经丰富的部位，较咬伤四肢者的发病率和病死率较高，且潜伏期短。距大脑越近，发病越早。多部位咬伤比单一部位咬伤容易发病，且潜伏期短。咬伤严重、伤口深者比浅表损伤容易发病，潜伏期也较短。

3. 咬伤的先后：这实际上是一个感染剂量的问题。有文献报道，在狂犬伤多人的案例中，发病与否与咬伤先后有关，即先被咬伤者发病多，病情严重，后被咬伤者发病少或不发病。这可能是由于先咬人时狂犬唾液多，唾液中的病毒也多，后来咬人时则唾液较少，因而侵入机体的病毒量也较少。

4. 伤口处理：伤口处理是狂犬病防治的第一道防线，人被可疑动物致伤的伤口如果及时进行正确处理和抗狂犬病暴露后治疗，可大大降低发病风险。伤口不进行处理、处理不及时或不正确，不仅可以增加感染机会，而且可见潜伏期缩短。

5. 其他：除此之外，伤人动物种类、伤口污染狂犬病毒量和毒株的毒力、暴露者年龄、身体状态等也是重要的影响因素，上述情况可使机体抵抗力降低，有可能诱导狂犬病发作。

第四节 致病机制

感染狂犬病毒的疫源动物唾液中的狂犬病毒通过破损的皮肤或正常黏膜进入机体以后，直接侵入末梢神经组织的运动终板，或首先入侵纹状肌的肌梭并与神经肌肉结合部乙酰胆碱受体结合，再侵入末梢神经组织的运动终板。狂犬病毒抗体只有在病毒进入周围神经前才能有效地中和病毒。病毒一旦进入神经轴突就向心运动，在受累的每一个神经细胞中进行增殖。一旦进入中枢神经系统，受累的神经细胞增多，脑和脊髓中的病毒增殖量也增多，通常出现于前驱期的咬伤部位感觉异常，与病毒进入脊侧神经根并在此增殖有关。当出现典型狂犬病临床表现时即表示病毒对所入侵的神经元已造成严重损害。

RABV 暴露后，感染动物唾液中的 RABV 会在感染处的肌肉细胞中低速率复制，2~3 d 后，RABV 利用乙酰胆碱受体汇集在神经与肌肉接头附近，此过程中 RABV 可有效躲避宿主免疫系统的识别；神经细胞黏附分子识别神经细胞膜，协助 IABV G 蛋白与其他膜表面受体或辅助受体结合。RABV 进入神经细胞后与神经生长因子 p75 受体低亲和力结合，从而促进 RABV 在胞浆中的逆向运输。RABV 与其受体的结合及在细胞间的传递都依赖于 G 蛋白的完整性。研究表明，RABV 感染原代神经元并不完全依赖 G 蛋白和 p75NTR 之间的相互作用，RABV 通过神经与肌肉接头进入外周神经细胞中，从而入侵中枢神经系统，进入中枢神经系统后 RABV 便高速率复制，引起较为微弱的炎症免疫反应。RABV 进入中枢神经后便向感觉神经、运动神经和自主神经末梢传播，直至所支配的组织器官，导致恐水怕风、吞咽困难、流涎不止、呼吸阻滞等典型狂犬病临床症状，最终发病者会因呼吸衰竭或心跳骤停而死。RABV 能够引发微弱的脑脊髓炎和急性脑炎，观察死亡动物脑组织，可见血管充血及轻度水肿，但很难观察到脑部炎症反应。

第五节　实验室诊断

一、病原检测

（一）免疫荧光法检测抗原

病人的脑脊髓液或唾液直接涂片、病人的角膜印片或咬伤部位皮肤组织或脑组织印片或冷冻切片，丙酮固定，抗狂犬病毒特异性荧光抗体染色检测狂犬病毒抗原。

（二）快速狂犬病酶联免疫吸附法检测抗原

用 pH 9.6 的碳酸盐缓冲液稀释的抗狂犬病毒核衣壳 IgG 包被 96 孔酶标板，4℃过夜；用含 0.3% 牛血清白蛋白和 5% 蔗糖的 pH9.6 碳酸盐缓冲液封闭 30 min；将采集到的标本研磨，用 pH 7.4 PBS 制成 30% 的悬液，离心取上清加入酶标板孔内，同时设阴性、阳性对照，200 μL/孔，37℃孵育 1 h；洗板 4 次后加入纯化的酶标记抗狂犬病毒抗体 200 μL/孔，37℃ 1 h 后洗板，加入酶反应底物，室温作用 30min，2M H_2SO_4 终止反应，肉眼观察或酶标仪测定结果。

（三）核酸检测

RT-PCR 方法：以特异性扩增核蛋白（N）基因最保守区域为目的基因，设计一对引物：N1（+）：5'-$_{587}$TTT GAG ACT GCT CCT TTT G$_{605}$-3'；N2（-）：5'-$_{1092}$CC CAT

ATA GCA TCC TAC$_{605}$-3′ 唾液、脑脊液、皮肤或脑组织标本以及感染病毒后的细胞培养物或鼠脑均可用于病毒核酸的检测。基本步骤为：待检标本用细胞总 RNA 分离试剂提取病毒 RNA，再通过逆转录反应合成与目的基因 RNA 序列互补的 cDNA，PCR 循环特异性扩增目的基因 cDNA，电泳检测 PCR 扩增产物，判断检测结果。

（四）病毒分离

抗原或核酸检测阳性标本可以进行病毒分离以便进行更深入的研究。

1. 细胞培养法分离病毒：将唾液、脑脊液、皮肤或脑组织标本研磨后，用 PBS 或 MEM 制成 30% 悬液→4℃ 2000r/min 离心 20 min →取上清接种在 96 孔或 24 孔培养板内已形成单层的敏感细胞（鼠神经传代细胞、Vero 细胞或 BHK$_{21}$ 细胞）上，吸附 2h 后补加含 2% 血清的维持液，37℃ 5%CO$_2$ 孵育 4~5 d，丙酮固定感染后的细胞，用抗狂犬病毒单克隆抗体观察特异性荧光包涵体判断结果。阳性时吸取上清至一无菌容器内 -70℃保存备用或继续传代。病毒通过细胞的多次传代可以适应细胞培养并得到扩增。

2. 乳小白鼠接种法分离病毒：30% 的病人或动物脑组织悬液，离心取上清，接种 1~2 d 龄乳鼠脑内，每个样品注射一窝乳鼠；注射后的乳鼠应在具有高效滤过装置的负压饲养柜内饲养。症状不典型时可于接种第一代后取脑继续传代，连续传代后潜伏期逐渐规律，一般为 5 d 左右。发病乳鼠若确定为狂犬病毒感染，无菌取脑，-70℃或用含 50% 甘油的 PBS -20℃保存，也可研磨后加灭菌脱脂牛奶制成 20% 悬液，真空冷冻干燥，长期保存。未发病存活的鼠保留至 21 d 后杀死作免疫荧光检测。

二、抗体检测

（一）特异性抗体检测

在自然感染情况下，狂犬病毒通常由被疯动物咬伤时通过其带有病毒的唾液进入机体伤口内，在入侵部位狂犬病毒基本上不增殖，一般也不侵入血流，故不能形成病毒血症。因此，在感染后的一段时间内狂犬病毒或其抗原不能与机体免疫系统广泛接触，不能有效刺激机体产生抗狂犬病毒感染的免疫应答反应。狂犬病的晚期因血脑屏障作用被破坏，脑内大量病毒抗原得以进入血流，可以刺激机体的免疫系统产生大量特异性抗体。因此，许多狂犬病人在发病早期血清中查不到抗体或抗体滴度很低，狂犬病特异性抗体只在临床疾病的晚期出现。

（二）中和抗体检测

狂犬病疫苗免疫后血清中和抗体水平是测定疫苗免疫力程度的评判指标，WHO 狂犬病专家委员会认为中和抗体水平等于或高于 0.5U/mL 血清，表示能得到有效的保护。狂犬病毒中和抗体的检测可以用传统的小鼠中和试验或 WHO 推荐的快速荧光灶抑制试验（RFFIT）。RFFIT 试验时倍比稀释已经灭活的血清样品，同时设阴、阳性血清对照。病毒用标准固定毒 CVS 株，细胞用 BHK$_{21}$ 细胞系。首先将稀释的被检及对照血清 0.1mL 加入 96 孔细胞培养板中，再在各血清孔中加入 0.1mL 标准病毒稀释液（100TCID$_{50}$），37℃

中和 1.5 h；然后每孔加入细胞，37℃、5% CO_2 培养过夜后弃掉培养液，PBS 洗一次，丙酮固定。干燥后，加荧光素标记的抗狂犬病毒抗体，37℃ 30min，PBS 洗 3 次，荧光显微镜观察结果：比较实验组和阴性血清组的荧光灶，实验组中能使荧光灶抑制 ≥ 50% 的血清最高稀释倍数，即为被检血清的中和抗体滴度。

第六节 诊疗措施

一、临床特征

潜伏期长短不一，多数在 3 个月以内，潜伏期的长短与年龄、伤口部位、伤口深浅、入侵病毒的数量及毒力等因素有关。其他如清创不彻底、外伤、受寒、过度劳累等，均可能使疾病提前发生。典型临床表现过程可分为以下 3 期。

（一）前驱期或侵袭期

在兴奋状态出现之前，大多数患者有低热、食欲不振、恶心、头痛、倦怠、周身不适等，酷似"感冒"；继而出现恐惧不安，对声、光、风、痛等较敏感，并有喉咙紧缩感。较有诊断意义的早期症状是伤口及其附近感觉异常，有麻、痒、痛及蚁走感等，此乃病毒繁殖时刺激神经元所致，持续 2~4 d。

（二）兴奋期

患者逐渐进入高度兴奋状态，突出表现为极度恐怖、恐水、怕风、发作性咽肌痉挛、呼吸困难、排尿排便困难及多汗流涎等。本期持续 1~3 d。

恐水是狂犬病的特殊症状，典型者见水、饮水、听流水声甚至仅提及饮水时，均可引起严重咽喉肌痉挛。怕风也是常见症状之一，微风或其他刺激如光、声、触动等，均可引起咽肌痉挛，严重时尚可引起全身疼痛性抽搐。

（三）麻痹期

痉挛停止，患者逐渐安静，但出现迟缓性瘫痪，尤以肢体软瘫为多见。眼肌、颜面肌肉及咀嚼肌也可受累，表现为斜视、眼球运动失调、下颌下坠、口不能闭、面部缺少表情等，本期持续 6~18 h。

狂犬病的整个病程一般不超过 6 d，偶见超过 10 d 者。此外，尚有已瘫痪为主要表现的"麻痹型"或"静型"，也称哑狂犬病，该型患者无兴奋期及恐水现象，而以高热、头痛、呕吐、咬伤处疼痛开始，继而出现肢体软弱、腹胀、共济失调、肌肉瘫痪、大小便失禁等。病程长达 10 d，最终因呼吸肌麻痹与延髓性麻痹而死亡。由吸血蝙蝠咬伤所致的狂犬病大多如此。

二、治疗要点

众所周知，狂犬病一旦被确诊，病死率几乎为 100%。因此，临床上以积极做好对症处理、防治各种并发症为主。

（一）单室严格隔离，专人护理

安静卧床休息，防止一切音、光、风等刺激，大静脉插管行高营养疗法，医护人员须戴口罩及手套、穿隔离衣。患者的分泌物、排泄物及其污染物均须严格消毒。

（二）积极做好对症处理，防治各种并发症

1. 神经系统有恐水现象者应禁食禁饮，尽量减少各种刺激。痉挛发作可予苯妥英、地西泮等。脑水肿可予甘露醇及速尿等脱水剂，无效时可予侧脑室引流。

2. 垂体功能障碍抗利尿激素过多者应限制水分摄入，尿崩症者予静脉补液，用垂体后叶升压素。

3. 呼吸系统吸气困难者予气管切开，发绀、缺氧、肺萎陷不张者给氧、人工呼吸，并发肺炎者予物理疗法及抗菌药物。气胸者，施行肺复张术。注意防止误吸性肺炎。

4. 心血管系统心律紊乱多数为室上性，与低氧血症有关者应给氧。低血压者予血管收缩剂及扩容补液。心力衰竭者限制水分，应用地高辛等强心剂。动脉或静脉血栓形成者，可换静脉插管；如有上腔静脉阻塞现象，应拔除静脉插管。心动骤停者施行复苏术。

5. 其他贫血者输血，胃肠出血者输血、补液。高热者用冷褥，体温过低者予热毯，血容量过低或过高者，应及时予以调整。

第七节　预防策略与措施

一、加强犬类管理，提高犬只免疫率

世界卫生组织（WHO）、联合国粮农组织、世界动物卫生组织（OIE）以及全球狂犬病防控联盟等于2015年共同发起全球于2030年消除人间狂犬病。其依据是全球有50多个国家已经消除了狂犬病，他们的根本措施是加强犬的管理和对犬实施大面积免疫达到免疫率70%以上的措施。调查证实，我国犬的免疫覆盖率远低于70%，农村地区未控制犬只数量、旅游业的发展、动物贸易交易频繁，再加上城市中宠物热和地域特殊的风俗习惯，给狂犬病流行创造了有利条件。应采取因地制宜的办法制定城市和农村的养犬管理规定，对犬类做好登记造册，全面实行犬免疫制度，并对农村犬实行拴养，提高犬整体免疫率，有效遏制人间狂犬病的发生。

二、提高暴露后及时正确处置率和免疫接种水平

规范狂犬病暴露处置门诊，正确处理伤口。规范狂犬病暴露处置门诊，包括硬件配置和医务人员的培训。被动物咬伤或抓伤后，应立即用20%肥皂水反复冲洗伤口，伤口较深者需用导管伸入，以肥皂水持续灌注清洗，力求去除狗涎，挤出污血。一般不缝合包扎伤口，必要时使用抗菌药物，伤口深时还要使用破伤风抗毒素。

三、接种狂犬病疫苗

预防接种对防止发病有肯定价值，包括主动免疫和被动免疫。人一旦被咬伤，疫苗注射至关重要，严重者还需注射狂犬病血清。

1. 主动免疫：①暴露后免疫接种一般被咬伤者 0 d（第 1 d，当天）、3 d（第 4 d，依此类推）、7 d、14 d、28 d 各注射狂犬病疫苗 1 针，共 5 针。成人和儿童剂量相同。严重咬伤者（头面、颈、手指、多部位 3 处咬伤者或咬伤舔触黏膜者），除按上述方法注射狂犬病疫苗外，应于 0 d、3 d 注射加倍量。②暴露前预防接种对未咬伤的健康者预防接种狂犬病疫苗，可按 0、7、28 d 注射 3 针，一年后加强一次，然后每隔 1~3 年再加强一次。提倡对接触狂犬病毒高危人群暴露前的疫苗接种，做到早防早控，降低发病率。

2. 被动免疫 III 度暴露者、免疫力低下的 II 级暴露者及 II 级暴露位于头面部者且致伤动物怀疑为狂犬病的宿主时，要及时进行被动免疫（注射狂犬病血清）。狂犬病血清含有高效价抗狂犬病免疫球蛋白，可直接中和狂犬病病毒，应及早应用，伤后即用，伤后一周再用几乎无效。

四、开展健康教育，普及狂犬病的防治知识

我国居民尤其农村居民对狂犬病防治知识了解甚微，大多预防意识不强，加上疫苗和抗血清相对昂贵，心存侥幸，影响了狂犬病暴露后规范处理，是导致狂犬病发生的主要原因之一。因而应加大健康教育，通过各种宣传形式普及狂犬病防治知识，提高群众对狂犬病危害严重性的认识，增强自我保护的意识和能力。湖南等地将狂犬病疫苗接种费用纳入新农合，减轻暴露后处置费用，取得了不错的效果。

五、强化疫苗的监督管理，保证质量水平

随着科学技术发展，狂犬病疫苗的总体质量水平不断提升，国内疫苗效果的报道均显示，国产疫苗免疫原性良好，不良反应轻微。但近年来，查处的一些"问题疫苗"，暴露了我国疫苗仍存在监管漏洞和管理体制不完善等问题。因而强化疫苗的监督管理，加强疫苗的全方位监管体系建设、完善相关的法律法规，提高多部门的信息管理机制效率，从而保证我国狂犬病疫苗的高质量水平。

（张健民）

参考文献

［1］谢世宏 . 狂犬病防治手册［M］. 成都：四川科学技术出版社 , 2003.

［2］唐家琪 . 自然疫源性疾病［M］. 北京：科学出版社 , 2005.

［3］World Health Organization. WHO expert consultation on rabies. 3rd Report［M］. Geneva: WHO Press, 2018.

[4] Jackson AC.R abies: scientific basis of the disease and its management. 3rd ed [M] . London: Elsevier Science, 2013.

[5] Hampson K, Coudeville L, Lembo T, et al. Estimating the global burden of endemic canine rabies. PLoS Negl Trop Dis, 2015, 9（4）: e0003709.

[6] Yao HW, Yang Y, Liu K, et al. The spatiotemporal expansion of human rabies and its probable explanation in mainland China, 2004–2013 [J] . PLoS Negl Trop Dis, 2015, 9: e0003502.

[7] Lankester F, Hampson K, Lembo T, et al. Infectious disease. implementing Pasteur's vision for rabies elimination. Science, 2014, 345: 1562–1564.

[8] Lafon M. Rabies virus receptors [J] . J Neurovirol, 2005, 11（1）: 82–87.

[9]Mohammadi D. Moves to consign rabies to history. Lancet Infect Dis[J]. 2016, 16(10): 1115–1116.

[10] Ruan S. Modeling the transmission dynamics and control of rabies in China [J] . Math Biosci, 2017, 286: 65–93.

[11] Wunner WH, Larson JK, Dietzschold B, et al. The molecular biology of rabies viruses [J] . Rev Infect Dis, 1988, 10 (Suppl 4): S771–784.

[12] Jackson AC. Research advances in rabies [J] . Preface. Adv Virus Res, 2011, 79: xvii.

[13] Yu J, Li H, Tang Q, et al. The spatial and temporal dynamics of rabies in China [J] . PLoS Negl Trop Dis, 2012, 6（5）: e1640.

[14] Bourhy H, Kissi B, Tordo N. Molecular diversity of the Lyssavirus genus [J] . Hrology, 1993, 194（1）: 70–81.

[15] Wang ZW, Sarmento L, Wang Y, et al. Attenuated rabies virus activates, while pathogenic rabies virus evades, the host innate immune responses in the central nervous system[J]. J Virol, 2005, 79（19）: 12554–12565.

[16] Meslin FX, Briggs DJ. Eliminating canine rabies, the principal source of human infection: what will it take Antiviral Res [J] . 2013, 98（2）: 291–296.

[17] Shuai L, Feng N, Wang X, et al. Genetically modified rabies virus ERA strain is safe and induces long–lasting protective immune response in dogs after oral vaccination [J] . Antiviral Res, 2015, 121: 9–15.

[18] Zhou H, Vong S, Liu K, et al. Human rabies in China, 1960–2014: a descriptive epidemiological study [J] . PLoS Negl Trop Dis, 2016, 10（8）: e0004874.

[19] Hemachudha T, Ugolini G, Wacharapluesadee S, et al. Human rabies: neuropathogenesis, diagnosis, and management [J] . Lancet Neurol, 2013, 12（5）: 498–513.

第三十一章
肾综合征出血热

肾综合征出血热（hemorrhagic fever with renal syndrome，HFRS）也称为流行性出血热，是一种典型的人兽共患病。该病由人感染汉坦病毒（Hantavirus，HV）导致发生 2 种严重的疾病：HFRS 和汉坦病毒心肺综合征（Hantavirus cardiopulmonary syndrome，HCPS）。HCPS 主要流行于美洲大陆，其病死率可达 35%~40%，我国尚未发现该病。HFRS 则长期在亚欧大陆流行，我国流行最为严重，全球 90% 的 HFRS 病例是由我国报告。HFRS 在中国大陆流行的范围广，除了青海和新疆两省（自治区）未发生本病外，其他 29 个省（市、自治区）都存在疫情，目前病死率约为 1%。

HV 可由不同鼠类携带，储存宿主有地域之分；其所引发的 HFRS 以发热、出血、急性肾损害及内环境紊乱为主要临床特点。该病流行广泛、病情复杂、临床表现多样、漏诊率及误诊率高、危害严重，是我国重点防控的乙类传染病之一。

第一节 病原学特征

一、病原的确定

本病在我国公元 960 年时就有记载。1913 年，俄罗斯 Vladivostok 医院有明确纪录。1930~1940 年，约有 10 000 名日本兵在伪满洲国及数百名苏联士兵在远东感染了本病。因此，日本人于 1930 年代、苏联人约于 1945 年分别开始研究本病。用病人尿液及血液标本经静脉及肌内注射感染"志愿者"，虽然感染的志愿者得病，但都没有分离到病原。1952 年朝鲜战争中，联合国军约有 3 000 名军人感染本病，因此，美国称朝鲜为该病的传播中心。1976 年韩国学者李稿汪从疫区捕捉的黑线姬鼠（Apodemus agrarius）的肺及肾组织用恢复期病人血清经特异性间接免疫荧光试验（indirect immunofluorescence assay，IFA）检出抗原，且把检出的抗原称之为朝鲜型抗原，因此首先确定黑线姬鼠可能携带 HV。1978 年 French 等用人肺癌细胞株 A546 分离出以韩国汉坦河命名的该病病原体 HV。用 HV 为抗原进行实验室诊断，证实了 HFRS 是引起以肾出血热为主的病症，流行范围包括朝鲜、中国、日本、苏联和欧洲的斯堪的纳维亚地区。1984 年，世界卫生组织（WHO）在日本东京召开 HFRS 专项研究工作会议，由此确定了肾综合征出血热病毒属（1994 年我国卫生部才下发通知，把原先在我国称呼的流行性出血热改称为 HFRS），根据 HV 病毒的形态学、基因结构和核苷酸序列，特别是汉坦病毒基因片段末端的保守序列，将汉坦病毒归于布尼亚病毒科（Bunyaviridae），并成为该科一个独立的新属——汉坦病毒属。期间，确定了由不同储存宿主携带的 6 个血清型（种）的 HV。HV 的储存宿主多数为啮齿动物，也包括食虫类的鼩鼱和鼹鼠，其中褐家鼠（*Rattus norvegicus*）呈全球分布，由于该鼠分布广并易感染 HV，因此亚欧报告的 HFRS 也多。截至 2018 年，国际节肢病毒分类委员会（International Catalogue of Arboviruses，ICA）把从 2012 年以来由翼手目蝙蝠分离的 3 株汉坦病毒归于该属，使该属的种增至 41 种。

二、自然疫源性

HV 有相对严格的宿主动物特异性，其所引起的 HFRS 也具有明显的自然疫源属性。

宿主动物的种群构成决定了疫源地和疫区的类型，其次地理区域的不同，对于传染源的分布有影响，气候（季节）也影响本病的传播。我国与苏联及朝鲜接壤的东北地区是 HFRS 的疫源地，报告的疫情多；由东北向中部和东南方向传播，西部地区基本上未见疫情报告。

在疾病流行地区的野外数量多且带病毒率高的野鼠是黑线姬鼠、黄毛鼠、大仓鼠和黑线仓鼠；居民区数量多且带病毒率高的家鼠是褐家鼠、小家鼠和黄胸鼠。此外，林区的大林姬鼠也可成为 HFRS 的传染源。目前在我国至少已发现 73 种脊椎动物能自然感染 HV，其中哺乳类 61 种、鸟类 8 种、爬行类 2 种、两栖类 2 种，并证实我国的病毒分离株有 7 种血清型。

传染源不同，其所产生的病症也不一样。严重型的 HFRS 主要由汉滩病毒（Hantann virus，HTNV，也称为 HFRS Ⅰ 型病毒）引起，相对而言，由首尔病毒（Seoul virus，SEOV，也称为 HFRS Ⅱ 型病毒）引起的 HFRS 症状较轻；普马拉病毒（Puumala virus，PUUV）也引起 HFRS，临床症状更轻，常被称为流行性肾病，但多见于中欧国家。辛诺病毒（Sin Nombre virus，SNV）和安第斯病毒（Andes virus，ANDV）主要是引起 HCPS 的病原，SNV 常见于北美洲，ANDV 则主要见于南美地区，其储存宿主为鹿鼠，这种鼠在美洲大陆以外不多见，在我国尚未发现该鼠类，也没有相关病毒的分离报道。

三、病毒的构成及分子功能

HV 属于布尼亚病毒科（Bunyaviridae）汉坦病毒属。病毒粒子呈圆形或椭圆形，直径为 75~210 nm，平均为 122 nm。有双层脂质包膜（envelope，E），E 表面有病毒糖蛋白组成的突起，内有疏松的带有粗颗粒的丝状内含物，由病毒的核蛋白（nucleoprotein，NP）、RNA 聚合酶（RNA polymerase）和核衣壳（nucleocapsid，N）组成。HV 感染的细胞内可见到为数较多、形态不一的包涵体，其主要成分为 NP。

HV 是分节段的单股负链 RNA 病毒，其基因组含有 L（大）、M（中）、S（小）3 个片段。L 段由 6 300~6 500 个碱基组成，含有 1 个开放阅读框（ORF），编码 1 个接近 250 kDa 的蛋白，该蛋白是病毒特异的 RNA 依赖的 RNA 聚合酶。M 片段由 3 600 个碱基组成，只编码 1 个读码框，表达 Gn 和 Gc 糖蛋白，可产生中和抗体，在不同型别间变化较大，是病毒结合机体细胞表面受体 – 整合素（integrin），常作为 HV 基因型分型标准。S 片段长 1 600~2 000 碱基，相对保守，编码约 50 kDa 的核衣壳蛋白，可刺激机体产生很强的体液和细胞免疫反应，因此 S 蛋白可作为抗原用作血清学诊断。我国国家食品药品监督管理总局（CFDA）在 2008 年就批准上市了以 S 蛋白为抗原，可同时检测 HV 特异性 IgM 和 IgG 抗体的试剂盒。

四、病毒的理化特征

与其他有包膜的病毒类似，HV 对热和含氯消毒剂都很敏感。60℃加热 30min 可灭活病毒，含有效氯 0.05%~0.2% 的消毒剂均可有效灭活 HV，HV 也不耐紫外线照射，有机溶剂也很容易杀灭 HV。

第二节　流行过程

一、宿主及传染源

鼠类是传播 HFRS 的主要储存宿主又是传染源。在野鼠型疫区，主要传染源为黑线姬鼠，家鼠型疫区主要传染源为褐家鼠，混合型疫区传染源则由二者混合而成，多数情况下，以携带 HV 的褐家鼠为主。感染病毒的宿主动物本身一般不发病，但可终身携带 HV，可感染相同的野鼠、家鼠类和人类。

虽然有报道称鼠表寄生物螨类在维持疫源地存在方面有作用，并曾有报道观察到螨类卵中有 HV 形成的包含体，但螨类是否具有这种经卵传递形成疫点的功能有待确定。

二、传播途径

途径一，由携带 HV 的鼠尿及粪便风干后形成的气溶胶使人从呼吸道途径吸入而被感染。疫情报告分析：感染者多为男性农民，前期多数因从事农活、森林砍伐等劳作，这些工作需要成年男性参加。自 20 世纪末开始，随着我国经济社会的发展，相当一部分农村青壮年人群参与社会发展建设，如水利工程，开采矿山，建设楼堂馆所，高速公路、铁路建设等，这些场所多数为山地和荒地，以这些场所为工地，民工携带饮料瓶和废弃的食物罐多，褐家鼠也多，人类与鼠类接触的机会比较多，报病也就多，因此通过该传播是感染 HV 的最主要方式。农村收拾堆放的柴草堆、城市女性收拾通风不畅的杂物间也不时有报道。

途径二，鼠类叮咬食物，而人类误食叮咬后的食物而受感染，这种感染方式正式报告不多见，但据分析认为感染鼠口腔的唾液有很强感染性，因此这个途径肯定存在。

途径三，病毒可能从结膜和破损皮肤进入机体而感染。

途径二、三感染的概率都较低。除上述主要途径相同外，近来研究认为家养猫、狗、猪和兔等有发现感染情况，应作为一种传播途径考虑；垂直传播也可作为一种传播途径，可能在 HFRS 病毒自然生存及在保持自然疫源地存在方面具有一定的重要意义，但实际上这 2 种途径其概率都太低。

三、易感人群易感性

对于人群感染性而言，1997—2003 年全国报告的 265 691 例 HFRS 病例的统计分析表明，91.2% 为 15~64 岁年龄组，14 岁以下占 4.2%，65 岁以上约占 4.5%；其中 70.63% 是男性。这个数据表明少年易感。随着接种和社会经济的发展，60 岁以上老年人也多见疫情报告，可见人群普遍易感。

HFRS 未见人传人感染的方式，人感染人的传播只发生在美洲 HCPS 型感染。

四、社会影响因素

因野外农业生产接触鼠类多的缘故，一般来说，农村感染者比城市居民多。2006 年，我国取消了农业税后，一是农村中青年没有负担；二是务农不如城市打工实惠，所以基本上农村劳力涌向城市；第三，由于城镇房地产昂贵缘故，因此住宿并无很大改善，因此 HFRS 的感染以城镇务工者增加较多，但几年前务工者的发病率已明显降低，反映出他们的住宿条件已得到改善。

第三节　流行特征

一、地区分布

全球 90% 以上 HFRS 病例由我国发现并报告。因此我国的流行概况具有代表性。

我国从 1950 年开始报告本病，1970 年开始常规监测本病的流行情况，当年报告 3 295 例，1986 年增加到 115 804 例。20 世纪 90 年代我国 HFRS 的年报告发病数曾稳定在 40 000~60 000 例。此后血清学监测发现全国除青海与新疆两省（自治区）外（青海在 2005 年有 2 例报告，但无法明确是输入性病例还是本地病例），其他各省（直辖市、自治区）均存在 HFRS 疫源地，均有病例报告。自本世纪初以来，疫情报告逐年下降。2000 年报告 37 814 例；而到 2007 年，全国仅报告 11 248 例，下降 70%。Zhang 等报告了 2006—2012 年间我国 77 558 例 HFRS 的分布情况，其中，有 84.16% 聚集在 9 个省（黑龙江、陕西、山东、辽宁、吉林、浙江、湖南、湖北和江西）；报告死亡例数为 866 例，平均年发病率为 0.83 例 /100 000 人，病死率为 1.13%。从 2016 年至 2018 年，我国每年约报告 11 000 例 HFRS 病例。

由 HV 引起的 HFRS 疾病在 20 世纪已明确区分，由黑线姬鼠携带的 HTNV 传播引起野鼠型 HFRS，褐家鼠携带的 SEOV 传播只引起家鼠型 HFRS。1981 年，我国制定了对该病的综合防治对策，随着各项防治措施的落实及经济社会的发展，到 21 世纪初，这两类病产生的疫区已不是很明确。但本病是典型的鼠型传染病，所以大部分疫情仍发生在农村地区，但大中城市也有少数病例报告，这种情况多为城市扩张遗留的城中村发生的，也和居民收拾底层的杂物间有关。经过全国各监测点 30 多年对宿主动物的监测与不间断的全国地理流行病学研究发现，29 个省（直辖市、自治区）均存在 HV 的宿主动物，并经血清学检测证实均存在有 HFRS 的疫源地。大部分省（市、区）的疫源地除个别疫区外可能还保存有野鼠型和家鼠型疫区，但随着社会经济的发展，农村地区居住环境的改善和大量青壮年的出走使大多数野鼠型和家鼠型疫区成为复合型疫区。在大多数疫区，野鼠型 HFRS 与家鼠型 HFRS 多已混合成为混合型疫区。

二、季节分布

相对而言，北方诸省本病流行比南方流行更严重；一般多以散发出现，全年均可见流行，但每年的春季和秋冬季相关流行报告比较明显。

三、人群分布

前已述及，感染的人群主要以农村男性为主，这与男性主要在户外劳动有关。

第四节　致病机制

HV 属的血清型（种）较多，引起的疾病有的严重、有的轻或以无症状感染存在。与人类感染相比，动物一般表现为无症状感染，因此鼠类在其一生中可持续不断地感染人及其他动物，但由于缺乏动物模型，其病理机制尚无法明确认识。

在人的感染过程中，HV 的 Gn 和 Gc 与人靶细胞膜表面受体 β 整合素相互作用后，HV 感染进入机体。尽管在其他脏器中 HV 的抗原也可以检出，但 HV 的感染主要引起肾脏的症状，如血管的内皮细胞和巨噬细胞与感染造成的病理变化有关，感染后血管的通透性增加而引起急性毛细血管通透导致血小板减少症发生。

HV 在血管内皮细胞缓慢复制而不引起急性细胞病变，因此其所产生的病毒血症也就不像其他病毒那样产生的溶血性病毒血症那么明显。在复制后，由树突状细胞把 HV 通过淋巴液传输至淋巴结中再复制，激活了巨噬细胞和 CD8 T 淋巴细胞，因此产生了抗病毒的细胞免疫，产生了炎症因子和趋化因子；另一方面，血清中白细胞介素 –10、γ 干扰素和 α 肿瘤坏死因子含量也随着升高，这就造成了 CD4 和 CD8 细胞倒置的免疫低下的后果，延长了整个疾病的过程。

第五节 实验室诊断

肾综合征出血热的诊断应该根据临床、流行病学史及实验室检测综合考虑。患者出现发热、头疼、背疼、腹痛症状，实验室血检发现白细胞及血细胞减少症并肌酐升高，尿检出现蛋白尿、血尿的结果应引起临床医生的注意，特别在早期症状及轻症时，本病常表现为非特异症状。

实验室检测急性肾综合征出血热依据检测到特异性 IgM 抗体，20 世纪 80~90 年代各省卫生防疫站（现疾病预防控制中心）和专业实验室用 IFA 检测，这种检测的结果需要有经验的专家判定；使用间接 ELISA 较为普遍，但该法不如用捕获 IgM 抗体的 ELISA 特异。

实验室检测也使用 RT-PCR 和实时荧光定量 PCR（qRT-PCR）来检测 HV 定性。HV 感染造成的病毒血症差异大，急性期一般可检出 HV 核酸，重症感染情况下比轻症感染易于检出 HV 核酸。

第六节 诊 疗

HFRS 潜伏期一般为 1~2 周，从临床上将 HFRS 分为发热期、低血压休克期、少尿期、多尿期和恢复期，但此分类一般不明显，往往低血压休克期未出现，就直接进入少尿期；此外，最初病症往往像流感，非特异性临床表现较多；过去，我国临床医师初期诊断该病时除询问流行病学史外，主要看该病有无"三痛"（头痛、腰痛、眼眶痛）和"三红"（脸红、颈红、胸红）。

目前，美国 FDA 还未批准任何治疗 HFRS 或 HCPS 感染的药物。所以治疗往往是支持性疗法，一般建议将重症 HFRS 者直接移入 ICU 观察治疗，但轻症 HFRS 应除外。应密切关注患者体内的液体平衡状况，防止无尿状态威胁体内电解质平衡发生。HFRS 严重患者常伴有肾功能不全，如体内液体丢失或肺水肿等，此时应考虑进行血透。如病症进一步发展出现血细胞减少症和出血，应采取紧急输入血小板处理。

利巴韦林（病毒唑）已被证明具有体内外抗 HV 的效果，并证明其抗裸鼠感染 HTNV 有效。国内已使用利巴韦林治疗 HFRS 患者，一般在症状出现 5d 内治疗有效，Rusnak 等也证明静注利巴韦林可缩短少尿期及肾功能不全者 HFRS 的疗程。

第七节 预防控制

一、灭鼠防鼠，控制宿主动物密度

HFRS 是以啮齿类动物传播为主的自然疫源性疾病，灭鼠防鼠是防治 HFRS 的成功经验与主要措施。爱国卫生运动在传染病控制中发挥着重要作用，全国范围内掀起除"四害"运动的高潮，有效降低了病媒的生物密度。在我国 HFRS 流行最严重的时期，通过采取以灭鼠防鼠为主的综合防治措施，使我国 HFRS 疫情得到了控制。也正是长期坚持灭鼠防鼠，使 HFRS 疫情保持相对稳定，没有出现更大的流行。但鼠类繁殖力强，难以有效控制和消灭鼠类，所以要紧密依靠爱国卫生运动委员会组织、指导作用，在农村要借助村委会力量，在城市要紧密依靠社区，加强灭鼠防鼠宣传，开展鼠密度监测，科学有效地使用国家许可的化学药物灭鼠。

二、免疫接种

疫苗是预防传染病的有效措施之一。我国依靠自己的力量已研制出并可供应 6 类灭活 HFRS 疫苗，单价苗有 3 类，分别是乳鼠脑纯化 I 型疫苗、沙鼠肾和地鼠肾 II 型灭活疫苗；双价灭活疫苗也有 3 类，Vero 细胞、沙鼠肾和地鼠肾细胞培养两型等量混合的双价灭活疫苗。

2008 年以来，我国扩大免疫规划（EPI）病种，把 HFRS 也列入 EPI 范围，以灭活纯化的含 HTNV 和 SEOV 双价抗原研制为双价疫苗，对 16~60 岁年龄组人群进行免疫接种。当年在 7 个 HFRS 高流行省份（黑龙江、辽宁、吉林、山东、河北、陕西及浙江）试行，2009 年再把 HFRS 疫情较为严重的 10 个省区（湖南、江西、内蒙古、江苏、湖北、河南、安徽、广东、四川和福建）也列为免费疫苗接种省，这 17 个省区，疫情报告数占全国报告数的 85% 以上；其他需要疫苗接种的省份需报告流行县（区）及接种数，以便分配与调拨。由于疫苗预防接种有效，其次我国经济社会发展速度很快，住宿及周围环境的改善，大大减少了我国 HFRS 疫情的发生，这些灭活疫苗接种后经过流行病学调查及实验室检测发现机体能产生特异的具有预防作用的中和抗体，还未发现免疫增强感染现象；其次，目前绝大多数疫区已转变为混合型。因此，建议所使用的疫苗应以全程免疫 3 针的双价灭活疫苗为主。

HFRS 流行的模式随着社会经济的发展已发生变化，应考虑把疫区老人年龄组加入；同时应加强对新一代高效、短程疫苗的研制。

三、加强监测，明确疫情

我国自 1950 年始，已把 HFRS 作为 B 类（相当于传染病法的乙类报告传染病）报告，历次对传染病法的修订，仍然把 HFRS 列为乙类法定报告传染病，可见国家对 HFRS 流行及其疫情的重视。

HFRS 的流行，与鼠密度及带毒率有密切关系；此外 HFRS 的流行受自然因素与社会因素的影响密切相关，应加强监测、探索疫源地和疫区类型及其演变规律，分析疫情动态和发展趋势。总之，应明确疫区，才能对疫情进行准确地预测预报，进一步提高防治效果，虽然几十年的调查研究认为该病的流行存在周期性的变化，但目前年度疫情报告本病水平与 2007 年相近，在有疫苗可控的情况下，这种状况只能提示有明显的异常情况发生。

此外，应加强国境生物安全检查，严防在美洲国家流行的 HCPS 储存宿主流入我国。

（梁小洁　严延生）

参考文献

［1］Casals J, Henderson BE, Hoogstraal H, et al. A review of Soviet viral hemorrhagic fevers, 1969［J］. J Infect Dis, 1970, 122 (5) : 437–453.DOI: 10.1093/infdis/122.5.437.

［2］French GR, Foulke RS, Brand OA, et al. Korean hemorrhagic fever: propagation of the etiologic agent in a cell line of human origin［J］. Science , 1981, 211（4486）: 1046–1048.DOI: 10.1126/science.6110243.

［3］Karabatsos N.International catalogue of arboviruses, including certain other viruses of vertebrates［J］. Texas: American Society of Tropical Medicine and Hygiene, 1985, 445–451.

［4］King AMQ, Lefkowitz E, Mushegian AR, et al. Changes to taxonomy and the international code of virus classification and nomenclature ratified by the international committee on taxonomy of viruses （2018）［J］. Arch Virol, 2018, 163（9）: 2601–2631. DOI: 10.1007/s00705–018–3847–1.

［5］Aai S, Yanagihara R. Genetic diversity and geographic distribution of bat–borne hantaviruses［J］. Curr Issues Mol Biol, 2020, 39: 1 – 28. DOI: 10.21775/cimb.039.001.

［6］张永振, 肖东楼, 王玉, 等. 中国肾综合征出血热流行趋势及其防制对策［J］. 中华流行病学杂志, 2004, 25（6）: 466–469.DOI: 10.3760/j.issn: 0254–6450.2004.06.002.

［7］Zhang Y, Zou Y, Fu ZF, et al. Hantavirus infections in humans and animals, China［J］. Emerg Infect Dis, 2010, 16（8）: 1195–1203. DOI: 10.3201/eid1608.090470.

［8］Lee HW, Lee PW, Johnson KM.Isolation of the etiologic agent of Korean hemorrhagic fever［J］. J Infect Dis, 1978, 137: 298 – 308.

［9］Lee HW, Baek LJ, Johnson KM. Isolation of Hantaan virus, the etiologic agent of Korean hemorrhagic fever, from wild urban rats［J］.J Infect Dis, 1982, 146: 638 – 644.

［10］Brummer–Korvenkontio M, Vaheri A, Hovi T, et al. Nephropathia epidemica: detection of antigen in bank voles and serologic diagnosis of humaninfection［J］. J Infect Dis 1980, 141: 131 – 134.

［11］Niklasson B, Le Duc J. Isolation of the nephropathia epidemica agent inSweden［J］. Lancet, 1984, 1: 1012 – 1013.

［12］Kruger DH, Ulrich RG, Hofmann J.Hantaviruses as zoonotic pathogens in Germany［J］. Dtsch Arztebl Int, 2013, 110 （27/28）: 461–467.DOI: 10.3238/arztebl.2013.0461.

［13］Heyman P, Thoma BR, Marié JL, et al.In search for factors that drive hantavirus epidemics［J］. Front Physiol, 2012, 3: 237.DOI: 10.3389/fphys.2012.00237.

［14］Latus J, Tenner-Racz K, Racz P, et al.Detection of puumala hantavirus antigen in human intestine during acute hantavirus infection［J］. PLoS One, 2014, 9（5）: e98397.DOI: 10.1371/journal.pone.0098397.

［15］李立明, 曹务春, 段广才, 等. 流行病学［M］.3 版.北京：人民卫生出版社, 2015.

［16］Hepojoki J, Strandin T, Lankinen H, et al. Hantavirus structuremolecular interactions behind the scene［J］. J Gen Virol, 2012, 93（8）: 1631-1644.DOI: 10.1099/vir.0.042218-0.

［17］Zupanc TA, Saksida A, Korva M. Hantavirus infections［J］. Clin Microbiol Infect, 2019, 21S: e6-e16.DOI: 10.1111/1469-0691.12291.

［18］Zhang S, Wang S, Yin W, et al. Epidemic characteristics of hemorrhagic fever with renal syndrome in China, 2006‐2012［J］. BMC Infect Dis, 2014, 14: 384.DOI: 10.1186/1471-2334-14-384.

［19］卫生部.卫生部关于印发《扩大国家免疫规划实施方案》的通知（卫疾控发〔2007〕305 号）［EB/OL］.（2007-12-29）［2018-05-02］.http: //www.nhc.gov.cn/bgt/pw10803/200805/06e538cad856458bba92730b81e0f29c.shtml.

［20］Bai1 X, Peng C, Jiang T, et al. Distribution of geographical scale, data aggregation unit and period in the correlation analysis between temperature and incidence of HFRS in mainland China: A systematic review of 27 ecological studies［J］.PLoS Negl Trop Dis, 2019, 13（8）: e0007688. DOI: 10.1371/journal.pntd.0007688.

［21］Enría D, Padula P, Segura EL, et al. Hantavirus pulmonary syndrome in Argentina. Possibility of person to person transmission［J］. Medicina, 1996, 56（6）: 709-711.

［22］Wells RM, Sosa Estani S, Yadon ZE, et al. An unusual hantavirus outbreak in southern Argentina: person-to-person transmission Hantavirus pulmonary syndrome study group for Patagonia［J］. Emerg Infect Dis, 1997, 3（2）: 171-174.DOI: 10.3201/eid0302.970210.

［23］Gavrilovskaya IN, Peresleni T, Geimonen E, et al. Pathogenic hantaviruses selectively inhibit beta3 integrin directed endothelial cell migration［J］. Arch Virol, 2002, 147（10）: 1913-1931.DOI: 10.1007/s00705-002-0852-0.

［24］Schmaljohn C. The Bunyaviridae: Molecular biology of hantaviruses［M］. New York: Plenum Press, 1996, 63-90.DOI: 10.1007/978-1-4899-1364-7_3.

［25］Mackow ER, Gavrilovskaya IN. Cellular receptors and hantavirus pathogenesis［J］. Curr Topics Microbiol Immunol, 2001, 256: 91-115.DOI: 10.1007/978-3-642-56753-7_6.

［26］Tuuminen, Kekalainen T, Makela E, et al. Human CD8+ T cell memory generation in puumala hantavirus infection occurs after the acute phase and is associated with boosting of

EBVspecific CD8+ memory T cells［J］.J Immunol , 2007, 179（3）: 1988–1995.DOI: 10.4049/jimmunol.179.3.1988.

［27］Huang C, Jin B, Wang M, et al.Hemorrhagic fever with renal syndrome: relationship between pathogenesis and cellular immunity［J］.J Infect Dis, 1994, 169（4）: 868–870.DOI: 10.1093/infdis/169.4.868.

［28］Bi ZQ, Formenty PB, Roth CE. Hantavirus infection: a review and global update［J］. J Infect Develop Countries , 2008, 2（1）: 3–23.DOI: 10.3855/jidc.317.

［29］Kruger DH, Ulrich R, Lundkvist AA.Hantavirus infections and their prevention［J］. Microbes Infect, 2001, 3（13）: 1129–1144.DOI: 10.1016/s1286–4579（01）01474–5.

［30］Kallio–Kokko H, Vapalahti O, Lundkvist A, et al. Evaluation of Puumala virus IgG and IgM enzyme immunoassays based on recombinant baculovirus–expressed nucleocapsid protein for early nephropathia epidemica diagnosis［J］. Clin Diagnostic Virol , 1998, 10（1）: 83–90.DOI: 10.1016/S0928–0197（97）10019–8.

［31］Jonsson CB, Hooper J, Mertz G.Treatment of hantavirus pulmonary syndrome［J］. Antiviral Res, 2008, 78（1）: 162–169.DOI: 10.1016/j.antiviral.2007.10.012.

［32］Linderholm M, Elgh F. Clinical characteristics of hantavirus infections on the Eurasian continent［J］. Curr Topics Microbiol Immunol, 2001, 256: 135–151.DOI: 10.1007/978–3–642–56753–7_8.

［33］Huggins JW. Prospects for treatment of viral hemorrhagic fevers with ribavirin, a broad–spectrum antiviral drug［J］. RevI Infect Dis, 1989, 11（Suppl. 4）: S750–S761.

［34］Huggins JW, Hsiang CM, Cosgriff TM, et al. Prospective, double–blind, concurrent, placebo–controlled clinical trial of intravenous ribavirin therapy of hemorrhagic fever with renal syndrome［J］. J Infect Dis, 1991, 164（6）: 1119–1127.

［35］Rusnak JM, Byrne WR, Chung KN, et al. Experience with intravenous ribavirin in the treatment of hemorrhagic fever with renal syndrome in Korea［J］.Antiviral Res , 2009, 81（1）: 68–76.DOI: 10.1016/j.antiviral.2008.09.007.

［36］王玉林, 罗兆庄. 中国肾综合征出血热疫苗的研究［J］. 中国媒介生物学及控制杂志, 2003, 14（5）: 398–399.DOI: 10.3969/j.issn.1003–4692.2003.05.033.

［37］Ke G, Hu Y, Huang X, et al. Epidemiological analysis of hemorrhagic fever with renal syndrome in China with the seasonal–trend decomposition method and the exponential smoothing model［J］.Sci Rep. 2016. 15; 6: 39350.DOI : 10.1038/srep39350.

第三十二章
诺如病毒病

诺如病毒（Norovirus，NV）又称诺瓦克样病毒（Norwalk Viruses），属杯状病毒科（Caliciviridae family）诺如病毒属，是一组形态相似、抗原性略有不同的病毒颗粒，可引起人及牛、猪、犬、猫、鼠、猴子等多种易感动物罹患急性胃肠炎的重要非细菌性病原之一。该病毒株首次于 1972 年由美国学者 Kapikian 用免疫电镜技术发现。NV 在遗传性和抗原性方面都具有高度的变异性，不同基因型之间容易发生基因重组，而且存在跨种间感染与传播的潜在可能性，对人类和动物健康构成一定的威胁，根据报道数据估计，每年至少 70 000~200 000 例死亡病例与之相关，其相关公共卫生问题已引起国内外学者的广泛关注。

第一节 病原学特征

一、形态结构

诺如病毒为无包膜单股正链 RNA 病毒，表面粗糙，呈对称的 20 面体球形。病毒粒子直径 25~40 nm，基因组全长 7.5~7.7 kb，分为三个开放阅读框（Open Reading Frames，ORF1~ORF3），两端为 5′ 和 3′ 非翻译区（UTR），3′ 末端有多聚腺苷酸尾（PolyA）。ORF1 编码 194kD 的非结构多聚蛋白，翻译后被裂解为与复制相关的 7 个非结构蛋白，其中包括 RNA 依赖的 RNA 聚合酶。ORF2 编码 60kD 的衣壳蛋白（VP1），ORF3 编码 23 kb 的碱性蛋白（VP2）。病毒衣壳由 180 个 VP1 和几个 VP2 分子构成，180 个衣壳蛋白首先构成 90 个二聚体，然后形成 20 面体对称的病毒粒子。根据蛋白在衣壳中的位置，每个衣壳蛋白可分为两个主要区域，分别为壳区（S 区）和突出区（P 区），二者之间是由 8 个氨基酸组成的铰链区连接。S 区由衣壳蛋白的前 225 个氨基酸组成，形成病毒内壳，围绕病毒 RNA。P 区由剩余的氨基酸组成，进一步分为两个亚区 P1 区和 P2 区。P 区通过二聚体相互作用增加衣壳稳定性并形成电镜下可见的病毒粒子突出端。P2 区高度变异，包含潜在的抗原中和位点和受体组织血型抗原（histoblood group antigens，HBGAs）识别位点。VP2 位于病毒粒子内部，被认为参与衣壳聚集。

二、基因分型

诺如病毒体外培养技术尚不成熟，无法进行血清型分型。目前根据基因特征，诺如病毒至少被分为 6 个基因群（genogroup， GⅠ~GⅥ）， GⅠ和 GⅡ是引起人类急性胃肠炎的主要基因群， GⅣ也可感染人，但很少被检出。GⅢ、 GⅤ和 GⅥ分别感染牛、鼠和狗。根据衣壳蛋白区系统进化分析， GⅠ和 GⅡ进一步分为 9 个和 22 个基因型，除 GⅡ.11、GⅡ.18 和 GⅡ.19 基因型外，其他可感染人。GⅣ分为两个基因型，GⅣ.1 感染人，GⅣ.2 感染猫和狗。

三、理化特征

诺如病毒耐热、耐酸，对乙醚和常用消毒剂抵抗力较强。诺如病毒在氯化铯（CsCl）密度梯度中的浮力密度为 1.36~1.41 g/cm³，在 0~60℃的温度范围内可存活，且能在室温下耐受 pH 2.7 的环境 3 h、20% 乙醚 4℃ 18 h、普通饮用水中 3.75~6.25 mg/L 的氯离子浓度（游离氯 0.5~1.0 mg/L）。但使用 10 mg/L 的高浓度氯离子（处理污水采用的氯离子浓度）可灭活诺如病毒，乙醇和免冲洗洗手液没有灭活效果。常温下在物体表面可存活数天，冷冻数年仍有感染性，加热至 60℃ 30 min 仍有传染性，含氯消毒剂 30 min 方可灭活。

第二节　流行过程

诺如病毒感染性很强，在较低剂量即可引起感染，主要引起急性胃肠炎，其传染源主要为患者、隐性感染者和病毒携带者。诺如病毒主要通过感染者的粪便污染环境，也可通过呕吐物排出。感染者在潜伏期即可排出病毒，排毒高峰在发病后 2~5 d，病后 3~4 个月内仍可从粪便排出病毒，免疫功能低下的感染者排毒时间可长达 8 个月。

诺如病毒的传播途径包括人传人、经食物和经水传播。诺如病毒可散发，也可通过污染的水、食物引起暴发流行。人传人可通过粪口途径（包括摄入粪便或呕吐物产生的气溶胶）、或间接接触被排泄物污染的环境而传播。食源性传播是通过食用被诺如病毒污染的食物进行传播，污染环节可出现在感染诺如病毒的餐饮从业人员在备餐和供餐中污染食物，也可出现食物在生产、运输和分发过程中被含有诺如病毒的人类排泄物或其他物质（如水等）所污染。以牡蛎为代表的贝类海产品与生食的蔬果类是引起暴发的常见食品。经水传播可由桶装水、市政供水、井水等其他饮用水源被污染所致。一起暴发中可能存在多种传播途径。

人群普遍易感，发病者以成人和大龄儿童多见，老年人和低龄儿童及免疫抑制的病人易发展为重症患者。诺如病毒感染后致病率约 50%，感染后患者血清中抗体水平很快上升，并可获得对感染病毒的短期免疫。儿童期诺如病毒的特异性抗体水平不高，而成人血清特异性抗体的阳性率可达 50%~90%。通常感染后第 3 周达高峰，但仅维持到第 6 周左右即下降。由于诺如病毒变异速度快，每隔 2~3 年即可出现引起全球流行的新变异株，抗体无明显保护性作用，故可反复感染。诺如病毒的免疫保护力可持续 6~24 个月，即使先前感染过诺如病毒，同一个体仍可重复感染同一毒株或不同毒株的诺如病毒。

此外，人体对诺如病毒的免疫能力与抗体水平呈负相关，即先前具有较高诺如病毒抗体水平的人更易患病。这一现象表明部分人群有患病的遗传倾向。组织血型抗原包括ABO 血型、Lewis 血型和分泌型血型表型能影响诺如病毒的易感性。部分人群即使暴露于大剂量诺如病毒仍不会感染，这可能与先天宿主因素和后天获得性免疫有关。组织血型抗原（HBGAs）包括 H 型、ABO 血型和 Lewis 抗原被认为是诺如病毒的可能受体。1，2- 岩藻糖转移酶基因突变导致组织血型抗原缺乏表达者（非分泌型），可能不容易感染诺如病毒。

第三节　流行特征

诺如病毒引起的胃肠炎全球广泛流行，全年均可发病，其暴发具有明显的季节性，一般出现在冬季，人们常把它称为"冬季呕吐病"。研究资料显示，大部分的暴发流行发生在冬季（北半球是 10 月 ~ 次年 3 月，南半球则是 4~9 月）。国内诺如病毒胃肠炎暴发主要集中在 1~3 月份和 11~12 月份两个阶段，也主要是在寒冷季节，流行时间长可能与中国地域广，跨越多个纬度，南北温差相差很大有关。在诺如病毒胃肠炎暴发的持续时间上，农村和医院内感染持续时间相对较长，这可能与农村卫生条件相对落后、医院患者群体抵抗力与身体免疫力较低有关。

在发达国家，诺如病毒胃肠炎暴发主要集中在学校、养老院、医院、日托、游艇、军事机构等半封闭地点，而且相对来说，易感人群主要是老年人；在发展中国家，暴发主要集中在农村家庭、学校及日托，而且中、小学生和青壮年人群相对易感，这可能与发展中国家卫生条件相对落后有关；尤其是在农村，青壮年是主要劳动力，他们接触污染的食物和水源的机会更多，所以相对于发达国家来说，青壮年相对易感，而且其暴发流行的范围也可能较大。

第四节　致病机制

诺如病毒感染的致病机制尚未完全阐明。研究资料提示，诺如病毒主要在肠道黏膜细胞质中复制，可引起十二指肠及空肠黏膜的可逆性病变，空肠黏膜保持完整，肠黏膜上皮细胞绒毛变宽、变钝，微绒毛变短，内层上皮空泡化，隐窝增生，肠固有层多核中性粒细胞、单核细胞和淋巴细胞浸润。线粒体受损，未见细胞坏死。上述病变在症状消失后仍可持续 4 日以上，这与碳水化合物和脂肪吸收不良、刷状缘酶水平下降有关。另外，可能由于病毒感染致上皮细胞刷状缘上多种酶的活力下降而引起空肠对脂肪、D- 木糖和乳糖等双糖的一过性吸收障碍，引起肠腔内渗透压上升，液体进入肠道，引起腹泻和呕吐症状。肠黏膜上皮细胞内酶活性异常致使胃的排空时间延长，加重恶心和呕吐等临床症状。腺苷酸环化酶活性并没有改变。虽然胃或结肠没有组织病理上的改变，但可出现胃运动功能延迟，这可能与本病的典型症状恶心和呕吐有关。病变在 2 周左右可完全恢复。

第五节　实验室诊断

一、标本采集

作为病原学诊断，病毒感染的最佳标本是腹泻粪便标本，呕吐物可用于作为粪便标本的有效补充，在暴发调查中也可作为实验室诊断的证据。保存 7~10d 的粪便仍能检测到诺如病毒，但最佳标本应在症状发作后 48~72 h 内收集在密闭容器中，标本在 4 ℃冰箱可暂存 12 h，后标本应放置 –20 ℃以下冷冻保存，需长期保存的标本应储存在 –70 ℃冰箱。为避免实验室污染，食品、水、环境样品与患者标本不能在同一实验室检测，必须分别在独立的空间进行样品处理和检验。依据《人间传染的病原微生物名录》，含诺如病毒的标本属于 B 类包装分类，需按照生物材料 B 级（UN3373）中的相关规定进行包装和手续申报，并在冷藏或冷冻条件下运送。通常对于短途运输（1 d 以内），包装盒内放冰袋或冰排，长途运输（1~2 d）需用干冰。但无论短途或长途运输，均需保证冻存标本在运输过程没有出现融化。标本送达实验室时应包装完整，包装盒内应有未融化的冰。在运输中应避免强烈震动、重力挤压等现象。标本保存和运送的条件应有详细记录。

（一）标本类型

1. 粪便：诺如病毒检测首选粪便标本。每份标本 5 g 或 5 mL 以上，直接放置于清洁、无菌、干燥的密闭容器内。容器内不可加入任何保护剂、培养基、去污剂或金属离子，不可稀释。

2. 肛拭子：肛拭子标本不能长期保存，且检出率低于粪便标本。肛拭子含粪便量很低时，如检测结果呈弱阳性，结果容易被误判，导致假阴性。采集时需注意肛拭子上应有可见的粪便，放入无菌带盖密闭采样管。采样管中应有 2 mL 无菌 PBS 缓冲液或 Hank's 液，液体需没过肛拭子棉签部分，并尽快检验。

3. 呕吐物：呕吐物每份标本采集 5 g 或 5 mL 以上，直接放置于清洁、无菌、干燥的密闭容器内。容器内不可加入任何保护剂、培养基、去污剂或金属离子，不可稀释。

4. 水：目前没有水样品采集量的权威规定。怀疑水源性暴发时，建议尽量采集 1 L 以上的水样品。桶装水、瓶装水等直接采集原包装，自来水需要以无菌容器采集。采用膜过滤法浓缩后检验，有助于提高检出率。

5. 食品：由于食品成分复杂、病毒含量不高，从食品样品中提取诺如病毒 RNA 的回收率受限。推荐采集牡蛎、贻贝至少 10 个，三文鱼 200 g，扇贝、毛蚶、文蛤等 250 g，草莓、蓝莓 250 g，生菜和芽苗菜等 500 g。食品样品应置于无菌容器中，立即 4 ℃冷藏，当天运至实验室进行检验。

6. 环境涂抹样：根据疫情调查需要采集疫情发生机构相关场所如厨房、厕所、门把手、玩具等环境涂抹样品。可用无菌拭子在无菌 PBS 里蘸湿，用力涂抹待采表面（最大面积 100 cm²）后，立即浸入核酸提取试剂盒裂解缓冲液中。

（二）标本采集对象

1. 病例：采集病例发病 2~5 d 内的粪便、带便肛拭子或呕吐物标本。若病例在 9 例及以下，全部采集；病例在 10 例以上，至少采集 10 例病例的标本。根据初步流行病学调查结果，尽量采集重点病例（如首发病例、指示病例、住院病例、发病的食品从业人员、重点岗位的病例等）的标本。

2. 重点人群：根据疫情调查需要，可采集食品从业人员、护理员等工作人员的粪便、带便肛拭子标本。重点采集近期出现过胃肠不适症状、直接接触食品的食品从业人员、直接接触早期病例的护理人员等。

二、标本检测

（一）核酸检测和基因型鉴定

完整的检测流程应包括标本处理、RNA 提取、PCR 检测、测序、基因分型 5 个步骤。

1. Real-time RT-PCR：ORF1/ORF2 区是诺如病毒基因组中最保守的区域，在同一基因型不同毒株间有相同的保守序列，根据这段保守区域可用于设计 TaqMan 为基础的 Real-time RT-PCR 的引物和探针。除可检测病例临床标本中的诺如病毒 RNA 外，引物和探针经优化提高灵敏度后，还可用于环境样本（如食物和水）的检测。Real-time RT-PCR 的敏感性高于传统 RT-PCR，可检测诺如病毒 GI 群和 GII 群。

2. 传统 RT-PCR：采用传统 RT-PCR 对 Real-time RT-PCR 阳性标本的 PCR 产物进行测序，通过序列分析确定诺如病毒的基因型。测定 ORF2 完整衣壳蛋白基因序列，是诺如病毒基因分型的金标准。基因组中四种不同的区域（A~D）均可用于诺如病毒基因分型，基于衣壳蛋白区 Region C 和 D 两区域分型效果更好。但对于 GII.4 变异株的进一步分型，仅根据 Region C 序列不足以区别，需进一步扩增区域 D。

3. 多重 PCR：目前应用多重 PCR 技术筛查芯片可以对腹泻病的标本检测多种病毒及细菌：如诺如病毒基 I 和 II 型外，还能检出轮状病毒 A、腺病毒 40/41、贾第虫、隐孢子虫、弯曲杆菌、艰难梭菌毒素 A / B、沙门菌、志贺菌、霍乱弧菌、大肠杆菌 O157：H7，以及产肠毒素和志贺样毒素的大肠杆菌。如采用多重 PCR 技术的 xTAG GPP 技术后对样本诺如 I 型病毒检出的敏感性为 100%，特异性为 100%；诺如 II 型病毒检出的敏感性为 92.5%，特异性为 97.6%，结果优于 Real-time RT-PCR 法。

4. 芯片法：应用 TaqMan 低密度阵列芯片，该芯片由 384 个孔组成，分为 48 个孔的 8 个区域，预装了一组单重 TaqMan 分析混合物，该阵列可检测 19 种肠病原体，并包括诺如病毒 GII 引物探针组，一项研究应用该芯片检测 GII 型诺如病毒，敏感性为 100%（31/31），特异性为 96.2%（75/78）。

（二）抗原检测

1. ELISA 法：由于诺如病毒抗原高度变异（基因型超过 29 个）且某些基因型存在抗原漂移（如 GⅡ.4 型），开发广泛反应的 ELISA 方法存在较大挑战，目前市售的商品试剂盒成本高，敏感性不足，仅适用于暴发疫情中大量样本的筛查，不适合散发病例的检测。目前国外的试剂盒主要用于检测粪便标本中的诺如病毒 GI 和 GII 的抗原，最常见的为 IDEIA 诺如病毒（Oxoid Ltd.，英国汉普郡）和 Ridascreen 诺如病毒，ELISA 方法对 IDEIA 诺如病毒的敏感性和特异性分别为 38.0%~78.9% 和 85.0%~100.0%。ELISA 方法对 Ridascreen 诺如病毒的敏感性和特异性分别为 31.6%~92.0% 和 65.3%~100.0%。但目前 ELISA 方法检测结果阴性的样本一般还需要通过 Real-time RT-PCR 方法最终确认。

2. 快速免疫色谱分析：目前国外通过侧向流免疫色谱分析从现场粪便标本中筛查快速检测诺如病毒抗原，可以作为标准 ELISA 法的替代方案。几种商业化快速抗原测定可用于快速检测 GI 和 GII 诺如病毒，包括 Ridaquick 诺如病毒检测试剂盒（R-Biopharm，德国达姆施塔特）和 SD Bioline 诺如病毒检测试剂盒（Standard Diagnostics，Inc.，韩国京畿道）。与 ELISA 方法类似，该方法报道的敏感性变化较大，取决于采样方法与质量控制，如 Ridaquick 敏感度范围为 17.0%~83.0%，SD Bioline 敏感性范围为 23.0%~92.0%。但上述方法均表现为高特异性：Ridaquick 诺如病毒检测试剂盒为 87.5%~100.0%，SD Bioline 为 99.7%~100.0%，提示该方法有作为确诊标准的潜力。

第六节　诊疗措施

一、临床特征

（一）潜伏期与病程

诺如病毒感染潜伏期多在 24~48 h，最短 12 h，最长 72 h。瑞典曾对一起食源性传播引起的涉及 30 家托幼机构和学龄儿童托管机构的暴发数据进行分析，潜伏期中位数为 34 h（范围：2~61 h）。一篇系统综述总结了 GⅠ 和 GⅡ 基因群诺如病毒的潜伏期，其中位数分别为 1.1 d（95% CI：1.1~1.2）和 1.2 d（95%CI：1.1~1.2），约 30% 的感染者可无症状。

我国的诺如病毒感染患者临床表现一般以轻症为主，轻症患者症状持续时间一般为 2~3 d，但年龄与是否有基础性疾病患者与病程的长短密切相关，有研究表明 40% 的 85 岁以上老年人在发病 4 d 后仍有症状，年龄小于 2 岁的儿童的平均病程（7±3.5）d 是 2 岁至 4 岁儿童的两倍，而且疾病的严重程度更高。还有一项对平均胎龄为 29 周且在出生后 8 至 92 d 发生诺如病毒感染的新生儿的研究表明，在上述人群其平均病程为 5d（2~11 d）。免疫抑制患者平均病程为 7 d，但随着治疗方案及个体的差异平均病程变化较大，如有一项 2 年的队列研究发现 13 位感染了诺如病毒的同种异体肾移植成人受者中（GII.7 和

GII.17 各 1 名，GII.47 名），所有患者均接受免疫抑制治疗后，症状持续 24~898 d，病毒排泄持续 97~898 d。腹泻症状均伴随着血清肌酐浓度升高，其中有 5 名患者因严重脱水和同种异体移植排斥入院。

（二）消化道症状

诺如病毒感染最常见症状是腹泻和呕吐（一般 50% 以上的患者有上述两种症状之一），其次为恶心、腹痛、头痛、轻度发热、畏寒和肌肉酸痛等。中国台湾地区的一项研究中表明全部患者中腹泻发生率为 87.5%，呕吐发生率为 25.5%，4.4% 的患者主诉腹痛，2.2% 的患者发热，患者外周血白细胞总数多为正常，少数可稍升高。该病的病程自限，恢复后无后遗症，但易反复感染，且少数病例仍会发展成重症，甚至死亡。一篇系统综述对 843 起诺如病毒暴发数据进行分析，住院和死亡病例的比例分别为 0.54% 和 0.06%，并利用 Poison 回归模型分析住院、死亡与暴发环境（医疗机构或社区）、病毒株和传播途径的相关性，发现 GII.4 型的诺如病毒引起的暴发中住院和死亡比例更高，而医疗机构一旦出现暴发，出现死亡的风险更高，重症或死亡病例通常发生于高龄老人和低龄儿童。

相较于其他年龄段，腹泻症状在成年人更为常见，一般腹泻的表现为 24 h 内腹泻 4~8 次，粪便为稀水便或水样便，无黏液脓血。大便常规镜检 WBC < 15，未见 RBC。多数病例仅在病程第 1 天出现恶心、呕吐和发热，而腹泻持续时间较长。儿童比成年人更容易出现呕吐，一项研究显示，< 1 岁婴幼儿（95%）和 ≥ 12 岁组（91%）出现腹泻的比例高于 1~4（84%）和 5~11 岁组（74%），而 5~11 岁组出现呕吐的比例最高（95%），其次分别是 ≥ 12 岁儿童（82%）、1~4 岁儿童（75%）和 < 1 岁婴幼儿（59%）。

缺血性小肠结肠炎也是诺如病毒的特征性临床表现之一，特别是新生儿感染诺如病毒后，除出现与其他年龄组儿童同样的症状和体征外，还可能发生坏死性小肠结肠炎。1998 年 1 月，费城一家医院的新生儿重症加强护理病房中 8 名早产儿（平均胎龄 28 周）于出生后第 5~38 d 内出现坏死性小肠结肠炎，其中 2 例死亡，6 名早产儿的粪便标本检出诺如病毒。一项回顾性研究表明，平均胎龄为 29 周且在出生后 8~92 d 发生诺如病毒感染的 8 例新生儿中有 1 例发生坏死性小肠结肠炎，而成人群体的感染案例表明胃肠道型感染患者也有类似缺血性结肠炎的病理改变。

诺如病毒感染后对消化道也有远期不良影响，在水传播的诺如病毒暴发期间受影响的患者中，13% 接受了问卷调查的患者在感染后 12 个月内报告了与肠易激综合征相符的症状。一项大型军事病例对照研究表明，在 3 次诺如病毒暴发期间出现急性胃肠炎症状的军事人员，其便秘、消化不良和反流性胃肠道炎症的发生率较对照组增加了 1.5 倍。

（三）对其他系统的影响

诺如病毒可能对肝脏产生损伤，诺如病毒感染的成年人和感染儿童表现为转氨酶水平明显升高，提示短暂肝细胞损伤。在报告的 4 例儿科诺如病毒感染病例中，胃肠炎症状发作后 13.8 d 左右血清转氨酶水平达到峰值，并在约 4 周后消失。

诺如病毒感染的小儿肾同种异体移植患者出现粒细胞减少症，当感染痊愈后该症状消失。一名患有诺如病毒胃肠炎的老年患者发生了溶血性尿毒症综合征。部分诺如病毒感染也可能有眼部的症状，如在日本暴发的1次644例感染者疫情中有15人出现眼睛不适。

已有报道表明诺如病毒感染能影响中枢神经系统，可在儿童和成人引起暂时性的神经系统紊乱，虽然没有报道与诺如病毒感染有关的脑病，但在儿童可能诱导癫痫的发作频率增加。香港一个研究表明，173例胃肠炎儿童发热（≤38℃）中，有15例发生抽搐（8.7%），发生频率比轮状病毒感染儿童高5倍。台湾的研究也支持该结果，因诺如病毒住院的胃肠炎儿童中有19名（29.7%）发生癫痫发作，比同期轮状病毒感染住院的儿童发生癫痫发作的频率高6倍。诺如病毒如突破血脑屏障可能会造成比较严重的后果，一个单病例研究表明脑脊液中分离出诺如病毒的患者，其大脑磁共振成像（MRI）明显异常并留下永久性神经后遗症。2002年驻阿富汗英国军人中诺如病毒暴发，患者中有29例报告有头痛、颈强直、畏光以及反应迟钝等神经系统症状，其中1例出现弥散性血管内凝血，另两例需要呼吸机辅助支持。

二、治疗要点

目前尚无特效的抗病毒药物治疗，以对症或支持治疗为主，一般不需使用抗生素，预后良好。脱水是诺如病毒感染性腹泻的主要死因，对严重病例尤其是幼儿、老年人群、基础疾病患者应及时补液以纠正脱水、酸中毒及电解质紊乱，优选口服的方式进行补液，对症状严重者可进行静脉输液。部分患者可根据情况应用止吐药与止泻剂。

一项针对儿童病毒性肠胃炎的双盲对照试验发现，新型广谱抗寄生虫药硝唑尼特的使用与病程缩短有关，包括部分诺如病毒感染的患者。该结果得到了一些临床治疗的支持，有研究报道了硝唑尼特治疗后，诺如病毒感染的难治性急性髓性白血病和造血干细胞移植（HSCT）患者的腹泻得到缓解。一般认为，利巴韦林和干扰素也可以抑制NV的复制，但其效果还未得到充分证实。

免疫增强剂也有一定的作用，人体免疫球蛋白的肠内给药与移植患者慢性腹泻的缓解相关，患者每6h接受25 mg/kg体重的人免疫球蛋白，共8剂，第7天后治疗组排便量明显减少，与对照组比较腹泻缓解的频率也有所下降。特别值得注意的是处于免疫抑制疗法的人群中，如感染了诺如病毒，应适当减少免疫抑制药物的用药量或转用其他类型药物：如双移植受者（HSCT和肺）感染诺如病毒引起的慢性腹泻，免疫用药从钙调神经磷酸酶抑制剂（他克莫司）调整为mTOR抑制剂（西罗莫司）后，腹泻症状明显缓解。另外一项研究表明感染诺如病毒的心脏移植受者用依维莫司替代他克莫司替代，腹泻迅速消失。

中医药对诺如病毒也有一定经验方剂，主要有效药物为五苓散、葛根芩连汤、泻心汤、藿香正气散、理中汤和七味白术散等，但因为缺乏较多样本量，且患者病情严重程度不同，应根据患者的情况辨证治疗。

第七节　防控对策

目前，尚无针对诺如病毒的特异抗病毒药和疫苗，其预防控制主要采用非药物性预防措施，包括监测报告、健康教育、病例管理、手卫生、环境消毒、食品和水安全管理等。这些措施既适用于聚集性和暴发疫情的处置，也适用于散发病例的预防控制。

一、监测报告

国内既往的诺如病毒暴发疫情主要见于学校、托幼机构，因此应加强对上述机构的重点监测与培训，提高他们主动监测与报告意识。早期发现病例并及时采取隔离防控措施，能有效阻止疫情扩散。特别是在流行季节（一般为当年10月至次年1月）上述机构的学生应加强晨检，发现有呕吐或腹泻儿童时，应及时隔离，主动搜索病例，将防控关口前移。此外近年来报道了医疗机构暴发（国外主要是医疗机构与养老机构），提示上述区域也是防控的重点。研究模型表明，在传播的第一天采取隔离防控措施，可有效防止诺如病毒医院感染暴发，因此做好医疗机构的医院感染工作尤为重要，应加强相关人员的培训，早期识别、控制疫情。

二、健康教育

疫情流行季节，各级政府及其卫生、教育、宣传、广电等部门应高度重视、密切合作，充分利用官方热线、广播、电视、报纸、网络、手机短信、宣传单/宣传栏等多种方式，开展诺如病毒感染防控知识的宣传，提高社区群众防控意识，养成勤洗手、不喝生水、生熟食物分开、避免交叉污染等健康生活习惯。

三、病例管理

鉴于诺如病毒的高度传染性，对诺如病毒感染人员进行规范管理是阻断传播和减少环境污染的有效控制手段。原则如下。

1. 病例：在其急性期至症状完全消失后72 h应进行隔离。轻症患者可居家或在疫情发生机构就地隔离；症状重者需送医疗机构按肠道传染病进行隔离治疗，医疗机构应做好感染控制，防止院内传播。

2. 隐性感染者：建议自诺如病毒核酸检测阳性后72 h内进行居家隔离。

3. 从事食品操作岗位的病例及隐性感染者：诺如病毒排毒时间较长，尽管病例症状消失72 h后，或隐性感染者自核酸检测阳性算起72 h后的病毒排出载量明显下降，但仍可能存在传播的风险。为慎重起见，建议对食品从业人员采取更为严格的病例管理策略，需连续2 d粪便或肛拭子诺如病毒核酸检测阴性后方可上岗。

四、手卫生

保持良好的手卫生是预防诺如病毒感染和控制传播最重要最有效的措施。应按照《消毒技术规范（2002 年版）》中的 6 步洗手法正确洗手，采用肥皂和流动水至少洗 20 s。需要注意的是，消毒纸巾和免冲洗的手消毒液不能代替标准洗手程序，各集体单位或机构应配置足够数量的洗手设施（肥皂、水龙头等），要求相关人员勤洗手。此外，还需注意不要徒手直接接触即食食品。

五、环境物表消毒

1. 学校、托幼机构、养老机构等集体单位和医疗机构应建立日常环境清洁消毒制度。

2. 化学消毒剂是阻断诺如病毒通过被污染的环境或物品表面进行传播的主要方法之一，最常用含氯消毒剂，应按产品说明书现用现配。

3. 发生诺如病毒感染聚集性或暴发疫情时，应做好消毒工作，重点对患者呕吐物、排泄物等污染物污染的环境物体表面、生活用品、食品加工工具、生活饮用水等进行消毒。

4. 患者尽量使用专用厕所或者专用便器。患者呕吐物含有大量病毒，如不及时处理或处理不当很容易造成传播，当患者在教室、病房或集体宿舍等人群密集场所发生呕吐，应立即向相对清洁的方向疏散人员，并对呕吐物进行消毒处理。

5. 实施消毒和清洁前，需先疏散无关人员。在消毒和清洁过程应尽量避免产生气溶胶或扬尘。环境清洁消毒人员应按标准预防措施佩戴个人防护用品，注意手卫生，同时根据化学消毒剂的性质做好化学品的有关防护。

6. 具体消毒方法：

（1）患者呕吐物、粪便：一次性吸水材料（如纱布、抹布等）蘸取 5~10 g/L 的含氯消毒液完全覆盖污染物，小心清除干净或 5~10 g/L 的含氯消毒液浸泡消毒 30 min 后处理，清理的污染物按医疗废物集中处置。

（2）厕所马桶或容器内的污染物：小心倒入足量 5~10 g/L 的含氯消毒液，作用 30 min 以上，排入有消毒装置的污水处理系统。

（3）盛放污染物的容器：用含有效氯 5 g/L 消毒剂溶液浸泡消毒 30 min 后彻底冲洗，才可再次使用。厕所、卫生间的拖把应专用。

（4）地面、墙壁及物体表面：有肉眼可见污染物时应先清除污染物再消毒。无肉眼可见污染物时，家具和生活设施用含有效氯 1 g/L 消毒液进行浸泡、喷洒或擦拭消毒，作用 30 min 后用清水擦拭干净。墙壁可直接用消毒剂按 100~300 ml/m² 用量擦拭或喷洒消毒。地面消毒先由外向内喷洒一次，喷药量为 100~300 ml/m²，待室内消毒完毕后，再由内向外重复喷洒一次。消毒作用时间应不少于 15 min。

（5）食品用具：煮沸消毒 30 min，也可用有效氯为 0.5 g/L 含氯消毒液浸泡或擦拭，作用 30 min 后，再用清水洗净。

（6）衣物、被褥等织物：先将固体污秽物移除后浸在有效氯为 0.5 g/L 的含氯消毒剂溶液内 30 min，然后清洗。也可用流通蒸汽或煮沸消毒 30 min。若不能即时消毒，应把它们放置在密封的袋内，并尽快处理。

（7）皮肤、黏膜：立即清除污染物后，用一次性吸水材料蘸取 0.5% 碘伏消毒液擦拭消毒 3 min 以上，使用清水清洗干净；黏膜应用大量生理盐水冲洗或 0.05% 碘伏冲洗消毒。

（8）生活饮用水和供水设施：导致暴发的水及水源，应立即停止使用；对污染的供水管网、水箱、桶装水机、直饮水机进行消毒处理，可用有效氯 0.1 g/L 消毒液浸泡 1 h，或 0.05 g/L 消毒液浸泡 24 h，冲洗管网后使用；污染的水井需进行彻底消毒清掏后再开放取水。消毒时需保持余氯量为 0.000 5 g/L 以上，按水井的容量计算所需含氯消毒剂的量，加入井水中充分混匀，保持 30 min 以上。抽出井水，清除淤泥，用清水冲洗井壁、井底，再抽尽污水。待水井自然渗水到正常水位后，按 1 m³ 水加含有效氯 25% 的漂白粉 150~200 g（含有效氯 0.025~0.05 g/L）进行消毒，浸泡 12~24 h 后，抽出井水。再待自然渗水到正常水位后，按正常消毒方法消毒，即可投入正常使用；污水按每升加 4 g 漂白粉或 2 片消毒泡腾片搅匀，作用 60 min 再排放。

（9）室内空气：自然通风或机械通风，也可采用循环风式空气消毒机进行空气消毒，无人的空间也可用紫外线对空气消毒，不可采用喷洒消毒剂的方法对室内空气进行消毒。

（10）医疗废物：患者产生的生活垃圾、一次性诊疗用品采用双层医疗垃圾袋，按医疗废物集中收集处置。

六、食品安全管理

加强对食品从业人员的健康管理，急性胃肠炎患者或隐性感染者须向本单位食品安全管理人员报告，应暂时调离岗位并隔离；对食堂餐用具、设施、设备、生产加工场所环境进行彻底清洁消毒；对高风险食品（如贝类）应深度加工，保证彻底煮熟；备餐各个环节应避免交叉污染。

七、水安全管理

暂停使用被污染的水源或二次供水设施，通过适当增加投氯量等方式进行消毒；暂停使用出现污染的桶装水、直饮水，并立即对桶装水机、直饮水机进行消毒处理；经卫生学评价合格后方可启用相关饮用水。集体单位须加强二次供水监管和卫生学监测，禁止私自使用未经严格消毒的井水、河水等作为生活用水，购买商品化饮用水须查验供水厂家的资质和产品合格证书。农村地区应加强人畜粪便、病例排泄物管理，避免污染水源。

（陈　菁　李　宏）

参考文献

［1］Miranda de Graaf，Janko van Beek，Marion P G Koopmans. Human norovirus transmission and evolution in a changing world［J］. Nat Rev Microbiol, 2016, 14（7）: 421–433. DOI: 10.1038/nrmicro.2016.48.

［2］Natalie E. Netzler，Daniel Enosi Tuipulotu，Peter A. White. Norovirus antivirals：Where are we now？［J］. Med Res Rev. 2019, 39（3）: 860–886. DOI: 10.1002/med.21545.

［3］Stephanie M Karst，Scott A Tibbetts. Recent advances in understanding norovirus pathogenesis［J］. J Med Virol，2016, 88（11）: 1837–1843. DOI: 10.1002/jmv.24559.

［4］Preeti Chhabra1，Miranda de Graaf，Gabriel I. Parra，et al. Updated classification of norovirus genogroups and genotypes［J］. J Gen Virol，2019，100: 1393－1406. DOI: 10.1099/jgv.0.001318.

［5］Green K. Caliciviridae：The noroviruses. In：Knipe DM，Howley PM（editors）. Fields virology. Philadelphia，PA：Lippincott Williams & Wilkins；2013. pp. 586－608.

［6］师志海，孟红丽，王亚州，等. 动物诺如病毒的研究进展［J］. 中国兽医杂志，2019，55，（12），72–75.

［7］桂娟娟，寿钧，朱建慧，等. 下城区 2011—2017 年学校诺如病毒聚集性疫情流行特征分析［J］. 中国公共卫生管理，2020，36（4）: 570–573.

［8］黄璜，兰玲，单旭征，等. SEIR 模型在诺如病毒医院感染的应用研究［J］. 中华医院感染学杂志，2018，28（14）: 2205–2208.

［9］廖巧红，冉陆，靳淼，等. 诺如病毒感染暴发调查和预防控制技术指南（2015 版）［J］. 中国病毒病杂志，2015，5（06）: 448–458.

［10］Robilotti E，Deresinski S，Pinsky BA. Norovirus［J］. Clinical microbiology reviews，2015，28（1）: 136–164.

［11］白尧，李焱，刘继锋，等. 2019 年陕西省西安市一起医院内诺如病毒感染暴发疫情调查［J/OL］. 疾病监测: 2020, 35 (8): 773–776.